药店店长手册

主　　审　武志昂

主　　编　陈玉文

副 主 编　钟素艳　袁红梅　董　丽　孟令全

编写人员 （按姓氏笔画排序）

王淑玲　宁婷婷　成琳琳　刘　皓　刘小元

刘焕芹　李　玲　何燕钰　陈　芳　陈玉文

陈韫伟　金丹风　周　莹　尚丽岩　孟令全

杨亚明　杨舒杰　钟素艳　袁红梅　郭　伟

郭　莹　唐亚军　董　丽

人民卫生出版社

图书在版编目（CIP）数据

药店店长手册 / 陈玉文主编. —北京：人民卫生出版社，2010.3
ISBN 978-7-117-12494-2

I. ①药… II. ①陈… III. ①药品－专业商店－商业经营－手册 IV. ①F717.5-62

中国版本图书馆 CIP 数据核字（2009）第 227737 号

| 门户网：www.pmph.com | 出版物查询、网上书店 |
| 卫人网：www.ipmph.com | 护士、医师、药师、中医师、卫生资格考试培训 |

药店店长手册

主　　编：陈玉文
出版发行：人民卫生出版社（中继线 010-59780011）
地　　址：北京市朝阳区潘家园南里 19 号
邮　　编：100021
E - m a i l：pmph @ pmph.com
购书热线：010-59787592　010-59787584　010-65264830
印　　刷：北京虎彩文化传播有限公司
经　　销：新华书店
开　　本：850×1168　1/32　　印张：18.5
字　　数：480 千字
版　　次：2010 年 3 月第 1 版　2019 年 5 月第 1 版第 8 次印刷
标准书号：ISBN 978-7-117-12494-2/R·12495
定　　价：49.00 元
打击盗版举报电话：010-59787491　E-mail：WQ @ pmph.com
（凡属印装质量问题请与本社销售中心联系退换）

前　言

　　药店是经营特殊商品的场所，店长的素质和经营管理水平，直接影响药店的生存与发展。作为药店的经营管理者，店长不仅需要具备一定的药事管理法规、药品知识与技能，还应掌握一定的经营和管理技巧，具备一定的文化素养和沟通能力。这样，药店才能在激烈的竞争中立于不败之地，不断提高为社会服务的能力，创造更多的财富。

　　编写本书的目的是为广大药店店长提供一套新颖而实用的工具书，本书的特点主要有：

　　（1）实用性较强：书中采用大量生动的成功案例，具有生动性和易读性。

　　（2）可操作性较强：本书每章均以提出问题并做出解答的书写方式表现，简单明了，通俗易懂，一问一答，易于店长在经营管理中遇到问题及时查阅。

　　（3）系统性较强：本书突出了系统性，涉及药店的开设、店长的职业素养和能力、药店店员管理、药店店面设计与设备管理、药店财务管理、药店安全管理、药店经营过程管理以及优秀店长的成功之路，并系统地介绍了经营药店的相关法律知识。更多的是从最基本的问题出发，为药店店长提供经营管理的手段、方法和技巧,是药店店长的好帮手。

本书共分九章。第一章药店概论,介绍了开设药店的要求、如何开办药店以及药店经营模式和国外药店对我国药店经营者的启示。第二章药店店长的职业素养,介绍了药店店长的角色定位、职业规划、工作职责、应具备的能力与素质、店长与顾客沟通能力的培养以及对药店信息的管理。第三章优秀店长的能力及成功案例,主要通过案例分析,对药店店长的现场管理能力、人力资源管理能力、营销管理能力及店长素质能力进行深度剖析,列举了成功案例,对药店店长的管理具有一定的指导作用。第四章药品经营过程管理,介绍了药品采购、药品验收、药品仓储与养护、药品陈列、药品销售与促销以及药品的价格管理与服务管理。对药品的管理提供了系统性方法和技巧。第五章药店员工管理,介绍了药店组织机构与岗位设置、药店的岗位职责和任职资格以及药店员工的选用、培训和教育,此外还涉及药店员工绩效管理和激励制度。第六章药店财务管理,介绍了药店财务管理的基本概念、药店凭证与账簿管理、经营品种与销售管理、存货管理、药品流通费用和利润的管理以及药店财务风险管理。第七章药店店面与设备管理,介绍了药店的店面设计、内部布局以及设备管理。第八章药店安全管理,介绍了药店安全管理的重要性与安全管理的内容。第九章药店管理相关法律问题,介绍了《药品管理法》及其实施条例、《药品经营质量管理规范》(GSP)及其实施细则、分类药品管理的药事法规、药品包装、价格与广告的相关药事法规管理、药品监督管理的相关药事法规以及其他主要药事法规。

本书主要适用于经营管理药店的店长、管理者,作为药店店长培训用书，同时还可以作为药学高等职业技术教育教材使用。

　　本书难免有不当与疏漏之处，望广大读者批评斧正。

陈玉文

2009 年 10 月 27 日

目　　录

第一章　药店概论 ……………………………………………… 1

　第一节　药店的概念 …………………………………………… 1

　　一、什么是药店？ …………………………………………… 1

　　二、开设药店有哪些要求？ ………………………………… 1

　　三、药店有哪些功能？ ……………………………………… 2

　　四、如何申请开办药店？ …………………………………… 3

　　五、什么是基本医疗保险定点药店？ ……………………… 5

　　六、申报基本医疗保险定点药店应具备哪些条件？ ……… 6

　　七、如何进行基本医疗保险定点药店的申请？ …………… 6

　　八、经营基本医疗保险定点药店应注意哪些问题？ ……… 6

　第二节　药店的经营模式 ……………………………………… 8

　　一、药店有哪些类型？ ……………………………………… 8

　　二、不同形态药店有哪些服务内容？ ……………………… 8

　第三节　国外药店经营及启示 ………………………………… 26

　　一、国外药店发展状况如何？ ……………………………… 26

　　二、国外药店发展对我国药店经营有何启示？ …………… 35

　　三、我国连锁药店经营模式的主流发展趋势如何？ ……… 37

第二章　药店店长的职业素养 ………………………………… 40

　第一节　药店店长的角色定位 ………………………………… 40

7

一、什么是店长？ ·············40

二、如何描述药店店长的职位？ ·············40

三、药店店长的责任是什么？ ·············40

四、药店店长的角色定位是什么？ ·············41

第二节　药店店长的职业生涯规划·············42

一、什么是职业生涯规划？ ·············42

二、店长进行职业生涯规划需考虑哪些因素？ ··········42

三、良好的职业生涯规划应具备哪些特性？ ··········43

四、药店店长会遇到哪些职业瓶颈？ ··········43

五、药店店长职务的职业提升之道有哪些？ ··········44

六、药店店长职务的职业提升内部解决之道有哪
　　几种形式？ ·············44

七、药店店长职务的职业提升外部解决之道有哪些
　　形式？ ·············45

第三节　药店店长的工作职责·············46

一、店长的职责是什么？ ·············46

二、店长一天的工作重点是什么？ ·············48

三、早例会的基本内容有哪些？ ·············50

四、晚例会的基本内容有哪些？ ·············50

五、如何做好检查、准备药品的工作？ ·············50

六、检查药品标签要注意哪些问题？ ·············51

七、营业前要检查与准备哪些销售辅助工具与助销
　　用品？ ·············51

八、营业前要做好哪些清洁整理工作？ ·············52

九、药店店长营业中的辅助工作有哪些？ ·············52

十、药店店长要做好辅助工作应注意什么？ ··········53

十一、售后如何清点药品与助销用品？ ·············54

十二、售后如何进行结账？ ·············54

十三、怎样及时补充药品？ ·············54

十四、怎样整理药品？ ·············54

十五、怎样完成与提交报表？ ……………………54

十六、哪些内容需要留言？ …………………………55

十七、怎样确保药店与药品的安全？ ………………55

十八、店长的周例工作有哪些？ ……………………55

十九、店长的月例工作有哪些？ ……………………56

第四节　药店店长应具备的素质………………………56

一、药店店长需要了解哪些事情才能经营好药店？ …56

二、药店店长为何要了解自己的优劣势？ …………56

三、药店店长为何要了解自己的使命或任务？ ……57

四、药店店长为何要了解自己员工？ ………………57

五、药店店长为何要了解上一任失败或不成功的
原因？ …………………………………………58

六、药店店长为何要了解当前工作的重点与难点？ …58

七、药店店长为何要了解上任后的阶段成效以及
领导、店员的反映？ …………………………58

八、药店店长应具备哪些基本素质？ ………………58

九、药店店长应掌握哪些基本知识？ ………………59

十、如何成为一个有威信的药店店长？ ……………62

十一、药店店长应具备什么样的性格特征？ ………62

十二、药店店长应具备什么样的工作态度？ ………62

十三、药店店长应具备哪些意识？ …………………63

十四、药店店长有哪些管理职能？ …………………64

十五、药店店长要有什么样的领导艺术？ …………64

十六、药店店长应具备什么样的心态？ ……………65

十七、顾客喜欢的药店店长应该具备哪些特点？ ……67

十八、为什么药店店长要树立责任感？ ……………68

十九、身为药店店长，要做好哪些心理准备？ ……70

二十、药店店长为何要保持热诚的心理？ …………70

二十一、药店店长为何要保持微笑？ ………………71

二十二、为了能够保持发自内心的微笑药店店长要

注重哪些事项？•••••••••••••••••••••••••71

二十三、药店店长为何要做到心胸宽广？••••••••••72

二十四、药店店长为何要一视同仁对待顾客？•••••••72

二十五、药店店长为何要站在顾客的立场上考虑
问题？•••••••••••••••••••••••••••••••••73

二十六、何为心细如丝的服务？••••••••••••••••••••73

二十七、药店店长为什么不应强迫推销？••••••••••73

第五节　顾客管理•••••••••••••••••••••••••••••••••••74

一、药店顾客有哪几种类型？•••••••••••••••••••74

二、如何对待纯粹闲逛型顾客？••••••••••••••••75

三、如何对待巡视药品行情型顾客？•••••••••••75

四、如何对待胸有成竹型顾客？••••••••••••••••75

五、顾客类型划分有什么意义？••••••••••••••••75

六、按年龄划分的顾客类型各有什么特点？•••••••76

七、按性别划分的顾客类型各有什么特点？•••••••76

八、按性格划分的顾客类型各有什么特点？•••••••77

九、按气质划分的顾客类型各有哪些特点，应如何
对待？•••••••••••••••••••••••••••••••••78

十、如何理解顾客的购买过程？••••••••••••••••79

十一、顾客购买心理过程有哪些阶段？•••••••••••80

十二、如何对待处在注视、留意阶段的顾客？••••••80

十三、处在兴趣阶段的顾客有何特点？•••••••••••80

十四、如何对待处在联想阶段的顾客？•••••••••••81

十五、如何对待已产生购买欲望的顾客？••••••••••82

十六、如何对待处在比较权衡阶段的顾客？•••••••82

十七、如何对待处在决定行动阶段的顾客？•••••••84

十八、什么是购买过程中的满足？••••••••••••••••84

十九、如何对待处在满足阶段的顾客？•••••••••••85

二十、顾客的信任受哪些因素的影响？•••••••••••85

二十一、影响顾客购买动机的因素有哪些？•••••••••86

二十二、药品因素包括哪些内容？ ……………86

二十三、什么是媒介因素？ …………………87

二十四、媒介因素包括哪些内容？ ……………87

二十五、什么是经营因素？ …………………88

二十六、顾客惠顾的行为动机驱使力来自哪里？ …88

二十七、为什么要关注复数顾客？ ……………89

二十八、店长的服务礼仪有哪些内容？ …………89

二十九、接待顾客要用哪些基本规范用语？ ………90

三十、药店店长在接待顾客时，要讲究什么样的语言
　　　表达艺术？ ……………………91

三十一、销售过程中态度要好是什么意思？ ………92

三十二、销售用语怎样突出重点和要点？ …………92

三十三、什么是恰当的表达、委婉的语气？ ………93

三十四、为什么要做到语调柔和？ ……………93

三十五、何为通俗易懂的语言？ ………………93

三十六、为什么要配合气氛讲话？ ……………94

三十七、为什么不能夸大其辞？ ………………94

三十八、为什么讲话要留有余地？ ……………94

三十九、为什么要做到有问必答？ ……………95

四十、什么是无声的语言？ …………………95

四十一、销售过程中最常见的眉眼形态有几种？ ……96

四十二、在销售过程中常见的手势及其含义有几种？ …97

四十三、何为店内的引导？ …………………97

四十四、做店内引导时的重点是什么？ …………97

四十五、做店内引导时的注意事项有哪些？ ………98

四十六、服务过程中的动作有何要求？ …………98

四十七、为了做到干净利索的动作药店店长必须
　　　注意哪些事项？ …………………98

四十八、药店店长在工作中绝对不允许的行为有
　　　哪些？ …………………………99

第六节　药店店长沟通能力……………………………99

一、什么是沟通？……………………………………99

二、沟通的要点是什么？……………………………100

三、销售服务沟通的秘诀是什么？…………………101

四、药店店长应具备哪些沟通的技巧？……………102

五、药店店长如何化解职场冲突？…………………103

六、药店店长必须熟知哪些方面容易引起顾客投诉？…103

七、药店处理顾客投诉的原则是什么？……………104

八、为什么要处理顾客的不满与投诉？……………106

九、顾客投诉意见的类型有哪些？…………………106

十、处理顾客投诉时为何要控制好情绪？…………108

十一、面对顾客异议和抱怨应保持什么样的心态？…108

十二、平复顾客情绪的技巧有哪些？………………110

十三、倾听的意义何在？……………………………111

十四、倾听的技巧有哪些？…………………………111

十五、寻求与顾客共鸣的意义何在？………………111

十六、实现与顾客共鸣的技巧有哪些？……………112

十七、药店店长怎样向顾客表示歉意？……………112

十八、药店店长提出投诉解决方案时要注意哪些

　　　问题？………………………………………114

十九、电话投诉如何处理？…………………………114

二十、书信投诉如何处理？…………………………115

第七节　药店店长的效率管理方法………………… 117

一、药店店长提高效率要从哪里入手？…………… 117

二、时间管理有哪些要点？………………………… 117

三、什么是时间管理的优先次序法？……………… 118

四、店长如何用"二八"法则有效管理时间？……… 120

五、有效的时间管理方法有哪些？………………… 121

六、什么是计划管理？……………………………… 121

七、如何制定计划？………………………………… 122

八、为什么要明确目标？ ………………………… 122

九、如何细化计划？ ……………………………… 122

十、为何要为计划打上时间戳？ ………………… 123

十一、为何要建立追踪机制？ …………………… 123

十二、为何要在工作进行中适当的调整计划？ …… 123

十三、制定计划中容易走入哪些误区？ ………… 124

十四、店长为何要进行授权？ …………………… 124

十五、什么是授权？ ……………………………… 125

十六、授权具有什么特征？ ……………………… 125

十七、授权的意义是什么？ ……………………… 125

十八、授权的步骤是怎样的？ …………………… 125

十九、授权有哪些类型？ ………………………… 126

二十、"充分信任"型授权要求双方注意哪些事项？ … 126

二十一、授权的指导原则是什么？ ……………… 127

第八节 提升销售业绩 ……………………………… 127

一、药店经营和管理不完善，导致客源流失的
原因有哪些？ ………………………………… 127

二、如何提升店员推荐高毛利产品的销售技巧？ … 128

三、怎样运用顾客细分策略提升推荐产品的有效性？ … 131

四、提高顾客购买力的主要方法有哪些？ ……… 131

五、如何通过价格和服务竞争留住顾客？ ……… 133

六、如何吸引一般顾客？ ………………………… 133

七、如何把营业员培养成药品和常见疾病专家？ … 133

第九节 情绪管理 …………………………………… 134

一、什么是情商？ ………………………………… 134

二、情商的作用与意义是什么？ ………………… 134

三、如何运用店员情商？ ………………………… 134

四、如何培养店员情商？ ………………………… 135

五、如何进行情绪管理？ ………………………… 135

第十节 危机管理 …………………………………… 136

一、药店危机有哪些类型？ •••••••••••••••••• 136

二、突发事件有哪些种类？ •••••••••••••••••• 136

三、突发事件处理的守则是什么？ •••••••••• 137

四、突发事件的处理机制是什么？ •••••••••• 137

第十一节 信息管理••••••••••••••••••••••••••• 141

一、什么是市场信息？ •••••••••••••••••••••• 141

二、市场信息搜集的主要内容有哪些？ •••••••• 141

三、搜集市场信息有哪些作用？ ••••••••••••• 141

四、建立顾客数据库的工作步骤是什么？ •••••••• 143

第三章 优秀店长的能力及成功案例••••••••••••• **144**

第一节 优秀店长应具备的能力•••••••••••••••• 144

一、为什么说店长是药店的灵魂？ ••••••••••• 144

二、优秀店长应具备的能力包括哪些？ •••••••• 145

第二节 优秀店长的成功案例•••••••••••••••••• 146

一、什么是店长现场管理能力？ ••••••••••••• 146

二、药店店长如何进行人力资源管理？ •••••••• 148

三、店长营销管理能力包括哪些内容？ •••••••• 156

四、如何提升药店店长自身素质的能力？ •••••••• 158

第四章 药品经营过程管理•••••••••••••••••••• **165**

第一节 药品采购管理••••••••••••••••••••••••• 165

一、药店采购的一般程序是什么？ ••••••••••• 165

二、如何确定供货企业的法定资格与质量信誉？ ••• 165

三、如何审核购入药品合法性？ ••••••••••••• 167

四、如何验证供货单位销售人员合法资格？ •••••••• 168

五、首营品种如何审核批准？ ••••••••••••••• 168

六、如何制定药品采购管理制度？ ••••••••••• 169

七、如何编写药品采购计划？ ••••••••••••••• 173

八、采购合同应包含哪些内容？ ••••••••••••• 176

九、签订采购合同要注意哪些事项？ ……………… 178

十、药品采购渠道有哪些类型？各有什么特点？ … 178

十一、采购方式有哪些？ ……………………… 179

十二、药品采购谈判的策略是什么？ ………………… 179

十三、药品购进记录如何管理？ ………………… 180

第二节　药品验收……………………………………… 181

一、药品验收有哪些原则？ ……………………… 181

二、如何验收药品？ ……………………………… 182

三、如何验收与检查药品外在质量？ ………… 183

四、如何验收与检查药品外观性状？ ………………… 190

五、如何验收与检查非药品？ ………………… 196

六、如何制定药品检查验收管理制度？ ………………… 197

七、如何填写及保存验收记录？ ……………… 199

八、何种情况可以拒收药品（退货）？ ………………… 199

第三节　药品的仓储和养护………………………………… 206

一、如何制定药品储存管理制度？ ………………… 206

二、药品仓库的建设要求有哪些？ ………………… 207

三、影响药品质量的因素有哪些？ ………………… 209

四、药品储存的基本要求有哪些？ ………………… 211

五、药品储存中如何进行效期管理？ ………………… 213

六、药品储存中如何进行色标管理？ ………………… 216

七、特殊管理药品如何储存？ ………………… 216

八、如何规划药品货位？ ……………………… 216

九、药品应怎样堆垛？ ………………………… 217

十、如何制定药品在库养护管理制度？ ………… 218

十一、药品应如何保管？ ……………………… 219

十二、药品应如何养护？ ……………………… 220

十三、不同性质药品如何保管与养护？ ………… 226

十四、药品在库检查的时间和方法有哪些？ ……… 235

十五、药品在库检查的内容与要求是什么？ ……… 236

十六、如何制定仓库卫生管理制度？ ………… 236

第四节 药品陈列 ………………………………… 237

一、药品货位布局的原则有哪些？ ………… 237

二、货架陈列方式有哪些？特点如何？ ……… 239

三、货位布局应考虑的因素有哪些？ ……… 242

四、药品陈列的基本原则有哪些？ ………… 244

五、药品陈列的要求有哪些？ …………… 248

六、药品陈列的方式有哪些？ …………… 249

七、药品陈列的技巧有哪些？ …………… 252

八、如何管理药品的标价卡？ …………… 255

九、如何补货？ ……………………… 257

十、盘点内容是什么？ ……………… 258

十一、盘点人员如何构成？ ………… 258

十二、盘点的程序如何？ …………… 259

十三、盘点前后有哪些注意事项？ ……… 260

十四、陈列阶段药品损失的原因是什么？ ……… 260

十五、减少陈列阶段药品损失的方法有哪些？ … 260

第五节 药品销售与促销 ………………… 261

一、什么是处方？ …………………… 261

二、处方由几部分组成？ …………… 262

三、处方药销售过程中应遵守什么样的规定？ …… 262

四、化学药制剂处方如何调配？ ……… 264

五、中药处方如何调配？ …………… 264

六、审核处方应注意什么问题？ ……… 265

七、处方如何管理？ ………………… 267

八、药品的拆零销售应注意什么问题？ ……… 267

九、如何销售特殊管理的药品？ ……… 268

十、如何销售中药饮片？ …………… 268

十一、药品消费行为的影响因素有哪些？ ……… 269

十二、药品消费市场的特点有哪些？ ……… 269

十三、什么是药店促销？ ……………………… 270

十四、药店促销有什么作用？ ………………… 270

十五、药店促销有什么策略？ ………………… 271

十六、什么是药店促销组合？ ………………… 271

十七、确定促销策略应考虑什么因素？ ……… 271

十八、药品进入药店的方式有哪些？ ………… 272

十九、店员促销的常用方法有哪些？ ………… 273

二十、社区促销的优势有哪些？ ……………… 275

二十一、什么是体验促销模式？ ……………… 276

二十二、什么是感官促销？ …………………… 276

二十三、什么是情感促销？ …………………… 277

二十四、什么是思维促销？ …………………… 278

二十五、什么是行动促销？ …………………… 278

二十六、什么是药品展览促销？ ……………… 278

二十七、什么是药品展示？ …………………… 278

二十八、药店多元化经营延伸和拓展领域有哪些？ … 279

二十九、什么是 POP 信息宣传？ ……………… 279

三十、销售促进的目标是什么？ ……………… 280

三十一、什么是赠送优待券？ ………………… 280

三十二、什么是折价优待？ …………………… 280

三十三、什么是集点优待？ …………………… 281

三十四、什么是退费优待？ …………………… 281

三十五、什么是竞赛和抽奖？ ………………… 282

三十六、什么是赠送样品？ …………………… 282

三十七、什么是付费赠送？ …………………… 282

第六节　药品价格管理……………………………… 283

一、药品价格管理对药店经营的重要性有哪些？ … 283

二、影响药店定价的因素有哪些？ …………… 283

三、药品的定价方法有哪些？ ………………… 288

四、药品的定价策略有哪些？ ………………… 292

五、不同类型药店的定价策略 ·············· 295

第七节 药品服务管理 ······················ 304

一、药店服务的类型有哪些？ ·············· 304

二、什么是基础服务？ ···················· 304

三、什么是药学服务？ ···················· 310

四、什么是医学服务？ ···················· 314

五、什么是信息服务？ ···················· 316

六、什么是会员制服务？ ·················· 323

七、如何制定药店服务质量管理制度？ ·············· 327

第五章 药店员工管理·························· **329**

第一节 药店组织机构与岗位设置 ·············· 329

一、药店店员有哪些？ ···················· 329

二、什么是药店组织机构的规划与设计？ ·········· 330

三、药店常见的组织结构都有哪些？ ·········· 330

第二节 药店的岗位职责和任职资格 ·············· 331

一、药店员工的基本守则是什么？ ·············· 331

二、质量管理员岗位职责和任职资格是什么？ ······ 332

三、营业主任岗位职责和任职资格是什么？ ········ 333

四、驻店药师岗位职责和任职资格是什么？ ········ 333

五、驻店医师岗位职责和任职资格有哪些？ ········ 335

六、店员岗位职责和任职资格是什么？ ·············· 336

七、收银员岗位职责和任职资格是什么？ ·········· 340

第三节 药店员工的选用与配置 ·············· 342

一、GSP对员工资质的要求是什么？ ·············· 342

二、员工选用应注意的其他问题有哪些？ ·········· 343

第四节 药店员工的培训和教育 ·············· 344

一、为什么要对员工进行培训和教育？ ·········· 344

二、药店员工培训的种类有哪些？ ·············· 345

三、对有特殊目的的培训如何确定培训内容？ ······ 345

　　　四、入职前的培训都有哪些内容？ ……………… 346

　　　五、药店员工基本守则和礼仪的培训主要有哪些内容？… 351

　　　六、如何建立培训教育档案？ …………………… 355

　第五节　药店员工健康检查管理…………………… 355

　　　一、药店对员工健康检查的意义是什么？ ……… 355

　　　二、店员健康检查及健康档案的内容包括哪些？… 356

　第六节　药店员工绩效管理………………………… 358

　　　一、什么是绩效管理？ …………………………… 358

　　　二、为什么要实施绩效管理？ …………………… 358

　　　三、什么是绩效管理的 PDCA 循环？ ……………… 359

　　　四、绩效管理的侧重点都有哪些？ ……………… 359

　　　五、绩效管理的流程是什么？ …………………… 360

　　　六、什么是关键绩效指标（KPI）？ ……………… 360

　　　七、如何巧妙地运用绩效管理的策略？ ………… 361

　　　八、绩效考核实施当中的基本原则有哪些？ …… 362

　第七节　药店员工薪酬与激励制度………………… 366

　　　一、什么是薪酬制度？ …………………………… 366

　　　二、如何设计薪酬制度？ ………………………… 366

　　　三、如何让员工从薪酬上得到最大的满意？ …… 368

　　　四、什么是激励？ ………………………………… 370

　　　五、激励对药店服务人员的重要性有哪些？ …… 370

　　　六、员工激励的原则是什么？ …………………… 371

　　　七、员工激励的方式都有哪些？ ………………… 373

　　　八、如何留住好的员工？ ………………………… 375

第六章　药店财务管理…………………………… **377**

　第一节　药店财务管理概述………………………… 377

　　　一、什么是财务管理？ …………………………… 377

　　　二、药店经营的目标是什么？ …………………… 377

　　　三、药店财务管理的目标是什么？ ……………… 378

四、什么是资产？什么是负债？什么是所有者权益？ … 378

五、资产、负债、所有者权益之间的关系是什么？ … 379

六、药店财务管理的内容是什么？ …………………… 379

七、什么是筹资？ …………………………………… 380

八、筹资的目的是什么？ …………………………… 380

九、什么是投资？ …………………………………… 380

十、什么是营运资金管理？ ………………………… 381

十一、什么是利润分配？ …………………………… 382

十二、利润分配的顺序是怎样的？ ………………… 382

第二节　药店凭证与账簿管理…………………………… 383

一、什么是会计凭证？ ……………………………… 383

二、什么是原始凭证？原始凭证包括哪些内容？

　　原始凭证如何填制？ ………………………… 383

三、什么是记账凭证？记账凭证包括哪些内容？

　　如何填制记账凭证？ ………………………… 384

四、会计凭证应如何保管？ ………………………… 385

五、什么是账簿？ …………………………………… 386

六、药店账簿如何设计？ …………………………… 386

七、账簿如何保管？ ………………………………… 387

八、如何健全药店财务管理制度？ ………………… 387

第三节　药店经营品种及销售管理……………………… 389

一、什么是经营品种？ ……………………………… 389

二、如何确定药店经营品种？ ……………………… 389

三、如何分析药店经营品种增减对利润的影响？ … 389

四、什么是药品销售额？进项税额？销项税额？ … 390

五、什么是药品销售数量？哪些因素影响药品销售

　　数量？ ………………………………………… 390

六、什么是销售额预算？ …………………………… 390

七、销售预算完成情况如何分析？ ………………… 391

八、什么是销售增长率？ …………………………… 392

九、如何做好药店销售的管理？ ……………………… 392

第四节　药品存货的管理………………………………… 393

一、什么是库存管理？ ………………………… 393

二、药店库存资金定额如何确定？ ……………… 396

三、如何分析库存药品资金的预算完成情况？ …… 398

四、什么是药品存货周转率？什么是药品存货
周转天数？ ……………………………… 399

五、药店为什么要进行库存管理？ ……………… 401

六、库存管理成本包括哪些内容？ ……………… 401

七、如何降低库存管理成本？ …………………… 402

第五节　药品流通费及利润管理………………………… 403

一、什么是药品流通费用？ ……………………… 403

二、药品流通费用包括哪些内容？ ……………… 404

三、什么是药品流通费用率？ …………………… 404

四、如何进行药品流通费用预算？ ……………… 404

五、如何对药品流通费用进行分析？ …………… 404

六、什么是销售毛利？什么是销售毛利率？ …… 405

七、毛利太低的原因有哪些？ …………………… 405

八、什么是利润总额（税前利润）？ …………… 406

九、什么是净利润？ ……………………………… 406

十、什么是利润预算？ …………………………… 406

十一、利润预算指标完成情况如何分析？ ………… 407

十二、什么是营业利润率？ ……………………… 408

十三、药店降低成本和费用，增加利润的途径有哪些？… 408

第六节　药店财务风险的管理…………………………… 410

一、什么是财务风险？ …………………………… 410

二、什么是资产负债率？ ………………………… 410

三、药店负债经营的风险有哪些？ ……………… 411

四、药店规避负债经营风险措施有哪些？ ……… 412

第七章 药店店面与设备管理·········· **414**

第一节 药店店面设计·········· 414

一、什么是店面？·········· 414

二、什么是店面设计？·········· 414

三、店面设计有哪些重要性？·········· 414

四、影响药店店面设计的因素有哪些？·········· 415

五、药店店面设计包括哪些方面？·········· 417

六、药店店面设计的原则是什么？·········· 418

七、药店店面设计的类型有哪些？·········· 419

八、药店出入口都有哪些类型？·········· 420

九、药店出入口容易忽略的细节有哪些？·········· 422

十、药店招牌设计包括哪些内容？·········· 424

十一、药店橱窗设计包括哪些内容？·········· 431

十二、连锁药店创建连锁识别系统重要吗？·········· 435

第二节 药店内部布局·········· 438

一、什么是药店空间？·········· 438

二、药店空间设计的基本原则有哪些？·········· 438

三、如何根据顾客的行为心理进行药店营业场所
设计？·········· 440

四、建筑装修元素与药店室内设计如何匹配？·········· 442

五、如何对药店店堂进行布局？·········· 443

六、什么是顾客流动线？·········· 445

七、药店顾客流动线设计有哪些注意事项？·········· 445

八、药店的功能区域应如何划分？·········· 449

九、药店应如何设计灯光？·········· 455

十、药店的色彩对顾客有什么影响？·········· 460

十一、如何进行内部装修？·········· 463

十二、药店播放音乐的效果如何？·········· 466

第三节 药店设备管理·········· 467

一、药店设备设施分为哪些类型？·········· 467

二、药店设备设施的配置原则都有哪些？ …………… 469

三、药店各种设备设施如何管理？ ………………… 470

四、药店储存与保管用设备设施如何管理？ ……… 485

第八章　药店安全管理……………………………… **490**

第一节　药店安全管理及其重要性 …………………… 490

一、什么是药店安全管理？ …………………………… 490

二、药店安全的重要性有哪些？ …………………… 490

第二节　药店安全管理的内容 ………………………… 491

一、药店安全管理的内容及分类有哪些？ ………… 491

二、如何预防和处理盗窃？ …………………………… 491

三、如何防范和处理抢劫？ …………………………… 495

四、如何预防和处理火灾？ …………………………… 496

五、如何预防和处理停电？ …………………………… 497

六、如何预防信息泄露？ ……………………………… 499

七、如何维护网络系统安全？ ………………………… 500

八、如何保障环境对网络安全的作用？ …………… 501

第九章　药店管理相关法律问题……………………… **503**

第一节　《药品管理法》及其实施条例 ……………… 503

一、《药品管理法》的立法宗旨是什么？ ………… 503

二、开办药品经营企业的审批有哪些规定？ ……… 503

三、开办药品经营企业必须具备什么条件？ ……… 505

四、药品经营企业购销药品的规定是什么？ ……… 506

五、对药品保管的相关规定是什么？ ……………… 507

六、对进口药品有哪些规定？ ………………………… 507

七、对假药的规定是什么？ …………………………… 508

八、对劣药的规定是什么？ …………………………… 509

九、对店员工作人员的健康是如何要求的？ ……… 509

十、关于药品价格有哪些规定？ …………………… 509

十一、关于药品包装有哪些规定？ ……………… 510

十二、药品监督管理部门的职权是什么？ ………… 511

十三、对不良反应报告的规定是什么？ …………… 512

十四、未取得许可证而经营药品需负什么法律责任？… 512

十五、生产、销售假药、劣药的法律责任是什么？ … 513

十六、未按规定实施管理规范的法律责任是什么？ … 515

十七、从无许可证的企业购进药品需承担什么法律
责任？ ………………………………………… 516

十八、违反许可证、药品批准证明文件规定需承担
什么法律责任？ ……………………………… 516

十九、在药品购销中违法收受财物或其他利益需
承担什么法律责任？ ………………………… 516

二十、违反包装、标签、说明书规定应承担什么法律
责任？ ………………………………………… 517

二十一、什么情况下会从重或从轻处罚？ ………… 517

第二节 《药品经营质量管理规范》(GSP)及其实施
细则 …………………………………………… 518

一、为什么要实施药品经营质量管理规范？ ……… 518

二、药店店长的管理职责包括什么？ ……………… 519

三、药店制定的质量管理制度应包括哪些方面？ … 520

四、对负责药店药品质量的人员有什么要求？ …… 521

五、对从事药店经营的相关人员有什么要求？ …… 521

六、对药店设施和设备有什么要求？ ……………… 523

七、对药店购进药品是如何规定的？ ……………… 524

八、验收人员如何验收购进的药品？ ……………… 526

九、药店药品应如何陈列？ ………………………… 528

十、陈列和储存药品的养护工作的内容是什么？ … 529

十一、对药品的储存是如何规定的？ ……………… 529

十二、销售药品时应注意什么？ …………………… 530

十三、对药品拆零销售时的工具、包装袋是如何

　　规定的？ ●●●●●●●●●●●●●●●●●●●●●●●●●●●●●●●● 531

十四、药店应提供哪些方面的服务？ ●●●●●●●●●●●● 531

十五、对药店店堂内的药品广告是如何规定的？ ●●● 531

十六、药店在不良反应报告方面有什么义务？ ●●●●●● 532

第三节　分类药品管理的药事法规●●●●●●●●●●●●●●●●●● 532

一、《麻醉药品和精神药品管理条例》的立法宗旨
　　是什么？ ●●●●●●●●●●●●●●●●●●●●●●●●●●●●●● 532

二、药店经营麻醉药品和精神药品的范围是什么？ ●●● 532

三、什么样的药店能经营精神药品？ ●●●●●●●●●●●●● 533

四、对药店销售第二类精神药品是如何规定的？ ●●● 533

五、麻醉药品和精神药品的价格是如何制定的？ ●●● 533

六、药店应如何储存经营的第二类精神药品？ ●●●●● 533

七、药店经营的精神药品出现问题时应如何处理？ ●●● 533

八、对药店违规储存、销售或者销毁第二类精神
　　药品是如何处罚的？ ●●●●●●●●●●●●●●●●●●●● 534

九、采用非法手段获得经营资格的药店应承担什么
　　法律责任？ ●●●●●●●●●●●●●●●●●●●●●●●●●●●● 534

十、销售伪劣精神药品需承担什么法律责任？ ●●●●●● 534

十一、药店对精神药品的盗、抢、丢失案件处理
　　　不当应承担什么法律责任？ ●●●●●●●●●●●●●● 535

十二、药店违规使用精神药品许可证明文件需承担
　　　什么法律责任？ ●●●●●●●●●●●●●●●●●●●●●● 535

十三、药店违法销售精神药品需承担什么法律责任？ ●●● 535

十四、我国对易制毒化学品是如何管理的？ ●●●●●●●● 536

十五、申请经营第一类易制毒化学品，应当具备
　　　什么条件？ ●●●●●●●●●●●●●●●●●●●●●●●●●● 536

十六、药店能否销售药品类易制毒化学品药品单方
　　　制剂？ ●●●●●●●●●●●●●●●●●●●●●●●●●●●●●● 537

十七、对药店经营易制毒化学品许可证是如何规定的？●●● 537

十八、药店如何销售第一类易制毒化学品？ ●●●●●●●● 538

十九、 当易制毒化学品发生丢失、被盗、被抢时应
　　　 如何处理？ •••••••••••••••••••••••••••••••••••• 538
二十、 如何向有关部门报告易制毒化学品的销售情况？ ••• 538
二十一、违反规定经营易制毒化学品应承担什么
　　　　法律责任？ •••••••••••••••••••••••••••••••••••• 539
二十二、拒绝接受监督检查的药店应承担什么法律
　　　　责任？ •• 540
二十三、对处方药和非处方药的销售是如何规定的？ ••• 540
二十四、药店经营处方药和非处方药需具备什么
　　　　条件？ •• 541
二十五、药店如何销售处方药？ ••••••••••••••••••••••• 541
二十六、对非处方药的标识是如何规定的？ ••••••••• 542
二十七、非处方药如何销售？ ••••••••••••••••••••••••• 542
第四节　药品包装、价格与广告的相关药事法规管理 ••• 543
一、药店能否成为药品广告批准文号申请人？ ••••• 543
二、申请广告批准文号需要提交什么文件？ ••••••••• 543
三、什么情况下药品广告审理机关可以不受理申请？ ••• 544
四、药品广告批准文号的有限期和内容更改是如何
　　规定的？ •• 544
五、《药品广告申请表》须保持几年？ ••••••••••••••• 545
六、什么情况下会注销药品广告批准文号？ ••••••••• 545
七、对违法药品广告是如何处理的？ ••••••••••••••••• 545
八、什么药品不能发布药品广告？ ••••••••••••••••••• 546
九、对药品广告的内容是如何规定的？ ••••••••••••••• 547
十、对药品广告的发布是如何规定的？ ••••••••••••••• 548
第五节　药品监督管理的相关药事法规•••••••••••••••• 549
一、对药店药品抽查检验的范围和频率是怎么规定的？ ••• 549
二、药店被抽查检验时，需提供什么材料？ ••••••••• 549
三、药品抽查检验的场所一般在哪里？ ••••••••••••••• 550
四、什么情况下药监部门可以采取查封、扣押等

强制措施？ •••••••••••••••••••••••••••••• 550

五、对检查结果有异议的如何申请复议？ ••••••••• 551

六、查封、扣押物品现场时应该如何配合？ 551

七、什么情况下可以要求听证？ •••••••••••••••• 552

八、听证时当事人需了解哪些规定？ •••••••••••• 552

九、听证人享有什么权利？ ••••••••••••••••••• 553

十、药店在药品不良反应报告中应尽的职责是什么？••• 553

十一、未按规定进行不良反应报告的会如何处罚？••• 554

第六节 其他主要药事法规•••••••••••••••••••••• 554

一、经营医疗器械需要具备什么条件？ ••••••••••• 554

二、对《医疗器械经营企业许可证》有哪些规定？••• 555

三、对药店的医疗器械购进是如何规定的？ •••••••• 555

四、未取得《医疗器械经营企业许可证》经营医疗
器械需负什么法律责任？ ••••••••••••••••••• 555

五、经营无证医疗器械需承担什么法律责任？ 556

六、申请《医疗器械经营企业许可证》应当同时具备
哪些条件？ •••••••••••••••••••••••••••• 556

七、药店必须配备执业药师吗？ •••••••••••••••• 557

八、在岗却未达到资格的人员应如何处理？ 557

九、城镇职工基本医疗保险定点零售药店需具备
哪些资格与条件？ •••••••••••••••••••••••• 557

十、申请城镇职工基本医疗保险定点零售药店需
提交什么材料？ ••••••••••••••••••••••••• 558

十一、药品消费者在购买药品时受到损害药店
是否应该赔偿？ •••••••••••••••••••••••• 558

十二、药店的哪些情况还会依照《中华人民共和国
产品质量法》等法律、法规处罚？ ••••••••••• 559

十三、造成消费者损失的需要如何赔偿？ •••••••••• 559

参考文献•••••••••••••••••••••••••••••••••• **561**

第一章　药店概论

第一节　药店的概念

一、什么是药店？

药店，在《现代汉语词典》中解释为"出售药品的商店"，是药品零售企业的俗称。《药品管理法实施条例》中对药品零售企业的定义是"药品零售企业是指将购进的药品直接销售给消费者的药品经营企业"，其中药品经营企业是指经营药品的专营企业或者兼营企业，零售是指"将小批量产品直接销售给最终消费者"。

二、开设药店有哪些要求？

（一）药店要依法开办

药店必须根据《中华人民共和国药品管理法》及国家的有关规定，按程序领取《药品经营许可证》和《营业执照》，并要通过 GSP 认证，获得《GSP 认证证书》，满足以上所有条件方可经营药品，否则属于非法经营。

（二）对从业人员的资格有严格的要求

药品的专业性决定了药店必须配备执业药师等药学技术人员，进行质量管理和开展业务经营。从事药品质量管理、验收、调配处方的人员以及从事药品营业、保管、养护的人员均需经过专业培训，考试合格并取得上岗证才能上岗。还必须有质量管理体系，并配备专职的质量管理人员，质量管理人员配备的数量也必须符合要求。

（三）对从业人员健康状况有严格的要求

对从事药店经营的人员每年要体检一次，并建立个人健康档案。凡患有传染病、精神病、皮肤病、隐性传染病者，不得在直接接触药品的工作岗位上工作。

（四）药店经营活动具有较强的政策性

国家对药品的经营活动有严格的政策约束，如《中华人民共和国药品管理法》、《药品经营质量管理规范》等一系列药事管理的法律法规。药店必须严格遵守国家有关法律法规，此外，还要遵守价格管理政策、税务管理政策等，并依据这些法规制定药店日常经营管理的各项规章制度来规范药品经营行为。药店必须依法经营，并接受当地行业主管部门、药品监督管理部门和其他监督管理部门对药店经营质量等方面的监督检查，以确保人们用药合理、安全和有效。

（五）有保证药品质量的设施设备

药品的质量易受外部条件变化的影响，药店要有符合国家规定的仓储、运输和营业设施设备，有检测质量的手段和技术。

三、药店有哪些功能?

药店作为药品流通的终端市场，其基本的功能是向消费者提供药品，以满足消费者对药品的需求，这是药店的基本功能。随着我国市场经济体制的建立和完善以及医疗体制改革的深入，药品零售市场的竞争日益激烈，药店的功能也不断地丰富和完善。药店的功能表现在以下三个方面:

（一）提供以药品为中心的健康产品

药店最为核心的功能是直接向消费者提供其所需的药品。药店的数量很多，遍及城乡，众多的药店发挥着扩散商品的功能。它与药品批发企业的功能衔接，将成批的多品种药品拆零，供应给附近的消费者，使消费者可以很方便地买到所需要的各种药品，保证了医疗卫生事业社会目标的实现。

近年来，随着药品零售市场竞争的加剧，药店经营的产品种类也发生了变化，经营保健品、化妆品、医疗器械等与健康相关产品的药店也越来越多。

（二）提供以药学服务为中心的健康服务

药店在销售药品的同时，还为消费者提供各种服务，如测量血压、身高、体重，免费吸氧，电话购药，送药上门等。会员制服务在药店也蓬勃兴起，会员可以享受价格折扣、健康旅游等优质服务。

药品作为一种特殊商品，消费者一般没有识别真假的能力，也无法保证自身用药的安全性和有效性，绝大多数药品需经医师诊断后开具处方并在药师的指导下购买和使用。因此，从答复消费者的购药询问、指导选购药品，到指导消费者正确使用药品、记录消费者购药历史以及对轻度疾病的用药推荐等药学服务是药店应该提供的核心服务内容。

（三）提供以用药信息为主的健康信息

药店以橱窗布置、宣传物、药品展示、健康指导、用药咨询等多种形式向消费者提供健康相关信息，其中药品的功能主治、适应证、用药方法、注意事项等信息是消费者购买药品时需要得到的必要的基本信息，药店有提供上述相关信息的功能和义务。

药店还可通过药品不良反应报告等方式向药品监督管理部门提供药品使用方面的信息，以起到监督作用。在消费者健康状况、用药情况等方面所获得消费者相关信息，应反馈给药品生产经营企业，通过这些信息的获得与反馈发挥着其指导药品生产、经营和使用的功能。同时，药店在经营药品的同时，应向广大消费者提供提高身体素质、预防疾病、健康保健方面的相关信息。

四、如何申请开办药店？

（一）开办药店的条件

根据《中华人民共和国药品管理法》第十五条的规定，开办药品经营企业需要具备如下条件：

1. 具有依法经过资格认定的药学技术人员；

2. 具有与所经营药品相适应的营业场所、设备、仓储设施、卫生环境；

3. 具有与所经营药品相适应的质量管理机构或人员；

4. 具有保证所经营药品质量的规章制度。

（二）开办药店的申报审批程序

1. 第一步，申请筹建　开办药品零售企业，申办人应当向拟办企业所在地的市级药品监督管理机构或省、自治区、直辖市人民政府药品监督管理部门直接设置的县级药品监督管理机构提出申请。受理申请的药品监督管理机构自收到申请之日起30个工作日内，依据国务院药品监督管理部门的规定，结合当地常住人口数量、地域、交通状况和实际需要进行审查，做出是否同意筹建的决定。申办人在获准后筹建。

2. 第二步，申请《药品经营许可证》　申办人完成拟办企业筹建后，向原审批机构申请验收。原审批机构自收到申请之日起15个工作日内，依据《药品管理法》第十五条规定的开办条件组织验收；符合条件的，发给《药品经营许可证》。

3. 第三步，申办人凭《药品经营许可证》到工商行政管理部门依法办理登记注册　一般的程序是申请→审查核准→发照，即申请者首先向当地工商行政管理机关报送开业申请登记表，工商部门进行核查，审查合格后颁发营业执照（营业执照是营业单位从事生产经营活动的凭证，凭营业执照可以刻制公章、开立账户，在核准登记的范围内从事经营活动）。

4. 第四步，《药品经营质量管理规范》认证（GSP认证）新开办的药店，应当自取得《药品经营许可证》之日起30日内，向发给其《药品经营许可证》的药品监督管理部门或者药品监督管理机构申请《药品经营质量管理规范》认证。受理药店认证申请的药品监督管理机构自收到申请之日起7个工作日内，将申请移送负责组织药品经营企业认证工作的省、自治区、直辖市人民政府药品监督管理部门。省、自治区、直辖市人民政府药品监督管理部门自收到认证申请之日起3个月内，按照国务院药品监督管理部门的规定，组织对申请认证的药店是否符合《药品经营质量管理规范》进行认证；认证合格的发给认证证书。

（三）办理换发许可证的程序

《药品经营许可证》应当标明有效期，到期后由原发证机关重新审查发证。《中华人民共和国药品管理法实施条例》中规定，《药品经营许可证》有效期为5年。有效期满，需要继续经营药品的持证企业，应当在许可证有效期届满前6个月，按照国务院药品监督管理部门的规定申请换发《药品经营许可证》。

（四）办理经营许可变更程序

药店在《药品经营许可证》有效期内，因种种原因需要变更企业名称、法定代表人、经营范围、经营方式、地址等《药品经营许可证》许可事项的，应当在许可事项发生变更30日前，向原发证机关申请《药品经营许可证》变更登记；未经批准，不得变更许可事项。原发证机关应当自收到企业申请之日起15个工作日内做出决定。申请人凭变更后的《药品经营许可证》到工商行政管理部门依法办理变更登记手续。

药店终止经营药品或者关闭的，《药品经营许可证》由原发证机关缴销。

五、什么是基本医疗保险定点药店？

基本医疗保险定点零售药店是指经统筹地区劳动保障行政部门审查，并经社会保险经办机构确定的，为城镇职工基本医疗保险参保人员提供处方外配服务的零售药店。处方外配是指参保人员持定点医疗机构处方，在定点零售药店购药的行为。

六、申报基本医疗保险定点药店应具备哪些条件?

申报医保定点零售药店除符合区域规划设置要求外,还要具备以下条件:

1. 取得《药品经营许可证》、《营业执照》,达到国家《药品经营质量管理规范》的标准,获得 GSP 认证证书。

2. 遵守《中华人民共和国药品管理法》及有关法律法规,有健全和完善的药品质量保证制度,进药渠道正规,能确保供药安全、有效。

3. 严格执行国家和省、市物价管理部门规定的药品价格政策、法规,经物价管理部门监督检查合格。

4. 具备及时供应基本医疗保险药品目录内的药品、24 小时提供服务的能力。

5. 具有整洁的营业场所,营业用房使用面积在 60m² 以上,具备与医疗保险经办机构微机联网的条件。

6. 定点药店应配备 1 名以上专职执业药师,能保证营业时间内至少有 1 名药师在岗,营业人员需经培训取得合格证书,并在执业药师或药师指导下提供服务。

7. 严格执行基本医疗保险有关规定,有规范的内部管理制度,配备符合基本医疗保险规定的相应的管理人员和设备。

七、如何进行基本医疗保险定点药店的申请?

愿意承担城镇职工基本医疗保险定点服务的药店,应向统筹地区劳动保障行政部门提出书面申请,并提交有关材料,供资格审查使用。统筹地区社会保险经办机构在获得定点资格的药店范围内确定定点零售药店,统发定点零售药店标牌,并向社会公布,供参保人员选择购药。

八、经营基本医疗保险定点药店应注意哪些问题?

1. 定点零售药店应与社会保险经办机构签订包括服务范

围、服务内容、服务质量、药费结算办法及药费审核与控制等内容的有关协议,明确双方的责任、权利和义务。协议有效期一般为 1 年,任何一方违反协议,对方均有权解除协议,但须提前通知对方和参保人员,并报劳动保障行政部门备案。

2. 定点零售药店应配备专(兼)职管理人员,与社会保险经办机构共同做好各项管理工作。对外配处方要分别管理、单独建账。定点零售药店要定期向统筹地区社会保障经办机构报告处方外配服务及费用发生情况,有义务提供与费用审核相关的资料及账目清单。

3. 定点零售药店应设立基本医疗保险用药专柜,实行专人专账管理,并将专柜药品与其他药品的购、销、存业务分开管理。参保的药品单独采购,分开存放,专人销售,并单独建账。定点零售药店应用电脑与统筹地区社会保险经办机构实行联网,按规定向有关部门发送数据信息和报表,还应在完善原有规章制度的基础上,建立相应的台账录,如处方外配记录、非处方药自购记录、顾客意见簿等一些台账记录。

4. 外配处方必须由定点医疗机构医师开具,有医师签名和定点医疗机构盖章。处方要有药师审核签字,并保存 2 年以上以备核查。

5. 定点零售药店要严格规范进货渠道,保证提供基本医疗保险用药的品种和数量,并实行药品分类管理。参保人员可持基本医疗保险 IC 卡和外配处方,到定点零售药店购药。如发现出售假药、劣药,社会医疗保险机构可拒付或取消其定点资格,所售药价格高于国家定价的差价部分社会医疗保险机构应予扣除。

6. 劳动保障行政部门要组织药品监督管理、物价、医药行业主管部门等有关部门,加强对定点零售药店处方外配服务和管理的监督检查。要对定点零售药店的资格进行年度审核,对违反规定的药店,劳动保障行政部门可视不同情况,责令其限期改正,或取消其定点资格。

第二节 药店的经营模式

一、药店有哪些类型？

国内药品零售市场开放以来，经过十几年的发展，其经营类型逐渐丰富，目前主要有平价药店、网上药店、超市店中店、专题药店（如糖尿病药店、中药店）、美容型化妆品复合药店、健康型保健品复合药店、精品药店、社区便利型药店以及综合健康广场等类型。归纳成以下三型：

（一）总成本领先型

总成本领先型是指通过降低成本的努力，使成本低于竞争对手，以便在行业中赢得总成本领先的优势，获得高于行业平均水平的收益。属于总成本领先型的药店形态有平价药店、网上药店、超市店中店。

（二）专业型

专业型是指企业将全部资源集中使用于最能代表自身优势的某一技术、某一市场或某一品牌的服务上并取得成本领先优势。属于专业型的药店形态有专题药店（如糖尿病药店、中药店）、美容型化妆品复合药店、健康型保健品复合药店、精品药店、社区便利型药店。

（三）复合型

复合型药店是指提供多样化的与药品相关的产品，提供与药学服务相关的服务，最大限度满足顾客的需求，以求获得最大数量的顾客。属于复合型的药店形态有综合健康广场。

二、不同形态药店有哪些服务内容？

（一）综合健康广场

综合健康广场采用的是多元化经营模式，除经营药品外，还经营与健康关联的商品。商品的结构决定了服务的类型，因此综合健康广场所提供的服务除了核心服务——药学咨询服务外，还包括针对白领女性的美容美体服务、针对中老年人的营养保健服务、为购买中药材顾客提供的中药加上服务等，为了让顾客满意，药店还可提供存包服务、导购服务、会员制服务等。

1. 药师服务　为了保证顾客用药安全有效，药店应将药师服务台置于显著位置，悬挂药师服务的内容和承诺，并用醒目的标示提醒顾客购药、用药请咨询药师。设施上除放置药师桌椅外，还要设置顾客座位，提供饮水机、一次性纸杯。

2. 门诊服务　按照顾客的偏好，分为中医诊室和西医诊室。中医诊室应聘请经验丰富的专家为顾客提供中医诊疗，西医诊室应引进医院或社区卫生服务中心门诊的形式运营，主要为顾客提供输液、体检、常见病的治疗项目。

3. 健康服务　设立医药知识宣传栏（如常见病预防、日常保健等内容并定期更换），提供报纸、杂志等（可出售，也可免费阅读），提供意见簿、垃圾桶、便民盒（老花镜、紫药水、针、线等），设免费吸氧区，提供触摸屏式电子药师系统、多媒体系统，提供免费多种体验服务设施（如测血压、测体重、理疗等体验器械项目），布置绿色植物、进行艺术装点。

4. 其他辅助服务

（1）退、缺货药品登记；

（2）为顾客开发票；

（3）办理会员卡，协助消费者填报会员资格申请表，发放会员手册，解答消费者的疑问；

（4）接待和处理顾客异议；

（5）引导顾客购物，方便顾客；

（6）人工存包，顾客进入药店时首先存包领牌，完成购物以后再凭牌取包，主要面对老年顾客；自动存包，配备自动化存包柜，主要面对年轻群体。

小链接

某药店之多元化经营

2003 年 10 月，长三角地区药品零售竞争出现白热化的态势。前有实力雄厚的传统大药房经久不衰，后有方兴未艾的平价药房针锋相对。在夹击之下，江苏昆山某大药房有限公司诞生了。该大药房在创立之初，就制定了多元化的经营策略，着力打造"超市化药房"的混合型商业零售形态。正是这套特殊模式，使该药房于竞争激烈的长三角地区崛起并迅速成长。

经营定位——"健康卖场"

长三角地区稍有规模的药店大部分是便利连锁模式，还有一小部分是平价药房。当地实力最强、历史较悠久的药店都采用"便利连锁"这一形式，竞争异常激烈。该大药房在充分利用经营百货卖场的经营优势下，确定了"健康专场"这一业态。

为了在开业之初吸纳足够的人气，该大药房找到了专业的策划公司，为准备开业的药店进行定位及形象设计。在若干个工作日之后，一个"健康大卖场"的形象产生了。该大药房创新性地在长三角地区乃至国内提出"超市化药房"的混合型商业零售业态，以多元化的品种经营，最大程度吸引消费者上门消费，从而以旺盛的人气实现盈利和企业的迅速发展。

以方便赢得顾客

所谓"超市化药房"，就是一种将传统药店和生活超市相结合，经营上以超市化模式为标准，质量上以药店 GSP 要求为标准，从而达到品种齐全、自由选购（处方药除外），尽可能满足顾客一站式购物目的的新型零售业态。

品种齐全、合理

该大药房推行"超市化药房"这一业态，首先确保了经营品种的齐全，以药品为主，辅以保健品、日用化妆品、健身器材等。如该大药房昆山朝阳店，经营品种达 1.2 万余个，其中药品为 6 500 多个，非药品 6 000 多个，可供顾客挑选的余地较大，顾客在店堂停留时间较长，卖场人气较旺。

该大药房同时注重药品与非药品之间结构的协调性，合理搭配，以实现优势互补、提升竞争力。在药品与非药品类商品之间实行 1:1 的上柜搭配,而非药品类商品中,保健食品为 30%,日用品为 12%,化妆品为 8%。

店堂布局合理

该大药房则既做到明亮、宽敞、温馨,又把药品、非药品类商品有机结合在一起,使顾客在药店购物变得休闲、放松。一般来说,大厅以化妆品为主,加上一些专柜;卖场内中药饮片、处方柜、医疗器械、计生用品、OTC 结合在一起,药品区和非药品区通过保健品区过渡;其次为食品区、日用品区,用吊牌明示,使顾客一目了然。

由于经营品种齐全,搭配布局合理,实际上各地的该大药房都是当地营业面积最大、人气最旺、销售最好的药店。如该大药房昆山朝阳店日平均顾客数近 3 000 人,加上非购物人数,光临药店的总人数日均超过 3 600 人,每小时进出人数为 600 余人,人气极旺,而且"马太"效应显著。

成本降低,"培育期"内盈利

在我国药品零售行业,不管是什么形式的药店,从开业到平稳上升(即达到预期目标)一般要经过"开业炒作期"、"GSP 认证期"、"医保定点申报期"3 个阶段,这 3 个阶段一般来说都不会盈利(少数药店除外)。因此这 3 个阶段可称其为药店的"培育期",一般短则半年,长则 1 年甚至更长时间。

该大药房的"超市化药房"同样经过了这 3 个阶段,但却没有出现在开业后就陷入冷清的尴尬境地,反而药店从开业伊始就能盈利。以 2005 年 9 月开业的该大药房常熟店为例,该店开业后销售额稳中有升,虽然药品前期销售量不大,但开业后的两个月,每天营业额均在盈亏临界点以上,从而保证了效益。在 GSP 认证通过、成为医保定点之后,该店药品销售量更是迅速上升,顺带拉动了非药品销售量的上升。

基于对特殊模式的成功复制,几年来该大药房于长三角药品零售业白热化的竞争夹缝中崛起并迅速成长,现有连锁大卖场 6 家,年销售额过亿元。2006 年,该大药房进入中国连锁药店百强,其促进国内平价药房"市场与社会意义"的论题在业内被广泛讨论,作为超市业态代表在许多全国性会议上受到追捧……

更深刻的意义在于,在药店毛利空间越来越小的普遍趋势下,该大药房"超市化药房"药品降低的毛利可以在非药品中得到弥补,从而使相对综合毛利水平不下降。由于销售额较大,除一些药厂对终端有支持外,保健品、食品、洗涤日化品厂家对终端支持也较大,从而降低了药店的营运成本。另外,"超市化药房"的经营品种比其他药店的品种多一倍以上,因而每天零售额可增加 3 万~5 万元。

资料来源:康琦等. 百佳惠,多元化突围 [N]. 中国医药报,2008,7,21,第 A08 版(经整理)

(二)社区型便利店

1. 社区药店的界定　社区药店(community pharmacy)亦称公共药房,是指开设在医院之外,面向广大消费者,以调剂处方药或销售非处方药为主要内容的药品零售商店。在美国,这一药店形式以其提供的便捷服务深受人们欢迎,且早已成消费者健康的重要保证。社区药店跟社区有着紧密的联系,按照一般的说法,社区是指聚集在一定地域范围内的社会群体与社会组织,它是以一定规范和制度将个人、群体结合在一起的社会生活共同体。具体到地域范围,应该包括一处或多处居民住宅区、商业区、交通街道等,从组织管理形态上看,国内往往是由街道办事处下辖一个或多个居民委员会构成。

目前国内医药零售业对社区药店存在一种普遍的误解,认为它是开在居民宅区内的药店。其实这里的"社区"很多时候应该属于商业范畴,药店可能在住宅区内,更多的可能会在社区街道。

2. 社区药店商圈的特征　药店商圈通常是指一个药店能够有效吸引来药店消费的顾客所分布的地理范围。根据商圈理论,理想的商圈是规则的同心圆,但现实中的商圈往往并非如此。通常商圈可分为三个层次:①核心商圈(占 50%~70% 的客流量),其半径为 500m,顾客步行时间 8 分钟左右;②次级商圈(占 15%~30% 的客流量),其半径为 500~1 000m,顾客步行时间 15 分钟左右；③边际商圈（占 5%～10% 左右的客流量），其半径为 1 500m，顾客步行时间 25 分钟左右。任何一个药店都有其商圈范围，不同类型的药店，其商圈的特征不尽相同。

社区药店的核心商圈主要是药店所在地的周围半径为500m 的社区或街道，根据有关研究表明，社区药店 70%～80% 的销售额来自于核心商圈内的顾客，这表明社区药店经营发展的关键是开发药店周围辐射 500m 左右的核心商圈的顾客；次级商圈是距离药店 500～1 000m 范围左右的街道或社区，主要辐射到社区药店所在核心商圈附近的社区或街道，它是社区药店的潜在开发区域；边缘商圈是距离散药店约 1 500m 的区域，它对社区药店销售额的影响十分有限，比较依赖于城市公共交通的建设。

而位于城市主要商业中心的药店，其核心商圈的顾客最少，如"上海第一医药"，次要和边缘商圈的顾客相对较多。

3. 社区药店的目标顾客的特征　社区药店的目标顾客主要来自核心商圈所覆盖的社区居民，其特征依赖与社区十分相关。社区居民对购药的便利性要求甚高，从一项研究可以看出，根据对居民到药店购药时习惯的出行方式研究表明，北京居民到平时常去的药店，经常采取的出行方式是步行，约有65.7% 的人选择此种方式；其次是采用骑自行车方式到药店购药，提及这种方式的人占 18.3%；乘公交车和开车是居民到药店购药采取的第三和第四种出行方式，比例分别为 7.1% 和6.8%，此外，还有极少数的人是乘出租车去或坐地铁去。

 小链接

云南某连锁健康药房便利店

基本概况

该便利店 2005 年 1 月到 2008 年已经拓展到 90 家，覆盖了昆明各大新兴社区及城市主干道,同时在云南的几大城市,如红河、玉溪、楚雄等地也相继开设了分店,年销售额近亿元。这些便利店中,最小的面积在40m² 左右,最大的200m²,其中有45家做到24小时营业,其余的则根据商圈环境不同,营业时间在16～18小时不等。

多元品牌

经营连锁零售企业的核心就是经营品牌。一般来说,消费者对于品牌的认知总是与其业态挂钩的。也就是说,该便利店作为连锁药店的品牌虽然深入人心,但并不意味着顾客能够顺理成章地接受其为便利店的品牌。作为便利店的品牌,该便利店有一个对昆明人而言既亲切又上口的名字。这种品牌塑造的理念无疑也贯穿了该便利店发展的整个思路。

自有品牌

业内经营贴牌产品本来已经不算什么新鲜事,但与业内很多药店经营贴牌药品不同,该便利店的贴牌产品中,OTC药品只占极小的比重,大多集中在日用品、化妆品、营养食品三大领域。对此,该便利店认为,药品毕竟是特殊商品,如果出现任何质量问题,后果非常严重,因此企业在这方面的尝试也会比较谨慎。而更多的自有品牌则是日化用品和保健食品,从沐浴液、洗发水、香薰浴盐、面膜纸到各种规格和外包装的面巾纸,从雨伞、蚊不叮到一排排的营养食品。和大部分药店的做法一样,在该便利店的门店内,凡自有品牌都是店内的主推品牌,不单被摆在货架的显眼处,而且还挂上了优惠促销的黄色标志。特别值得一提的是,为了推广旗下的"品健"牌营养食品,该便利店还专门制作了专业的营养食品手册,除了在门店发放,还充当了店员的培训教材。

资料来源:张玲娜. 健之佳舞动多元化魔方 [N]. 医药经济报,2008,7,30,C03 版(经整理)

(三)平价药店

1. 平价药店产生的缘由　从宏观环境来看,药品是必需品,长期以来消费者更关注其疗效,价格敏感性低。随着国家连续对药品进行降价、媒体对"药价虚高"报道,消费者的价格敏感性逐步增高,并在心里形成了一个降价预期。目前市场上近 90% 的药价已放开,部分药品实行市场自由调节价,这使得药品降价成为一种必然趋势,也给平价药店的萌生提供了适宜的土壤。

从企业角度看,我国医药流通领域长期受国家控制,市场竞争不充分,利润回报很高。自 2001 年底,随着各地零售药店开办政策的放开,药店进入壁垒的进一步降低导致药店数目急剧膨胀,竞争也随之加剧。低价策略是一种十分"廉价"的市场策略,具有见效快、成本低、直接、简单等优点,这是平价药店产生的内在推动力。

2. 平价药店的界定　21 世纪初,以湖南老百姓大药房、江西开心人大药房等号称"药品零售价比平均政府定价低 10%～45%"的开架式药店率先引入"平价概念"。但对"平价药店"的概念,业界一直没有明确的定义,其称谓来自网络、报纸、业内的一些相关文章。起初平价药店以营业面积(一般大于 1 000m²)和经营品种数量(一般不少于 3 000 个)两个方面来界定。但随着发展,很多平价药店已打破这个界限。目前,业界比较认可的平价药店定义包含 3 大基本要素,即开架自选的超市经营模式、价格低廉和品种齐全。

 小链接

安徽某大药房

2002 年 12 月,安徽某大药房作为华东地区第一家平价大药房在合肥亮相。其创始人吴斌做了一年的市场调查,针对药价居高不下的状况,提出了平价的口号。该大药房诞生之初无疑顺应了当时的潮流。从成立到现在,根据市场变化情况,该大药房不断调整着自己的经营方法,取得了不俗的业绩。

经营策略——坚持平价策略

该大药房成立之初,便提出所经营药品价格"比国家核定零售药价平均降低 45%",引发行业震动,受到消费者追捧和媒体的强烈关注。同时,

"让老百姓看得起病、吃得起药"的平价口号更是深得人心,因此该大药房成为安徽本土的强势品牌之一。2003年2月,成立刚2个月的该大药房便被授予"合肥市城镇职工医疗保险定点单位"。

在2003年非典期间,面对当时市场出现哄抬药价的现象,该大药房连锁有限公司董事长呼吁"当老百姓需要的时候,我们做药的人要经得住考验"。当时该大药房销售的所有药品不仅无一加价,而且挑选了500多个品种按进货价销售。

多元化经营

作为平价药店,除了价格,"多元化"也一直是该大药房的特点之一。该大药房在合肥的几大门店都有数千平方米的营业面积,但卖场内一楼的黄金地段都被化妆品、保健品、日用品、饮料等非药品类商品占据,只有不到一半的面积在经营药品,"更像一个以药品为主的综合性超市"。而且这些百货超市里的产品,远比经营的药品丰富得多。早在2004年3月,该大药房就在经营面积最大的门店金屯店旁边经营了一家诊所,2007年,又建立了生鲜超市以及百货店。

励精图治的该大药房从未停止过"尝试",虽然他们经历过失败。"我们曾尝试转向药妆店,但是后来发现开不起来;也曾经发现有外来的纯平价模式的药店进入合肥,但是最终宣告失败。"因此,才把该大药房的"变"定位于"平价为核心,延伸健康产业"。

面对复杂多变的市场,该大药房清醒地认识到:"随着竞争的加剧,该店的价格优势会渐渐消失。在合肥,药店的非药品类商品卖得好是我们所倡导的。在我们药店,化妆品、日用品等非药品类商品的定位是起辅助作用,消费者觉得在我们药店买日用品比百货超市便宜,慢慢养成了消费习惯,这也带动了药品的销售。"除了金屯店外,为了连锁药店的可持续发展,该大药房一直坚持对其所有药店根据实际情况进行重新定位,使旗下各药店呈现出多元化的状态。该大药房的所有转变,都是顺应市场的自然结果。

资料来源:康琦.百姓缘:为顾客而变 [J]. 中国医药报,2008,9,22,第A08版(经整理)

（四）超市店中店

超市店中店，英文也可略称为 in shop，是指商店里面的药店，多开在大型超市店等大规模零售店内。

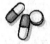 **小链接**

北京某药店的经营之道

药店选址

北京某药店，地处华联商厦内，距其 7m 左右就有曼秀雷敦、妮维雅等 5 家知名品牌组成的美容面膜、补水护理等系列美容化妆商品专柜，长度达 6m 多，比该药店的化妆品专柜长出 1/3 还多，且商品琳琅满目，有足够的视觉效应。

经营定位与产品特色

该药店作为店中店，既要与超市在经营上合拍，又要与超市其他商家不发生冲突，更要保证本店经营的专业性和独特性。那么如何确定服务对象、如何选择经营品种，以使自己的经营品牌相对独立呢？经过近几年的探索实践，药店确定了以"药妆"为主的经营模式。

此外，在经营中，该药店一直坚持"真诚、信实"的原则，特别是在药品经营中更是认真负责、一丝不苟。尽管经营药品不是该店的主营业务，他们仍然保持着药师当班制、出售药品登记制，坚持用药咨询、健康咨询，为患者和顾客解惑答疑。之所以这样做，是因为他们深知，自身的质量信誉才是顾客信赖的根本。

资料来源：袁中艳. 深度服务铸就成功 [N]. 中国医药报，2008，1，28，第 A08 版（经整理）

（五）保健品复合药店

保健品复合药店的目标顾客为长期从事高压力工作或用脑工作，收入较高但身体素质较低，期待提高身体素质并且希望通过药物以外途径达到增强体质目的的人群。其目标市场除日常顾客之外，礼品市场也是重要的目标市场。

小链接

北京某医药器械商店的经营之道

近年来,随着北京药品零售市场的进一步发展,药店数量也随之增多,仅在有"金街"之称且不足 2km 长的北京王府井大街,就开有八九家药店,竞争激烈程度可见一斑。然而,2007 年北京某医药器械商店零售额却比 2006 年增长 14.9%。北京某医药器械商店是 1956 年公私合营时由四家洋药房合并而成,历史上一直专营西药,后来随着市场的变化,该药店逐步向保健品店发展。

经营定位,从细微变化中发现市场

第一步,在 20 世纪 90 年代初引进参茸产品。为满足来京出差、旅游、探亲的外地人逛北京买一些贵重的参茸产品带回去孝敬父母、赠送亲朋好友的需求,药店改变西药单一的产品结构,决定及时引进参茸产品,开设同仁堂参茸等系列产品专柜,扩大药店的销售品种。

第二步,设立进口药品专柜。基于国家政策,药店联合一家有进口药品经营权的公司,设立进口药专柜经营进口药品,同时根据市场需求及时调整产品品种数量。该专柜已从当初经营几十个品种发展到现在的几百个品种,再现在经营几十个销量小而市场又有需求的品种。

第三步,引进保健品、化妆品和家用医疗器械。为了避免同质化竞争,从 1997 年该店引进法国专在药店销售的品牌化妆品,并安排在药店最好的位置销售,成为该品牌在京销售的旗舰店。随后又根据市场消费需求,开发了几百种保健品,在此期间又不断更新淘汰,如今还保留着多种维生素等几十种销售较好的产品。从 2007 年开始,设立器械类商品业务,引进家用制氧机等热门产品。目前,在该店单品种年零售额超过 10 万元以上的 59 个品种中,器械类商品就占到了 21 种。

用真诚服务赢得市场

消费者想要什么,药店就经营什么,根据消费者需求决定经营品种。治疟疾的药北方基本不用,但考虑到特殊需求,如出国人员(劳务输出、经商、外交人员等)、外国驻华使馆人员等,药店为这些顾客储备一些;又如重金属解毒用药（铅中毒等）青霉胺，市场用量极小，有时候半年也卖不出去几盒，尽管如此，他们仍采取少进货、勤进货的方式，保证供应不断货。

该药店利用现有条件努力为消费者提供优质服务，认为做好服务是无止境的。2007年该药店为国内有需求的消费者免费邮寄商品580人次；为本市免费送货360多次，商品价值共计100余万元。店里准备了饮水机和水杯，为老年人备下了老花镜、放大镜，提供免费切片打粉、测听力、测血压及测血糖服务。在药学服务方面，处方药、非处方药、参茸、家用器械等重要一线柜台，药店都特意安排了有10年以上工作经验的药师、执业药师和技师提供药学服务，以老带新，为药店提升专业化服务水平打下了基础。

资料来源：胡文华. 会转才能赚——北京王府井医药器械商店的经营之道 [N]. 中国医药报，2008，3，24，第 A08 版（经整理）

（六）老字号

自明代以来，我国老字号药店，以四家中药店最为名声显赫，即北京同仁堂、杭州胡庆余堂、广州陈李济、武汉叶开泰。此外还有武汉马应龙、苏州雷允上、广州潘高寿等。北京同仁堂以"御药"而具备皇家气质，杭州胡庆余堂因"红顶商人"胡雪岩而得以光大门楣，武汉叶开泰因近代名臣叶名琛而更加备受尊敬，广州陈李济因地靠南洋而名声远播，武汉马应龙以眼药著称，苏州雷允上以六神丸著称，广州潘高寿以川贝枇杷膏著称等。

各地老字号药店上百年的历史长河中，在当地消费者心中建立比较牢固的形象，同时一些老字号结合时代的特色，保持与时俱进，成为时代的领潮。比如四川德仁堂就曾被成都市民推荐为"引导成都时尚生活100品牌"之一。

 小链接

"德仁堂"的经营

"德仁堂"诞生于1948年，但其前身"达仁堂"却早在20世纪初便已经开业。当时,北京同仁堂的乐达仁在成都春熙路南段择址开店,因店招牌与成都同仁堂同名,故改称为"达仁堂"。该店前店后坊,主营膏、丹、丸、散及地道中药材及中药饮片,恪守"同修仁德,济世养生"的经营原则,逐渐赢得了西南地区消费者的认可。今天,德仁堂药店已经从当初经营传统膏、丹、丸、散的店铺发展成为经营药品、医疗器械以及提供健康服务项目的连锁药店。据了解,目前四川德仁堂药业连锁有限公司已有直营门店 368 家、加盟店 318 家,销售网络遍布四川省各地。2007 年 8 月 22 日,在中国商务部官方网站上公布的"中华老字号排行榜"中,德仁堂名列第四十二位。

"老字号"的挑战

在四川的老字号中,除酒类企业获得较大发展外,更多的传统老店还固守自己狭小的领地,导致十几个知名老字号已经永远消失。主因是老字号在长期经营中固化了思维,束缚了眼界,导致在竞争激烈的市场上,要么忽视自身基础和市场环境的盲目扩张,结果导致品牌受损,要么采用"消极防守"的方式,结果在市场竞争中生存空间被一再挤压。"德仁堂"集团高层认为,老字号不能固守,必须实现应变与超越。

经营理念定位——大健康

实际上,德仁堂在不断地超越着自己。今天,它关注的已不仅仅是治病救人,而是更广阔的健康领域——以中医药为基础的"养生之道"。

市场扩张

2005 年 11 月 2 日,"中国药膳第一家"御膳宫金沙旗舰店开业。"药膳是德仁堂尝试'养生之道'的开始。"毛正林说。经过两年的发展,2007 年,德仁堂已经开始谋划向香港进军。但到香港开设御膳宫,却不是德仁堂的主要目的,德仁堂希望能以香港为跳板,把中高档川产药材输入香港甚至国际市场。

专业服务

2006 年 10 月 13 日,德仁堂参茸行开业。除了药材道地,如虫草只选西藏那曲地区的、麦冬只要绵阳三台县的、杜仲只取都江堰产的等,同时所有产品不管是挖采、运输还是保存,都经过科学处理,完全保留参茸产品的效用,并做到完全无污染。对于消费者来说,德仁堂参茸行的价值更在于能提供有关参茸产品的专业服务。

营养服务

正如德仁堂参茸滋补行的宣传语所说,"德仁堂参茸滋补行专门设有中药专家在现场教您如何使用参茸产品,由专业的营养师根据您的身体状况,为您量身定制健康食谱。"

养生茶馆

德仁堂又开出御膳宫养生茶馆,养生茶馆不仅在销售品种上颇具心思,突出养生特色,如养生茶饮,燕窝、雪蛤系列,花果(草)茶,中国茶等,更加入了专业的中医药服务,如一些特定的茶饮和炖品需经坐馆医师辨认后方可饮用,避免引起身体不适。

资料来源:李帅. 德仁堂的"养生之道"[J]. 中国医药报,2008,12,29,第 A08 版(经整理)

(七)精品药店又称旗帜药店

精品药店选址在大中型城市的繁华商业区以及高档商务区,面向中高收入,具有消费实力以及消费需求的中青年白领阶层。

平价药店是以低价格策略吸引消费群体,精品药店则是以高档产品及更专业化的优质服务吸引中高消费人群。精品药店有提供专业化服务的区域,有药师、医师、营养师、美容师等专业人士。医师负责免费诊断、对症下药,药师负责免费咨询、合理用药,营养师提供营养健体的专业策划,美容师为顾客美容美体。

(八)药妆店

药妆店的目标群体以 20～40 岁收入中高等水平的女性为主,以专业美容师为核心,对消费者的需求提供专业指导,提供美容媒体资讯,引领健康消费方式。

药妆店的服务特色在于聘请美容业资深专家,进行挂牌服务,为消费者量身定做适合的美容美体方案,结合介绍产品。由于药用店内品类相对齐全并且全方位,所以不会产生推销之感,明示服务也可增强知名度和可信度。

（九）网上药店

国家食品药品监督管理局规定,从 2005 年 12 月起,具备相应资质的企业可以在互联网上为药品生产企业、药品经营企业、医疗机构及个人提供药品交易。网上药店免去了仓储、门面、人员等的费用,所售药品的价格更加便宜,这是吸引消费者的最重要的方式。而对于消费者而言,除了能够获得更便宜的产品之外,不必再到店里购药,时间、交通等隐性成本也随之降低。此外,网上药店还可以为消费者提供本地市场难以寻觅或更为私密的产品。

 小链接

北京某大药房的经营模式

"经营药店看似简单,不外乎你买我卖,但要做到一定境界并非易事。别看人家药店生意红火,轮到你干不一定就能行。光着急也没用,要把正确地做事变为做正确的事。这就应了商界那句老话,不要求你做得最好,但一定要与众不同。"这是北京某大药房连锁有限公司董事长郑京海的经营理念,他从一个药品零售行业门外汉到行家里手,目前已拥有 40 多家药店,对药店零售业经营模式有着独特的理解。

行业背景

近年来,由于药品零售市场全面放开,药店数量急剧上升,仅以北京为例,就由当初的不足千家增长到目前的 3 000 家左右。药店多了,可市场是有限的,在这种情况下同质化竞争越来越激烈,价格战直接导致了市场格局的变化,形成了平价药店、会员制药店、大卖场式药店、传统式药店相互竞争的混乱局面。该大药房怎么办? 从市场的微小变化中寻找企业生存发展的转机是其采取的策略。

经营定位及服务特色

该大药房按所处地理位置,将该公司所属 40 多家门店划分为城市、城乡结合部和远郊区县三种类型,分别采取不同的经营策略。

对于城市药店,针对周边消费环境而定,既有传统的专业药店,又有大卖场式的包括副食、百货等的综合药店,还有不经营饮片的专门突出西药、中成药及保健品和医疗器械的药店。

对于城乡结合部药店类型,也采取分而治之的办法,比如有的药店设在高档社区,周围居民消费水平较高,很多人由于工作忙,普通小病排队到医院找医生看病没有时间,为此药店在经营品类上突出中成药和精品饮片特色,并提供免费煎药服务,很好地满足了特定消费群体的特殊需求。

对于地处远郊区县的农村药店,从店长、药师到服务人员,都以当地的专业人员为主,以降低经营和管理成本。由于这些专业人员都是本地人,乡土气息浓厚,更容易同农民打成一片。此外,对农民而言,由于受文化水平所限,超市式的开架售货方式多有不便之处,不少人更习惯传统的柜台式服务。因此,对于处方药、非处方药和其他一些不便开架经营的商品,药店都实行柜台式服务,而像保健品、外用药、轮椅、小型家用医疗器械等实行开架式服务。此外,药店还为远道来县城的农民朋友准备了饮水机、一次性纸杯、老花镜、报纸、小药箱、打气筒(包括修理自行车的工具)、休息椅,提供免费测量血压、体重等服务,残疾人及70岁以上老人还享受调剂饮片优先的待遇,而缺货登记、来货电话通知、提供几角钱便宜药品等服务也一应俱全。这一系列服务措施,在为农民朋友提供价廉质优药品的同时,也让药店获得了较好的经济效益。

资料来源:黄少然. 探索成长型连锁新路径 [N]. 医药经济报,2009,8,31(经整理)

 小链接

北京金象的经营模式

2008 年注定是一个不平凡的年度。对身处奥运会举办地北京的药品零售企业来说,2008 年似乎也有别样的意义。经历了此前两年多的沉淀与静默,北京的市场正酝酿着什么样的变革?北京金象大药房作为北京药品零售市场的代表企业之一，新年伊始就亮出了"门店发展、商品管理、市场营销、信息整合"的"四轮驱动"提速方案。

金象将通过并购、新开店等方式在京拓展门店，推行多元化、多业态的发展策略。这四大业态是金象管理层多年探索的阶段性成果，"这一切都建立在对顾客群体细分的充分研究之上。"这就是北京金象多年来所坚持的经营理念。

基于顾客需求的经营定位

北京金象经过这些年的摸索与实践，目前已形成了旗舰店、店中店、便利店、会员店四大类型。北京金象通过对从经营效益不理想的门店入手，发展便利店或将面积过大的门店进行迁址改造，同时发展会员超市，逐步建立起完善的经营模式。目前金象 200 余家门店中 80% 都是专业便利店形式。

便利店

金象的便利店以"7-11"（即营业时间从早 7 点至晚 11 点）为模板，面积在 100m² 左右，"1 个执业药师、1 个收银员、1 个店员、1 个店长足矣"。结合中国的国情，增加生活必需品、整合电话卡代售、公交卡充值、照片冲印等服务项目，便利店的"亲民"和"快捷"是最大卖点。

会员店

会员店的目标顾客定位于低收入水平的大型社区居民中的价格敏感度高的非流动人群，利用而品类齐全的优势来吸引目标顾客。同时，针对于京城新兴的大型社区往往租金便宜、客流可观的特征，药店主要经营产品线是二、三线品种、代理品种和 OEM 品种（贴牌商品）主推及关联销售。

旗舰店

旗舰店的主要顾客群体定位于中高端顾客，他们作为药店利润来源的主要贡献点，要深入研究他们的特征，探索出旗舰店的盈利模式，以供公司有序推广。目前，金象西单店作为其旗舰店的代表，未来将会在王府井等繁华商圈内新开 4～5 家面积在 500～800m² 的旗舰店，以形成规模效应。

店中店

自 2006 年开始，金象致力于靓丽金象、活力金象等药妆店探索，通过与易初莲花等大型的商业集团、超市的战略合作，打造"店中店"；一方面是规避了两个药店间距 350m 的距离限制，一方面可以充分利用其丰富的客流资源。基于金象"店中店"的"好位置＋好品牌"，其主要目标顾客是高级白领和年轻女性。同时此类店的商品结构是美容类商品配合高档保健品和 OTC 类药品。

截至目前"店中店"已开了十几家店中店，发展状况很好，随着其经营经验的积累，"店中店"的商品结构将会做一些针对性调整，未来化妆品占比将超过 50%，加上高档滋补品、理疗器械等。

基于经营定位的经营策略

营销策略

旗舰店、店中店通过广告、服务、专柜、丰富的促销等获取利润；社区店、会员店采取价格与市场接轨的营销策略；价格将成为金象会员店的促销手段之一。

品类管理

北京金象秉承品类管理就是精细化经营的经营理念。品类规划将指导门店销售重心，管理好 1 200 个品种就管住了 90% 的营业额，金象的主推品种的毛利贡献率在 70% 左右。金象通过筛选与区隔全国品牌产品、本地品牌产品、主推产品，做好主推品种教育与培训、加强主推产品的考核与执行，以达到现有的资源向有利于公司发展的两极品种倾斜、淘汰中间品种以及品牌与高毛利齐飞的理想品类结构的目标。

带来人气和销量的品牌商品具有集客效应和能够高忠诚度地提升金象的品牌形象，同时，带来了客流和实现了营业外收入，例如，2007 年与东阿阿胶等供应商深度合作，给金象带来了额外的营销资源。而三线品种、贴牌商品则金象利润的主要来源，"独家销售"就是金象的主要策略。至于其他中间品种，则采取自然销售方式。

资料来源：康琦. 金象："老"药店焕发新活力 [N]. 中国医药报，2008，2, 25（经整理）

第三节　国外药店经营及启示

一、国外药店发展状况如何?

(一)美国——专业化＋信息化＋多元化

1. **专业化**　主要体现在专业化人才。美国药店有关准入的原则规定,每家药店都必须配备注册药剂师,所包出的处方药品只有在注册药剂师在场并亲自复核和签发以后才能交到客户手中。美国开设药房的程序及审批办法决定了注册药剂师的地位及作用。

目前全美有 81 所大学开设有药剂师专业学习课程。一般高中毕业后进入这些学校经过 6 年的学习后,再通过州药剂师资格考试,合格才能够成为注册药剂师。美国的药剂师是一种职业,一般要具备较高的专业修养。从这一点来看,我国的执业药师制度与之有些相似。注册药剂师在药房内的职责主要是管理处方药,发现有疑问的处方,药剂师必须与医生取得联系——药剂师要对病人的用药安全负责,美国药店都需要投事故保险。除对医生处方进行审核外,注册药剂师还要对新老患者进行询问登记和跟踪服务,基于美国药店以上专业服务,美国人对药剂师的信任度甚至超过了医生。

同时,美国是医药分开的国家。医院一般只设住院药房而不设门诊药房,门诊病人在取得医生处方后,便到药店取药。参加各种医疗保险的患者,在社会药店可以获得保险公司对处方的支付。这种制度的优越性十分突出,一方面使患者安全用药获得了双重保险,不仅避免因医生与药品处方存在利益关系而衍生出处方问题,造成用药本身的不科学,不安全,又使患者拿处方到药店购药时得到药师对处方的评价,一旦发现处方存在用药不合理或安全隐患时,药剂师会致电处方医生,要求其对处方进行修改,形成对处方的监督机制。另一方面,它使得医药消费市场更有秩序。

2. 信息化 美国药品零售业以连锁经营为主,有规模大、分店多、分布广等特点。近年来,美国药品零售企业与生产商、批发商和物流配送公司逐渐形成了战略联盟,加上愈演愈烈的重组、合并趋势,在规模化、规范化、集约化方面形成很高的水平。同时,这也要求美国的药品零售业以很高的信息化水平为基础。

按照经济学理论分析,规模越大,管理成本越高,对于地点分散的连锁店更是如此。美国连锁药店充分运用现代信息技术,实现了高效率的管理,从而节省了费用,保证了经济效益。各家药店均有先进的计算机系统的终端遍布各分店,从而实现流程化、标准化管理,包括电子数据管理、卫星通讯、配送盘货控制、销售分析,以至于员工的绩效考核。分店每日营业数据都以最快的速度汇总至总部,由总部在充分掌握具体情况的条件下决定下一步的对策;总部的任何指令几乎同时到达数百家或上千家分店。另外,很多药店都不自设配送中心,由批发商来担任这个角色,依靠电子订货系统,与批发商或供应商在网上联络,随时传递需求,由此实现了沟通的流畅无阻。POS扫描系统、EDI及计算机网络的运用给连锁药店带来了不可估量的价值。

3. 多元化 美国药店的多元化是建立在专业化水平很高的基础上,并且对医药进行分业管理。美国药店多元化经营主要体现在药店经营品种涉及范围广而全。从20世纪80年代开始,药店便开始尝试向健康、美容、家庭护理、体育用品、服装和食品方向发展,逐渐以"健康美丽产品专卖店"的概念为经营主旨。凡是与健康美丽相关的产品都属于可经营范围,包括婴儿尿布、健康洗液等用品,各类护肤品,以及为特定人群如婴幼儿、妇女、老年人、残疾人等准备的一系列适应其特定要求的生活用具,另外还包括日用品以及彩扩冲服务等。其商品种类多而全,也是受美国人口郊区化、零售业集中、大而全趋势的影响,满足了人们"一站购全"的观念。

美国连锁药店另一特色是销售"自有品牌产品"。有的大型药店所售商品的30%都归于此类。近年来,美国连锁药店的经营范围开始向健康领域扩展,各大连锁药店通过兼并的方式,拓展自己的经营范围,店内开设诊所和为客户制定健康计划等服务项目开始也逐步成为药店的未来经营战略的重要组成部分。

 小链接

CVS Caremark 强强联手,推出新型服务

CVS Caremark 是由 CVS 和 Caremark 两家公司合并而成,CVS 是美国拥有门店数量最多的零售连锁药店之一;Caremark 是一家药品福利管理公司,可以直接从药厂买药,然后经过全美数万家药店及 7 家邮购公司销售。该公司也提供行政、福利计划,以及索赔处理、药物治疗、医师支援和教育服务,服务对象包括公司、保险业者、健康照顾和政府。其专长是为公司雇主提供专业服务。新公司旨在将 Caremark 提供健康计划的专业技能同 CVS 服务消费者的强项结合起来,发挥合力。

新公司推出的新服务

处方药更换

CVS 的药师可以向患者提出建议,帮助他们更换药品以此降低费用。患者则将相关信息转达给自己的医生,提示他们可能存在另一种价格更为便宜的药品,然后由医生判断是否可以用其他药物替代价格昂贵的药品。

灵活的药品供应

有些习惯于邮寄购药的患者在出差或出门旅行时,会出现药品短缺的问题。CVS 研发的系统可以把患者通过 Caremark 订购的药品暂时转到其他地方的门店,以满足患者的紧急需求。

专业药师

目前,CVS 的零售药店销售的专科药大约价值 30 亿美元,但是很多患者只会来店消费一次,就不再来了。针对于患者在零售药店很难感受

到专业的服务，CVS 组织了一批熟悉专科疾病的药师，借助他们为患者提供更细致的服务。在有需要的时候，驻店药师会询问患者是否想联系专科病专家，以获得更多信息。CVS 希望这一措施能使更多专科病患者成为药店的常客。

发力诊所业务

CVS 的子公司 Minute Clinic 目前已经开办了超过 400 家的连锁诊所，到 2008 年底，将上升到 750 家。作为在全美开设第一家连锁诊所的 CVS，在与 Caremark 合并之后，Minute Clinic 将为 Caremark 的顾客带来更多好处。目前，Minute Clinic 正在针对药品福利计划的客户和雇主为节约员工健康支出而开展体检和健康评估这一需求制定新的计划。未来，Minute Clinic 将不再仅仅治疗普通人患有的常见病，还将为特定客户提供不同的体检项目和健康评估服务。同时，Minute Clinic 的诊所不仅将设在药店或大型卖场中，同时也会设在公司和政府机构的办公室附近甚至办公楼里，为他们提供"贴身服务"，当然，这类诊所同时也对普通大众开放。

CVS 的高层相信，诊所对于公司未来的整体战略具有核心意义，因为它可以提供更为便利的、更好的诊疗服务，创造更多的"接触点"，强化消费者心中 CVS 的健康服务供应商的形象。

强调女性地位，独特宣传策略

有研究表明，在家庭中，绝大多数关于健康的决定都是由女性做出的，而且女性会非常乐于扮演"照顾者"的角色，她们从中感受到的是乐趣而不是牺牲。有鉴于此，CVS 推出了一系列突出强调女性地位的宣传活动。

聘用残疾人，塑造公益形象

CVS Caremark 和美国负责残疾人就业的政府部门达成了合作协议，双方将通过教育和培训计划促进残疾人就业，同时为他们提供各种技术上的帮助。

政府部门的相关负责人表示，聘用、培训并提升残疾人的工作能力是一件大好事，而且这对于残疾人本身，对于 CVS Caremark 公司及其客户，对于社会大众来说都是一件好事情。CVS Caremark 和政府部门会互通信息，共享资源，他们的合作将成为范本，为其他雇主提供示范，特别是药品零售行业的其他公司。他们同时希望，双方的合作能使残疾人就业成为一个全社会共同关注的社会问题。

资料来源：徐英译. CVS Caremark 强强联手增速惊人 [N]. 中国医药报，2008，2，4，第 A08 版（经整理）

（二）日本——以日用品集客，医药品赢利为特色的多元化经营

日本的药店大体上有两种经营模式：一种是我们所熟悉的原始意义的"药店"，在日本称为"调剂药局"。因为日本的药品也分处方药和非处方药，故专营药品的"调剂药局"一般都由政府授予处方药销售资格，并配备专职的注册药剂师，选址也多分布在医院附近，但其规模也较小，营业面积大多在数十平方米之内。

另一种模式即连锁药店，在医药品的基础上，连锁药店根据不同商品特性、购买额度、毛利，合理搭配的商品组合、丰富的商品品种，实现与超市、便利店等其他业态错位经营。对于百货店，消费者期待的是享受愉悦的消费体验，对于综合超市，消费者追求的是便利性或优惠的价格。日本连锁药店的营销战略是以毛利率 15% 左右的日用杂品集客并争取销售额，以毛利率 30% 左右的医药品、健康性商品及毛利率 20% 左右的化妆品赚取利润。

在日本，药店经营信息化技术应用程度也很高，以 Matsumoto Klyoshi 为例，其每家连锁门店收款台附近都配备有被称之为"数码 POP"的 50 英寸等离子显示器，作为面向药店顾客的信息传播手段。终日播放着企业公关宣传及专供的各类化妆品、医药品等商品广告。不仅如此，"数码 POP"还是总部通过卫星向全国各地的门店同步发送同一营销信息的网络化信息传递系统。利用此系统，1 小时的图像只需 15 分钟就可以传送完毕，可以及时发送对各门店店长的经营指令、新商品的销

售方法、陈列方案等企业内部动态信息，并计划将来用于网络店长会议。此外 Matsumoto Kiyoshi 还建有利用积分卡自动收集、分析、应用的顾客信息处理系统。这一系统使企业在把握顾客动态信息、提高顾客对企业品牌的忠诚度、开展有的放矢的营销攻势成为可能。

总体看来，兼并与扩张仍将成为当前以美日为代表的连锁药店的主要发展模式，其专业化、多元化、个性化以及"药店 + 便利店"等模式的连锁经营值得我国药店经营者借鉴，从而摸索出适应当前生存环境的发展方向。实践差异化经营战略，满足消费者需要的专业化深度"服务"，更是医药零售业永恒的主题。

 小链接

日本药店经营模式之药妆店

日本药品零售业背景

日本现代药店包括个人经营药局、化妆品店以及经营药品、健康食品和化妆品的日用杂货店，它们顺应消费者对健康、美丽和低价的追求而获得快速增长。根据日本连锁药店协会（JACDS）的调查数据，2006 年度日本全国的现代药店（drug store）的销售额中，医药产品约占 30.3%、日用品和家庭杂货占 22.7%、化妆品占 24.9%、一般食品及其他约占 22.1%。2006 年日本经济产业省调查的商业统计数据显示，2006 年度药店门店数约为 1.5 万家、销售额为 4 兆 6 774 亿日元，同比增加 34.4%，并且销售额呈连年增长趋势。日本业界预计，随着各种政策法规限制的放宽，到 2012 年药店门店数将会增至 3 万家、销售额将达到 10 兆日元。

"药妆店"的雏形出现于 20 世纪初的美国，是在医药分业制度实施之际从传统药店转型而来的。由于消费者在买药时可以很方便地购买到日用杂货品和化妆品等，因此受到大众欢迎，进而迅速发展。1955 年后，日本 Higuchi、Kokumin 和 Segami 等率先开设连锁店并将药妆店这一业态形式巩固下来。目前，日本消费者已将药妆店作为选购护肤品的首要场所。而经过近30年的发展,药妆店已经成为日本化妆品销售的首要渠道。

经营模式定位与业态创新

为了适应消费趋势的不断变化,提升聚客能力,构筑企业的核心竞争力,日本药妆店一直在积极探索新的店铺业态。

开设"S-PLUS"型美容药妆店(beauty drug store)

杉药局于2006年3月在名古屋市开设了"S-PLUS"型美容药妆店,门店形象新潮,色彩明媚,店内在第一时间集中了时尚新商品,包括丰富的医用化妆品、天然型化妆品、进口品牌化妆品,门店内除了"美容顾问"以外,还有常驻的健康方面的专家——药师,不仅为顾客解决美容方面的烦恼,还可以咨询诊断身体方面的困惑。

建设"附设型药妆店"

2009年日本药事法修正案实施后,相关法规将放宽,超市和便利店等也可以销售普通药品(非处方药),这样,它们与药妆店之间的竞争将日益激化。日本最大的药店松本清决定大力建设"附设型药妆店",即在药妆店内同时附设能处理处方药的调剂药店或专柜,计划将附设型药妆店的比例从目前的10%提高至50%,用提高药妆店的专业性来对抗未来超市和便利店的竞争。松本清认为,最好的药妆店模式就是为顾客所信任的社区导向型家庭药妆店(family drug store)。

品类管理与自有品牌

日本药妆店品类管理的宗旨是"在药妆店,平时想要的东西都会找到",这也是日本顾客评价药妆店的依据,已成为药妆店门店追求的目标。通常经销与健康有关的商品是药妆店的基本铺货标准,然而就日本连锁药店的经营现状而言,其商品经销范围已远非局限于此,甚至经营糖果、饮料等,看似与健康无直接关系的商品早已遍布各类药妆店内。为了在经销商品的种类上压倒竞争对手,"保证营业面积大于竞争店"是松本清开设新店时的原则。松本清的标准店面积有两种,350m² 或 500m²,各类商品可达1万至1.5万种。松本清的不同商品在销售中所占比例为药品(包括中药、OTC、医疗器械)占31.2%,美容化妆品占29%,食品占10.7%,日用杂货占26.1%。另一方面,杉药局的每家门店通过进行细致调查和分析结果,根据地域社区、店铺类型、顾客的年龄层、男女比例等做不同的商品调整。这一举措在保证所有门店能遵循共通的基本理念的同时，又尊重各店铺的创意，保持每个门店的活力。

为了避免同质化竞争，药妆店还纷纷开发自有品牌。松本清开发自有品牌"MK CUSTMOER"（即"松本清的客户"），其理念是"自己的身体自己爱护"。母品牌之下分为"MK CUSTMOER 医药品 / 杂货 / 化妆品 / 食品"四个子品牌。杉药局自有品牌为"S-select"和"S-Unique"，"S-select"以"更愉快地度过每天的生活"为主题，围绕健康与美、使用方便、价格合理突出品牌，目前约有 80 种产品，今后将增加到 300 种；"S-Unique"以"每天帮助家庭主妇妥善安排生活"为目标，追求价廉物美的品牌。

销售模式

一走进日本的药妆店，人们就会被形形色色的 POP 广告或者模拟场景的产品陈列所吸引，这就是日本药妆店在商品推介方面特殊的"生活提案"式销售，也成为日本药妆店的鲜明特点。日本药妆店要求站在消费者的立场，作为消费者的代理人去选择厂家的商品，因此需要更多地考虑该商品是否能提高消费者的生活质量。日本药妆店注重价值诉求，例如以在卖场内营造出诸如舒适浴室这样的生活情景作为切入点，组织和放置相关的洗化和家居商品，让顾客联想到健康美好的生活需求与商品间的联系，更多从价值角度而非价格去认识商品。

针对女性顾客的烦恼与需求，日本某药妆店是这样进行提案式销售的——女性在秋冬季由于缺水造成肌肤粗糙，令美白成分难以渗透，会导致女性肌肤透明感日渐消逝，因此如果没有有针对性的解决方案，女性依靠自己的尝试购买商品是一个麻烦而且存在风险的过程。如果药妆店站在厂家的立场，那么只能被动依靠各厂家的人员促销和产品解决方案，而如果站在消费者立场，则必须意识到需要从女性烦恼入手来组织产品和布置卖场货架，这就需要内外结合，并且考虑到秋冬女性对美白、止痒、保湿等方面的各种需求。

该药妆店最终确立的专区提案式销售主题为"秋冬季的皮肤干燥对策"，目标顾客群是比较注重肌肤保养的年轻和中年女性。在提案式销售货架专区的上方，该药店布置了大型悬挂海报，货架的商品组合是第一层

（最顶层）为美白化妆品和胶原质内服食品，第二层为尿素保湿面霜及化妆水，第三层是强化止痒功能的保湿面霜及化妆水，第四层是含维生素的保湿面霜及能帮助增进肌肤弹性和质地的化妆水，第五层是洗浴类产品，强调预防遗传性过敏、肌肤干燥、去角质等功能，同时强调产品含有紫苏成分，第六层是具有美白美容功能的保健饮品和胶原质口服液。各层货架也有相应的跳跳卡、POP等货架宣传资料，无声地向顾客传达提案，令顾客在不知不觉中实现了产品选购。

资料来源：吴志刚. 以客为尊的日本药妆店 [N]. 中国医药报，2008，5，25，第 A08 版（经整理）

（三）德国——突出统一价格和专业化服务

德国社会药房（offent liche apotheke）一般是由注册药剂师自己经营的私人药房。门诊患者在私人诊所或医院看病后，处方只能到社会药房去才能得到药品。在德国，社会药房数量极多，据德国政府的统计资料计算，至 2004 年底，全德国共有 21 392 个社会药房，平均 3 858 位居民拥有一个药房。这极大方便了市民，患者看病后可以就近到社会药房去取药。2004 年以前，德国政府规定一个药师只能开设一个社会药房，因此德国无连锁药房之说。从 2004 年 1 月 1 日起，根据新修订的《药店法》规定，政府允许一名药师最多开设三个社会药房，但是分店必须设立在同一服务区域内，管理也要由主药店负责，所以这样的分店只是不同的售药点，算不上连锁经营。药店除了不允许连锁经营外，还不允许与医院或诊所联合，其主要目的是防止形成医药联盟或者药品经营垄断，对消费者的权益造成威胁。而且，德国药品价格全国统一，既不能私自提高也不能私自降低。这些规定既保护了消费者的权益，也保护了药店经营者的利益，任何一个药店之间的竞争只在专业服务展开。在这样的体制引导下，药店经营者就不需要在扩大药店经营规模、药品供销等商业行为上花费过多精力，而是专心钻研专业技术，提供药学服务，从专业服务的角度进一步保证了用药者的利益。

更值得注意的是德国药店的专业化理念还集中体现在药品的安全供应受到政府的高度重视，除了某些植物提取物以及部分维生素制剂外，所有药品不允许在普通商店或超市中出售，必须在药店中出售，同时所有药品必须经过药师签发。

二、国外药店发展对我国药店经营有何启示？

（一）经营理念的创新

药店的发展必须适应时代和社会发展的要求，目前，药店连锁化已成为时代的趋势，但无论是单体药店还是连锁药店，必须随时调整经营策略和经营理念，包括企业的定位、经营模式的创新与选择、服务的创新与提供、销售策略制定、品类管理等多方面、多层次。美国药店的核心理念就是"以顾客为中心"，围绕顾客需求，创造自主买卖，其药店能够满足顾客一站式购物的需求，也处处体现出独特的经营理念——与健康、美丽相关的产品都属于药店的经营范围，从而使顾客形成"大病进医院，小病进药店"的消费理念，当然这种理念的形成也离不开美国政府的推动和国家医疗卫生制度的设计。

从经营理念和定位来看，中国连锁药店经历了第一阶段——治病救人，只卖治疗用药，即传统意义上的药店；第二阶段——增加了滋补品、保健品、医疗器械等，引入了预防、保健功能，可称之为健康药房；第三阶段——引入健康管理、健身、美体、美容功能，增加健美用品和器材、化妆品等，可称之为"健康＋美丽"的药房；第四阶段——整合便利商阶段，即同便利店融合，引入方便食品、饮料和日常消费品，以及彩票、电话卡、公交卡、报刊等另类小商品，甚至引进打字、复印、干洗、冲印、订票、公用电话等各种服务从多方面满足顾客的需求，可称为"健康便利店"。可见，中国连锁药店正在实现从"以药品为中心"向"以病人需求为中心"的转变，这一转变促使"以利润为中心"的经营理念必然转向"以顾客为中心"，实现顾客需求主导下的独特的销售主张，从而为目标客户提供更为贴心的产品或服务。

（二）专业服务的提供

药店的本质功能就是提供服务，尤其是提供优质的药学专业服务，美国药店的服务特点就是通过素质高的药剂师为患者提供优质的药学服务。目前，我国受药学技术人员匮乏的制约，药店的药学服务水平长期处于低水平，因此我国药店应该加强药师队伍建设。

目前，我国除执业药师以外，一般药学技术人员也属于药学服务的提供者，两者共同构成了社会药房的药师队伍。他们不仅要有丰富的药学专业知识，还要有易于为人接受的服务、交流技巧，才能提供有效的合理用药指导。因此，完善药师知识结构和提高其职业素养是提高药学服务的重要途径。一方面，高校在药学专业人才的培养中，应注意优化知识结构，除药学外，还应加强对药师在医学、社会学、管理学、药物经济学等学科知识方面的培养和实际操作技能的锻炼。另一方面，药品经营企业应给予药师充分的继续教育机会，在现在的全员培训或"点模式"培训的基础上，制定适合不同个体及岗位要求的培训计划，这样既能提高整体业务能力，又为个人提供更合适的发展机会。

（三）自有品牌的创建

品牌的核心体现于服务，尤其是差异化服务。中国连锁药店要尽快走出求量不求质的初级阶段，向品牌建设迈进，创造独有的品牌价值。面对激烈的同质化竞争，创建自有品牌必将成为中国连锁药店的核心竞争力，也是构成差异化竞争战略的一个重要部分。

美国连锁药店在品牌建设，特别是自有品牌培育方面运作较为成熟。由于经营自有品牌药品的毛利高达 40%～50%，因此连锁药店会大量增加自有品牌药品，以提高药店的利润率。但是，针对顾客对品牌产品的消费需求，美国药店一般将自有品牌控制在 30% 左右，且生产自有品牌的制药企业一定要属于行业内的大规模企业，产品的质量要经得起消费者的审核，最终使连锁的自有品牌能够成为行业中的知名品牌。这种模式既确保了品牌类药物的销售主流地位，又通过自有品牌提供给消费者更多的选择，是一举两得的做法。而对于大多数中国的连锁药店来说，品牌意识还很不成熟，自有品牌建设还很落后。但是，为了保持业内领袖地位，任何一家连锁药店都必须进行商品组合方面的改革，以巩固和提高自己在消费者心目中的地位和形象显然，通过自有品牌的创建，能够使中国的连锁药店获得重新发展的机会。

三、我国连锁药店经营模式的主流发展趋势如何？

目前，我国连锁药店形成了平价连锁药店、全国连锁药店、跨区域连锁药店和地市连锁药店并存的格局。随着社会环境和市场的变化，连锁药店必将进行新一轮的革新，其未来主流的经营模式应该趋向于以下几种。

（一）社区便利店

中国城市人口居住的最大特点是以"社区"而非像美国以消费水平为标准来划分群体结构。因此，连锁药店进入社区，开展社区营销必然成为未来的主流经营模式，而"社区便利店"便是符合社区建设要求的一种具体业态模式。

社区的主要特点是人口数量大，分布集中，这意味着开设"社区便利店"可以获得稳定的顾客群。但是，社区消费要求商品及服务的完整性与全面性，社区居民通常希望进一次药店就能够完成多种消费需求，例如购买药品、看病、输液、咨询、购买日常生活用品等，应该在任何时候都能够得到这样的服务，以满足社区消费的心理。可见，社区便利店不仅是满足顾客"一站式"购物的需求，实际上，社区便利店是居民的"救助站"，它要能够跨越白天和夜晚、平时和休息日的界限，随时提供全面的产品及服务，并且结合社区消费群体的生活方式不断调整营销策略，让社区居民从简单的购买上升到满意消费、忠诚消费，甚至是建立居民与门店的长期伙伴关系。

由于消费者对现代药店的要求主要是"专业性"和"便利性"，所以，建立"社区便利店"便迎合了这一心理。这样的药店不是一般的零售商店，而是为了呵护社区居民的身心、满足社区居民的需求而成立的新的业态模式，是企业进一步市场细分，占据区域市场主导地位的重要手段。

（二）精品店，也称旗帜店

在整体连锁不变的情况下，树立一个精品店（或称旗帜店）模式，对医药连锁整体的提高是非常有帮助的。据调查，荷兰在精品店带动下连锁店营业额整体提高了13%。这是因为精品店能吸引更多的客流，其促销影响力也较大，从而能够有效地提升整个连锁药店的品牌知名度。

精品店的建造主要取决于产品品类的特色，它要能够具体反映该连锁药店在某一个方面的特色及核心竞争力。例如，云南的某药店，就分别设有"药店"、"便利店"、"健康体检中心"，其经营的主要业务分别是药品、日常生活用品、各种健康体检检查及咨询，并配有专业的医药人员及营销管理人员，使得每个店的主营业务都非常鲜明。消费者可以根据不同的需要进行选择消费，企业也可以开辟不同的市场，在每个市场区域内赚取更多的利益。因此，连锁药店可以按照自己的特色开设"国药店（中药店）"、"专科药药店"、"西药进口药店"、"医疗器械专营店"、"医疗服务中心"、"健康管理中心"、"百货店"、"保健品店"、"便民服务站"等，并且选择在人口密集区、商业繁华地带、消费能力较强的区域开设精品店门店，这样就可以充分运用品牌影响力获取差异化竞争的好处抢占效益先机。

精品店是一种顺应市场需求的药店模式，是一种新颖的、更加人性化的业态模式，能够让消费者更深刻地享受到专业化、个性化服务，体验一种从未有过的新概念药店服务。因此，形成以精品店为主导的经营模式与格局，打造自己的主力产品或主力业务,塑造主力店模式,就能够为连锁药店的发展找到新的生存空间。

(三)联盟店

面对国内外强大的竞争,如何把连锁药店做大、做强,乃至进行跨区域发展,是企业面临的巨大挑战。联盟店的出现很大程度上为医药企业的规模发展带来了机遇,它能够充分整合各种弱小资源,避免不必要的浪费,以降低自己的经营成本来获取竞争优势,弥补资金的不足、改善落后的营销渠道及配送系统,达到与各个利益相关者利益共享的局面。

例如,国内9家百强零售连锁药店共同发起成立的PTO(Pharmacy Trade Organization)药店贸易联盟在2008年以公司的形式在深圳开始运作,其主要目的在于聚集全国区域性中小医药零售企业的合力,建立联合采购平台,降低采购成本,提高会员企业的市场竞争力,与大型医药企业形成抗衡。诚然,联盟店的模式可以多种多样,例如,连锁药店之间的联盟、连锁药店与制药企业的联盟、连锁药店与物流公司的联盟、连锁药店与医疗服务站或卫生所的联盟、连锁药店与外资企业的联盟以及品牌的联盟等,联盟的目的是充分利用产业链上的各种优势资源为自己服务,将资源的市场作用最大化。所以,联盟店是一种优势互补的药店模式,能够在短时期内迅速扩大连锁药店的实力和规模,提高其市场占有率和盈利水平,并使连锁药店保持市场领先地位,有效阻止其他竞争者的威胁,真正实现医药人商贸、人流通、人连锁的市场格局。

第二章 药店店长的职业素养

第一节 药店店长的角色定位

一、什么是店长?

店长是受连锁经营企业委派管理一个单独门店管理人员的职位名称,也可以是对自主经营门店业主的称谓。店长对店内的经营管理质量的好坏直接影响整个店铺的赢利水平。

二、如何描述药店店长的职位?

1. 部门　药店;
2. 直接上级　业务副总经理;
3. 直接下级　店长助理、驻店药师、店员;
4. 基本职能　负责本门店的计划采购、经营管理,一切日常事务的管理;
5. 责任范围　负责本人职责范围内的所有工作,并承担由此产生的一切直接或间接的工作责任与经济损失。

三、药店店长的责任是什么?

店长肩负着为顾客提供优质药品和服务,为店员创造良好工作氛围,为店铺赢得的重任,他的责任是:

1. 贯彻落实企业的营运目标,创造优异的销售业绩,为顾客提供良好的服务;

2．领导、布置门店各成员的日常工作，激发店员的积极性和创造性，营造愉快的工作环境；

3．企业文化、政策最基层的执行者和捍卫者，最大可能地为企业的集体利益和长远利益服务。

四、药店店长的角色定位是什么？

1．代表者　店长代表整个店铺的形象，在店中以公司最高经营人代表的身份，跟地域关系者、顾客、商业关系者接触，培养双方良好的关系。

2．经营者　指挥店员高效运作，对店铺经营的各项数据进行分析，在满足顾客需求的同时创造一定的经营利润，并对各项工作做出正确决策。

3．管理者　控制和运用店铺的相关资源，管理店内营业活动并实现营业目标。

4．协调者　在问题发生时，以店长的身份协调解决店铺出现的各种问题，并且处理结果需要双方都能接受，使工作保持顺畅。

5．培训者　培训店员的各种技能，提升员工整体素质，激励店员不断为店铺创造效益。

6．情报收集者　在地域内周围收集、采购商品或变价情报。

7．传达者　将公司的方针、计划目标等，正确及快速地传达给店内的部下。

8．指导者　教育和指导部下。

9．信息的传播沟通者　药店店长对药店各种促销活动的内容、活动期限应了如指掌，一旦顾客询问到有关事项时，都能够给予详细的解答。

10．顾客的医疗顾问　只有事先充分了解自己所销售的药品的特性、使用方法、用途、功用以及药品的药理、药性、使用方法以及疗程、禁忌等，能准确说出每一种药品将会给顾客带来的益处，才能适时地为顾客提供最好的建议与帮助。

11. 服务大使　任何一家经营场所想要吸引消费者，不光要靠店面豪华、陈列设备齐全、减价、打折等手段，还要靠"服务"来打动顾客的心，药店亦是如此。好的药店不会因为顾客到了关门的时间还未离去而表现出丝毫的不耐，不会因为顾客的发问而感到厌倦，开架售货的时候每种药品都会有详尽的产品介绍，并且随时有人对顾客的疑问进行解答，并且允许退换货。

12. 企业与消费者之间的桥梁　作为药店（企业）与消费者之间的桥梁，药店店长们要站在消费者的立场上，收集他们的意见、建议与希望等情报，以制定更好的经营策略和服务策略，刺激制造商生产更好的产品。

13. 店员的主心骨　在门店的日常管理中，店长应该是能够决定门店经营策略并承担相关责任的人。对于店员来说，店长就是自己的主心骨，是自己能依靠的师长和朋友。合格的店长是能替店员营造发展平台的人，是能帮助店员成长的人。

14. 与公司同舟共济的人　店长工作关系到整个公司的销售业绩，门店店长要坚定不移地执行公司的各项决策，完成公司下达的销售任务，与公司同舟共济。

第二节　药店店长的职业生涯规划

一、什么是职业生涯规划？

所谓职业规划，是职业生涯规划的简称，就是对职业生涯乃至人生进行持续的系统的计划的过程，它包括职业定位、目标设定、通道设计三部分内容。通常所说的职业生涯设计实际上是指对职业通道的设计。

二、店长进行职业生涯规划需考虑哪些因素？

1. 个人自身的因素；
2. 所在组织所提供的发展条件的因素；

3．社会环境所给予的支持和制约因素。

三、良好的职业生涯规划应具备哪些特性?

1．可行性 规划要有事实依据,并非是美好幻想或不着边的梦想,否则将会延误生涯发展机遇。

2．适时性 规划是预测未来的行动,确定将来的目标,因此各项主要活动,何时实施、何时完成,都应有时间和时序上的详细安排,以作为检查行动的依据。

3．适应性 规划未来的职业生涯目标,牵涉多种可变因素,因此规划应有弹性,应留有余地,以增加其适应性。

4．持续性 人生每个发展阶段应能持续连贯衔接。

四、药店店长会遇到哪些职业瓶颈?

(一)升职之路漫长

每一个企业都希望在稳定中求发展,发展的前提是稳定,而稳定的代价是要求每个员工长期从事于同一个职务,除非迫不得已,否则没有一个企业愿意长期让自己的员工辗转于各岗位之间,因为员工职业的专业化正是企业竞争优势的重要来源之一,不但成本低,而且风险小,基于此,店长一职,一干就是三五年也就不足为奇了。

(二)陷入平庸陷阱

作为药店店长,宏观面有公司总部专人解决,具体事务又有门店下属负责执行,药店店长的职责就是协调好上下之间的关系,耍不得脾气,搞不了个性,由于工作缺乏挑战性而使员工的能力陷入平庸。由于培养一名药店店长的过程不易,因此除非是不能胜任,否则药店店长职务是非常稳定的,由于培养替代接班人成本高昂,该职务企业一般是长期留用,正是由于这种稳定性,给药店店长们造就了一个平庸的陷阱。

(三)左右为难的职业选择

对于企业而言,培养、任用一个成熟、胜任的药店店长可谓一本万利，而对于药店店长本身来说，除非是甘于平庸或是升任店长时已经临近退休年龄，否则长期从事一种工作难免因为日久麻木而陷入平庸的陷阱，在胜任多年之后，选择原地踏步，安全而又稳定，但个人职业生涯可能因此而停滞不前；选择继续向企业内更高职务挺进，需要很长的时间成本及很好的机会；选择自主创业或通过跳槽获取职业生涯的更高峰，则必须冒着失败的风险以及多年沉淀毁于一旦的痛楚，所以，如果说做到店长是每名零售从业人员的职业梦想，而当担任了这个职务，并做了一段时间之后的去从问题，则成为每名药店店长的艰难抉择。

五、药店店长职务的职业提升之道有哪些?

针对"药店店长"一职可能遇到的现实升迁及自我定位的瓶颈问题，主要可以通过企业内部及企业外部两种途径解决。

内部解决之道是指不通过跳槽而直接在本企业内部解决职业生涯发展瓶颈的方法，一般来说，这种方法适用于企业规模庞大，门店数量多，店长仍有较大升职空间的企业。

外部解决之道是指在企业内部发展空间受限，通过寻找外部相似企业相近岗位以获得职业发展的方法，一般来说，这种方法适用于企业规模不大或已经成为"首席店长"，但不可能再获得升迁的企业内。

六、药店店长职务的职业提升内部解决之道有哪几种形式?

（一）争取往大店转，争当企业的"首席药店店长"

一般来说，同一个零售企业内的各个门店经营面积、销售总额、市场影响力各不相同，企业一般都会有一些核心的主力门店，这些主力门店的店长显然受到更多的关注，因此升职机会自然更多。因此作为所有已就任的药店店长，首先争取成为各门店间的"首席药店店长"显然十分重要，因为其不管在福利、机会、心理优势以及与总部的直接对话、作为门店模板等方面均占有优势，非首席店长们想取得职业生涯发展最好最便捷的办法就是争取到"首席店长"之位。

（二）专业化职业生涯战略，争当某一方面的专家

对于店长，还可以结合自身的优势去实现自己职业价值的最大化。从这一方面来说，店长想要走职业的专业化道路就必须在企业某特定的专业领域进行知识、经验、资讯的累积，努力做到某专业领域的 NO.1，比如对业务招商有天赋，有资源，有兴趣，就必须在胜任药店店长一职的基础上，着重对业务招商进行深入研究与了解，对营运特别有感觉及擅长，就可以往营运方面深入研究，不管是在什么领域，你只需在企业内做到该领域的最佳，升迁之门可能已经在默默为你敞开。

七、药店店长职务的职业提升外部解决之道有哪些形式？

（一）跳槽升迁

对于药店店长来说，可以通过跳槽升迁。一般在选择跳槽升迁的过程中，从大企业、知名企业，世界著名的以及来自发达地区的企业跳槽到相反的企业较有优势，当然，在选择跳槽升迁之路时，建议尽量选择那些有较大发展潜力，处于增长期的行业及企业，可以借助该企业的发展带动自身职业生涯的发展。

（二）自主创业

自主创业是大多数店长的主要选择之一，由于担任药店店长期间就累积了大量的人脉资源、经营管理经验，因此如果在药店店长职位上长期得不到提升，看不到职业发展目标，都很有可能步上自主创业之路，作为店长的主要选择之一，不管店长对今后的职业生涯规划如何，在担任药店店长期间就适时做出相应的创业准备以备不测不失为一种好办法，自己创业的方式多种多样，有资金有项目的可能自己或找人合资开门店，从职业经理人转为股东，没资金没项目的可以根据自己的经营管理经验、行业人脉做一些管理咨询、代理之类的项目。

第三节 药店店长的工作职责

一、店长的职责是什么？

店长是药店经营目标的实现者，也是药店经营的直接责任人，并充当卖场的指挥者。店长应坚持"服务第一"的观念，端正经营思想，在《中华人民共和国药品管理法》、《药品经营质量管理规范》和有关法律法规范围内开展药品经营，贯彻执行有关药品质量管理的法律法规和行政规章，其具体职责如下。

（一）公司各项指令和规定的宣布与执行

传达、执行公司的各项指令和规定；负责解释各项规定、营运管理手册的条文等。

（二）完成公司下达的各项经营指标

经营指标的主要目标包括：营业目标、毛利目标、费用目标及利益目标。店长应根据公司下达的各项经营指标，结合本店的实际状况，制定年度销售计划的执行计划（包括商品、销售、培训、人员等项目的计划），可具体细分为月计划、周计划和日计划等。

（三）掌握药店销售动态，调整经营品种结构

店长要掌握药店商品销售动态，并根据销售动态，调整经营品种结构。建立顾客需求登记簿，凡是顾客有所需求的品种，都详细登记并组织进货。通常，首次数量不宜太多，售完再进，根据销售速度来决定进货量，打开销路的品种，可进入正常的购进计划之中。店长还要掌握每日、每周、每月的销售指标的完成情况，并按时向公司总部汇报本店销售动态、库存情况和新产品引进销售状况等，并对本店的滞销商品淘汰情况提出对策和建议。

（四）确定合理的零售价格，并监督和审核会计、收银等作业

店长负责确定合理的零售价格。连锁门店没有定价权，但可以在每周将周边竞争对手的价格信息调查一次——凡是顾客敏感的品种价格信息，应随时反馈。店长还要做好各种报表的管理，例如店内的顾客意见表、盘点记录表、商品损耗记录表和进销商品单据凭证等，以加强监督和审核药店的会计、收银等作业。

（五）商品的损耗管理

店长应针对主要损耗商品进行重点管理，将损耗降到最低。

（六）做好商品分类管理工作

商品的摆放是一门学问。不但药品和非药品要严格分区管理，医疗器械也需单独分柜陈列，不能与非药品混淆。为方便销售，一般将时令畅销品种摆在柜台上层和货架的明显位置，一是方便顾客，同时也为快速拿取商品赢得时间。

（七）维护药店的清洁卫生与安全

1. 保持店内设备的完好率。设备出现故障要修理与更换，维护主力设备等。

2. 药店前场与后场的环境卫生。一般按区域安排，责任到人，由店长检查落实。

3. 在营业结束后，店长应对店内的封闭情况、保安人员的到位情况、消防设施摆放情况等主要环节做最后的核实、确保安全保卫工作万无一失。

（八）店内职工的工作安排与管理

店长应负责考勤的记录、报告，依据工作需要选择和配备人员，对店员仪容和服务规范执行情况进行监督与管理，建立合理的奖金分配制度，体现"按劳分配、多劳多得"的原则。如有的药店不但在销售额上要做到每个班组单独建账，其他各项工作也指标化（如把销售额、开票笔数、商品摆放、环境卫生、出勤情况都细化成一定的比例，用来分配奖金）。通过制度与经济管理双管齐下，不但激发了店员的销售热情，公司的各项规章制度、临时要求也能得到及时的贯彻和执行。

（九）教育、指导工作的开展

教育指导店员自觉遵守公司规范，积极开展细致的思想工作，协调人际关系，使店员有一个融洽的工作环境，增强药店的凝聚力。用药学服务拢住每一位顾客的心，这有赖于对店员有效地进行药学知识、服务培训和工作指导的开展。

（十）职工人事考核、提升、降级和调动

店长要客观评估店员的表现，实事求是地向公司人事主管部门提交有关店员的人事考核、职工提升、降级和调动的建议。增加考核店员的特殊指标。如店员的多销指标和店员流失指标。所谓多销指标，是顾客通过店员的关爱服务后，增加对本次购药意向相关不大的销售部分。流失指标，就是未购物顾客数量，接待好"闲逛型"顾客，是药店增加销售的亮点。

（十一）加强服务质量管理，做好顾客投诉与意见处理工作

要满足和适应顾客不断增长和变化的需求，就要正确对待、恰当地处理顾客的各种的投诉和意见。同时，保持与顾客经常性的沟通与交流，深入居民或顾客中倾听他们的意见与要求，随时改进药店的服务。

（十二）各种信息的书面汇报

有关竞争店的情况，顾客的意见、商品的信息、店员的思想等各种信息，应及时用书面形式向企业总部营运部汇报。

（十三）意外事件的处理

店长面对门店各种突发的意外事件，如火灾、停电、盗窃、抢劫等，应做出判断并能够迅速处理。

二、店长一天的工作重点是什么？

（一）营业前

早晨出门之前请检查是否遗忘了"更衣柜的钥匙"和自己的身份证——"胸卡"。应提前 20 分钟到岗。从职工进出口入店并向值勤人员出示"工作证或入店许可证"，然后亲自打出

勤卡，同事们见面应互相问候"你好"。换上工作服的同时，别忘了将胸卡配戴在左胸部，然后再一次检查自身的仪容仪表。倒班制的药店店长还应注意，除早晨上班，在中午交接班时应提前30分钟到岗，因为你还担任着清点药品的重要工作。营业前的各项准备工作好与否，是做好一天工作的基础。如果准备工作做得充分，就能保证营业期间忙而不乱，精力集中，提高工作效率。同时也能减少顾客等待的时间，避免发生差错和事故。具体包括：

1．营业早会前10分钟，店长组织店内第一次巡检，如检查所有硬件设施是否全部正常运行、店内环境卫生、营业员的仪表、宣传资料等是否足量并按规范摆放等，并督促员工做好准备；

2．组织员工召开早会，传达新的业务知识、通报前一天的营业销量、就工作中的问题提出整改建议并鼓舞士气等；

3．检查、准备好药品，清点药品，检查特价商品是否陈列齐全，POP是否已悬挂，药品是否及时100%做陈列等；

4．检查药品标签；

5．销售辅助工具与助销用品的检查与准备；

6．做好卖场与药品的清洁整理工作；

7．带领全体员工站立服务，迎接第一批用户的光临。

（二）营业中

1．不定时的巡视店内各岗位的工作运转情况，检查营业员仪表，整理工服，佩戴工牌，查看是否有员工聊天或无所事事；

2．维护店内的环境整洁，检查是否有阻碍通道畅通或阻挡药品销售的情形；

3．及时更换橱窗展示，检查药品陈列是否足够或过多；

4．及时主动协助顾客解决消费过程中发生的问题；

5．督导收银作业，掌握销售情况，收集市场信息，做好销售分析；

6．关注交接班工作中的人、物、资金、设备的交接；

7．营业结束前，组织店内第三次巡检，保证营业现场维持良好秩序。

（三）营业结束后

1. 药店根据具体情况，可组织员工召开班后会，整理汇总当日店内发生的事情；

2. 了解当日药店销量，制作当日财务报表，并及时向上级部门上报当日的营业表；

3. 与营业员做好当日现金的交接；

4. 进行实物入库，确保药店与药品的安全；

5. 进行店内安全隐患检查，各项设备电源开关是否都已关闭；

6. 回复当日用户建议簿上的留言。

三、早例会的基本内容有哪些?

1. 汇报前一天的销售业绩以及重要信息反馈；

2. 确定工作计划和工作重点；

3. 清点、准备当日宣传助销用品；

4. 朗读常用礼貌用语（根据各药店的不同规定）。

四、晚例会的基本内容有哪些?

1. 提交当日各项工作报表与临时促销活动报告，反馈消费需求信息与药品信息，并对非易耗助销品的损耗作出解释；

2. 店员表现的评估及分析，提出改进建议；

3. 接受企业上级主管的业务知识技能培训；

4. 朗读常用礼貌用语（根据各药店的不同规定）；

5. 对药店工作过程中发现的重大问题及时向上级汇报，并提出相关意见或建议。

五、如何做好检查、准备药品的工作?

（一）清点过夜药品

参加完工作例会后，药店店长上岗的第一件事，就是要根据药品平时的摆放规律对照药品账目,将过夜药品进行过目清点和检查。不论实行正常出勤还是两班倒制,药店店长对隔夜后的药品都要进行复点,以明确责任;对实施"货款合一"由药店店长经手货款的,要复点隔夜账及备用金,做到心中有数。在复点药品和货款时,如发现疑问或问题,应及时处理。

(二)补充药品

在复点药品的过程中,根据销售规律和市场变化,对品种缺少的或是货架出现数量不足的药品,要尽快补充,做到库有柜有。续补的数量要在考虑货架药品容量的基础上,尽量保证当天的销量。对于百货商场和超市的药店店长来说,还要尽可能地将同一品种、不同价格、不同产地的药品同时上柜,以利于顾客选购。

六、检查药品标签要注意哪些问题?

在复点的同时,店长要对药品价格进行逐个检查。对于附带价格标签的药品,应检查价签有无脱落、模糊、移放错位等情况,对有脱落现象的要重新制作、有模糊不清的要及时更换、有错位现象的要及时纠正。要重点检查刚刚陈列于货架上的药品,确保标签与药品的货号、品名、产地、规格、单价完全相符。对于无附带价格标签的药品,要及时制作。药品价签应采用国家许可的正规价签,价签上应标明药品的名称、价格、质地、规格、功能、颜色和产地等项。对于需要做样品的药品,都要做到有货有价、货签到位、标签齐全、货价相符。

七、营业前要检查与准备哪些销售辅助工具与助销用品?

营业时销售工具和助销用品的准备,是营业前准备工作的一项重要内容。没有完备的工具和用品,要做好营业工作、提高服务质量是不可能的。由于药店经营药品种类的不同,所需要的工具和助销用品也不能一概而论，现只将共性的部分列出。销售工具有电视、录像机、录像带、信号源和接线设备、产品手册、样品、计算机、计算器、备用金、发票、复写纸、销货卡、笔、包装纸、剪子、裁纸刀、绳子以及其他必备的辅助工具。助销用品有灯箱、POP、宣传品、促销品等。药店店长要事先预备好必需物、必需量，放置在必要的场所；将必需物品名称和库存量制成直观一览表；将工具与助销品放在固定的位置，并养成使用后归原位的习惯；随时留意工具与助销品是否完好，如有污损破裂现象，要及时更换。

八、营业前要做好哪些清洁整理工作？

在营业之前，店长首先要清理营业场地，做到通道、货架、橱窗无杂物、无灰尘；其次在药品陈列时要做到"清洁整齐、陈列有序、美观大方、便于选购"，将新产品或当日热销药品放在明显的位置，发现有问题的药品要及时剔除，按规定处理；再次要将顾客使用的意见簿等擦拭干净，并放在合适的位置；最后要将助销用品摆放整齐，如有破损和污损，需及时更换。此外，还要检查营业照明灯有无故障，如遇当日停电，要准备好其他照明光源。

九、药店店长营业中的辅助工作有哪些？

药店店长除了要做好营业前的各项准备工作外，在营业的这段时间里，还有很多辅助工作要做。例如缺货时及时要货、调货；到货时收货、拆包、验收；加货时记账，将药品整理并及时陈列到货架上；变价时制作药品价签；卖货时及时销账；交接班时货账清点以及准备盘点等。实行"货款合一"的药店，还有清点货款、办理借款等更为复杂的事宜。这些辅助工作都是由店长来承担的，倘若能及时地做好这些辅助工作，便可以加快销售速度、提高服务质量、防止差错事故、加强药店的经营管理。

十、药店店长要做好辅助工作应注意什么？

（一）要掌握忙闲规律，积极主动

在一天的营业时间里，各药店、柜台，都有各自的营业忙闲规律，也就是说都有着间隔的空隙时间。药店店长应能视其营业忙闲，不放过短促的间隔时间，高效率地做好上述营业中的各种辅助工作；相反，若是药店店长缺乏这个观点，即使有很长的空隙时间，也宁可谈天说地，不去尽其职责，这将严重影响到药店的服务质量。

（二）要做到认真负责，及时准确

营业中进行辅助工作，难免有些乱中作战的感觉，但店长们必须要做到及时而准确。如要货、调货要及时；对营业前到店直接上货架而不入店内库房的药品要及时验收，保证单货相符、数量准确、质量完好，绝不能马虎从事；验收后的药品要快速摆上货架，细心入账。在销售过程中如发现药品质量问题，应暂停出售；若是数量或串号的问题，应及时汇报。店长的辅助工作能做到及时，就可保证不会造成人为的脱销；能做到准确，就可避免差错，便于药店的经营管理。

（三）要做到员工之间团结互助

不论药店大小都是一个集体，卖场营业时的辅助工作，大家都应该做。不能出现 A 柜台忙得不可开交，B 柜台却闲得无聊这种情况。药店店长既要做顾客的"贴心人"又要做同事的"贴心人"。一个药店能够互相爱护、融洽无间、和谐相处，就可以让整个集体显得更富有生气，更加温暖，因为这使得药店的每一位员工都愿意融入到这个集体中去，愿意为这个集体工作。

（四）要坚持先对外、后对内的工作方法

为顾客服务是药店店长的唯一宗旨，接待好每一位顾客是药店店长应尽的职责，不论在任何情况下，药店店长都要把接待好顾客始终放在各项工作的首位。当顾客来到药店时，不管店长是在做辅助工作还是互相商量事情，甚至有企业领导在药

店布置工作，都不要去管它，应暂停下来，先去招呼顾客，不使顾客久等。

十一、售后如何清点药品与助销用品？

根据药品数量的记录卡，清点当日药品销售数量与余数是否符合，同时检查药品状况是否良好，助销用品（如宣传卡、POP）是否齐全，若破损或缺少需及时向上汇报、领取。

十二、售后如何进行结账？

"货款分责"的药店，店长要结算票据，并向收银员核对票额。"货款合一"的药店，店长要按当日票据或销售卡进行结算，清点货款及备用金，如有溢、缺，应作记录，及时制作有关账务，填好缴款单，签章并上交。

十三、怎样及时补充药品？

在清点药品的同时，对缺档和数量不足的药品，以及在次日需销售的特价药品和新药品需及时补充。"零售店"的店长应先查看药店库存，及时加货，若库存无货，应及时汇报，以督促销售人员次日进货。"店中店"的店长应协助商家做好货源供应工作（向其询问或查看库存），及时汇报并向公司订货，争取做到不断货。

十四、怎样整理药品？

清点、检查药品及助销用品时，要边清点、边做清洁整理的工作。对药品、助销用品及销售辅助工具进行卫生整理、陈列整齐；小件物品要放在固定的地方，高级物品及贵重物品应盖上防尘布，加强药品养护。

十五、怎样完成与提交报表？

书面整理、登记当日销售状况（销售数、库存数、退换货数、畅销与滞销品数),及时填写各项工作报表,在每周例会上提交,对重要信息应及时反馈;每次促销活动结束后需填写促销活动报告,在每日、周、月工作例会上提交。

十六、哪些内容需要留言?

实行两班制或一班制隔日轮休的药店店长,遇到调价、削价、新品上柜以及当天未处理完的事宜,均要留言告知次日当班的同事,提醒注意和协助处理。

十七、怎样确保药店与药品的安全?

销售高级药品及贵重药品的药店,应检查小库是否上锁,同时将票据、凭证、印章以及药店自行保管的备用金、账后款等重要之物都入柜上锁。要做好营业现场的安全检查,不得麻痹大意,特别要注意切断应该切断的电源,熄灭火种,关好门窗,以避免发生火灾和偷盗的行为。在离店之前,还要再认真地检查一遍,杜绝隐患,确保安全。

十八、店长的周例工作有哪些?

1. 汇总上周每日销售数据,总结上周的药店业务达成情况,分析本月的完成比率,跟踪销售进度,然后与上月同期作比较,制作周报上报相关领导;

2. 总结上周服务工作,结合客户感知测评成绩,就其中关键影响因素进行整改;

3. 根据上周的工作经验总结,有效计划下周的工作安排;

4. 根据当时药店各项任务指标完成进度来制定每周的完成率并且进行监督;

5. 召开周例会,通报日常服务巡检情况并提出整改建议;

6. 结合公司的方针、政策,在店内策划、实施促销方案;

7. 可通过例会增强和员工的沟通交流,做好员工思想教育工作,了解员工思想动态、工作困难,并设法帮助解决,提高员工工作积极性,落实各项工作任务。

十九、店长的月例工作有哪些?

1. 强调公司的战略及长期规划,统一思想,有目标的开展工作;

2. 根据当月药店销售、数据、业务的指标任务量,把指标分解到各区域、各小组的员工身上;

3. 根据当月药店的员工的绩效达成情况,组织人员进行绩效考核,并按公司要求开展销售明星、服务明星的评选等活动;

4. 召开月度例会,对本月药店经营状况及服务做总结,并进行分析、整改,带领全体人员完成公司下达的任务指标;

5. 核查店内各类统计分析报表,按照主管部门要求,及时、准确编制、上报各类报表,保证相关数据的准确性、及时性。

第四节　药店店长应具备的素质

一、药店店长需要了解哪些事情才能经营好药店?

1. 了解自己的优劣势;

2. 了解自己的使命或任务;

3. 了解自己的员工;

4. 了解上一任失败或不成功的原因;

5. 了解当前工作的重点与难点;

6. 了解上任后的阶段成效以及领导、店员的反映。

二、药店店长为何要了解自己的优劣势?

了解自己得到提拔的原因和与他人相比自己的最大优势。如果是因为业绩突出,那么是什么原因使自己脱颖而出呢?是自己工作富有激情、号召力感召力强，还是悟性高、执行能力强，或是新思路新办法多？把这些问题思考清楚，找准自己的优势所在，并尽可能地找到确认优势的具体案例。仔细反思自己的劣势，才能明确弥补的措施。上任前，上级领导通常会找新店长谈话，在谈话过程中，要尽可能了解领导提拔、重用自己的原因，同时牢记领导对自己的评价及提出的建议，注意扬长避短，这将是成功的关键。

三、药店店长为何要了解自己的使命或任务？

每一任领导者，都有其特定历史时期的特殊使命。新开业店长，面临的是开拓市场，打开工作局面；长期经营不善的药店的新任店长，首要考虑的应是如何采取得力措施提高销售额，扭转局面；对于店员人心涣散的药店，新店长则要把凝聚人心、增强向心力、执行力作为重点。因此，要全面了解上级的意图，认清自己当务之急要解决的问题，如达到规定业绩指标，完成新店员的培训，形成团队的协作氛围，强化规章制度的执行等。在这个问题上，必须明白，所谓使命绝不只是维持药店的正常运行，而一定是上级希望尽快达到的某种目的。

四、药店店长为何要了解自己员工？

如果店长的提拔是来自本药店，那当然很幸运。如果是从其他药店空降到新药店任职，就要做足一些准备。比如新药店的团队状态如何，每个店员的工作内容、状态以及尽责情况如何，每个店员的技能和特长、劣势与主要不足，店员之间的人际关系如何，与其他药店、部门的合作情况如何，不同店员的年龄与知识结构、文化程度与专业特点、脾气喜好等，都是应尽快了解清楚的，这有助于自己掌握更多主动权。工作中要注意客观公正，避免先入为主，可通过调阅资料、座谈走访、冷静观察、侧面了解等途径进行了解。

五、药店店长为何要了解上一任失败或不成功的原因?

上一任店长的气质、个性、思维与管理方式等,不可避免地对现有团队产生潜移默化的影响。就像医生诊病一定要弄清病人的病史才能对症下药一样。清楚了现有团队及上任领导的过去,有利于对店员的领导与管理。总结前任的成败得失,对下步工作的开展显然很有参考价值,可以从中总结出一些值得继承、发扬或者借鉴的好办法,清楚哪些是必须避免重犯的前车之鉴,哪些做法容易让店员反感而降低士气等。

六、药店店长为何要了解当前工作的重点与难点?

工作重点,是今后要下大力气常抓不懈的主要着力点,通常包括利润额、销售收入、重点品种销售量等指标;难点则大多是药店久治不愈的薄弱环节,如新市场开发、顾客投诉率等。新店长要通过调查、走访等方法,熟悉工作重点难点并采取针对性的措施,力争在短时间内在某一方面有所突破。

七、药店店长为何要了解上任后的阶段成效以及领导、店员的反映?

身为店长,及时反省自己的言行举止、管理方法等是很有必要的。客观评价自己上任后的新政,及时了解上级领导、身边店员对自己做法、理念的反映,保持一份清醒的头脑。俗话说:"兼听则明,偏听则暗。"要特别在意其他同事的反对意见,实事求是地加以改正。作为新任管理者,对店员可能出现的埋怨、抵触情绪甚至风言风语等都要有足够的心理准备。

八、药店店长应具备哪些基本素质?

店长是药店的一店之长,其素质高低直接影响着药店的经营与发展。因此,店长应努力提高自身素质,以适应药品零售发展的需要。

（一）高尚的职业道德

优秀的店长必须具有高尚的经营道德、良好的个人品质、强烈的责任感。严格遵守药店经营规范和各项规章制度，随时把自己置于店员监督之下，以身作则，只有这样才能具有凝聚力和号召力。

（二）良好的个人信誉

店长讲话不能随心所欲，要得体，有分寸，信守承诺，"言必行，行必果"。只有这样才能对周围的店员产生影响力，从而赢得店员的信任和好评。

（三）积极的实干精神

在日常经营管理中，店长要按照客观规律办事，用自己的专业知识和经验来搞好经营管理；当药店遇到困难时，店长更应发挥作用，带领店员努力闯关，使药店尽快走出困境。

（四）较高的业务技能

俗话说，"打铁先得自身硬"，药店店长必须努力学习、提高业务水平，只有业务技能过硬，店员才能佩服你、认可你。店长还应尊重知识、尊重人才，对表现好的店员，要注意发扬其优点，而不能心胸狭隘，嫉妒和压抑人才。

（五）健康的身体

一位能够胜任工作的店长，除了品德、能力、性格等因素外，健康的身体也是重要的因素。成功的事业源于健康的身体，一个身体健康的店长，做起事来精力充沛，干劲十足，并能担负较繁重的领导店铺的任务，不至于因体力不支而无法完成任务。

九、药店店长应掌握哪些基本知识？

药店店长自身素质的高低，服务技能和服务态度的好坏，是影响药店服务水准的最重要因素之一。

（一）了解企业

要充分了解所在企业的历史状况、得到过哪些荣誉、售后服务承诺的内容，以及企业未来发展方向等事项；另外，药品在市场上的行情、流通路径等相关知识也应涵盖在内。

（二）了解行业和常用术语

进入一个行业，不仅要对行业过去和现在的状况有所了解，还应对行业的未来演变进程、流行趋势有所认知；另外，与行业相关的一些常用术语，如药品毛利率和回转率、POP、DM，甚至一些管理上的术语，如5S、4P等词汇，药店店长也要熟知。

对企业与行业知识的充分了解不仅可以增加药店店长对药店的归属感，更可以增加导购代表在销售服务应对时的信心，因为这两项知识都是非常重要的辅助销售要点。

 小链接

关于 POP 和 DM

POP 是英文 Point Of Purchase 的缩写，意为"卖点广告"，其主要商业用途是刺激引导消费和活跃卖场气氛。它的形式有户外招牌、展板、橱窗海报、店内台牌、价目表、吊旗，甚至是立体卡通模型等。常用的 POP 为短期的促销使用，其表现形式夸张幽默，色彩强烈，能有效地吸引顾客的视点唤起购买欲，作为一种低价高效的广告方式已被广泛应用。

DM 是英文 Direct Mail advertising 的省略表述，直译为"直接邮寄广告"，即通过邮寄、赠送等形式，将宣传品送到消费者手中、家里或公司所在地，亦有将其表述为 Direct Magazine advertising（直投杂志广告）。DM 是区别于传统的广告刊载媒体如报纸、电视、广播、互联网等的新型广告发布载体。传统广告刊载媒体贩卖的是内容，然后再把发行量二次贩卖给广告主，而 DM 则是贩卖直达目标消费者广告通道。

DM 形式有广义和狭义之分，广义上包括广告单页，如大家熟悉的街头巷尾、商场超市散布的传单，狭义的仅指装定成册的集纳型广告宣传画册。

资料来源：佚名. 关于 POP [EB/OL]. http://baike.baidu.com/view/33001.htm

佚名. OM 广告 [EB/OL]. http://baike.baidu.com/view/344961.htm

（三）药品知识

药品知识是在销售服务介绍时的基本销售要点，所以，药店店长要将药品名称、种类、价格、特征、产地、品牌、制造流程、原料、颜色、规格、功能、先进性、推广要点、使用方法、储藏方法等基础知识牢记在心。不仅仅如此，店长还必须要掌握如何将药品的特性转化为即将对顾客产生的益处的销售方法。这样，才能应对有数地为顾客提供药品咨询。

（四）竞争同行

在工作过程中，药店店长应利用闲暇时间，随时注意同行业竞争对手（类似品、替代品）的举动，如销售额、销售方式、市场活动、价格变动、新品上市、人员变动的情况等，并将这些情况及时向上层汇报。

（五）工作职责与工作规范

只有透彻理解自己的工作职责与工作规范，随时注意自身的仪容打扮、服饰穿着，才能更好为顾客服务。另外，店长应按时完成各项行政报表（如每日、周、月财务报表；市场信息周报等）的填写工作。

（六）了解顾客特性与其购买心理

由于消费者个性化、差别化的消费需求，药店店长应该站在顾客的立场上去体会他的需求和想法，只有充分了解不同消费者的购买特性与心理，才能更好地向其提供生活建议。

（七）销售服务技巧

要成为一位现代化优秀的药店店长，必须对销售工作有新的认识，不能总停留在狭义的传统观念里，以为等顾客上门后，才是打招呼、销售药品的时刻。应该努力学习并灵活运用接待顾客时的基本用语、应对技巧以及处理顾客抱怨等事项。

（八）药品陈列与展示的常识

根据药品的色彩与展示特征，或采取条列式，或采取对比式的陈列方式来加强药品的美感和质感，以达到刺激顾客购买欲望的目的。因此，药店店长们必须要懂得如何运用色彩、构图、灯光来配合药品的体积、造型、外观作最吸引人的陈列展示。

十、如何成为一个有威信的药店店长?

要想成为一名有威信的药店店长应该锻炼"四力"。

1. 无形的影响力 言行举止(价值判断、思维方式和行为方式)成为店员效仿的对象。

2. 巨大的感召力 令出则行,令禁则止,一呼百应,接受其领导的人所占比重大,且指挥灵敏度较高。

3. 向心凝聚力 店员以归属心理围绕在你身边,心甘情愿地接受以领导为核心的组织。

4. 磁石般的亲和力 店员主动向你敞开心胸,聆听你的教诲,和你缩短心理距离(但别以"说教"为威信走入误区,言多必无信)。

十一、药店店长应具备什么样的性格特征?

1. 积极主动 任何事情都积极主动地去面对,无论何时都主动迎接挑战,积极解决问题。

2. 忍耐力强 店内营业活动顺利进行的时候很短,而辛苦和枯燥的时候却很长。店长必须有足够的忍耐力去引导整个团队渡过一个又一个难关。

3. 乐观开朗 乐观开朗的笑容总会像阳光一样照亮自己也照亮别人,店长良好的情绪会像春天的微风,使整个店铺的气氛焕然一新。

4. 包容力强 每个人都有失败和犯错误的时候,店长要包容下属的过错,真心关怀和激励店员,陪伴其一起成长。

十二、药店店长应具备什么样的工作态度?

1. 做店员的好榜样 身体力行,以身作则,用行动树立在店员中的影响力。

2．赢得店员的尊敬与信赖　设身处地为店员着想，真心关怀店员的工作和生活。

3．关于与店员沟通交流　留意店员的工作情绪，发号施令时注意细节和技巧。

4．改善工作方法　在工作中不断学习新知识、新方法，使工作更专业。

5．经常自我反省　日常工作事务繁多，身为店长应该时刻反省自己，发现缺点便设法改进。

十三、药店店长应具备哪些意识?

（一）危机意识

即时刻有危机感。药店行业竞争的空前激烈，企业发展的好坏，都直接影响到个人的生存与发展。如何利用有限的资源去寻求药店最大的生存和发展空间，成为店长苦苦思索的难题，因而在工作中必须有危机意识，不能有丝毫懈怠。

（二）经营者意识

开门迎客遇到各种各样的麻烦事，店长要从经营者的角度去考虑问题，摒弃本位思想，在自己能力范围内，一力承担，趋利避害。

（三）教练意识

对店员，授之以鱼，不如授之以渔，教以方法和手段，比如商品陈列的方法、商品组合销售的方法等，并训练其举一反三的能力。有些新员工接待顾客时有恐惧心理，店长应及时帮助他们消除这种恐惧心理。

（四）超前意识

对药品市场销售信息、竞争对手、对手销售动态保持高度敏感性，及早准备，并将信息反馈至总部，以备参考。

（五）成功意识

店长乃一店之主，每天面临着很多难题，很容易出现沮丧的心情，所以保持良好心态至关重要。须知，成功不仅靠过硬的本领、良好的态度或者人脉和机遇，更重要的是要坚持和不服输的心态，即要坚持不懈，不轻言放弃。

十四、药店店长有哪些管理职能？

（一）制定全面计划

店长在经营中应制定药店的可行性计划，要确定药店经营短、中、长期计划，并将各时期的计划分解，设计出全面的单项计划。要使店员明确计划的重要性，使之有奋斗目标，否则工作会失去方向。

（二）组织实施落实

将确定的计划科学分配，使每个店都有任务。在店员人人明确任务的基础上，店长应根据计划，积极组织实施完成。在组织实施中要将人、财、物合理配置，使资源优化组合。

（三）正确把握引导

正确引导店员完成计划目标是店长的主要任务。店长对店员的工作情况要予以指导，对计划的分派、任务的完成情况及各环节之间的衔接都要过问，及时调整工作方案，正确引导各项工作。

（四）检查分析总结

对分派的工作，特别是一些涉及关键问题的计划指标，店长要认真检查，检查可以定期或不定期进行。对工作情况要及时进行分析，总结工作中的成绩和存在的不足。

十五、药店店长要有什么样的领导艺术？

（一）指挥艺术

优秀的店长是管理型人才，善于组织管理，具有较强的组织能力和指挥能力。店长的指挥艺术，主要是按照药店经营的客观要求，调动店员的工作积极性，指导店员有效地开展工作。

（二）协调艺术

药店看似独立，其实它与进货单位、购药居民、政府执法部门等有着密切联系,这就要求店长能处理各种复杂关系,协调好与店员、与顾客、与上下级之间的关系。

（三）服务艺术

药店经营工作实际上是一项服务性工作,通过向顾客提供咨询、讲解、销售及售后服务,使顾客能够买到所需药品,这就要求店长应具有较高的服务水平,不仅能解答提出的各类问题,还能以饱满的热情服务于顾客。

十六、药店店长应具备什么样的心态?

（一）积极乐观的心态

所谓积极乐观的心态,一方面指他的心理状态是乐观的,另一方面指他的态度是积极的。积极的心态是成功者最基本的品质。一个人如果心态积极,乐观地面对人生,乐观地接受挑战和应付麻烦事,那他就成功了一半。

（二）主动热情的心态

主动就是"没有人告诉你而你正做着恰当的事情"。好的业绩不会从天而降,而是靠店长带领店员主动热情地去创造。主动热情的店长总是受到老板的支持和店员的拥戴,主动热情地去为店铺创造良好的销售业绩,掌握实现自己价值的机会。

（三）专业务实的心态

专业务实就是以专业知识切实搞好销售管理工作,建立一支优秀的店员队伍和忠诚的顾客群,为企业创造稳定的销售业绩。广博的专业知识既可以随时指正店员的错误,在关键时刻还可以获得顾客的信心和领导的赏识。

（四）空杯学习的心态

装满了水的杯子是不可能再装进新的水的,只有空杯的心态,才能够接受新的东西。一个人只有真正打开,打开心胸,打开头脑,将整个人开放,才能接受新的知识。店长需要用空杯的心态重新去整理自己的智慧,去吸收现在的、别人的正确的、优秀的东西。向同事、上级、顾客及竞争对手学习。

（五）老板的心态

店长只有具备了老板的心态，才会尽心尽力去工作，才会去考虑店铺的成长，考虑店铺的成本，才会意识到店铺的事情就是自己的事情。反之，如果工作时得过且过，不负责任，认为自己永远是打工者，店铺的命运与自己无关，那么，肯定得不到老板的认同，自己的人生价值就无法得到实现。

 案例分析

积极的人生观

美国保险业巨子克里曼·斯通童年时曾卖过报纸，并有过被一家餐馆连续赶出来好几次的记录，但他还是一再地溜进去。那些客人见他这样勇气非凡，便劝餐馆的人不要再踢他出去。结果他的屁股被踢得很疼，口袋里却装满了钱。

在斯通很小的时候，他的父亲就过世了，由母亲抚养他长大，母亲对他个性的形成有着很深的影响。斯通的母亲替人缝衣服，干了好几年，存了一点钱。还在小斯通十几岁的时候，她就把钱投到底特律的一家小保险经纪社。这个保险经纪社替底特律的美国伤损保险公司推销意外保险和健康保险：每推销出一笔保险，就能收到一笔佣金。这里的推销员只有一个人，就是斯通的母亲。她第一天一点成绩也没有，然后她来到底特律最大的银行，一天，一位高级职员买了保险，又准许她在大楼里自由走动，结果那天共有 44 人向她买了保险。

斯通 16 岁的时候，也试着出去推销保险。他的母亲指导他去一栋大楼，从头到尾向他交代了一遍。当年卖报纸的情景又重现在他眼前。但他还是硬着头皮去做了，像当年卖报纸那样壮着胆子走进了大楼。很幸运，他没有被踢出来。那天，只有两个人向他买了保险。以推销数量来说，他是失败的，但在了解自己和推销术方面，他收获不小。他知道他有克服恐惧的那种勇气，而且他还想出了克服恐惧的技巧。

从那个假期开始，他坚持替母亲推销健康保险和意外保险。他居然创造了一天成交 10 份的好成绩，后来发展到一天 15 份、20 份。他分析自己：为什么我能行，他终于想通了，因为自己有了"积极的人生观"。

有了这种积极的人生观，斯通最后走到了美国联合保险公司董事长、阿波特公司的董事、霍斯恩公司的董事长的位置上，成为全美乃至整个欧美商业界都享有盛名的大商家。

资料来源：唐华山.品故事　学销售 [M]. 人民邮电出版社，2007，141

案例的具体分析：

无论做什么事情，你的态度决定你的高度。树立积极的人生观，以积极的心态做事，即使遭受拒绝、打击、挫折，还保持良好心态的人，是永远不会失败的。

十七、顾客喜欢的药店店长应该具备哪些特点？

外表整洁，有礼貌和耐心，亲切热情、友好；乐于助人，能提供快捷的服务；能回答所有问题，传达准确的信息，介绍所购药品的特点；能提出建设性的意见，关心顾客的利益；急顾客所急，帮助顾客做出正确的药品选择，耐心地倾听顾客的意见和要求，记住老顾客的偏好。作为一个店长应谨记，每一位顾客都是好朋友，店长应很高兴地为他帮忙，帮助他们在购买药品时做出最佳选择是店长应尽的责任。

 案例分析

不满意就退款

罗森沃尔德出生于德国的一个普通家庭，少年时代随家人移居美国，定居在伊利诺伊州斯普林菲尔德市。1925 年，罗森沃尔德成为美国西尔斯—娄巴克公司的董事长，在他的领导下，西尔斯公司推出了新的经营管理法宝——"顾客不满意保证退款"。这一方式出台时，公司内部有很多人极力反对。他们认为这种经营方式简直是自找麻烦,那些心存不良的顾客会千方百计找借口要求退款的。这样必然导致公司经营亏损。商界同行则讽刺罗森沃尔德发了疯或欺骗顾客,绝不可能兑现其所谓"不满意退款"。

罗森沃尔德却力排众议,给公司的中上层管理人员反复解释和分析自己的想法,并大张旗鼓地开展广告宣传。结果,这一经营方式比预料的还要成功,公司的营业额成倍增长,退款的现象却比以前还少。

为什么会有这种结果呢?这正如罗森沃尔德所预料的:西尔斯公司率先推出"不满意退款",必然引起广大顾客的关注和各界的评论,这样,本公司的知名度就会迅速提高。同时,老客户会更忠于本公司,新客户定会跃跃欲试,探测一下西尔斯公司是否守信用。那么,本公司的销售量肯定会增加。另外,本公司既然讲出了保证"不满意退款"的话,就迫使公司破釜沉舟,保证产品质量,以免造成顾客的不满。正因为如此,这一经营方式的出台反而使公司退款比以前更少了。西尔斯公司推出的"顾客不满意保证退款"的经营措施后来被美国众多公司广泛采用。

资料来源:唐华山.品故事 学销售[M].人民邮电出版社,2007,35

案例具体分析:

从伦理学角度讲,诚信是一种道德资源,它可以引发商家对诚信的竞争;从经济学角度讲,诚信是一种无形资产,是"资本价值中的核心成本"。那些把诚信作为信仰并用全部精力去浇灌的企业,会一步一步赢得客户的信赖,取得辉煌的业绩。

十八、为什么药店店长要树立责任感?

责任感与责任不同,责任是指对任务的一种负责和承担,而责任感则是一个人对待任务、对待工作的态度。店长责任感的强弱决定了他对待工作是尽心尽责还是浑浑噩噩,进一步又决定了他做事的好坏。当我们对工作充满责任感时,就能从中学到很多的知识,积累经验,就能从全身心投入工作的过程中找到快乐。店铺里总有很多临时的或意想不到的事，而这些事又一定要人去做，作为店长，面对这种对店铺、对老板、对员工负责的机会，如果在力所能及范围之内，就要一口答应，毫不犹豫地一肩挑起。如果你任劳任怨、不计得失地做了，那么老板不但会在心里赏识你，甚至会非常感激你，即使当时不说，也会利用额外的机会予以奖励和回报。同时，因为店长在店铺需要的时候替大家承担了相应的责任，威望也将逐步建立起来。

 案例分析

担起应负的责任

1982 年 9 月 29 日到 10 月 1 日，美国芝加哥地区有七人由于吃了含氰化污染物的泰尔诺胶囊而死于非命。各大媒体都在显赫位置报道了这件事情。在此情况下，生产泰尔诺产品的企业危在旦夕。

仅仅 3 天时间，生产泰尔诺的美国强生公司销售额直线下降了 87%。公众恐惧地把每个可疑死亡事件都认为是氰化物毒杀（共计 250 起可疑之死及伤病），报道的影响和可疑的死亡导致强生公司的股票市场价值下降了 20%（约为 19 亿美元）。

"我们的生产质量是最好的，所以我们是无辜的。""我保证这起事件不是我们的责任。""我也能保证。""但我们公司的理念是：顾客和公众的利益至上。所以我们有责任。"员工们议论纷纷。

"既然出现了这样的事情，顾客和公众的利益至上，我们也要担负起自己的责任！"公司高层会议上，强生公司达成了一致意见，并马上采取了行动：全部收回了试验样本，回收销毁了 3 100 万瓶泰尔诺胶囊。

一个"危机七人管理小组"每天在首席执行官办公室内集中两次。"60 分钟"的应急小组拍摄下了这个团队在战略会议上的整个过程。首席执行官本人也在国家主要的电视台上露了面。

最终，强生公司又花了 3 亿多美元，来推销其重新包装的"三层密封抗损坏"胶囊。在5个月内,强生公司恢复了危机前的70%的市场份额。

据统计,强生公司做了2 500多家媒体咨询和125 000份相关主题的简报,检验了大约800万药片,仅发现75片含有氰化物。强生公司还检验和销毁了好几千万瓶泰尔诺,其成本超过1亿美元,整个处理的管理成本为5亿美元。

资料来源:唐华山.品故事 学销售[M].人民邮电出版社,2007,27

案例具体分析:

林肯说:"每个人都应当有这样的信心,人所能负的责任,我能负,人所不能负的责任,我亦能负。"因此,责任不是一个外加在人身上的义务,而是你要对所关心的事做出反应。一个敢于承担责任的营销员,就是敢于赢取更大利润的销售高手。

十九、身为药店店长,要做好哪些心理准备?

1. 热诚 所谓热诚,就是做事起劲而又诚恳,这是全世界的专家一致公认的,成功者必备的人格特质;

2. 微笑 微笑是人际关系中最佳的润滑剂,它表示了友善、亲切、礼貌和关怀;

3. 心胸要宽广;

4. 对待顾客要一视同仁;

5. 站在顾客的立场上考虑问题;

6. 心细如丝的服务;

7. 不应强迫推销。

二十、药店店长为何要保持热诚的心理?

热诚所散发出来的热情、活力与自信会引起对方共鸣,使生疏人变为朋友,使危机变成转机。普通店长与优秀店长之间的差别,其实就在热诚。

热诚的人,既爱自己也爱别人,所以他们不会自私,处处为人着想。一个热诚的店长必定敬业，会设身处地多为顾客的利益着想，把顾客的事当成自己的事情来处理。作为一个店长要牢记，推销既非强迫销售，也非求人购买，而是在帮助顾客作正确的决定，使顾客消费合理的代价买到他所需要的药品。

店长要充分表现热诚，不是要靠体力和音调，而是要依靠心中强烈的信念，只要信心十足，即使轻声细语，也可以把热诚表现得非常出色。

二十一、药店店长为何要保持微笑？

对店长来讲，微笑可以使自己的心情变得明朗；对于顾客来讲，笑脸不仅能改变气氛，缩短人与人之间的距离，使顾客心情愉快地来买东西，还可以很好的化解顾客怨气，使问题得到顺利解决。

虽然微笑如此重要，但要每一个人都能经常微笑并不轻易，尤其是店长。走进许多设施先进、装备一流的大型药店，经常碰到的却是毫无表情，目光呆滞的冷面孔。于是，高雅舒适的店堂所带来的美好感受顷刻之间便荡然无存。因此，对于服务行业来说，至关重要的是微笑服务。有些店长明知道"要面带笑脸来接待顾客"，却回答说："我本来就面无表情，实在做不到。"其实，没有这回事。因为再怎么表情木讷的人，只要专心注重一定可以办到的。

二十二、为了能够保持发自内心的微笑药店店长要注重哪些事项？

1. 从早上起床到前往店里之前的这段时间，注重不要和家人或兄弟姐妹发生不愉快的争执；

2. 即使发生了什么不愉快的事，一旦到了药店就应该立刻忘掉；

3. 早晨起床一定要在洗脸的地方面对镜子练习一分钟的微笑；

4．到药店之前，反复对自己说三次"今天一整天都不要忘记面带笑脸"；

5．到了药店以后即使发生了令人不愉快的事情，也一定要提醒自己绝不生气；

6．营业结束后，要反省自己今天一天有没有忘记微笑。假如天天能够这样自我约定，努力保持笑脸的话，相信不久以后店长会形成微笑的习惯，而且是发自内心的、自然的微笑。

二十三、药店店长为何要做到心胸宽广？

顾客当中有理智者也有易冲动者，有非常随和的也有挑剔而刁钻刻薄的，店长在接待过程中难免会碰到出言不逊、胡搅蛮缠的顾客。这个时候，作为一名店长要学会控制自己的感情，在精神上退一步，本着和颜悦色、善解人意、微笑的原则来化解这种场面，绝对禁止表现某些不好的言行举止和态度，更不能有怠慢顾客或与顾客争吵。

店长应时常告诫自己："即使顾客再没有道理，我也不应和他计较，因为计较的结果，不仅使我和他一样的没有修养，而且别的顾客看到了这种情形，会认为药店的服务不好。"这样，就会自然而然地化冲动为平和了。当店长拥有了宽广的胸怀，在工作中就不会患得患失，接待顾客时也不会斤斤计较，从而避免了某些问题的出现。

二十四、药店店长为何要一视同仁对待顾客？

顾客是多种多样、形形色色的，但是店长在接待顾客时必须谨记，绝不能因顾客的年龄大小、外表美丑、服装好坏、购物金额的多少而给予不同待遇。只要是光临的顾客，都应该享受到平等的对待、同样的尊重，店长应尽量提供能满足顾客要求和他所希望的服务，这是接待顾客的基本服务原则，又称为平等化原则。

那么如何维持平等化服务呢？店长对稍带自卑感的顾客应

该比对待一般顾客还要谨慎、亲切、恭敬。绝不能大惊小怪、指指点点，让顾客产生任何不愉快或有不好意思挑选的感受，更不能态度冰冷或斜瞪着眼睛伤害到顾客的自尊心。

顾客的神经是非常敏感的，有时候会因为店长一时"无意识的言行"所导致的差别待遇而引起心理上的反感，从而降低来店的购买次数甚至不再登门。所以店长要随时提醒自己，不要因一时疏忽而导致顾客的不满。

二十五、药店店长为何要站在顾客的立场上考虑问题？

"推销药品之前要先推销自己。"店长要推销自己，就要做到将心比心，站在对方的立场上去思考和行动，若能满足对方的需求自然就能左右逢源，否则就四处碰壁。要想推销自己，必须了解人性和顾客心理，愈了解人性就愈得心应手。因此，店长要以顾客的需求为出发点，经常思考"我在购买药品时候，希望别人怎样对待我呢？"己所不欲，勿施于人，不要总是以本位思考的方式替自己想，而是要以换位思考的方式替顾客着想。

二十六、何为心细如丝的服务？

顾客进店后的一举一动、表情变化，店长都应观察入微。不是紧迫盯人，热情过度，以至于吓跑顾客；也不是不理不睬、斜眼看人，使顾客有种受到冷落的感觉。而是要在视野能及的范围内注重顾客的举动，以便适时、及时的向顾客打招呼，为顾客提供他所需要的服务。

二十七、药店店长为什么不应强迫推销？

店长们都希望能借着每位顾客购买额的提升来增加自己的销售业绩。可是，假如店长过于急躁地向顾客推荐药品，就会给人一种强迫推销的感觉，不仅会使顾客极为不愉快，还会使顾客对店长、对药店产生逆反心理。

一流的推荐方法是要自然地让顾客从药品的低价格看到高价格，并能在顾客犹豫不决的时候帮助他做出购买决定。千万不要硬性推荐顾客感觉不好的药品，也不要虚假地将不好的药品说成好的药品，明明不适合顾客的药品说成非常适合。

总之，店长在观察与揣摩顾客的心理后，要能在适当的时间、地点、场合针对顾客的需求来推荐合适的药品，使其获得满足感。

第五节　顾　客　管　理

一、药店顾客有哪几种类型?

（一）纯粹闲逛型

这种类型的顾客人数很少。这类顾客原本无购买药品的意图，进入药店可能只是为以后购买而事先观看药品。这类顾客进入药店后有的行走缓慢，谈笑风生，东瞧西看；有的犹犹豫豫，行为拘谨，徘徊观望。

（二）巡视药品行情型

这类顾客无明确的购买目标和购买打算，进入药店是希望能碰上符合自己心意的药品，例如保健品。他们进店后的脚步一般不快，神情自若的环视四周的药品，接触药品时也不急于提出问题和购买要求。

（三）胸有成竹型

这类顾客往往在有明确的购买目标后才走入药店，他们或者对某种药非常熟悉，或者是购买某种处方药，因此他们可能已在纸上或心中将购药清单、采购内容及预算列（想）得一清二楚。因此，进入药店后一般目光集中，脚步轻快，迅速地直奔某个药品柜台，主动提出购买需求，不太可能有冲动购买的行为。

二、如何对待纯粹闲逛型顾客?

纯粹闲逛型顾客,如果不临近货架(柜台),店长就不必急于接触,但应随时注意其动向,当他到货架前欲察看某药品时,就应热情接待。能否使这类顾客不空手离开,是检验店长服务水平高低的重要一环。

三、如何对待巡视药品行情型顾客?

对待巡视药品行情型顾客,店长应让其在轻松自由的气氛下随意浏览,只是在他对某个药品发生兴趣,表露出中意的神情时才进行接触。此时店长应注意不能用眼睛老盯着顾客,使他产生紧张心理或戒备心理,也不能过早地接触顾客,以至于惊扰他。在适当的时机下,店长可以主动地向这类顾客介绍和推荐药品,推荐的药品应局限于以下几类:新药品、新进药品、畅销品、促销药品。

四、如何对待胸有成竹型顾客?

对待胸有成竹型顾客要把握他们的特点,这类顾客的购买心理是"求速",因此,店长应抓住他临近药品的瞬间马上接近,动作要快捷准确,以求迅速成交。要注意在此期间不宜有太多游说和建议之词,以免令顾客产生反感,导致销售中断。

五、顾客类型划分有什么意义?

不同的消费者,由于受年龄、性别、城乡、群体、职业、民族等自身类型的不同,以及生活习惯、兴趣、爱好和个人性格因素的影响,在对药品的选购过程中会表现出不同的心理差异。例如中老年人喜欢服用中药,而年轻人则对此没有太多的考虑。因此,店长为了向顾客提供优质高效的服务,除了必须掌握顾客在购买药品时的购买动机外,还必须要了解这些个性不一、气质不一、形形色色的顾客在购买过程中的心理特征,从而使自己的销售服务更能迎合顾客的需求心理。

六、按年龄划分的顾客类型各有什么特点？

（一）老年顾客

喜欢购用惯了的药品，对新产品常持怀疑态度，很多情况下是在亲戚朋友的推荐下才去购买未曾使用过的某种品牌的药品；购买心理稳定，不易受广告宣传的影响；希望购买质量好、价格公道、方便舒适、售后服务有保障的药品；购买时的动作缓慢，挑选仔细，喜欢问长问短；对服务人员的态度反应非常敏感。

（二）中年顾客

多属于理智购买，购买时比较自信。他们可能对某种药品比较熟悉，或者得到了专家意见；喜欢购买既经济、质量又好的药品；喜欢购买已被证明使用价值的新产品。

中老年人，由于他们已成家立业、生儿育女，并承担着家庭的责任。因此，他们或有着一定的经济负担和其他方面的负担，或是经济条件较好但头脑中价值观念较强。所以，这类消费者购买药品时讲究经济性的心理较为普遍。对待这类顾客，药店店长一定要以亲切、诚恳、专业的态度对待，才有可能被其接受。

（三）青年顾客

由于年龄因素，不需要承担过多的经济负担，购买药品时对药品的质量要求较高，而没有太多经济方面的考虑；购买具有明显的冲动性，易受外部因素影响；敢于尝试新品。药店店长要迎合此类顾客的心理进行介绍，尽量向他们推介目前较新的药品，并强调此药品的高效与使用上的普遍性。

七、按性别划分的顾客类型各有什么特点？

（一）男顾客

多数是有目的购买和理智型购买，比较自信。如果他已经有明确的购买对象，他就不喜欢店长过分热情和喋喋不休的介绍；购买动机常具有被动性，在没有明确的购买对象时，面对店长简短的、自信的、专业的介绍，他们往往会很快地打定主意，听从药店店长的建议；选择药品以其用途、质量、性能、功能为主，价格因素作用相对较小；希望迅速成交，对排队等候更是缺乏耐心。

（二）女顾客

购买动机具有主动性、灵活性和冲动性；购买心理不稳定，易受外界因素的影响，且购买行为受情绪影响较大；乐于接受药店店长的建议；挑选药品时十分细致，包括对药品的包装和售后服务的关心。

八、按性格划分的顾客类型各有什么特点?

（一）理智型

购买前非常注重搜集有关药品的品牌、价格、质量、性能、如何使用的信息，包括向朋友、亲属、专业人士请教和就诊。购买决定以对药品的知识和客观判断为依据，购买过程较长且繁琐，从不急于做出决定，在购买中经常不动声色。在购买时喜欢独立思考，不喜欢店长的过多介入。

（二）冲动型

购买决定易受外部刺激的影响；购买目的不明显，常常是听从他人尤其是药店店长的建议；常凭个人直觉、对药品的外观印象以及药店店长的热情推介来迅速做出购买决定，行动果断；喜欢购买新产品和流行产品。

（三）情感型

购买行为受个人的情绪和情感支配，往往没有明确的购买目的（即使在朋友或同事的推荐下，也会在购买药品的浏览过程中受自我情绪与情感支配），比较愿意接受店长的建议；想象力和联想力较为丰富，购买中情绪易波动。

（四）疑虑型

个性内向，行动谨慎、观察细微，决策迟缓；购买时缺乏自信，同时对店长也缺乏信任，疑虑重重。选购药品时动作缓慢,反复在同类产品中询问、挑选与比较,费时较多,购买中犹豫不定。

(五)随意型

缺乏购买经验,在购买中常不知所措,乐意听取店长的建议,希望从中能得到帮助。对药品不会过多的挑剔。

(六)习惯型

凭以往的习惯和经验购买药品,不易受广告宣传或药店店长的影响;通常是有目的的购买,购买过程迅速;对流行产品、新产品反应冷淡。

(七)专家型

认为店长与顾客是对立的利益关系,有着极丰富的药品知识,可能其本身就是这方面的专业人士,自我意识很强,购买中常自认为自己的观念绝对正确,经常会考验店长的知识能力。当店长遇到或察觉这种类型的顾客时最好随他自由选择,待对方发问时再为其说明即可,否则较难应付。

九、按气质划分的顾客类型各有哪些特点,应如何对待?

(一)胆汁质

这种人属于兴奋型。情绪兴奋高亢,易于冲动,抑制能力差;遇事果断,反应快而强烈,但不灵活,其反应性和外倾性较为明显。这种气质类型的顾客因其易于冲动、忍耐性差,故稍不合意可能就会发脾气,语言表情傲气十足。对店长的要求很高,有时甚至会用命令式的口气提要求,因此极易发生抱怨和正面冲突。店长在与此类顾客接触时,一定要格外耐心,注意和善的态度和友好的语言,切不可刺激对方。

(二)多血质

这种人属于活泼型。活泼好动且灵活、精力旺盛,反应迅速,但注意力容易转移,忍耐力较差。喜欢与人交谈,感情丰富但不深刻稳定,其感受性和外倾性较为明显。店长在与此类顾客接触时极易产生"见面熟"的感觉，但切莫掉以轻心，为其假象所迷惑。这类顾客较易做出购买决策，但改变主意也快，且有看似合理的理由。如果店长不能满足其要求的话，这类顾客马上就会翻脸。因此，店长除了一般的交谈和药品介绍外，更应注重联络感情，发展友谊，以促使其最终下决心购买。

（三）黏液质

这种人属于安静型。情绪稳定、沉着冷静，遇事谨慎、三思而行，持久力强，反应缓慢，其耐受性和内倾性较为明显。此类顾客购买态度认真严谨，善于独立思考，反应较为迟缓。店长在与其接触时一定要有耐心，除了一般的交谈介绍外，最好是在提供必要的信息、事实以后，留出时间让其独立思考与决策，切莫多作提示，以免引起反感。

（四）抑郁质

这种人属于抑制型。主观体验深刻，对外界反应速度慢而不灵活，敏感多疑，言行谨慎，易受伤感但表现很少，其感受性和内倾性较为明显。此类顾客动作迟缓，喜欢反复挑选，多疑怕上当。店长在与此类顾客接触时，一定要注意耐心，不厌其烦地多做介绍，并作好可能反复的准备。只有这样，才能最终消除其疑虑，促使成交。

十、如何理解顾客的购买过程？

购买过程是消费者的购买需要、购买动机与购买行为三者统一的过程。三者的相互关系是购买动机建立在购买需要基础上的，而购买动机支配着购买行为。通常，只有当人感觉到自己有对某种药品的需要，而且已发展成行为动机时，才会走进药店。其实顾客进入药店之前，可能已经预先有了所想购买的某种药品的形象，如处方药。它可能是非常具体的某种药品，如一瓶感冒清或是一套价格在 300 元之内的保健品；也可能是很不具体、很模糊的一种概念，虽然这种情况比较少见，但是这两种情况的最终结果都是需要在浏览药品的过程中加以考虑而确定的。这样，顾客在选购药品时存在着一个从开始认识药品到决定购买的行动过程。

十一、顾客购买心理过程有哪些阶段?

1. 注视，留意；
2. 产生兴趣；
3. 联想；
4. 产生欲望；
5. 比较权衡；
6. 信任；
7. 决定行动，即顾客决定购买药品并付诸行动；
8. 满足。

十二、如何对待处在注视、留意阶段的顾客?

注视留意是顾客心理活动的一种积极状态，使心理活动具有一定的方向。当顾客想买一件药品且正在随意浏览时，首先要环视在店内橱窗与货架上陈列的药品，看能否寻找到预先所想购买的药品品牌、款式，如果在此期间发现了其寻求的某种药品时，他就会驻足观看。在随意浏览的过程中，顾客往往会注意到店内的环境设施、药品陈列、店堂容貌(店长的服务风格)、电视播放、电脑演示以及各种宣传资料、醒目 POP 的摆放等。从购买过程来看，这是第一阶段，也是重要阶段。如果顾客在浏览中没有发现感兴趣的商品，而店长又不能引起顾客对其销售药品的注意，那么购买过程即告中断；若能引起顾客注意，即迎客成功，销售成交就有初步的把握了。因此，当顾客们伫立在某货架前(柜台前)看药品时，店长应主动地向顾客打招呼，同时可以用适当的询问来了解和观察顾客购买意图。

十三、处在兴趣阶段的顾客有何特点?

当顾客驻足于某一药品前或是在观看 POP 上的信息时，可能会对药品的价格、外观、使用方法、功能等信息中的某一点产生了兴趣和好奇感。如果是开架售货，顾客会触摸或翻看药品，如果是封闭式售货，顾客会请店长展示实物，同时还会向其问一些他所关心的问题，也可能向店长询问自己的亲戚朋友和同事推荐的某个药品品牌。但咨询过后的顾客往往不会很冲动地马上购买，而是在以自己主观情感判断此药品的同时，还会加上很多客观的条件去做合理的比较与评价。因为顾客对药品最初的一个认识过程，是通过感觉、知觉、记忆、联想、思维等心理功能来实现的，由于顾客接触或使用药品以及通过药店店长的简单介绍，直接作用于眼、耳、鼻、舌、手这些外部感觉器官，从而刺激了视觉、听觉、嗅觉、味觉和触觉，形成对某一药品的个别属性的反应，这种反应就叫感觉。但这仅仅是一种感觉，这个认识过程是顾客采取购买行动的前提，并不等于要采取购买行动。在实际购买活动中，倒是顾客的情绪在起着重要的作用。情绪和认识过程不同，认识过程是指顾客对药品本身认识的反应，但认识过后所产生的情绪，是指顾客对药品（药店）的一种喜恶倾向所反映出的态度。这可以从两方面去理解，一方面是顾客对药品（药店）不感兴趣或感兴趣；另一方面是店长的服务态度使顾客愉快而对这件药品（这家药店）产生了兴趣。

十四、如何对待处在联想阶段的顾客？

顾客如果对某一件药品产生了浓厚的兴趣，就不会再停留在"注视"的阶段，可能会从触摸和各个不同的角度端详，或从相关的产品宣传资料中联想到"此药品将会给自己带来哪些益处？能解决哪些困难？"例如看到一种功能很强、价格又适中的减肥用品时，顾客便会想："再过一个月就到女朋友的生日了，如果送给她这份礼物，她指不定有多高兴呢！嗯，就这样了。"就像这样，顾客经常会把感兴趣的药品和自己的日常生活联系在一起。

这个联想阶段十分重要,因为它直接关系到顾客对药品表示满意或不满意、喜欢或不喜欢的最初印象和感情的阶段,我们因此把这个阶段又称为"喜欢阶段"。在这个阶段,顾客的联想力肯定非常丰富而又飘忽不定。因此,在顾客选购药品时,店长应使用各种方法和手段适度地帮助顾客提高他的联想力——这也是成功销售的秘诀之一。

十五、如何对待已产生购买欲望的顾客?

产生联想之后的顾客,会由喜欢而产生一种将这种药品占为己有的欲望和冲动,顾客的这种欲望店长略加注意就能察觉。譬如顾客在挑选药品时,常常会幻想药品已归属自己——把一种药的说明反复地看,或者开始向药店店长询问一些比较深入的问题,然后探试性地请店长协助参谋到底哪一种药适合他的条件。幻想过后,有些顾客可能会立即采取购买行动,而大多数顾客在此时又会产生一种怀疑——"这种药到底有没有用呢"、"有副作用吗"、"是不是还有比这个更好的更便宜的呢"、"在这家店里买,售后会有保障吗",带着种种疑问和愿望的顾客,在大多情况下并不会马上购买。

其实,当顾客询问某种药品、并仔细地加以端详时,就已经表现出他非常感兴趣、或者想购买的正是这一类药品了。因此,店长们要抓住时机,通过细心观察,揣摩顾客的心理,进一步介绍其关心的问题,促进顾客的购买欲望。

十六、如何对待处在比较权衡阶段的顾客?

上述的欲望仅仅是顾客准备购买,尚未达到一定要买的强烈欲望。顾客可能会做进一步的选择,也可能会仔细观察店里的其他同类产品,如果不是急着用药的话,还可能从店中走出去,过一会儿(也可能是几天)又转回到本店,再一次询问。此时,顾客的脑海中会浮现出很多曾经看过或了解过的同类药品,彼此间做个更详细、更综合的比较分析(比较的内容包括药品的品牌、性能、用途、价格、质量、售后服务等）。例如："某药店好像比这边的要便宜一些。""不过，这儿的经理的服务态度倒是真不错，而且介绍得也有些道理。"比较权衡是购买过程买卖双方将要达到顶点的阶段，即顾客通过比较之后有了更全面的认识，将要决定购买与否的关键阶段。也许有些顾客在比较之后就不买这种药了，也许有些顾客会做出购买决定，还有些顾客在这个阶段会犹豫不决，拿不定主意，那么此时就是药店店长为顾客做咨询服务的最佳时机——施展服务策略，适时地提供一些有价值的建议给顾客，供其做参考，帮助顾客下购买决心。

 案例分析

巧用心理暗示

沃尔夫森是一个移居美国的犹太日货商的儿子，在 20 世纪 50～60 年代，被誉为金融奇才，从负债经营开始创立了自己的实业道路。他向人借了 10 000 美元，买了一家废铁加工场，将之扩充成了一个盈利很高的企业。刚过 28 岁的沃尔夫森，财产一下突破了百万美元的大关。

1949 年，沃尔夫森以 210 万美元的价格，买下了首都运输公司，这是设在美国首都华盛顿的一套地面运输系统。沃尔夫森有能力把亏损企业办成高盈利的企业，这是大家都知道的。但这一次，还没来得及做到这一点，沃尔夫森就公开宣布，公司将要增发红利。诸如此类的手法本身并没有特别出奇的地方，只是沃尔夫森发放的红利超过公司这一段时间里的盈利。这等于说，他以贴出公司老底的办法，来人为制造企业高盈利的假象，借此策动人心，让公众产生对该企业的过高期望。

果然，首都运输公司的股票在证券市场被大家看好，价格一路上涨，趁此机会，沃尔夫森将其手中的股份全部抛出，仅此一举盈利竟达 6 倍。

沃尔夫森的实业王国当然不是完全靠策动人心建立起来的，但不可否认，策动人心确实加快了其形成过程。

每一个人都很容易受到暗示的影响。例如，消费者看到维生素的广告词"疲倦是疾病的开始"，就会受到"我是不是病了"的暗示，于是就感到愈来愈疲倦，只好遵从广告宣传，服用那种维生素，疲劳就自然消失。也许消费者根本就没有疲倦，只是由于暗示的影响而产生了这种幻觉。

资料来源：唐华山．品故事　学销售 [M]．人民邮电出版社，2007，75

案例具体分析：

凭借"心理暗示术"来实现自己推销产品的目的，可以说是成效高手的一个显著特色，因为他们明白暗示的最大好处在于，暗示者不需要有任何承诺，而受暗示者就可能做出种种"投己所好"的允诺。

十七、如何对待处在决定行动阶段的顾客？

成交的关键在于店长能不能巧妙地抓住顾客的购买时机，如果失去了这个好机会，就可能使原本有希望成交的药品仍滞留于店内。所以店长在此阶段应注意把握好顾客的购买时机。

十八、什么是购买过程中的满足？

所谓购买过程中的"满足"，包括：

1．顾客买到了合适的药品后所产生的满足感；
2．对店长亲切服务的认可所产生的满足感；
3．药品使用过程中的满足感。

这种满足感往往需要一定的时间才能体会到，通过自己使用或家人对其购买药品的看法来重新评价所实现的购买决定是否明智。尤其是使用时间较长的医疗用品，要经过较长的一段时间才能确定对使用过程与售后服务方面是否满意。药品使用过程中的满足虽然不包括在顾客购买心理过程之中，但它却影响着顾客下次是否再次光临此店。

十九、如何对待处在满足阶段的顾客?

顾客做出购买决定还不是购买过程的终点,因为顾客付款后,还可能发生一些不愉快的事。比如在交款时、包装、送客时店长有不周之处,即会引起顾客的不满,甚至发生当场退货等不愉快的事。因此,店长要自始至终保持诚恳、耐心的待客原则,直到将顾客送别为止。

二十、顾客的信任受哪些因素的影响?

在进行了各种比较和思想斗争之后的顾客往往要征求(询问)店长的一些意见,一旦得到满意的回答,大部分顾客会对此药品产生信任感。这种信任感主要受三个方面因素的影响。

(一)相信药店店长

1. 药店店长的诚恳待客让顾客产生愉快的心情,从而对其产生好感;

2. 顾客对药店店长的专业素质(药品专业知识)非常信任,尤其是对其提出的有价值的建设性意见表示认同,从而产生信赖感。

(二)相信药店(经营场所)

1. 老年顾客较注重药店的信誉,对一些国有的大商场或老字号的药店比较信赖;

2. 某家药店的经营信誉好、服务项目多、管理严格、处理问题及时,从而使顾客产生信赖感。

(三)相信药品(制造商)

1. 很多顾客崇尚名牌药品;

2. 某药品的质量管理工作严格、售后服务的信誉好,企业也在以顾客为导向的基础上不断进行产品创新,加上这些优势又得到了宣传推广,使消费者通过广告和人们的口碑传播对某药品产生信赖感。

在顾客即将产生信任的阶段,店长的接待技巧、服务用语、服务态度以及个人对药品的了解就显得非常重要,因为这些知识与销售服务技巧直接关系到能否当好顾客的参谋,使其产生信任感。

二十一、影响顾客购买动机的因素有哪些?

1. 药品因素;
2. 媒介因素;
3. 经营因素;
4. 社会因素——顾客类型划分;
5. 复数顾客。

二十二、药品因素包括哪些内容?

(一)药品质量

药品是满足消费者物质和精神需要的基础,它直接刺激消费者的感官,并给予直观印象,是影响购买动机的最主要因素。药品的生命是质量,它是药品的最基本要素。药品质量好,便能促使购买动机增强,就畅销;反之,则会滞销。那么,药品质量优劣程度应如何去评价呢?这是药店店长首先要弄清的一个重要课题。药品质量是由药品的使用价值导出的一个概念。制造商往往强调药品的技术性(包括原料、成分、工艺制造、规格等),而药品在市场上,决不是单纯以这方面为标准,而是着眼于在市场上的适应程度,因为药品是以消费者的需求和爱好为中心的,应该是技术性与经营性两者的相互结合。)例如:在同一家药店、几乎同样质量的两种药品,有的为消费者所喜爱,有的则无人问津,这表明药品质量不是单纯地出于实用质量的问题,而是药品质量在人们心理上的作用问题。有些药品的质量并不好,仅仅由于产地、品牌、包装等与品质无关的差异正好符合人们或某一类型消费者的爱好和需求,那么这种心理上的"软质量"也可以算作质量好的药品。所以评价药品质量,应以满足消费者心理需要为中心,并且能随着消费需求和消费潮流的变化而转移,从而使经营的药品适应于买方市场,扩大药品流通,更好地满足消费者需要。

(二)药品价格

药品价格高会抑制顾客的购买欲望,相反,药品价格低则能引起顾客的购买欲望。如我们在前面叙述的,在近年来,由于竞争的日趋激烈,很多知名品牌的药品以各种名义进行了一系列的降价,从而吸引了众多经济收入不等的消费者。这使得降价后的药品售出率比以前有很大的提高,说明了药品价格对顾客购买行为的影响。从顾客的角度来说,药品价格上每一细小差别与变化都会牵动他们的心。顾客既求物美(品牌、质量、性能)、又求价廉(药品本身的低廉,名贵药品打折、赠送礼品),质价须相称,两者缺一,都会对顾客失去吸引力。

二十三、什么是媒介因素?

媒介是指从商业角度介绍或引导买卖双方发生关系的人或物。通过人或物等各种形式的广告把有关商务、药品、服务的知识和信息传递给广大消费者,以吸引更多的注意力,使其对介绍的药品产生兴趣,从而使其在需要的时候能够想起该种药品。

二十四、媒介因素包括哪些内容?

(一)广告介绍

广告是经营活动中传播信息的重要手段,在制造商、药店和消费者之间起着重要的沟通作用。制造商为了打开产品销路,药店为了招揽生意,往往通过广告宣传,如电视、报刊、广播、路牌、海报、POP等等向广大消费者进行公司形象和产品的宣传,以加深其在消费者心目中的印象。

(二)陈列与展示介绍

药店经营者都十分重视本店的药品陈列与药店店长出样展示的工作,因为它对消费者购买动机具有强大的影响力,直接刺激着顾客的感官,如视觉、听觉、嗅觉、味觉、触觉,起到了诱导的作用。通过陈列与展示能充分地显示出药品的具体形象、性能、品质、用途,使顾客受到影响,从而产生需求意念和购买行为。

(三)口头介绍

1. 店长的介绍,因为顾客选购药品不一定都是"行家",他们往往有一种认为药店店长就是"行家"的心理,所以药店店长的介绍起着左右顾客购买动机的重要作用。

2. 消费者在亲戚、朋友、邻居、同事等周围社会关系方面的口头介绍后,受影响而购买某种药品,我们把它叫做口碑传播。口碑传播是要靠药品、药店长期的良好信誉建立起来。

二十五、什么是经营因素?

经营因素又称服务因素,是指经营上或服务上能引起消费者产生特殊的感情、偏好与信任,使之习惯于前往该店购买,或吸引一些顾客慕名前来购买的一种因素,即惠顾动机。

二十六、顾客惠顾的行为动机驱使力来自哪里?

(一)药店

药店经营地段适合消费者购买地点的选择。经营药店处于闹市或交通便利,这有利于远近顾客的购买,同时也影响消费者的购买心理。经营有特色或药品品种齐全,使顾客有充分挑选的余地。经营环境与药品陈列十分整洁、明亮,使顾客感受清新、悦目而舒适。药店的服务项目多,处处为消费者着想,事事方便顾客。遵守商业职业道德,讲究商业信誉,出售的药品货真价实,退换方便,售后服务完善,使顾客充分信任。

(二)药店的服务

正确的礼仪规范,如服务主动,态度热情,耐心周到,使顾客感觉在此店购物,非常的舒心、愉快。药店店员专业的药品知识与良好的销售服务技巧,使顾客真正了解到药品的价值和如何使用,让顾客觉得在这家店买得舒心、买得放心。

二十七、为什么要关注复数顾客?

在接待顾客时,千万不要忽视顾客的同伴,因为有些顾客在选购药品时,会把同伴提供的意见与建议当作真理。购买者与陪同者来药店选购是很常见的现象,店长在接待中,要善于分清主次,以促进成交。诚然,复数的顾客相随而来的类型有别,诸如伴侣型、家庭型、社朋型、混合型等。导购代表在接待中要能分辨出谁是买者,在向谁商量,而这个人就是交易成败的主要目标。店长要善于谋取同主要目标者的合作。倘若在接待中,店长对突然冒出的建议者不予理睬,那么接待可能会立即中断。正确的做法是,要把发言人与购买人一起带入谈话中,并顺其话题做出恰当的反应,以防止陪同者的干扰。

二十八、店长的服务礼仪有哪些内容?

店长的服务礼仪是社会礼仪的重要组成部分,有很强的规范性和可操作性,并且与店铺的经济效益有着密切的关系。对一家店铺的店长来说,充分了解和准确掌握商务礼仪,并用于实际工作中,对于改善店铺服务态度和吸引顾客往往能起到立竿见影的良好效果。一般来讲,店长的服务礼仪包括如何在营业活动中热诚地接待顾客,如何成功地宣传自己的商品,如何向顾客介绍商品,如何妥善地解决商务纠纷。

 小链接

商务礼仪种类

点头礼:日常见面时(店长与店员、店长与顾客等)店长必须首先致意,通常称为点头礼。基本姿势为:双眼平视对方,面带微笑,头略侧向右边,向对方表示友好敬意。

握手礼:标准的握的姿势为伸出右手,以手指稍用力握对方的手掌

（手掌应与地面垂直），持续1～3秒钟。双目注视对方，面带微笑，上身要略向前倾，头要微低。

鞠躬礼：鞠躬礼的基本方法为立正站好，保持身体端正，双手放在身体两侧或在身前搭好，面带微笑；鞠躬时，以腰部为轴，头、肩、上身向前倾斜15～30度，目光应向下，同时问候"您好"、"早上好"等。礼后起身迅速还原。

资料来源：祝文欣. 改变店长一生的10堂课 [M]. 中国发展出版社，2007，25

二十九、接待顾客要用哪些基本规范用语？

（一）"欢迎光临"

在打招呼的同时，必须注意语调应因人而异，如接待年纪较大的顾客，语调应略为低沉、稳重；接待年纪较轻的顾客，语调应以轻快活泼为宜。店长要以礼貌、友善、亲切的心态竭诚为顾客服务，对面向你的来客，都应主动点头，并说"您好"。请记住：微笑可以传达诚意。此外，跟顾客打招呼的时机也是很重要的，柜台式药店应该是在顾客一进入店里的时候；开放式药店应是在和顾客视线交接的时候。至于"欢迎再次光临"这句话，是要用在顾客即将离开药店时，店员表示感谢与再次欢迎的话语。

（二）"好的"

这是店长被顾客呼唤时回答的用语。譬如顾客说"请拿这个给我看一下"，药店店长应面对着顾客，回答顾客"好的"或是"请您稍等一下"之后，再出示药品。

（三）"请您稍等"

不管顾客等待的时间长短，只要发生让顾客等待的情况就要说"请您稍等"，在说这句话之前店长可以简短地阐述让顾客等候的理由，例如："我马上去库房查一下有没有您要的药品，请您稍等一下"。就这样，顾客不仅明白为何要等一下，即使等待的时间稍长一些也不会觉得烦躁不安了。

（四）"让您久等了"

找到药品后，拿给顾客看的时候要说"让您久等了"或"很抱歉，让您久等了"。这句话也可以用在店长包装好药品交给顾客的时候。

（五）"对不起"

这是对顾客的要求无法做到时对其表示歉意的言语。例如"真对不起，这种药品刚好卖完，不过，请留下您的姓名和电话，一到货，我马上通知您，好吗？"及时而又坦诚的"对不起"，能够在很多时候将问题顺利解决。

（六）"谢谢您"

这句话可以在接待顾客过程中的任何时候使用，即使对同一顾客使用多次也不用嫌多。此外，当顾客购买完药品要离去时，药店店长也应该以一种感激的心情向顾客说一声"谢谢您的惠顾"，送别顾客。

三十、药店店长在接待顾客时，要讲究什么样的语言表达艺术？

店长每天要接待数以百计的顾客，主要是靠语言这种工具与顾客沟通和交流，店长的语言是否热情、礼貌、得体，直接影响着自身和药店的形象。如果只是机械地使用礼貌用语而不带有任何诚意，只会起到相反的作用，影响顾客对药品和服务的满意程度。因此，店长在接待顾客时，必须要讲究语言艺术。

1. 态度要好；

2. 要突出重点和要点；

3. 表达要恰当、语气要委婉；

4. 语调要柔和；

5. 要通俗易懂；

6. 要配合气氛；

7. 不夸大其辞；

8. 要留有余地；

9. 要有问必答。

三十一、销售过程中态度要好是什么意思？

态度是指说话时的动作和神情。在销售服务中，有些店长受到了顾客的表扬，有些则受到顾客的指责和批评，这是在服务中常发生的事情，主要是由店长的态度和表现引起的。

例如，顾客进店，尽管店长在行为举动上是服从命令并且听从指挥的，按要求主动地向顾客打了招呼"欢迎光临"，但是，不仅斜眼看着顾客，还面无表情一点笑容也没有；或者对买了东西之后的顾客说"谢谢"，就粗鲁地推出药品，身体转向另一侧，一点也没有感谢的意思。这些生硬、冷淡的语气和态度会带给顾客非常不愉快的感受。如果店长在打招呼时，辅之以点头示意、笑脸相迎，那么给顾客的印象就不同了。所以，主动、热情、耐心、周到的服务态度，不仅要由口头语言来表达，还要与其动作、神态互相配合地表现出来，才能达到语言、动作、神态三者的和谐统一，以取得服务态度最佳的效果。但是态度也不能好得过分，以过于华丽的言词对待顾客，不仅不能够打动顾客的心，还会使顾客对这个店长产生一种"敬而远之"的情绪。

三十二、销售用语怎样突出重点和要点？

销售用语的重点在于推荐和说明，而其他仅仅是铺垫。因此，店长在接待顾客时，必须抓住重点，突出要点，说话要精炼、简短，以引起顾客的注意和兴趣。

例如，"有康泰克吗？""有。"；或者"有邦迪创可贴吗？""请问，您要哪种？""哪种比较好？""这种比较常用。""就这种了。""好的。"就这样，简单、短暂的一段对话可以用最少的词语表达出最大的信息量。药店店长在销售服务过程中应力求避免啰嗦。三番五次的重复介绍只会导致自身精力的过度消耗和噪音嘶哑。

三十三、什么是恰当的表达、委婉的语气？

恰当就是说话要准确、贴切。表达是否恰当不仅体现在接待中的回答上，还贯穿在整个接待过程的交谈当中，对一些特殊的顾客，要把顾客忌讳的话说得中听一些，让顾客觉得店长是尊重和理解他的。如面对一位胖顾客不要说"您长得太胖，不太适合用这种药。"可换成"身材较丰满"、"很壮实"；说顾客很瘦，不如说"苗条"；对皮肤较黑的顾客不要说"你的皮肤这么黑"，应该说"您的肤色较暗"；对想买低档品的顾客，不要说"这个便宜"，而要说"这个价钱比较适中"。另外，在接待顾客时绝对不能涉及顾客的某些生理缺陷，如果实在避免不了，一定要考虑好措辞。

此外，在说明某些药品时，应尽量选择简单、易懂的词语来进行说明。例如顾客询问药物的用量，如果回答"××毫升"，可能对方一时间对这个单位没有概念，应该说"××毫升，相当于×调羹的份量"。

三十四、为什么要做到语调柔和？

店长与顾客交谈的语气和声调很重要，语调柔和与否是通过声音的高低、强弱和快慢来实现的。同样一句话，由于语气、声调的表达方式不同，效果则会大不一样。比如一声"好"字，如果语气拉长，声调提高，就会起到相反的作用；接待较忙碌时用高声而短促地说"等一下"，顾客即会产生反感，认为店长态度生硬、不耐烦，如果说得轻柔些，就会使人产生舒服的感觉，若是加上"请您稍等一下"，就会显得很有礼貌。语言中的重音，是一种微妙的技巧。

三十五、何为通俗易懂的语言？

首先，要说普通话。尤其对于流动人口多的大、中城市的店长来讲，更要做到"说标准的普通话"。无论说话内容如何完美，倘若是口齿不清，有浓重的地方口音，会让人听不下去或是听错意思。其次，要能听懂，甚至会讲一些地区的方言，因为有些异地顾客的方言非常浓重，可能会一时不明白这位顾客在说什么，对待这种顾客，店长一定要有耐心。不仅如此，掌握一些外语（主要是英语）对于店长来说也是非常必备的。最后，在与顾客交谈时，千万不要使用商业专用术语或药品的专业代码，以使顾客更好地理解。

三十六、为什么要配合气氛讲话?

在上班时间不顾周围氛围，总是旁若无人地找同事闲聊天的店长不乏其人，有些是近距离地小声嘀咕，有些是只要在方圆十几米内活动的人都能听到的笑骂，使得很多顾客不敢上前去自找麻烦，从而导致大部分顾客的流失。

而有些店长在顾客面前使用了礼貌用语，可是当顾客一转身，她马上就找同事闲聊或是议论顾客，且言语粗俗，顾客听到了不仅会感到不愉快，而且最初对这位店长的好印象也会荡然无存，进而对这家药店产生怀疑，失去信心。因此，在工作中禁止闲聊是店长必须遵守的，而同事之间的言谈也应注意使用礼貌用语。

三十七、为什么不能夸大其辞?

不着边际地吹嘘夸大，可能暂时会推销出药品，但并非永久的良策。顾客吃亏上当只能是一次，其后绝不会重蹈覆辙，最终受损失的还是药店。所以，诚实客观地介绍、推荐药品，才是长久的良策。

三十八、为什么讲话要留有余地?

在销售服务过程中，店长应该在实事求是、真诚中肯的基础上，做到语言委婉，话不说绝。应运用留有余地的、好听且含蓄的、使顾客能得到安慰的语言。如某一药品缺货或刚刚卖完,药店店长不能对顾客说:"没有货了"、"卖完了"、"不知道"等毫无伸缩余地的绝对性回答,应该告诉顾客何时才会有货,或者把顾客的电话和需求的货号记下,以便来货时及时通知,如"实在对不起,这种药品刚好卖完了,不过我们已经去进货了,能不能请您明天早上再买?"如确实无货供应,也应替顾客着想,热情的介绍某种类似品供顾客选择,或者,提供给他可能购买到所需药品的去处。如"真不巧,您需要的这种商品卖完了。如果您急需的话,我建议您到××药店去看看,那里可能有您需要的品种。"这样不计得失的热情建议很容易获得顾客的信任。即使顾客一时买不到称心的药品,也会在你的关切下得到心理上的安慰,从而对这个药店店长、这家药店产生好感。

三十九、为什么要做到有问必答?

营业过程中顾客向店长询问是常有的事情,可能会提出药品交易上的问题,也可能提出各种与药品无关的问题,如问路、乘车路线、游览等一些生活上的事情。作为一名优秀的店长要明白,顾客提问,是相信,是期望,为其服务,理应以诚相待,做到有问必答,尽量满足顾客的需求。基于此,店长不仅要钻研本职工作的各方面知识,还要熟悉当地有关方面的情况,如交通、旅店、景点、运输及重要的大中型场所地址。当然,店长不是"百科全书",对于回答不上来的问题,要向顾客表示歉意,绝不能采取冷淡的态度。

四十、什么是无声的语言?

无声的语言又称为体态语言,就是通过人体各部位的变化而表现出来的各种表情、姿态所传递的信息。主要通过眼神、手势、表情和姿态等无声的暗示来表达。体态语言虽然是示意性的、无声的,但它却是辅助药店店长体现一定思想内容的重要形式。

体态语言中人们经常使用的一种语言形式就是眼神和手

势。店长说话时配合适当的体态语言，以加强或补充销售语言中凝聚的思想情感和药品信息，不仅能够把话说得更加有声有色，而且也能够吸引顾客的注意力，让顾客通过视觉的帮助来获得深刻的印象，从而使销售在一种和谐的气氛中顺利完成。

四十一、销售过程中最常见的眉眼形态有几种?

（一）凝视

凝视的部位和时间长度的不同，给对方造成的影响也不同。在销售过程中常见的凝视，应该是保持合适的距离，注视顾客的目光位置以顾客脸部由双眼底线和前额构成的三角区域为宜，这样会给顾客以诚恳的感觉。但千万要注意不要纯粹为了完成这个动作而面无表情、目光呆滞。在为老顾客服务时，店长也可运用常在聚会、酒会等场合运用的凝视对方双眼上线和唇中线构成的三角区域的眼神，因为这样能给双方制造轻松的气氛。

（二）扫视与侧视

扫视常用来表示好奇，侧视俗称斜眼看人。在销售过程中常使用扫视（店长们往往会不经意的在凝视中伴有过多的扫视）会使顾客觉得你心不在焉，对他不感兴趣；而过多的侧视只会带给顾客遭到蔑视的感觉，使其对这个药店店长产生敌意。

（三）闭眼

正常情况下，人的眼睛每分钟眨 6～8 次，这种无意识的动作不会给顾客造成不良的感觉。值得一提的是，当顾客对某种药品的评价不正确甚至有些啰嗦时，有的药店店长会有意延长闭眼的时间，并且伴有双臂交叉、晃手、摇头、叹气等动作，这种表示"你提的低级问题我不屑回答"的肤浅动作只会带给顾客目中无人的感觉，从而使销售中断。因此，店长应注意避免，并严禁使用闭眼、晃手、摇头、叹气等动作来表示反对或不同意。因为有意识地闭眼、晃手、摇头、叹气均属于结论性的动作，同药店店长语言表达的服务性和参谋性相违背。

四十二、在销售过程中常见的手势及其含义有几种?

1. 伸出手掌,手指要伸直微摆,给人以言行一致、诚恳的感觉;

2. 掌心向上,手指要伸直,表示谦虚、诚实、屈从,指路的意思;

3. 示指伸出,其余手指紧握,呈点指状,表示不礼貌,甚至带教训、威胁的意思,容易令人生厌;

4. 双手相握或不断玩弄手指,会使顾客感到这个店长非常拘谨甚至缺乏自信心;

5. 用拇指指向另一个顾客,表示藐视和嘲弄;

6. 十指交叉置于货架上或眼前、眉心,表示控制沮丧心情的外露,有时还表示敌对和紧张情绪。

四十三、何为店内的引导?

只要穿上药店的制服或配戴上胸卡,不论是新员工,还是临时工,顾客都会把穿制服、戴胸卡的人看作药店的一员,会提出各种各样的问题。在这个时候,店长应该做出不失礼貌的回答,最初可能仅限于回答顾客所提出的问题,随着对工作的逐渐熟悉,就要学会主动去观察有哪些顾客需要帮助,这种帮助就是为顾客提供的店内引导。

四十四、做店内引导时的重点是什么?

1. 正确性 不能对顾客作不负责任的回答,必须经过仔细的确认后再回答。

2. 简洁、易懂 不能用药店的特别用语或药品的专业代码来介绍药品或回答顾客的询问,应选择简洁、易懂的大众语言来解释问题。还有像"这个么"、"好像在那边"等含糊的回答要避免使用。

四十五、做店内引导时的注意事项有哪些？

1. 掌心向上，手指要伸直；
2. 在条件许可的情况下，尽可能地陪同顾客前往目的地；
3. 引导时，要具体地向顾客指明方向和方位；
4. 要洞察顾客是否真的明白。

四十六、服务过程中的动作有何要求？

只有甜美的笑容和良好的服务态度是不够的，如果不配合敏捷快速的动作，也会让顾客在等得不耐烦时产生抱怨。

在顾客的招呼询问后，店长应立即停下手头的工作并回答："您好，我能帮您什么忙吗？"另外有一种情况，有些顾客已经花费了很多时间进行药品的谨慎挑选，甚至让店员觉得很讨厌，但是到了包装或付款时，却频频催促店长。遇到这种情况，店长绝对不要不高兴，应该这么想："他花了那么多时间去精心挑选，现在他一定急着想把药品带回去给家里人，所以才会催我"。假如店长在接待顾客时的交涉、药品提示、推荐，以至于结束的各个购买阶段都让顾客很满意，就是在最后关头慢吞吞的，使顾客感到不愉快，这是很可惜的。

到底要如何提高速度呢？这个问题必须根据顾客和购买的药品来进行区别。对于年轻的顾客动作一定要迅速，因为年轻人容易急躁；而对于年纪较大的顾客则应该从容不迫。对于低价位的药品动作要快，对于高价位的药品，应该是从容的，如果是慌张地进行药品处理，可能会让顾客心理上产生不舒服的感觉，甚至把顾客赶跑。真正动作敏捷的接待顾客方法，应该是看起来心情很愉快的迅速做事。

四十七、为了做到干净利索的动作药店店长必须注意哪些事项？

1. 动作要利落，注意尺度的拿捏。

2. 姿势端正,不拖泥带水;

3. 在店里行走时注意不要把脚拖在地上,鞋子要挑选合适的穿;

4. 说话要段落分明,口齿清楚,绝对不可以拖泥带水、喋喋不休;

5. 虽然动作上十分敏捷,可有时候药品包装需要花费很多时间,一时没零钱找,不得已让顾客等候,此时药店店长不妨中途告诉顾客:"很抱歉,请稍等一下"。

四十八、药店店长在工作中绝对不允许的行为有哪些?

1. 在门口并列站着,不把通道让开;

2. 在营业场所,把手插在口袋里走路;

3. 在药店擦口红,剪指甲;

4. 强调公司的特别规定;

5. 推卸责任,甚至与顾客争吵;

6. 当顾客光临时,三五成群地聊天;

7. 从正在浏览药品的顾客前面走过;

8. 依靠在货架上;

9. 经常空岗;

10. 当着顾客,做挖鼻、剔牙的动作;

11. 冲着顾客打喷嚏,咳嗽。

第六节　药店店长沟通能力

一、什么是沟通?

沟通是人与人之间、人与群体之间思想与感情的传递和反馈的过程,以求思想达成一致和感情的通畅。

沟通包括语言沟通和非语言沟通,语言沟通是包括口头和书面语言沟通，非语言沟通包括声音语气（比如音乐）、肢体动作（比如手势、舞蹈、武术、体育运动等）。最有效的沟通是语言沟通和非语言沟通的结合。

沟通的要素包括沟通的内容、沟通的方法、沟通的动作。就其影响力来说，沟通的内容占 7%，影响最小；沟通的动作占 55%，影响最大；沟通的方法占 38%，居于两者之间。

二、沟通的要点是什么？

（一）探询

即询问顾客。探询有两种形式，开放式和封闭式。开放式的问题通常用于从顾客那里获得更多的信息，而封闭式问题通常用来澄清顾客的问题。提出问题是为了辨明顾客所需，例如"您好！您希望我能帮助您做什么呢？"确定理解了顾客的意思，在与顾客交谈时，我们可以不时地用自己的语言把顾客的需求表达出来，也可以复述顾客的原话，用以向顾客暗示自己理解了他（她）的意思。

（二）反应

积极倾听并作出反应，对顾客的顾虑和所关心的事情表示理解。最重要的是，我们要抓住顾客的真实想法，而非顾客的表面意思，我们不一定要完全赞同顾客说话的内容，但必须对顾客的观点表示尊重。在倾听时，配合身体动作和语言来积极聆听，例如"我明白"、"是的"、"哦"等。

对顾客所关心之事表示重视，聆听顾客谈话时带着非常重视的态度去听，例如："您说得很好，我知道"，"我明白这对您来说非常重要"。

（三）告知

即告诉顾客我们将会采取措施。这就像给顾客吃了一颗定心丸，让他们明白我们非常清楚他的需求。另外，也可以检验我们自己是否准确理解了顾客的需求。

三、销售服务沟通的秘诀是什么?

(一)认真听取顾客对商品的意见

听取顾客意见时,一定要让顾客把话说完,不要打断他的话,要带着浓厚的兴趣去听。要听清楚顾客的意见,重要的部分可要求顾客重复一次。人多声音嘈杂时,如果没有听清顾客说的话,应礼貌地请顾客再重复一次。

(二)在回答顾客问题之前要有短暂的停顿

在顾客说完之后,销售服务人员不要马上作答,可以适当地放松一下,显示出你没有被他的问题难住。短暂的停顿可以给你一个机会考虑怎样以更适当的方式来回答顾客。尽管顾客提出的是很常见的问题,你能够顺口答出来,也不要太匆忙。

(三)理解顾客的心情

理解顾客的心情,明白他们的观点。但是,这并不意味着你完全赞同他们的观点,而只是了解他们考虑问题的方法和对商品的看法。在这样的情境下,可以这么说:"我明白您的意思了"、"很多人都是这么看的"、"我知道您的具体要求"。态度要认真诚恳,不能有看不起顾客的言语、动作或表情出现。

(四)复述顾客提出的问题

复述有三个好处:

(1)让顾客明白你已经理解了他的意思。

(2)给自己留一点时间思考,如何更好地回答顾客的问题。

(3)把顾客表示异议的陈述句变成疑问句。

(五)回答顾客提出的问题

在回答时要抓住重点,以解答顾客的疑问为准。对顾客提出的问题,应全面清楚地回答。回答完顾客的问题之后,销售服务人员应继续进行商品介绍。

四、药店店长应具备哪些沟通的技巧?

(一)自信的态度

一般经营事业相当成功的人士,他们不随波逐流或唯唯诺诺,有自己的想法与作风,但却很少对别人吼叫、谩骂,甚至连争辩都极为罕见。他们对自己的了解相当清楚,并且肯定自己,他们的共同点是自信,日子过得很开心,有自信的人常常是最会沟通的人。

(二)体谅他人的行为

这其中包含"体谅对方"与"表达自我"两方面。所谓体谅是指设身处地为别人着想,并且体会对方的感受与需要。在经营"人"的事业过程中,当我们想对他人表示体谅与关心,惟有我们自己设身处地为对方着想。由于我们的了解与尊重,对方也相对体谅你的立场与好意,因而做出积极而合适的回应。

(三)有效地直接告诉对方

一位知名的谈判专家分享他成功的谈判经验时说道:"我在各个国际商谈场合中,时常会以'我觉得'(说出自己的感受)、'我希望'(说出自己的要求或期望)为开端,结果常会令人极为满意。"其实,这种行为就是直言无讳地告诉对方我们的要求与感受,若能有效地直接告诉对方你所想要表达的内容,将会有效帮助我们建立良好的人际网络。但要切记"三不谈":时间不恰当不谈;气氛不恰当不谈;对象不恰当不谈。

(四)善用询问与倾听

询问与倾听的行为,是用来控制自己,让自己不要为了维护权力而侵犯他人。尤其是在对方行为退缩,默不作声或欲言又止的时候,可用询问行为引出对方真正的想法,了解对方的立场以及对方的需求、愿望、意见与感受,并且运用积极倾听的方式,来诱导对方发表意见,进而对自己产生好感。一位优秀的沟通好手,绝对善于询问以及积极倾听他人的意见与感受。

一个人的成功,20%靠专业知识,40%靠人际关系,另外

40%需要观察力的帮助,因此为了提升我们个人的竞争力,获得成功,就必须不断地运用有效的沟通方式和技巧,随时有效地与"人"接触沟通,只有这样,才有可能使你事业成功。

五、药店店长如何化解职场冲突?

(一)努力了解他人的境况

如果店长能了解并体谅店员的日程安排或面临的状况(他们的问题、焦虑或挫折等),就能在采取下一步措施时更具针对性。

(二)在必要的时候应对阻力或不利局面

即使店长对某事持反对态度,但如果能让大家一起来分担责任,还是可以使形势朝自己希望的方向转变。如我们可以说"我们该怎么做才能使你完成工作,同时我也能按时下班?"这句话为建设性、合作性地解决问题奠定了基础。

(三)直接表达要求

如果还未能摆脱之前所谈到的不利局面(对方不理会你的暗示),那就要直言不讳地表述自己的想法。当然,在此之前应先做一些准备工作,例如了解店长的工作极限,明确店长的需要。在对方愿意倾听的时候,巧妙而直接地将目标与界限告诉对方,乐意与对方进行讨论或就分歧点进行协商。

六、药店店长必须熟知哪些方面容易引起顾客投诉?

1. 对商品的抱怨 价格、质量、过期、标示不明、缺货等;

2. 对收银的抱怨 员工态度差、收银作业不当、因零钱不够而少找钱、等候结账时间过长、遗漏顾客的商品;

3. 对服务的抱怨 洗手间设置不当,没有通讯设施、顾客寄存物品的遗失和调换、抽奖及赠品发放不公平;

4. 对安全的抱怨 意外事件的发生、顾客的意外伤害、无残疾人通道、员工作业所造成的伤害;

5. 对环境的抱怨 卫生状况差、广播声音太大、播放的音乐不当、堵塞交通。

七、药店处理顾客投诉的原则是什么？

（一）树立正确的服务理念

药店是服务性行业，店长应经常开展对一些现代服务理念和行业潮流的学习活动，不断提高全体员工的综合素质和业务能力，树立全心全意为顾客服务的思想和"顾客永远是正确的"的观念。投诉处理人员在面对愤怒的顾客时，一定要注意克制自己，避免感情用事，始终牢记自己代表的是公司或药店的整体形象。

（二）有章可循

药店要制订相对完善的制度，并确定专门人员管理顾客的投诉问题，使各种情况的处理都有章可循，同时也有利于保持药店服务的统一和规范。另外，还要注意做好各种可能出现情况的预防工作，防患于未然，尽量减少顾客投诉。

（三）及时处理

处理顾客投诉时切记不要拖延时间，更不能推卸责任。所有店员、部门应通力合作，迅速做出反应，向顾客"稳重＋清楚"地说明有关情况和事件的原因，并力争在最短时间里全面解决问题，给顾客一个满意的答复。须知：拖延或推卸责任，会进一步激怒投诉者，使事情进一步复杂化。

（四）分清责任

不仅要分清造成顾客投诉的责任部门和责任人，而且需要明确处理投诉的各部门、各类人员的具体责任与权限，以及顾客投诉得不到及时、圆满的解决时的相关责任。

（五）留档分析

对每一起顾客投诉及其处理结果，要由专人负责进行详细的记录，内容包括投诉内容、处理过程、处理结果、顾客满意程度等。通过对记录的回顾，要让店员吸取教训，总结经验，为以后更好地处理顾客投诉提供参考。

案例分析

站在对方的立场上

美国著名的成功学励志大师戴尔·卡耐基几乎每季度都要在纽约的某家大旅馆租用大礼堂 20 个晚上，用来为学员讲授社交训练课程。

有一次，他刚开始授课时，忽然接到通知，房主要他付出比原来多 3 倍的租金。而这个消息到来以前，入场券已经印好，而且早已发出去了，其他准备开课的事宜也都已办妥。

很自然，他要去交涉。怎样才能交涉成功呢？两天以后，他去找经理，说："我接到你们的通知时，有点震惊。不过，这不怪你。假如我处在你的位置，或许也会写出同样的通知。你是这家旅馆的经理，你的责任是让旅馆尽可能多地盈利。你不这么做的话，你的经理职位难以保住。假如你坚持要增加租金，那么让我们来合计一下，这样对你有利还是不利。"

"先讲有利的一面。大礼堂不出租给讲课的而是出租给举办舞会、晚会的，那你就可以获大利了。因为举行这一类活动的时间不长，他们能一次付出很高的租金，比我这租金当然要多得多。租给我，显然你吃了大亏了。"

"现在，来考虑一下不利的一面。首先，你增加我的租金，却降低了收入。因为实际上等于你把我撵跑了。由于我付不起你要的租金，我势必再找别的地方举办训练班。"

"还有一件对你不利的事实。这个训练班将吸引成千的有文化、受过教育的中上层管理人员到你的旅馆来听课，对你来说，这难道不是做了不花钱的广告吗？事实上，假如你花 5 000 元钱在报纸上登广告，你也不可能邀请这么多人亲自到你的旅馆来参观，可我的训练班给你邀请来了。难道不合算吗？"

讲完后，卡耐基告辞了，并说："请仔细考虑后再答复我。"当然，最后经理让步了。

资料来源：唐华山. 品故事　学销售 [M]. 人民邮电出版社，2007，185

案例具体分析:

在谈判过程中,当发生矛盾时,试着先将自己的想法放下,设身处地地站在对方的立场上,仔细地为别人想一想,你将会发现许多事情的沟通,并非是想象的那样难。没有人会拒绝善意的提醒,对方一旦按照你的思路考虑问题,则成交可期。

八、为什么要处理顾客的不满与投诉?

顾客投诉提供了加强与顾客关系、创造顾客忠诚的机会。正确处理顾客抱怨是经营上重要的一环,若能快速、正确、有效地处理好顾客的抱怨,会产生以下的效果:

(一)增加顾客的依赖度

若在处理顾客的抱怨事件时能够表现出经营诚意,为顾客解决实际问题,那么将增加顾客前来购药的依赖感。

(二)反映药店的经营弱点

从顾客抱怨事件的反应,可以反映出公司营运上的弱点,店铺不断改进,必能提高经营管理的绩效。

(三)能培养店铺的基本顾客

通过对顾客抱怨事件的有效处理,在营运上的逐渐改善,能够建立顾客与店铺间的感情,久而久之,将为公司培养基本顾客。

九、顾客投诉意见的类型有哪些?

通常,顾客的投诉意见主要表现在对商品、服务、安全和环境等方面的不满。

(一)对商品的投诉

顾客对商品的投诉意见主要集中在以下几个方面:

1. 价格过高　顾客往往会因为药品的定价较商圈内其他竞争店的定价高而向药店提出意见,要求改进。

2. 商品质量差　商品质量问题导致顾客投诉主要集中在

以下几个方面：

（1）次品：如药品买回去之后，顾客发现有瑕疵；

（2）过期：顾客发现所购买的药品或是货架上的待售药品有超过有效日期的情况；

（3）品质差：使用后发现药品疗效不如承诺的好；

（4）包装破损。

3．标示不符　药品包装标示不符通常包括以下几个方面：标价不清；药品上的价格标示与促销广告上所列示的价格不一致。药品外包装上的说明不清楚，例如：无厂名、无生产日期、功能主治标示不清或其他违反商标法、广告法的情况。进口药品上无中文说明。

4．药品缺货　有些药店时常因为热销药品和特价药品售完而不及时补货，从而造成经常性的供应不及时，致使顾客空手而归，造成顾客对该连锁药店失去信心。

（二）对服务的投诉

店员为顾客提供服务时缺乏正确的推荐技巧和工作态度都将导致顾客的不满，产生抱怨。

1．店员服务态度不佳　不尊敬顾客，缺乏礼貌；语言不当，用词不准，引起顾客误解；店员有不当的身体语言，如对顾客表示不屑的眼神，无所谓的手势，面部表情僵硬等。

2．缺乏正确的推销方式　缺乏耐心，对顾客的提问或要求表示烦躁，不情愿；对顾客爱搭不理，言语冷淡，似乎有意把顾客赶走。

3．专业知识不足　无法回答顾客的提问或者答非所问。

4．过度推销　过分夸大药品与服务的好处，引诱顾客购买，或有意设立圈套让顾客中计，强迫顾客购买。

5．服务不规范或服务项目不足　抽奖或赠品发放等促销活动不公平，顾客填写药店发出的顾客意见表未得到任何回应；顾客的投诉意见未能得到及时妥善的解决；营业时间短，缺少一些便民的免费服务，如没有洗手间，或洗手间条件太差等。

（三）对安全和环境的投诉

药店卫生及门店外的公共卫生状态不佳，药店内的安全管理不当，商品配送有碍道路交通等导致购物环境不佳等造成顾客不满而导致投诉。

十、处理顾客投诉时为何要控制好情绪?

当顾客发怒时，店长要做到的最重要的一点就是控制好自己的反应情绪。顾客投诉时往往心情不好，失去理智。顾客的语言或行为很容易让人产生受到攻击的委屈，由难过到冲动，甚至丧失理性，从而出现"以暴制暴"的行为，这样就会使得事态发展更加复杂，店面服务和信誉严重受损。

这时应该坚持一项原则，那就是可以不同意顾客的投诉内容，但不可以不同意顾客的投诉方式，正如可以不赞成他们说话的内容，但必须尊重他们说话的权利一样。顾客投诉是因为他们有需求没有被满足，所以药店应该充分理解顾客的投诉和他们可能表现出的失望、愤怒、沮丧、痛苦或其他过激情绪，不要被他们的情绪所干扰，或是责怪任何人。

十一、面对顾客异议和抱怨应保持什么样的心态?

（一）保持平静心情

当顾客对着药店的店员表达不满与抱怨时，往往言语与态度上带有冲动的情绪，甚至有非理性行为的产生。面对这种不满的抱怨或是不尊重的责骂，店员应保持平静心情，顾客的抱怨，只是针对药店本身或所购买的商品或服务，而非针对个别的店员。因此，为了降低顾客气愤的情绪，让彼此可以客观的面对问题，一开始最好的处理方式是平心静气地保持沉默，用和善的态度请顾客说明事情的原委。

（二）以自信的态度来认知自己的角色

每一位处理顾客抱怨的店员，都肩负着药店及顾客代表的双重身份。不仅药店要通过店员处理各种抱怨，满足顾客的需要，为药店带来利益，同时顾客也必须透过店员，来表达自己的意见和消费权益。因此，药店的从业人员除了要自觉对自己的角色进行认知，还必须以自信的态度面对顾客的抱怨，让双方都得到最大的利益，而不是以规避的方式来忽略自己的重要性。

（三）有效倾听

有效的倾听技巧及非口语的表达，可以表示出店员对问题的了解程度。为了让顾客心平气和，有效倾听应做到下列事项：

1. 让顾客先发泄情绪　当顾客还没有将事情全部述说完毕之前，就中途打断，作一些言辞上的辩解，只会刺激对方的情绪。如果能让顾客把要说的话及要表达的情绪充分发泄，往往可以让对方有一种较为放松的感觉，心情上也比较平静。

2. 善用自己的肢体语言，并听出顾客目前的情绪　在倾听的时候，店员应以专注的眼神及间歇的点头，来表示自己正在仔细倾听，让顾客觉得自己的意见受到重视。同时也可以借此观察对方在述说事情时的各种情绪和态度，以决定后续的应对方式。

3. 倾听事情发生的细节，确认问题所在　倾听不仅只是一种动作，还必须确实了解事情的每一个细节，然后确认问题的症结所在，也可以利用纸笔将问题的重点记录下来。如果对于抱怨的内容还不是十分了解时，可以在顾客将事情说完后，再询问对方。在询问过程中，千万不能让顾客产生被质问的印象，而应以婉转的语气请对方提供信息，例如"很抱歉，有一个地方我还不是很了解，是不是可以再向您了解有关……的问题"。并且在对方说明时，随时以"我懂了"来表示店员对问题的了解状况。

4. 运用同理心　在顾客将事情原委全部述说清楚之后，应以同理心来回应对方的问题点，也就是站在顾客的立场为对方设想，扮演对方的支持者，并且让顾客知道店员了解整个事情对他的影响。例如当顾客抱怨吃药时才发现药是临近有效期的时候，可以回答对方"我知道那感觉很不舒服"等。

5．积极心态　有销售，就有顾客的异议和抱怨，任何时候都要有一种随时听取顾客异议和抱怨的心态。店员可以从顾客的异议和抱怨中发现很多问题，获得很多学习资料，提高服务水平，了解顾客期望，也可以从侧面反映药店本身在顾客心中的形象。顾客要求越高，说明对药店的期望越大，也越关注药店的发展。

顾客能到药店异议和抱怨，就是对药店的信任。妥善处理顾客异议和抱怨可提高顾客对药店的忠诚度，也许还是一个新点子的产生契机。在处理异议和抱怨中，药店可以很好地把握先机，把握顾客心理，从而提高企业的竞争力。尽量不要同顾客争辩，既是对顾客尊重的需要，也是顾客发泄和解决问题的需要。如果顾客觉得自己没有受到应有的尊重，感情上受到了伤害，就会延长了顾客沉浸于"不幸"之中的时间，顾客觉得药店在推卸责任，这使他更加愤怒和绝望。

总之，顾客至上、不争吵、不因小失大、迅速处理、及早解决。顾客反映的问题解决得越快越及时，越能表现出药店的诚意和对顾客异议和抱怨的重视，也能体现药店的优质服务，取得顾客的谅解，换来顾客的满意和对药店的信任。

十二、平复顾客情绪的技巧有哪些？

1．深呼吸，平复情绪，要注意呼气时千万不要大声叹气，避免给顾客不耐烦的感觉。

2．思考问题的严重程度和可能的最坏后果。

3．以退为进，如果有可能的话，给自己争取点时间。如"我需要调查一下，10 分钟内给您答复"、"我需要 3 分钟时间同我的主管商量一下如何解决这个问题，希望您能理解"，当然，必须确保在约定的时间内兑现承诺。

十三、倾听的意义何在?

为了安抚好顾客的情绪,店长首先要意识到这些情绪是什么,他们为什么投诉。要静下心来积极、细心地聆听顾客愤怒的言辞,做一个好的听众,这样有助于达到两个目的——把握顾客所投诉问题的实质和顾客的真实意图;了解顾客想表达的感觉与情绪。倾听顾客诉说的不仅是了解事实,还有隐藏在事实之后的情绪,要为理解而倾听,不要只是为了回答而倾听。

十四、倾听的技巧有哪些?

1.全方位倾听 要充分调动左、右脑的直觉和感觉来听,比较所听到、感到和想到的内容的一致性,用心体会、揣摩弦外之音。

2.不要打断 要让顾客把心里想说的话都说出来,这是最起码的态度。中途打断顾客的陈述,可能遭遇顾客最大的反感。

3.向顾客传递被重视的表情。

4.明确对方的话语 如果对投诉的内容觉得不是很清楚,要请对方进一步说明,但措辞要委婉。

十五、寻求与顾客共鸣的意义何在?

共鸣被定义为站在他人的立场、理解他们的参照系的能力。它与同情不同,同情意味着被卷入他人的情绪,并丧失了客观的立场。对顾客的遭遇深表理解,这是化解抱怨的有力武器。当顾客投诉时,他最希望自己的意见受到对方的尊重,自己能被别人理解,建立与顾客的共鸣就是要促使双方交换意见。与顾客共鸣的原则是换位、真诚地理解顾客,而非同情。只有站在顾客的角度,想顾客之所想,急顾客之所急,才能与顾客形成共鸣。

十六、实现与顾客共鸣的技巧有哪些?

1. 复述内容　用自己的话重述顾客抱怨的原因,描述并稍微夸大顾客的感受。

2. 对感受做出回应　把你从顾客那里感受到的情绪说出来。

3. 模拟顾客的境地,换位思考　想象一下,我们的供应商以相同或类似的方式对待他们的顾客(我们)时,我们会做出什么样的反应。

寻求共鸣的最大挑战之一,是使顾客感觉到真诚。店长必须建立在困难的情形下巧妙沟通的风格,表现出对顾客观点的理解,听起来不老套也不油嘴滑舌。

十七、药店店长怎样向顾客表示歉意?

聆听了顾客的投诉,理解了他们投诉的原因和感受,那么就有必要对顾客所遇到的问题表示歉意,从而使双方的情绪可以控制。表示歉意时:

(一)不要推卸责任

即便知道是手下店员的错,店长也不要当着顾客的面责备员工。如果这么做了,只会使顾客对药店整体留下不好的印象,其实也包括对店长留下了坏印象。

(二)坚信道歉总是对的

即使顾客是错的,为使顾客的情绪平静,一定要为顾客情绪上受的伤害表示歉意。顾客不完全是对的,但顾客就是顾客,他永远都是第一位的。

(三)道歉要有诚意

一定要发自内心地向顾客表示歉意,不能口是心非、皮笑肉不笑,否则就会让顾客觉得是心不在焉的敷衍。当然,也不能一味地使用道歉的字眼儿来搪塞。

(四)不要说"但是"

道歉时,最容易出现的语言之一就是"我很抱歉,但是……"

这个"但是"否定了前面说过的话，使道歉的效果大打折扣。出现差错的原因通常与药店内部的管理有关，而对内部管理，顾客并不想知晓。

 案例分析

真诚致歉

曾宪梓是香港有名的富商，在他成功前，曾是一名推销员。

有一次，曾宪梓到一家外国商人的服装店去推销领带，服装店老板见他一副寒酸相，就毫不客气地让他马上离开。曾宪梓回家后，认真反思了一夜。

第二天一大早，曾宪梓穿着笔挺的西装，打着鲜亮的领带，又来到了那家服装店，礼貌地对老板说："真对不起，昨天冒犯了您，今天想请您吃早茶，不知能否赏光？"

服装店老板看了看这位谈吐得体、衣着讲究的年轻人，顿生好感。两人边喝茶，边聊天，谈得十分投机。

喝完茶后，老板问曾宪梓："你的领带呢？"

曾宪梓忙说："今天我是专门过来道歉的，不谈生意。"

那位老板终于被他的真诚所感动，敬佩之心油然而生，诚恳地说："明天就把领带拿来，我想与你合作。"

此后，这位老板和曾宪梓就成了好朋友，两人真诚合作，促进了金利来事业的发展。

资料来源：唐华山．品故事　学销售 [M]．人民邮电出版社，2007，7

案例具体分析：

许多推销员都会"死缠烂打"，好像惟有如此方能促进最终的成交，其实不然，为生意而生意的"死缠烂打"只会让买家生厌，真诚则可以敲开任何一扇紧闭的门扉。

十八、药店店长提出投诉解决方案时要注意哪些问题?

顾客的情绪得到了控制,就可以把工作的重点从互动转到解决问题上去了。

平息顾客的不满与投诉,问题不在于谁对谁错,而在于争端各方如何沟通处理,解决顾客的问题。顾客进行投诉是希望能跟你继续做生意,同时,其对服务不满信息的反馈无疑也给药店提供了一次认识自身服务缺陷和改善服务质量的机会,于情于理,药店都要真诚地对顾客表示感谢。对此,要注意三点。

1. 迅速处理　向顾客承诺不会再有类似事件的发生,并就药店为此将采取的改进办法向顾客说明,真诚地欢迎顾客再次光临;

2. 深刻检讨,改善提高　要充分调查此类事件发生的原因,为了防止此类事件的再度发生,对服务程序或方式做些必要的改变,以降低或避免将来发生类似的投诉;

3. 落实　对所有顾客的投诉意见及其产生的原因、处理结果、处理后顾客的满意程度以及药店今后改进的方法,均应及时通过例会、动员会、早班会或企业内部刊物等形式,告知所有员工,使全体员工迅速了解造成顾客投诉的原因,掌握一些处理投诉事件时避免不良影响的技巧。

十九、电话投诉如何处理?

(一)有效倾听

仔细倾听顾客的抱怨,站在顾客的立场分析问题,同时可利用温柔的声音及耐心的话语表示对顾客不满情绪的支持。

(二)掌握情况

了解顾客所投诉事件的基本信息。如什么人来电投诉、该投诉事件发生在什么时候、在什么地方、投诉的主要内容是什么、其结果如何。

（三）存档

如有可能，可把顾客投诉电话的内容予以录音存档，尤其是顾客投诉情况较特殊或涉及纠纷的投诉事件。

二十、书信投诉如何处理?

药店收到顾客的投诉信时，由店长决定该投诉处理事宜。同时药店应立即联络顾客，通知其已收到信函，表示药店对该投诉意见诚恳的态度和想认真解决问题的意愿。

 小链接

处理顾客投诉的管理制度举例

为了及时有效地处理顾客投诉，达到顾客满意，保证药店服务质量，特制定本规定。

1. 适用范围　本规定适用于顾客对药店各部门及店员的口头、电话与书面投诉。

2. 职责

（1）质量管理部门（客户服务中心）是处理顾客投诉的归口部门。质量管理部门应设置顾客的投诉电话，公布电话号码。

（2）中心负责人代表药店接受及处理顾客对药店内所有部门及店员的投诉。

（3）各小组组长负责本部门业务范围内顾客意见的处理。

3. 工作程序

（1）店员在直接与顾客接触的服务过程中，接到顾客投诉时，若属于本部门的问题，本部门经理立即处理，并记录。若涉及其他部门时，应向中心负责人汇报。

（2）中心负责人接到顾客投诉时，应记录，并及时协调有关部门经理处理。对本职权范围无法解决或顾客要求店长出面解决时，应立即报告店长。

（3）向店长汇报投诉内容，接受指示并及时传达到有关部门处理。

（4）质量管理部门接到顾客电话投诉、书面投诉时应记录，本职权范围的立即处理。需回复顾客的函件，经店长审批后发至顾客。一般情况下，一周内必须给予答复。

（5）对由顾客协会转送的投诉事件，按上述程序办理，处理结束后与协会联系，告知事件的处理过程。

（6）对于一般的顾客投诉，在每周例会上通报。重大的顾客投诉，由店长主持处理。

（7）每年组织一次顾客投诉处理情况总结，广泛了解顾客对药店服务质量方面的意见和建议，并予以改正。

（8）顾客投诉的原始记录、书面原件以及顾客投诉的处理结果由质量管理部门保存。

（9）对投诉中涉及的责任部门和责任人，一经查实，给予责任人相应的行政和经济处罚。

4．相关记录

（1）《顾客投诉处理记录表》（表2-1）

（2）《用户投诉处理情况登记表》（表2-2）

表2-1　顾客投诉处理记录表

编号：＿＿＿＿＿＿

顾客姓名		受理日期	
地　　址		发生日期	
联系电话		最后联系日期	
投诉项目		结束日期	
发生地点		投诉方式	
投诉内容：			
处理原则：			
处理经过：			
处理结果：			
处理接待人员：			
意见备注：			

表2-2　用户投诉处理情况登记表

日期	客户名称	反映事由	处理责任人	处理结果	处理资料存档号

第七节　药店店长的效率管理方法

一、药店店长提高效率要从哪里入手？

　　时间管理是效率提高的开始。时间就是金钱，而店长就是要将有限的时间合理利用，从而实现最大的管理效率。在这个过程中要将时间分成若干个时段，从宏观的角度来划分，可以分为天、周、季度、年；从微观的角度来划分，可以分为开业前、营业中、闭店后。在不同的时间段中，店长都要做到事前有规划，事中需掌控，事后要总结。同时要善于合理分配时间和充分的授权，要善于抓住主要的时间集中精力做好应该做好的事情。时间管理能够帮助店长理清手上的工作。将时间管理反映在坐标轴上，则纵坐标是事情的重要度，横坐标是事情的紧迫度。在事情的重要度上，通常情况下，非常重要是指必须完成的工作，重要是指如果不完成会出问题的工作，不重要则指如果没完成不会有严重影响的工作，至于紧迫度，非常紧急是指今天必须完成的，紧急是指本周内必须完成的，不紧急则是指任何时间做都可以的工作。

二、时间管理有哪些要点？

（一）心理建设
要把时间管理好，基本上要先作自我心理建设。

（1）欲望：您要有把事情做好、时间管理好的强烈欲望；

（2）决定：决定达成作好时间管理的目标；

（3）操练：时间管理是一种技巧，观念与行为有一段差距，必须经常地去演练，才能养成良好的习惯；

（4）决心：下定决心持续学习，直到能运用自如。

（二）时间 = 金钱 = 生活

若时间管理好，才能够达到自我理想，建立自我形象，进一步提升自我价值。每个人应把自己当成一个时间管理的门外汉，而努力不断地学习。若能每天节省 2 小时，一周就至少能节省 10 小时，一年节省 500 小时，则生产力就能提高 25% 以上。每一个人皆拥有一天 24 小时，而成功的人单位时间之生产力则明显的较一般人高。

（三）成就感

引起动机的关键就是成就感。要成就一件事情，一定要以目标为导向，才会把事情做好，把握"现在"，专注在"今天"，每一分每一秒都要好好把握。一位优秀领导人有两个关键，第一是工作表现，要有能力去完成工作，而非只强调其努力与否而已；第二是重视结果，凡事一定要以结果为导向，做出成果来。时间管理好，能让人更满足、更快乐、赚取更多的财富、自我价值亦更高。

三、什么是时间管理的优先次序法？

1. 每个人每天都有非常多的事情要做，为有效时间管理一定要设定其优先次序，会设定优先次序是快速晋升职位者的人格特质；

2. 根据帕累托 80/20 定律，在日常工作中，有 20% 的事情可决定 80% 的成果；

3. 目标须与人生、事业之价值观相互符合，如此才不致浪费力气；

4. 发展专长，从事高价值的活动，无益身心之低价值活动，会腐蚀我们的精力与精神，尽量不要去做；

5．要设定优先顺序，将事情依紧急、不紧急以及重要、不重要分为四大类。

一般人每天习惯应付很多紧急且重要的事，但接下来会去做一些看来紧急其实不太重要的事，整天不知在忙什么。其实最重要的是要去做重要但是看起来不紧急的事，例如读书、进修等，若您不优先去做，则您人生远大的目标将不易达成。

设定优先次序，可将事情区分为五类。A＝必须做的事情；B＝应该做的事情；C＝量力而为的事情；D＝可以委托别人去做的事情；E＝应该删除的工作。最好大部分的时间都在做 A 类及 B 类的事。时间应如何运用才最有价值？一个重要的观念是要做对及重要的事情，而不是把事情做对！一般人的习惯是不管所做的事情是否正确，只知一味的去做，这样是不对的。惟有努力去做"对"的事情才会有高产能，要有勇敢的特质，拒绝不重要的事，来者不拒是不好的。忘掉过去种种，而努力未来。专注于目前有什么机会上，努力去把握，要有时间的远景。真正的成功本身是一种态度，亦即要有成功的意念、欲望、决心，每天要有足够的时间来做重要的事。

 小链接

80/20 法则

按事情的重要程度编排行事优先次序的准则是建立在"重要的少数与琐碎的多数"原理的基础上。这个原理是由 19 世纪末期与 20 世纪初期的意大利经济学家兼社会学家维弗利度·帕累托所提出的。它的大意是：在任何特定群体中，重要的因子通常只占少数，而不重要的因子则占多数，因此只要能控制具有重要性的少数因子即能控制全局。

帕累托曾提出，在意大利 80％ 的财富为 20％ 的人所拥有，并且这种经济趋势存在普遍性。后来人们发现，在社会中有许多事情的发展，都迈向了这一轨道。目前，世界上有很多专家正在运用这一原理来研究、解释相关的课题。例如，这个原理经过多年的演化，已变成当今管理学界所熟知的"80/20 原理"，即百分之八十的价值是来自百分之二十的因子，其余的百分之二十的价值则来自百分之八十的因子。

80/20 法则也被推广至社会生活的各个部分，且深为人们所认同。例如，在企业中，通常认为它 80% 的利润来自于 20% 的项目或重要客户；经济学家认为，20% 的人掌握着 80% 的财富；心理学家认为，20% 的人身上集中了 80% 的智慧；推而广之，我们可以认为，在任何大系统中，约 80% 的结果是由该系统中约 20% 的变量产生的。"80/20"原理对所有人的一个重要启示便是：避免将时间花在琐碎的多数问题上，因为就算你花了 80% 的时间，你也只能取得 20% 的成效；你应该将时间花于重要的少数问题上，因为掌握了这些重要的少数问题，你只花 20% 的时间，即可取得 80% 的成效。

资料来源：佚名. 80/20 法则 [EB/OL].http://baike.baidu.com/view/1299376.htm

四、店长如何用"二八"法则有效管理时间？

（一）用 20% 的精力带来 80% 的工作效率

店长是无需事必躬亲的，那样不仅自己很累，时间长了下属也失去了工作的创造性与激情。一个学会如何授权的店长就算因为客观因素不能使店铺经营提升到一个预期的层次，也会广受员工拥戴和喜欢。而这其中时间的把握非常重要。店长要在合适的时间出现在合适的位置，比如店铺整体的大型活动，店长是要首当其冲的，这种影响力是他人所无法替代的。一个关切的眼神，一个充满自信的微笑，一句问候的话语都会让员工们热血沸腾，干劲倍增。

（二）用 80% 的时间关注竞争对手的变化

店长要重点关注竞争店的销售走势。一项促销活动，无论形式有多新颖，还要看商品是否做实，离开了商品谈促销，无异于空中楼阁。而客流量的对比、分析，是实实在在、摸得着、看得见的劳动付出，而且体现在销售额上，也是较准确和直观的。

销售额的走势正是店长最应该关心的事情。

（三）用 20% 的时间来处理 80% 的繁杂事务

如何签字,怎样签字？店长是店铺的最高执行官,相对于分店来说,独立门店和集团的总经理还要应付每天繁杂的签字。有些店长签字是来者不拒,或者一概不签；有些店长热衷于一签签一天。这样既影响了工作,又难以把握工作的重点。店长应该合理地规划和使用有限的时间,准确把握全天营业时间段内的有效时间,这样才能事半功倍,促进店铺整体高效运转。

五、有效的时间管理方法有哪些？

（一）取消法

所有的事情,首先分析必要性,能取消的就取消,能回避的就回避,集中做对你实现目标最有价值的事情。比如看电视、闲聊、发呆（包括发愁、批评社会）、漫无目的上网、过于广泛的兴趣、过于广泛的人际关系全部取消,只做最有价值的事情,比如学习、休息、工作。

（二）以人替代法

能让别人代劳的事情,自己就不要做,学会运用别人的时间。因为每个人的精力都是有限的,所谓有所为有所不为,把自己的精力和时间用在最能体现自己价值的方面。

（三）改善效率法

学习最新的知识,掌握最新的工具,改进效率,本来花 1 个小时的工作,想办法变成 0.5 小时完成,这样可以节省更多时间用于学习。

六、什么是计划管理？

计划管理是一种程序或过程,它是组织中的上级和下级一起协商,根据组织的使命确定一定时期内组织的总目标,由此决定上、下级的责任和分目标,并把这些计划作为组织经营、评估和奖励每个单位和个人贡献的标准。在店铺的工作和管理过程中,每个店长都要认识到做出合理计划的重要性。工作有目标和计划,做起事来才能有条理,时间才会很充足,办起事来效率才能高。

七、如何制定计划?

1. 明确目标;
2. 确定完成目标可以分成几步;
3. 细化计划;
4. 为计划打上时间戳;
5. 建立追踪机制;
6. 按计划行事;
7. 在工作进行中适当的调整计划。

八、为什么要明确目标?

在制定计划之前,首先要清楚自己希望工作达到的目标是什么。最好能够精确的定义目标,这个定义要包括时间标准、最终目的、实现效果等要素,要记住,如果目标不明确的话,什么计划都无法提供帮助,因为根本不知道自己想要什么。而且,目标不明确,制定出的计划也不具有可实施性和可度量性(关于可实施性和可度量性将在下面解释)。

九、如何细化计划?

细化计划,首先要明确制定计划过程中的核心内容,即可实施性和可度量性。

可实施性指的是这个任务有着明确的定义,这包括了该任务的实现条件、实施者、需要的时间、最终的效果。可度量性指的是这个任务的目标有一定的量化指标,可以衡量你的计划是否实现了。

了解了什么是可实施性和可度量性之后,就可以开始细化计划了。拿出划分好步骤的计划书,把每一个步骤细化为一系列的可实施和可度量的任务。这样就拥有了一个列表,这个列表上有一个总体目标,有几个比较大的步骤,有很多的可实施和可度量的细化的任务。

十、为何要为计划打上时间戳?

每一个细化任务都需要一个时间戳。注意,这个时间戳和前面的每一个任务的完成时间可不是一个概念。完成时间是一个时间段,比如三天。而时间戳是一个绝对时间,比如 11 月 20 日晚八点。因为各个任务之间可能存在着一定的依赖关系,而且它们还有可能有交替、重叠等情况。而这些具体的情况,往往是因人而异,因目标而异的。所以没有一种通用的办法来安排时间戳。

十一、为何要建立追踪机制?

建立一种追踪机制就是要有一个方法,随时知道自己的计划实施到了哪一步,哪些任务已经完成了,哪些任务正在进行中,哪些任务遇到了障碍等。这是十分必要的。一种常见的追踪机制是使用写好的任务列表。在每个完成的任务前面打上一个对号,在每一个遇到问题的任务前面画一个叉,把每一个完成的任务用红笔画掉。这个任务列表要每天都看一次,最好带在身边。这样方便随时记录和思考。

十二、为何要在工作进行中适当的调整计划?

开始工作时,会发现很多计划中没有考虑到的情况。而这些考虑外的因素常会阻碍计划的进展。这个时候,需要动态的调整计划。一个一成不变的计划是没有意义的,因为哲学家告诉我们,世界是不断发展变化的。计划也是一样的。使用追踪机制,看哪些任务没能按时完成,哪些任务提前完成了,从中找出那些影响你进度的问题,解决它们,然后适当的调整计划,继续实施它。

十三、制定计划中容易走入哪些误区?

1. 目标不明确　连自己要什么都不知道,怎么去实施呢?

2. 想当然　有时候觉得事情是那样的,可它不一定是。怎么办呢?可能得先做调查,听听了解这件事的人是怎么说的。

3. 好高骛远　别想一口吃成个胖子,那些粗制滥造的作家们多数都是在为了赚钱而凑字数,你以为真的有神人吗?

4. 急功近利　冷静点,别只看眼前,好好想想怎么做才最有利于你实现目标,而不要因为眼前的一点小利益而轻易改变。

5. 过于死板　计划应该灵活,不要在一开始就定死了所有的事情,天有不测风云,就算老手也要考虑到一旦计划失误的情况。

6. 不具有可实施性　这个错误很容易犯,而这也是造成很多的团队不能正常完成他们的计划的一个主要原因,有时候是因为实施者不明确,有时是因为时间不明确。

7. 不具有可度量性　这个最容易犯,而有的时候一些任务的确不容易量化,所以,需要多动脑。

十四、店长为何要进行授权?

授权是店长提高效率或效能的秘诀之一,是事业的成功之道。它能使每个人感到受重视、被信任,进而使他们有责任心、有参与感,这样整个团体同心合作,人人都能发挥所长,组织才能有新鲜的活力,事业才能蒸蒸日上。无论任何时代,一个杰出的领导者必定是一个高明的授权人。

1. 领导活动多具有"领导行为与领导目标的间接性"特点;

2. 现代领导活动具有多样性和专业化的特点;

3. 现代领导不是以领导者为原点的垄断型活动,而是下属与领导者融为一体的参与型活动。

十五、什么是授权?

是指上级把自己的职权授给下属,使下属拥有相当的自主权和行动权。是领导者通过为员工和下属提供更多的自主权,以达到组织目标的过程。授权是领导者智慧和能力的扩展和延伸,必须遵循客观规律和原则,授权过程是科学化和艺术化的过程。

十六、授权具有什么特征?

授权具有四个特征:

1．其本质就是上级对下级的决策权力的下放过程,也是职责的再分配过程。

2．授权的发生要确保授权者与被授权者之间信息和知识共享的畅通,确保职权的对等,确保受权者得到必要的技术培训。

3．授权是一种文化。

4．授权是动态变化的。

十七、授权的意义是什么?

1．明确组织成员之间的关系;

2．使领导者能够腾出时间处理领导活动中最重要的问题;

3．为被领导者提供培养和锻炼工作能力的机会,有利于不断充实各级领导人员;

4．能够提高决策的效率;

5．能够提高企业组织成员的士气。

十八、授权的步骤是怎样的?

授权由六个步骤组成:

1．分析、确定什么工作需要授权　领导者的工作中有些适宜授权,有些不适宜授权,要注意区别。

2．选择授权对象　考虑人选时应该注意:

（1）拟授权的工作任务需要什么样的知识、技能和能力；

（2）谁具备这些条件；

（3）谁有兴趣做这项工作。

3. 明确授权的内容　向被授权者授予工作任务时，应该明确工作的任务、权力和职责。

4. 为被授权者排除工作障碍应该做到：

（1）授权前应有技巧地提醒被授权者在工作过程中可能遇到的困难，使其有充分的心理准备；

（2）授权时充分考虑授权的原则，按原则给予授权；

（3）授权后要进行必要的控制。

5. 形成上下沟通渠道　建立执行授权工作情况的反馈系统，以监控被授权者的工作进度，发现偏离目标时，及时采取措施纠正偏差。

6. 评价授权效果　按预定的工作标准定期进行质量评价，完成任务后要进行验收，并将评价结果与奖罚、晋升、提职等挂钩。

十九、授权有哪些类型？

授权依形态可分为两种，一是"下达指令"型，一是"充分信任"型。

所谓"下达指令"型就是指放不开手的管理者坚持一人独挑大梁，属下惟命是从，不做任何决策，不负任何责任。"下达指令"型的授权，必须亦步亦趋地监督。这种方式常被店长采用，但成效如何并不理想。

"充分信任"型的授权，才是有效的管理之道。这种方式注重的是结果，不是过程。获授权者可自行决定如何完成任务，并对结果负责。

二十、"充分信任"型授权要求双方注意哪些事项？

1. 预期的成果　管理与被管理的一方须对预期的结果与

时限进行沟通并务必多花时间讨论,确定彼此认知无误。

2．应遵守的规范　授权有一定的限度,所以必须加以规范,但切忌太多。

3．可用的资源　双方确定可用的人力、物力、财力、技术或其他资源。

4．责任的归属　约定考评的标准及次数。

5．明确的奖惩　依据考评结果进行赏罚,包括金钱报酬、精神奖励与职务调整等。

二十一、授权的指导原则是什么?

1．给予员工尊敬和信任,这是向员工授权的两大要素;

2．决定好向员工授权的具体内容;

3．就新领域对员工进行培训,明确告诉店员要他们干什么;

4．创造一种宽松的环境,尤其是在涉及顾客的满意程度时,可以允许与规章制度不符的例外情况;

5．允许店员犯错误而不对其批评或惩罚。相反,应把这种时候看成教育员工的好时机;

6．奖励那些敢于冒险、做出了正确的决策、承担了责任的被授权店员。

第八节　提升销售业绩

一、药店经营和管理不完善,导致客源流失的原因有哪些?

1．药品零售行业不同于其他零售行业,店员对顾客的服务质量的好坏不能简单地以店员对顾客的服务态度决定,而更多的是需要体现在店员医药专业知识水平。所谓以理服人就是要让店员的推荐和介绍更加专业,首先要让顾客认可你的专业,继而才有可能认可你的服务态度。

2．由于医药零售行业普遍存在的不规范、不合理推荐行为对消费者的负面影响，以及随着社会经济的发展，人们医药健康知识的丰富，消费者对事物的鉴别能力提高，店员对顾客的推荐工作更加需要技巧性和合理性。研究消费者购药心态和提升店员推荐产品技巧是能否成功推荐高毛利产品的关键。

3．药店的经营管理者所选择的高毛利产品的标准除了利润指标要求外，一般都是这类产品市场销售量较大的品类，在这些品类中一般都有一个或几个已经被消费者认可的销售量较大的品牌产品，所以药店店员往往为了提升高毛利产品的销售额，不惜恶意诋毁和拦截品牌产品，以简单地牺牲品牌产品为代价来换取高毛利产品的销售。殊不知，药店中的品牌产品往往是门店集客的主要因素之一，放弃品牌药就等于放弃门店的客流量，是不可取的。

4．药店的经营管理者为了提升门店的盈利水平，往往会死盯着药店中高毛利产品的销售，而忽略了只有有效地提高门店有效客流量和客单量才是门店的盈利之本。

二、如何提升店员推荐高毛利产品的销售技巧？

1．知己知彼　顾客细分策略提升推荐产品的有效性。

2．避重就轻　放弃对顾客价格敏感度高的产品的极力推荐，巧用组合推荐技巧推荐高毛利产品。店员在向顾客推荐高毛利产品时，一定要注意顾客对产品价格的敏感度。店员在具备一定医药专业知识的前提下，针对患者的病情进行其他产品组合治疗的推荐是非常有必要的。

3．以退为进　推荐高毛利产品之前必须建立店员与顾客之间的信任度。店员推荐高毛利产品能否成功关键一点还是在于他们能否在顾客心目当中迅速建立起信任度，因此，适当牺牲部分产品的经营利益来换取顾客对店员的好感和满意度、信任度，是为进一步销售做好铺垫。舍去的是一点点利润，换取的才是金银满钵。

4. 提升自身素质　提升店员综合素质和医药专业技术水平是合理推荐产品的基础。零售药店的销售不同于其他零售行业就在于他的专业性，店员的推荐能否打动顾客的心关键在于能否认同店员的医药专业知识，而医药专业知识的培训是门店店员整体素质提高最有效的方式之一。

5. 树立专业形象　充分利用药店职业药师的专业形象促进药店高毛利产品的销售。零售药店应充分发挥职业药师的专业权威性，给予店员向顾客推荐产品更加专业的肯定，提升店员推荐产品的专业性。

 案例分析

化整为零

在介绍价格的时候，必须让别人看起来价格比较低，但你向他介绍好处的时候，就必须使他们看起来好处比较多。

一个药品公司出售一种特别昂贵的兽医外科用药，它的价格与竞争对手比起来高得吓人。但是推销员问兽医每次的用量是多少，然后告诉对方，用他们的产品，每头牛仅多花 3 美分，那真算不了什么，但是它的效果却是同类产品无法相比的。这样价格，使人易于接受，但是如果他们说每包多 30 美元，那听起来就是一个很大的数目，很可能把顾客吓跑了。

资料来源：唐华山. 品故事　学销售 [M]. 人民邮电出版社，2007，189

案例具体分析：

在谈判进行过程中，要将自己的目标很好地隐藏起来，把一些次要的问题渲染成很重要的问题，而让对方多占些便宜，你也表示很"勉强"地让步，这样成交最后就会变得顺理成章。

案例分析

从阿司匹林到大汽车

在一家大百货公司里，经理正在询问一个售货员的工作情况。

经理问身材矮小的售货员："你今天有几个顾客？"

售货员回答说："一个。"

经理有点不高兴了："只有一个？这么少！那你完成销售任务了吗？"

售货员说："完成了。"

经理很奇怪："你卖给他多少钱的货物啊？"

售货员答："5.8万美元。"

经理扶了扶眼镜，让售货员详细解释解释。

售货员说："顾客是个中年人，很有钱的样子。刚开始，我先卖给他一枚钓钩，接着卖给他钓竿和钩丝，我问他打算去哪里钓鱼，他说南方海岸去。我说坐小船在海上很危险的，小汽艇才够带劲，还安全。于是他就买了艘6m长的小汽艇。我又说他的小轿车也许拖不动汽艇，于是我带他到汽车部，卖给他一辆大汽车。"

经理的脸上笑开了花，感慨道："那人来买一枚钓钩，你竟然能向他推销掉那么多东西？"

"不，不是的。"售货员耸了耸肩，"其实是他老婆偏头痛，他来为她买瓶阿司匹林。"我听他那么说，就告诉他："这个周末你可以自由了，为什么不出去钓鱼呢？"

资料来源：唐华山．品故事　学销售 [M]．人民邮电出版社，2007，2

案例具体分析：

在销售高手的眼中，他们从来都不做单线生意，而是做连带生意的，只要抓住顾客的心理，全心全意地从顾客的角度考虑问题，就可以举一反三，顺势推销，达到最高超的成交境界。

三、怎样运用顾客细分策略提升推荐产品的有效性?

1. 针对指名购买药品的顾客,要在尊重和满足顾客需求的前提下进行同类高毛利产品的推荐工作,不要马上要求顾客放弃他们所选择的药品,要在顾客所选择的产品和你想推荐的产品之间进行产品各自优点和缺点的合理比较,用专业知识增加你推荐的科学性和合理性,这种顾客不可强行推荐。

2. 针对患有某一疾病而并没有想好购买哪一种药品的顾客,可以重点向顾客推荐高毛利产品,尤其是该产品能为顾客带来的切身利益,是重点向顾客介绍的。

3. 针对老年病顾客要注重药品的价格低廉这个卖点。

4. 针对家庭主妇要注意药品的疗效和价格之间的性价比。

5. 针对年轻一族,要注重产品的疗效和品牌知名度及美誉度。

6. 针对家庭主妇和老年人还要注重其他家庭常备药的推荐。

四、提高顾客购买力的主要方法有哪些?

1. 通过建立顾客数据库培养忠诚顾客。

把顾客按照购买量和购买频率分成三类,分别是 A 类忠诚顾客、B 类一般顾客、C 类路过散客。采取变通的营销促销手段区别对待,通过系列服务来达成其继续忠诚购买。

2. 通过价格和服务竞争留住忠诚顾客。

3. 通过扩大商圈覆盖面积和用品种类吸引一般顾客和路过散客。

4. 经常推出新药和新的医疗保健药品和方法吸引新的顾客。

通过小卡片经常性介绍各个系统新药和指导用药,一直保持有新药推出,保持新药推荐是药店有活力、吸引人的关键。

5. 争取成为附近一家医院的第二药房。

该医院特色的门诊用药，药店都应该有，价格应该比医院明显便宜，对于一些新特药，可以先进入药店，然后让厂家业务员告诉医院医生，由医生的处方介绍，药店帮助医生统计处方量，让厂家人员和医生进行推广介绍。

6. 增加对商圈内顾客的人文关怀。

在布置上加强药店的用药指导、购药指导、保健指导，尤其是安全用药指导、医药知识普及等。药店可以充分利用医药厂商在当地的办事处和工作人员，一起办墙报、立牌和店内墙体宣传物。

7. 增加健康美丽类日用品的经营。

比如保健品，化妆品，体育用品的经营。同时还可以经营食品。这一方面是增加营业额，更重要的是可以顺带提高销售额。

8. 免费提供义诊和医疗器械的免费使用。

对于医疗器械的免费使用，可以吸引所覆盖的商圈或者社区内的消费人群，扩大和保持顾客群。操作时可以和厂家的营业员业务员联合起来，由他们来请医生或者专家。你只要免费提供场地桌椅和茶水，或者配备驻店医师，免费诊疗，一般顾客都会在药店就近购买的。

9. 形成某类药品的专科特色药店。

在经营一般药品的同时，还要有意把商圈内销售最好的一类药品作为特色，扩大该类药品的品种，增加选择范围，培养营业员成为该类疾病和药品的专家，给顾客是真正有意义的用药指导。公开定期介绍国内外这种疾病的治疗和用药状况。

10. 把营业员培养成药品和常见疾病专家。

11. 经常开展促销活动。

根据不同气候、节气和节假日、黄金周，推出不同健康医药为专题的主题促销活动，让主题促销活动成为吸引客源的一个常规手法。

12. 保证产品不断货。

销量的大小与产品是否断货有直接关系，尤其是一些忠诚顾客经常购买的品种,一旦断货,就意味着顾客可能转而购买竞争对手药店的产品了。因此一定要掌握一些常见药品的周销量或者月销量,保证不断货。

13．紧跟广告销售流行药品。

注意订阅一份当地主流媒体,当地报纸新药广告一出,马上就联系经销单位进货,并用告示牌告知顾客,以免一些顾客受广告影响但却在你的药店找不到药买。

五、如何通过价格和服务竞争留住顾客?

经常性购买药品的顾客,主要是一些需要长期用药的顾客,比如高血压、糖尿病等病人,以及熟悉该药店营业员和产品以及价格的人群。留住他们,主要方法是通过价格折扣、习惯用药、指导组合用药、为顾客节省钱、送货上门服务等手段留住这群老顾客,其中这群人是长期用药的,要从帮其省钱的出发点来经营,就可培育起这群人的忠诚度。这群人中有些是老人,有的是时间,价格高或者服务不好,就可能失去这群顾客。

六、如何吸引一般顾客?

印刷精美画册或者彩色单页,介绍药店、介绍特色,并把宣传资料送到你药店商圈尽可能大的范围。通过优选品种结构,使药店品种齐全,让一般顾客来两、三次就知道,想买的药品,这里都有。

七、如何把营业员培养成药品和常见疾病专家?

药品销售的特点是具有以医代药、准顾客多、对服务语言要求特殊等等。

1．要经常进行营业员医药知识教育和考试,尤其是药品使用和贮藏知识教育;

2．销售业绩和奖励真正挂钩;

3．服务质量和奖励真正挂钩,设置消费者可以方便评价营业员服务质量的指标和评价办法；

4. 进行销售技巧的培训与比赛。

第九节　情　绪　管　理

一、什么是情商？

情商（EQ）又称情绪智力，是近年来心理学家们提出的与智力和智商相对应的概念。它主要是指人在情绪、情感、意志、耐受挫折等方面的品质。以往认为，一个人能否在一生中取得成就，智力水平是第一重要的，即智商越高，取得成就的可能性就越大。但现在心理学家们普遍认为，情商水平的高低对一个人能否取得成功也有着重大的影响作用，有时其作用甚至要超过智力水平。

情商包括以下几个方面的内容：一是认识自身的情绪。因为只有认识自己，才能成为自己生活的主宰；二是能妥善管理自己的情绪，即能调控自己；三是自我激励，它能够使人走出生命中的低潮，重新出发；四是认知他人的情绪，这是与他人正常交往，实现顺利沟通的基础；五是人际关系的管理，即领导和管理能力。

二、情商的作用与意义是什么？

1. 影响日常工作的情绪状态和工作效率；
2. 影响工作中的人际沟通和情感交流；
3. 影响群体冲突的解决和企业凝聚力的形成；
4. 影响店员的自我激励和企业的进取精神；
5. 影响企业的创新能力。

三、如何运用店员情商？

运用情商就是将人力资源的管理、开发、使用进行合理的安排,并让店员心甘情愿地为企业工作的综合与平衡能力。

1．在店铺中推行店员的自我管理,通过充分调动店员的自觉性,使他们即便在没有外在约束力的情况下也能够积极完成工作;

2．人际环境是机会,愉快的工作首先就要取决于人际关系的好坏。其实能接触各式各样的人,不仅可以拓宽自己的生活与视野,对于自我成长也是很有效率的方法;

3．集思可以广益,在职场想要广结善缘,要先试着去喜欢你的同事。在工作场合中,往往需要集众人之力才足以成事;

4．将心比心,花点心思去体察别人的情绪,不要去触犯他人的禁忌或踩别人的痛脚。

四、如何培养店员情商?

1．在工作中善于捕捉店员的"闪光点";

2．称赞店员,培养店员的自信心;

3．批评宜采用"三明治"策略,即表扬—批评—表扬的方式,以免店员丧失自尊。

五、如何进行情绪管理?

(一) 改变事情定义

有一句话说得好"我们没有办法阻止事情发生,但我们可以决定这件事带给我们的意义。"你可以选择是"问题",亦可选择是"机会",结果总是如你所愿。这就是选择"机会",明了在这件事中带给你的是什么教训及警惕,下次避免重蹈覆辙,就可以将"问题"转变为"机会",因此你的定义就是你的结果。

(二) 改变人物画面

专家研究发现,人的头脑对数字、文字很难记忆,但对画面却是历久弥新,永难忘怀,你为什么过得不快乐,是因为脑海中有不愉快的画面。如何修改脑中画面,创造活力,就是决定我们幸福人生的枢纽。

（三）改变对己问话

不知道你是否有经验，当他人说好，但你认为不好时，结果一定是不好。当他人说不好，但你认为好，结果永远是好。这印证你的问话决定你的人生品质，所以无论发生任何事，问自己两个问题：第一是这件事带给我什么样的经验及教训？第二是我该如何做才能将这件事处理得更圆融、更好？因此积极的问话，便会造就积极的人生。

（四）改变学习目标

"物以类聚"这是大家耳熟能详的一句话，它的意义是你是什么人，你的生活如何？由你周遭交往的朋友即可看出。悲观的人周遭大部分都是悲观者，而乐观的人身边亦多为乐观者；因此要想改变命运，你必须要跳脱现况，和乐观者学习。要想快乐，请和快乐者为伍。

第十节　危机管理

一、药店危机有哪些类型?

药店所面临的主要分为两个部分：可控制的部分和不可控制的部分。可控制的包括诸如门店的一些日常发生的停电、停水、火灾、水灾、商品的紧急断货、门店人员的变更等造成的不良影响都可以通过事前的控制得到很好的预防和及时的解决。某些不可控制的危机主要是一些非人为的天灾人祸导致店铺难以控制。

二、突发事件有哪些种类?

（一）灾害与事故

灾害包括水灾、火灾、地震、风灾、雷击、火山爆发、海啸等。事故主要包括爆炸、追撞、坠落、翻覆、遗失、虫害、电器事故、机械事故及交通事故。每个店铺都应制定突发性事故的处理方法，以便店员在遭遇时能沉着应付。

（二）人员风险

人员风险包括受伤、食物中毒、死亡、职业病、传染病、失踪、绑架、暴力行为及名誉毁谤。公司内犯罪——侵占、逃税、贿赂等。公司外的事故——诈欺、商业间谍、失窃。

（三）经营风险

恶意或有意图的谎言、顾客基于推测引起的误解等。在经营上如出现产品责任、发生公害、或违法取得企业秘密、消费者申诉、告发、内部告密、诉讼、企业恐吓、民事暴力。

三、突发事件处理的守则是什么？

1. 迅速成立突发事件处理小组，统一发言；

2. 找出突发事件真正来源与现象区分，准备结构周全的资料；

3. 处理突发事件，面对公众，沟通传播；

4. 突发事件发生时尽量给予新闻记者采访上的方便，主动提供有关事件的背景资料；

5. 尽快找到一个支持者或第三者，加强与大众沟通；

6. 尽量与调查机关配合；

7. 对任何负面报道，要立即有所回应，诚信为上；

8. 切勿欺骗隐瞒，否则只会让事件扩大，难以控制；

9. 不要在声明中淡化问题，该认错时迅速认错。不要在声明中做宣传或促销；

10. 掌握状况，并留下记录；

11. 突发事件处理策略应及早拟定，并以维护企业形象、信誉为优先。

四、突发事件的处理机制是什么？

（一）事前做好应急计划

对各类突发事件分别制定应变方法，安排好突发事件中和突发事件后处理各种问题的合适人选。让这些人事先了解面对不同突发事件时，他们应该采取怎样的应对措施，这一工作必须在企业各有关部门相互协调下，统一做出安排。

（二）成立突发事件处理小组

包括店长、经理级以上主管、公关部门（行政部门）。

（三）确定一个发言人

当突发事件情况发生后，由发言人代表企业对内对外介绍事件真正和企业所做的努力。遇到突发事件时，可能会造成一定程度的混乱，并给人们心理上造成紧张、恐惧的感觉，此时各种谣言最易传播。为了防止谣言的传播，维护企业形象，发言人应及时以恰当的方式公布事实真相，让人们了解情况，理智地对事情做出分析判断，然后再采取措施解决。

（四）对内的沟通

不要忽略对内部员工的说明与传达公司处理态度，避免内部员工私下谈论，影响士气或不当言论造成内部混乱及紧张不安情绪。必须建立团结一致的共识，保持正常作业，对外不随意谈论事件内容及各个人态度，一切以公司突发事件小组及对外指定发言人的言论为最高指导。

（五）对外做好与传播界的沟通

事先对在突发事件情况中如何与传播界协作做好安排，包括平时员工同传播界有关人士建立关系，让他们对企业的基本情况有一明确的了解。当突发事件出现时，准备好用大众容易听懂的语言对事件作介绍。同时，准备好一份强而有力的资料，以准确的数据来解释有关技术、人员和专家介绍突发事件情况的真相。

（六）安慰受害者及家属

如果在突发事件中有人员伤亡，如何安慰受害者及家属就成为突发事件处理中的一项重要工作。而且必须让他们对事情真相有一个较明确的了解，对他们隐瞒事实真相是十分危险的做法，只会增加他们的疑惑、焦虑和愤怒。

（七）事先与可能求援的部门建立联系

法律顾问、政府机关及相关的研究部门等，都可能是突发事件过程中企业的求援对象。所以，应该平时就和他们逐步建立联系网络。让他们了解企业基本情况，以及企业如果发生突发事件，可能会向他们寻求哪方面的帮助等。这样有助于突发事件发生后，救援部门可以准确无误地向企业提供所需的帮助和支持。

（八）需在具体行动中迅速修改预订方案

由于突发事件的发生是不可能预测的，而且突发事件发生以后造成的破坏程度和范围也是无法事先估计的，所以公共关系不可能在事先制定的应急计划中做好所有准备，很多工作只有在具体行动中迅速修改预订方案来完成。

案例分析

中美史克的危机管理

2000 年 11 月 16 日，国家药品监督管理局（SDA）对在中国市场的 15 种含 PPA（PPA：有收缩血管的作用，可以缓解鼻塞、流鼻涕等感冒症状。美国耶鲁大学的医学研究小组发现：过量服用 PPA 会使患者血压升高、肾功衰竭、心律不齐，严重的可能导致中风、心脏病而丧生）的药物发出禁止销售的通知。而史克公司的主打产品康泰克（复方盐酸苯丙醇胺缓释胶囊）正含有这种成分。一夜之间，医院、药店纷纷回收了这些药，一些患者还拿了处方和收据到医院要求退换药。

为应对危机，中美史克公司立即成立危机管理小组，并划分职责。很快，危机管理小组发布了危机应对计划：坚决执行政府暂停令，暂停生产和销售；通知经销商和客户立即停止康泰克的销售，取消相关合同；停止广告宣传和市场推广活动。

销售经理们被迅速召回天津总部，他们带着中美史克《给医院的信》、《给消费者的信》回归本部，按部就班地展开行动。公司专门培训了数十名专职接线员，负责接听来自客户、消费者的问讯电话，做出准确专业的回答以打消其疑虑。11 月 21 日，15 条消费者热线全面开通。同时，公司还积极争取新闻媒体的同情和支持，利用媒体的力量引导消费者。20 日，中美史克公司在北京召开了新闻媒介恳谈会，做出"不停投资"和"无论怎样，维护广大群众的健康是中美史克公司自始至终坚持的原则，将在国家药品监督部门得出关于 PPA 的研究论证结果后为广大消费者提供一个满意的解决办法"的立场态度和决心。

经销商也得到了史克公司明确的允诺，没有返款的不用再返款，已经返款的以 100% 的比例退款。史克在关键时刻以自身的损失换来了经销商的忠诚。

为了说服公司的大股东恢复对公司的信心，继续向公司投资，史克高层把股东请到了生产地点，让他们看到企业员工都保持着高昂的士气；同时，还从英国和美国的研究总部调来专家论证抗感新药的可行性。另外做出一套完整的解决方案，让总部知道公司将如何处理这些棘手的问题，需要总部提供什么资源，而这一切都有科学数据做支持。总部在这一番科学论证中，同意继续追加投资。充裕的流动资金和良好的商业信誉使得中美史克在整个过程中并没有出现严重的财务危机。

11 月 17 日中午，中美史克全体员工大会召开。当时，中美史克的员工也面临巨大压力，生产线的停止让一半员工面临下岗的威胁。中美史克在没有解决好技术问题前果断地让"康泰克"退出了市场，中美史克总经理向员工通报了事情的来龙去脉，宣布公司不会裁员。此举赢得了员工空前一致的团结。

PPA 禁令发布的 292 天后，2001 年 9 月 3 日起，中美史克研发部门的一干人员，先后在北京、天津、上海、广州、成都与媒体和客户见面，为"新康泰克"上市再做公关。据报道，"新康泰克"仅在广东上市一周，便获得高达 40 万盒的订单。但公司也付出了很大的代价，它要独立承担大约 6 亿元的直接经济损失。另外，中美史克将库存和回收的旧康泰克全部销毁，损失至少在 1 亿元以上，而公司为新康泰克在生产设备、厂房改造以及相应配套工程上的追加投资也达到 1.45 亿元人民币。

资料来源：佚名. 危机管理经典案例 [EB/OL]. 2009-07-27

http://www.poultryinfo.org/ Technique/ShowArticle.asp?ArticleID=281412

案例具体分析：

中美史克公司在处理康泰克事件中所表现出来的应对极为出色。在事件发生后不久，危机管理小组就成立起来，并迅速制定了应对计划，开始积极管理危机。另一方面，公司在对危机事件的调查和信息的收集上，无疑也很成功。在"康泰克危机"中，中美史克第一抓的重点是媒体，首先让媒体对中美史克的产品和企业有一个相对客观和准确的认识，把一些负面的东西减少。中美史克抓的第二个重点是处理好员工关系，与员工积极沟通，并在危机中宣布公司不会裁员，此举赢得了员工空前一致的团结，使外部危机得到了控制，没有侵入到企业的内部。

第十一节　信息管理

一、什么是市场信息？

市场信息就是指商品及商圈消费者变化的情况，以及竞争对手等情况。店长应注意搜集相关市场信息，然后加以分析和利用。

二、市场信息搜集的主要内容有哪些？

1．本地区消费者的购买力；

2．本地区消费者实际购买状况；

3．本地区消费者购买行为特征；

4．本地区市场季节性变动特点；

5．本地区竞争品牌状况。

三、搜集市场信息有哪些作用？

1．通过有关的消费者的信息，划分出顾客层次，决定药店药品应有的组合，使药品组合满足顾客多样化的需求，并清晰地界定出主力商品、补充商品；

2．通过对销售中的每一品种药品的销售数据、顾客信息反馈的分析，清晰地界定出主力商品、补充商品；

3．通过对销售中每一品种药品的销售数据、顾客信息反馈、市场商品流行趋势的分析，将好卖的药品追加订货及补货。

案例分析

信息的价值

亚默尔肉类加工公司的老板菲普力·亚默尔习惯每天看报，即使生意繁忙，他也会看秘书送来的当天的各种报刊。

1875年初春的一个上午，他仍然和平时一样细心地翻阅报纸，一条不显眼的不过百字的消息，把他的眼睛牢牢地吸引住了：墨西哥被怀疑有瘟疫。

亚默尔顿时眼睛一亮：如果墨西哥发生了瘟疫，就会很快传到加州、德州，而加州和德州的畜牧业是北美肉类主要的供应基地，一旦那里发生瘟疫，全国的肉类供应就会立即紧张起来，肉价肯定也会飞涨。

他立即派人到墨西哥实地调查。几天后，调查人员发回电报，证实了这一消息的准确性。

亚默尔接报后立即集中大量资金收购加州和德州的肉牛及生猪，运到离加州和德州较远的东部饲养。两三个星期后，瘟疫就从墨西哥传染到联邦西部的几个州。联邦政府立即下令严禁从这几个州外运食品，北美市场一下子肉类奇缺、价格暴涨。

亚默尔及时把囤积在东部的肉牛和生猪高价出售。短短的三个月时间，这一条信息让他净赚了900万美元（相当于现在1.3亿美元）。

亚默尔的成功不是偶然的，这是他长期看报积累信息的结果。他手下有几位专门负责信息收集的人员，他们的文化水平都比较高，长于经营，富有管理经验。他们每天收集全美、英国、日本等世界几十份主要报纸,看完后,再将每份报纸的重要资料一一分类,并且对这些信息做出评价,最后才由秘书送到亚默尔的办公室来。

资料来源:唐华山. 品故事　学销售 [M]. 人民邮电出版社,2007,88

案例具体分析:

仔细注视一切,及时发现和抓住每个稍纵即逝的机会,果断决策,迅速地采取全力以赴的行动。

四、建立顾客数据库的工作步骤是什么?

1. 以现有档案建立首批顾客数据库;

2. 通过促销活动或终端活动建立数据库;

3. 搜集好目标顾客群名单后,依据经济状况、购买习惯、偏好程度细分顾客群;

4. 数据信息分类统计处理;

5. 制定首期促销活动方案,主要规避细分市场的竞争;

6. 跟踪购买后,消费者的变化及销售反馈;

7. 将反馈信息整理,围绕特征性销售发掘、提炼广告素材,推出新的广告诉求点;

8. 占有市场,继续开发潜在顾客群。

第三章 优秀店长的能力及成功案例

第一节 优秀店长应具备的能力

一、为什么说店长是药店的灵魂?

店长,就是一个药店的管理者。药店就像一个家,店长就是这个家的家长。家长要操心这个家的所有问题,人员、商品、卫生、陈列等,方方面面都要照顾到,任何一个细小的细节考虑不到,就有可能给工作带来不良影响。

作为店里的主角,首先就是要认清自己是药店的灵魂。具体表现主要有以下几方面:

(一)店长是药店的代表者

一方面,店长代表公司与客户、社会有关部门建立联系;另一方面,对员工而言,店长是员工利益的代表者,是员工需要的代言人。所以店长必须对药店的营运了如指掌,以便在实际工作中做好安排与管理,发挥最大实效。

(二)店长是公司政策的执行者

药店既要能满足客户的服务需求,又必须创造一定的经营利润。对于政策、经营标准、管理规范、经营目标,店长必须忠实地执行。因此,店长必须懂得善于运用所有资源,以达成兼顾客户需求及企业需要的经营目标。

(三)店长是现场的指挥者

店长必须负起药店现场总指挥的责任,安排好各部门、各班组及班次员工的工作,指导员工,依照公司下达的营运计划与目标,运用合适的服务与营销技巧,实现药店服务与营销目标。

（四）店长是问题的协调者

店长应具有处理各种问题的耐心与技巧,如与客户、与员工、与公司相关部门的沟通等,这些是店长不能忽视的。因此,店长在上情下达、下情上达和内外沟通过程中,都应尽量注意运用技巧和方法,以协调好各种关系。

（五）店长是士气的激励者

店长应时时激励下属员工保持高昂的工作热情,形成良好的工作状态,让下属员工人人都具有强烈的使命感、责任心和进取心。

（六）店长是业务的控制者

为了保证药店的实际作业,店长必须对药店的日常营运与管理业务进行有力的、实质性的控制。如商品品质控制、成本控制、现金与物料控制、信息控制等等。

（七）店长是员工的培训者

员工的业务水平高低与否,关系到药店经营的好坏。所以店长不仅要时时充实自己的实务经验及相关技能,更要不断地对员工进行岗位训练,以促进药店整体经营水平的提高。店长还应适当授权,以此培养下属的独立工作能力,训练下属的工作技能,并在工作过程中耐心地予以指导。

（八）店长是成绩的分析者

店长应具有收集、分析数据的能力,以便及时掌握药店的业绩状况,进行合理的目标管理与业绩管理,同时店长应善于观察和收集药店营运管理有关的信息资料,并进行有效分析,以及预测可能发生的情况。

二、优秀店长应具备的能力包括哪些?

（一）现场经营管理能力

不断找问题,防患于未然,加强管理,使店铺整体运营更趋合理；有计划地组织人力、物力、财力，合理调配时间，整合资源，提高效率；信息资料、数据的整理、分析，并在实践中运用，以扬长避短，查漏补缺。

（二）人力资源管理能力

有效、合理地组织下级，调动店员的积极性，共同完成公司的既定目标。能拓展下级的视野，使人尽其才，提高业绩的指导能力；用已有的规范培育下级，传授可行的方法、步骤和技能，使其在其职尽其责、胜其任。

（三）营销管理能力

经营药店的必备技巧和使顾客满意的能力；快速、正确地分析解决问题。

（四）自身素质能力

包括专业技能和自我学习提高的能力，不断学习和更新专业知识，不断充实成长，完善自己。

第二节　优秀店长的成功案例

优秀店长是如何磨炼成的？曾经有一位连锁药店的老总说："扩张愁的不是缺乏资金，而是找不到能担当重任的门店经理。能干的店长绝不是短期内可以招聘或培训出来的。"那么究竟是什么"炼"成了能干的店长？而作为一名店长，在成长过程中，又是什么促使其不断进步的呢？

一、什么是店长现场管理能力？

现场管理包括店内巡检、店内排班、店内交接、应急事件处理、投诉处理、客户意见反馈、安全与消防等。

店长应不定期对营业现场进行巡视，对营业服务全过程进行监督和指导，及时纠正和处理服务质量上存在的问题。

药店要实行弹性排班管理，有效地降低人力资源成本，保证药店服务能力与顾客的服务需求相匹配，提高药店服务质量和水平,提升客户满意度。

在处理投诉时,通过有效的情绪安抚,巧妙地将话题转移,集中在问题的解决上。客户的意见和建议对于了解客户需求、改善服务质量及提升客户满意度等具有重要的作用,是企业的一笔宝贵财富。药店可以通过多种形式记录客户意见,并及时响应客户需求。

对于安全消防的工作,也应列入药店的日常巡检工作中。

 案例分析

小事"磨"出优秀店长

三年前,莫××被派到公司下面的一家分店担任店长。上任一周后的一天上午,一位老人气冲冲闯进他的办公室,对他嚷道:"我就是要找你这位店长评评理,怎么你们连100元都找不开,竟然让我自己想办法换零钱。"莫××了解情况后得知收款处的零钱刚刚用完,这位老人就拿着百元面钞来买药。他急忙让人去对面银行兑换了零钱,帮老人解决了问题。事情发生后,莫××感到不能完全怪收银员,是自己工作做得不够深入。从此,他每天下班前半个小时,都会把第二天需要提前准备的工作检查一遍,比如各柜组备药情况、新进药品的摆放及其价签填写是否正确完整⋯⋯由于自己动手,加上员工的积极配合,类似的事件后来很少发生。

由于工作主动深入,莫××和员工的感情也拉得很近,他们有话也愿意跟他说。一天中午用餐时,一位年轻店员说:"今天一位顾客问我,感冒了,究竟是吃中药好,还是吃西药好?当时我真不知怎么回答,只好对他说,西药见效快,副作用多;中药见效慢,没有副作用。" 莫××一听,立即对他的说法进行了纠正,并详细地进行了讲解。同时,他还向大家做了检讨:"我们的专业培训做得不够,咱们以后还应该在药学服务上多下工夫"。后来,经过半年的专业技术培训,店员的药学服务水平获得了提高,药店的营业额也同比翻了一番。

其实,这样的"小事"每天都有很多,虽然细微,但却能真正"磨炼"出优秀的店长。

资料来源：莫英杰. 关于优秀店长是怎样"炼"成的 [EB/OL]. 寻医问药网. http://topic.xywy.com/wenzhang/20070106/403375.html

案例具体分析：

评价一名店长是否优秀，不仅要看他是否能够提升药店的销售业绩，还要看他在日常工作中是如何处理一桩桩"小事"的。

二、药店店长如何进行人力资源管理？

（一）店长对员工进行教育指导

对于下属职务执行的方法、顺序、技巧，依原则进行教导，并且要培养他们的应变能力。当发现下属的能力不足时，要帮助他们，使其扩大视野，具有升迁的能力。

 案例分析

开新店，痛并快乐着

2007 年 2 月 9 日，由查××担任店长的南京西路店在大家的期盼中正式开张了。由于这家店是公司的示范药店，大家给予了高度关注，查××承受了许多压力。为了将这家药店搞好，她和全体店员都费了许多心思。

一是工作人员精干高效了。以前开的药店，大家的分工很明确，有专职的店长、组长、防损员、收银员、药师、店员、厂家促销员等，人员多，工作饱和度不够；现在，除了店长外，员工们都是全职药房管理员。大家既有合作，又有分工。通过培训和考核，门店对排名靠前的全职药房管理员进行奖励，对于排名末位的员工进行批评和教育，这样锻炼了大家的综合管理和服务能力。

二是锻炼了干部队伍，培养了后备人才。以前，柜组长是固定的，这样既不利于发现人才，也不利于干部培养。所以，查×× 在开业后的前几个月就让每个全职药房管理员都来尝试干干这个岗位,手把手地交他们,让他们在工作中得到锻炼,并按照制度和标准来考核他们,从中选拔出 2 个相对优秀和固定的组长,让他们来带领自己的班组。

资料来源:查春桃. 关于优秀店长是怎样"炼"成的 [EB/OL]. 寻医问药网. http://topic.xywy.com/wenzhang/20070106/403375.html

案例具体分析:

店长是一名管理者,是领导团队把事情做好的人。而要想让团队把事情做好,首先就要教会他们怎么做事。因此,店长必须是一名优秀的培训者,要不断地对所有员工进行岗位培训。

(二)药店店长要对员工进行激励

药店应根据不同员工的绩效表现给予相应的回馈。对员工的激励可分为物质层面的激励和非物质层面的激励。

(1)根据店员的能力安排工作:在安排店员工作方面,最好是充实销售工作的内涵,扩大其职务或工作范围,不仅仅只让店员买东西,还应要求员工想想该怎样陈列药品,或者提供药品销售中的经验,提出促进销售的意见。

(2)给予员工一定的权力和相应的责任:只有责权利结合,店员才能比较容易提出想法,发挥其创造力,店员会觉得工作就是自己的事业,从而产生强烈的投入感。

 案例分析

当一个会派活的店长

日子就像树上的叶子,被岁月的风一片一片摇落下来。2007 年有很多值得回味的管理故事,其中对江 × 影响最大的就是那段"学会派活"的经历。

初当店长的时候,江 × 习惯于事必躬亲,工作不分巨细,都要亲自动手。药店需要处理的事情很多,她觉得只有自己事事亲历亲为,做好表率,才能被大家认可，才能不辜负领导对她的信任。为了"看"好店员，江×大多数时间都呆在卖场里督察工作；办公桌上的文件她一个一个过目，逐件处理；投诉电话，她亲自去接，马上解决；顾客有意见，她也亲自接见，满脸笑容应付，促销、培训方面的事也亲自出马。因此，江×总是药店中最忙的一个，但遗憾的是收到的效果却事倍功半，就连以前可以"独当一面"的助手，也开始习惯于凡事向她请示，由她出头，江×大忙特忙，心力交瘁。

后来在和一位店长朋友谈话时，江×说起了自己管理上的困惑。朋友说"先给你讲一个典故吧：《三国演义》第一百零三回讲到诸葛亮与司马懿对峙五丈原，计穷，派人向司马懿送去女人衣物，意在激其出战。司马懿佯笑受之并探问孔明寝食及事之繁简，使者曰：'丞相夙兴夜寐，罚二十以上者亲览焉。所啖之食，日不过数升。'懿顾谓诸将曰：'孔明食少事烦，其能久乎？'就在此后不久，诸葛亮终于心力交瘁，星落五丈原。其实，主簿杨颙曾劝诸葛亮说，在管理制度上，要有明确的等级分工，遗憾的是诸葛亮没有接纳这种意见：'吾非不知，但受先帝托孤之重，唯恐他人不似我尽心也。'"这位店长朋友接着说，"我在刚开始做店长时也有你这样的困惑，担心员工不认真，干不了，凡事都往自己身上揽。但结果却是越管事情越多，越管越乱，以致药店的工作受到了严重干扰。但自从我学会了将工作分割，让每个店员都来承担管理的责任，就轻松多了，团队的协作精神也逐渐培养出来！"

朋友的一席话让江×茅塞顿开：不管我怎样巧妙地使用时间，怎样压榨自己的精力，一个人能够承担的工作量都是有限的，就算睿智如诸葛亮也不例外。因此，如果想成倍地提高效率，必须学会毫不客气地借用他人的时间和智慧，将工作最大限度地分给下属。也就是说，一个成功的店长，必须是一个会给下属派活的店长，并非凡事独揽。

资料来源：江珊. 2007我回味我思考[N]. 医药经济报, 2007-12-26（C05）.

案例具体分析：

管理，简单地说就是让人把你想做的事情做好。在药店管理过程中，店长需要更多的伙伴来协助工作，更出色地完成工作，同时激发团队成员的主人翁精神。在此环节中店长要注意：既要给下级权利也要明确责任。

一方面让下级充分发挥,完成交代的任务,一方面监督过程,给予下级指导、训练、充分发挥人的作用和潜能。切勿凡事事必躬亲。

（3）促使部属提高工作能力：任何人能在工作中,都愿意投入自己的热忱,店长在交代下属工作时,应通过变换其所分担的工作范围等方法,尽量使员工的工作能力得到提升。

（4）让店员有选择的自由：不要强迫店员用某种所谓的标准方式接待顾客,允许店员用更人性化的方式区别对待不同的顾客群。也不要用"严苛僵化"的店规束缚店员,以免矛盾升级,影响药店的正常经营。

 案例分析

"制度型"药店店长的尴尬

范×一位资格比较老的连锁药店店长。当时总部对他委以重任,主要看他有十几年的药店从业经验。但是,范店长在管理中"官僚主义"作风很严重,经常引起店员的普遍不满。比如他非常强调药店的制度和个人的威信,认为店员的一切言行都必须在制度的规定范畴内,缺少灵便和通融。举个例子,如果有员工要请假,按规定请假条必须先经主管领导签字同意才行,如果员工的主管领导不在,也无法取得联系,员工只有向范店长申请假期。但范店长一定会毫不犹豫地将其打发回去,要求主管领导签字再说,不能"越级签批"。正因为他这种"官僚主义"工作作风,造成了很多店员工作的被动,森严的"等级制度"和"逐级请示"制度,很多时候让大家无所适从,觉得能动性根本发挥不出来。

资料来源：莫涵."制度型"药店店长的尴尬[EB/OL].

www.linkshop.com.cn

案例具体分析：

要管理好药店,就必须减少官僚主义,深入一线了解顾客、员工需求,解决、协调出现的工作问题，经认真分析、思考、权衡后再做出决定，减少官僚主义是赢得员工积极性，增加利润的关键所在。一旦官僚主义形成，员工不给店长提合理化建议，任其发展，后果不堪设想。

（5）让部属对工作产生兴趣。

（三）药店店长要做好团队建设

为提高药店的团队凝聚力，发挥员工的主动性和创造性，增强员工的归属感，药店应积极开展团队建设。

（1）形成坦诚沟通的药店团队文化：店长要在店内部营造一种开放坦诚的沟通气氛，使员工之间能够充分沟通意见，每个员工不仅能自由地发表个人的意见，还能倾听和接受其他员工的意见，通过相互沟通，消除隔阂，增进了解。如何形成有力的团队文化，促成共同价值观的形成，调动个人的活力和热忱，增强团队的凝聚力，培养成员对团队的认同感、归属感、一体感，营造成员间互相合作、互相帮助、互敬互爱、关心集体、努力奉献的氛围，成为团队建设的重要内容。

（2）在药店内部培育竞争意识和竞争机制：在团体内部提倡和睦相处、合作共事，反对彼此倾轧、内耗外报。但强调"以和为本"并非排斥竞争，而是强调内和外争，即对内让而不争，对外争而不让。一个班组团结如一人，与别的班组一争高低；一个药店团结如一人，与别的药店一争高低。要培育员工的竞争意识，建立起竞争机制。

（3）建立药店的共同目标：人是社会的动物，有着一种自然的归属感，不仅团队，人类的任何一种组织的诞生都是基于人类彼此存在共同的需求。在人类群体活动中，很少有像共同的目标和愿望这样能激发出强大力量的东西。在这样的一个群体中，只有共同的愿望才能够使得团队的成员知道自己明确的角色和任务，从而真正组成一个高效的群体，把工作上相互联系，相互依存的人们团结起来，使之能够产生 1+1>2 的合力，更有效地达成个人、部门和组织的目标。因此，药店要建立起短期的共同目标,同时,要树立中长期的共同愿景,指导员工的行为。

因此,药店店长必须清醒地认识到,在管理过程中要下工夫狠抓营业厅的薄弱环节,否则,药店的整体工作就会受到影响,人们常说"取长补短",即取长的目的是为了补短,只取长而不补短,就很难提高工作的整体效应。因此,药店要想成为一个结实耐用的木桶,成为一个真正有战斗力的团队,有一个方面是绝不容忽视的,那就是加强对每一个员工的教育和培训。先进的员工、能力强的员工应该主动帮助和指导落后的员工,在日常的工作中,搞好对后进员工的传、帮、带,让后进员工尽快成长起来,取得长足的进步,也成为优秀的员工,这样一步一步消除"短板",才能真正实现药店搞团队建设的目的。

(4)用好团队中的关键员工。

案例分析

努力就会有收获

药店内部人员还是原班人马,可周围的竞争对手却增加了许多,虎视眈眈,曾经有一段时间,药店经营一度走入低谷,形势十分严峻。可是药店在总部领导和职能部门的支持下,靠着团结实干,一步步走出了低谷,慢慢把市场重新夺了回来,而且还取得了不错的业绩。

一是团结起来力量大。在药店经营惨淡的时候,大家没有气馁,没有互相埋怨,而是纷纷出主意、想办法。在竞争对手新开药店低价策略的影响下,一部分顾客流失到了别的药店,为了把这部分顾客拉回来,店员提出"感恩回报——老顾客购药打折"的活动思路,在厂家的配合下,活动搞得非常成功,原来的老顾客最终又都回到了我们药店。

二是不怕吃苦,踏踏实实干工作。市场不相信眼泪,也不相信投机取巧,为了把一些活动搞得更加深入人心、尽量家喻户晓,药店的所有员工,曾经连续十多天走街串巷、爬高楼钻小巷,逐户散发相关宣传材料,尽量扩大药店和活动的影响,许多员工腿都走肿了还依旧坚守在工作岗位上。

三是坚决贯彻总部的营销策略,做好执行。总部把我们药店定为社区药店,给我们制定了一系列营销策划方案,并且附上了详细的具体执行措施,这些都是集体智慧的结晶。有一些策略在当时看来似乎成效不大,但现在再看,良好的后继效应已经开始显现。药店在经营过程中,严格执行了公司总部制定的策略,在与对手的博弈中取得了成功。

四是服务永无止境。价格战只是一种较低层次的竞争,竞争对手在2007年屡屡以此向他们发难,可是他们有着更高效的武器,这个武器就是优质的服务,低价只是一时的,可服务却是永无止境的。他们一方面从服务态度入手,做到服务比对手更细致、更入微、更有亲和力;另一方面狠抓专业技能的学习,苦练专业技能,做到专业素质过硬,结合总部每季度一次的专业技能考核,药店全体人员不断自我加压,认真学习、时时学习、学用结合,各项服务技能水平不断提高,为优质服务口号的落实打下了最坚实的基础。

资料来源:朱丽华. 2007 我回味我思考 [N]. 医药经济报, 2007-12-26（C05）

案例具体分析:

店长作为一个优秀的管理者,店面的销售业绩、管理目标、团队建设、货品陈列、店面形象等都是我们的明确目标,而实现目标的唯一途径就是我们如何领导团队,通过融入在我们团队每个成员血液里的使命感和行动去实现我们的理想!不但要教会团队成功销售的服务技巧,而且还要对团队进行品牌文化、工作流程、规章制度、产品知识等方面的培训,以促进药店整体经营水平的提高。

（四）店长要与员工进行沟通

与员工沟通的关键环节包括定期举办沟通会议,为员工准备《员工成长记录》,平时多关注营业人员的思想状态,举办一些小组聚会活动,尽量与员工一起吃饭、娱乐、打球,铸造员工第二个家,对员工有进步的地方要及时表扬肯定,整理好员工的个人资料,在每个员工生日的时候发上一条祝福语,使员工感觉上级对他(她)的关心,如果情况允许,可以为员工在网上设置一个聊天群,便于员工畅所欲言等。

 案例分析

用心管理,收获人心

小鱼在门店任店长已经一年了。在这一年当中,他积累了不少的经验,也有很大的收获。但其中感触最深的还是收获了一些管理心得,归纳起来就是四个字:用心管理。因为只有用心管理,将心比心,以心换心,才能收获人心。

记得刚接手门店的时候,小鱼总感觉自己高人一等,对员工呼来喝去,动不动就发脾气。有的员工一犯错,他会不分场合地训斥员工。一个月下来,员工见了他除了交待工作,就再也没有其他交流,店内的气氛也特别压抑。后来,营销经理巡店的时候,部分店员向他反应了药店里的一些问题。于是经理找小鱼谈话,当时,他特别不服气,认为员工们打他的小报告,不服从管理。但经理对小鱼说了一段语重心长的话:如果要想在药店管理工作中得心应手,如果要想得到员工的尊重和支持,一定要用心管理,得到员工的心,收获员工的心。只有这样,员工才会甘于付出,人人乐于工作。

听完经理的话,小鱼认真反省了自己,才发现自己以前的管理方式过于强硬,只注重了工作,却忽视了对员工的关怀。于是,他给自己订了一个标准:像尊重自己一样尊重员工,把员工当成工作中不可缺少的合作伙伴,做好门店的沟通工作,创造一个和谐的环境,提高员工的工作积极性,实现让自己、让员工快乐地工作,快乐地生活。

有了标准,小鱼就要按照标准去做。开始与员工沟通,关心他们的日常工作和生活。在每次的例会上,他都会特别强调员工对药店的重要性,认可他们的工作与付出,感谢他们的合作与贡献。告诉员工正是由于大家的努力付出,门店才会取得好的销售成绩,才会让他的工作如此成功。

尤其是在员工工作做得很出色的时候，我总要对其进行表扬与鼓励。

工作当中，小鱼还常和员工们一起分享知识、分享经验、分享目标，分享一切值得分享的东西。总公司对小鱼进行了哪方面的培训，他都会毫不保留地把知识再讲解给员工；总公司对他进行一些物质奖励，他也会分配给员工；小鱼还把一些权力授予给员工，信任他们，让他们发挥最大的能力。

在生活上，小鱼也勤关心，了解他们的日常所思、所想，为他们排忧解难。几个月下来，小鱼成了员工的好领导、好伙伴、好朋友。店内的员工互相尊重，关系非常融洽亲切，他们的工作积极性也非常高，都是主动、尽心尽力地完成任务。从那以后，药店每次都能出色地完成公司规定的销售任务，每次也都能得到总部的夸奖。这些事实让小鱼真正感到了"用心管理"的重要。

资料来源：佚名.2007 我回味我思考 [N].医药经济报,2007-12-26（C05）.

案例具体分析：

"用心管理"这四个字看起来很简单，付诸行动后就会获得很大的收获。同时还能收获更多的人心。

三、店长营销管理能力包括哪些内容？

（一）促销管理

促销管理包括促销品管理、促销人员管理、促销现场管理等。每一次比较大型的促销活动结束后，店长都要对促销活动进行评估与回顾，并要做出报告，总结好的创意与不足之处，以给下次的促销工作有更好的参考。促销活动效果评估可以从以下几方面去评估：顾客参加的情况、征求顾客的反映、产品和业务的销售业绩、最终费用的控制等。

（二）陈列管理

选择有吸引力的陈列方式，有效利用"黄金段"，根据药品的性质与种类的不同进行铺陈等。

（三）业绩管理

1. 做得比竞争对手更好一些；
2. 使用优秀店员；
3. 努力销售畅销品；
4. 合理安排淡旺季。

 案例分析

"争"来的销售额

近日，老王被任命为一家药店的店长。上任前，他对这个"老大难"药店也有所耳闻。由于此店一开始便疏于管理，养成员工自由散漫的坏风气，导致药店亏损，员工收入下降，自然士气低落，形成了恶性循环。前几任店长都无法解决问题，于是，该药店的店长一职成了"烫手山芋"，谁也不肯接。

"终于有我的'接班人'了。"看到老王上任，前任店长松了一口气，"对付这帮员工，你千万要小心，他们都不是'省油的灯'。一年来，我该用的、不该用的方法都用上了，甚至打报告准备开除几个员工都不管用，正所谓'死猪不怕开水烫'啊。"

一上任，老王就开始研究如何治理药店，但一直苦于找不到合适的突破口。

一天，店长办公室里的一块小黑板引起老王的注意，他灵机一动，打起了这块本来用于公布药店通知的小黑板的注意。药店店员分为早班、晚班两组，而这一天，由于早班组的销售额较高，老王就把这个销售额记在黑板上面。

正在这时，晚班组的组长来到办公室，看到老王在记销售额，她有些不以为然："店长，就她们一伙人，其是'瞎猫遇到死耗子'——巧了！这样的销售额，我们也能达到。"

"当真？"老王追问。

"当然!"组长信誓旦旦。

第二天,晚班组的员工们卖力地促销,当天,他们的销售额果然超过早班组。

于是,老王心生一计,把小黑板挂在药店醒目的位置上,用一支粉笔记录下每组的销售成绩,每天两次。当第一组员工下班时,老王在黑板上记下他们的销售额。接班的一组员工,看到这组的销售额,自然而然地产生要超过他们的欲望。于是,黑板上的数字不断被刷新。这块黑板,也成为员工暗中较劲的"战场",每一组员工上班前,都会来黑板前看看前一组的销售额。

一个月后,药店的销售额几乎翻了一番,员工当月的薪水也多出好几百,他们的积极性被调动起来。老王借助这一有利时机,趁热打铁。经过努力,药店终于走上正常轨道。

资料来源:艾叶.争来的销售额 [N].医药经济报,2009-04-20(C05)

案例具体分析:

店长应善于通过对影响业绩因素进行客观分析,发掘影响业绩的潜在因素,挖掘经营潜质,开拓营销蓝海。

四、如何提升药店店长自身素质的能力?

(一)药店店长应具备基本素质有哪些?

1. 亲和力　一个优秀店长要带给员工信任感,而信任感是店长在长期的一线工作中用热诚、努力、责任感、人格及感情获得的,单纯依靠权威,则不但无法顺利开展工作,指挥部属,有时反而会导致负面效果的出现。

2. 驾驭力　就是店长对员工的说服力,如果员工在遭遇任何困难时,店长能在旁迅速帮忙化解,则对于建立员工对店长能力的肯定无疑是一种最有说服力的力量。

3. 调动力　作为管理者,店长要带领和管理团队,为顾客提供最完善的服务,尽可能的提高药店的业绩,就必须保持积极乐观的心态,懂得如何用自己的人格魅力去感化和激励团队,同时也能从团队成员身上感受到乐观向上的朝气;相反,如果店长是悲观、消极的,那么团队成员在工作时也会变得萎靡不振、无精打采。

(二)药店店长如何从失误中提升挑战力?

1. 自我检讨　店长要提升自我挑战力,必须做到了解并掌握自己的性格及行为,最好的方法就是做自我检讨。

2. 做笔记　事实证明,做笔记是一种非常有效的方式。店长在笔记的记录中应重视关于失败的记录。失败的经验不仅会长时间保存在意识中,对于今后的人生态度及工作的热诚也有相当大的影响,应善于从中吸取不断完善的力量。

3. 从药店文化中提升自己　店长要对药店经营的各个环节了如指掌,以药店文化氛围与经营风格来提升自身素质。如:清洁卫生、陈列、柜台的布置、店内的巡视、存货盘点等等。

4. 掌握相关的药店药学知识　了解药店从业人员在日常销售和服务工作中可能遇到的相关药学问题;了解基础的药学、生物学和医学知识,既包括药物的作用原理、用量,又包括基本概念、注意事项和药物发展概况,以及一线、二线药物的特点和选用等;了解药店销售的各类非处方药和处方药,口服药和外用药。

 案例分析

"学"则"进"

作为一个经过笔试、面试,最终顺利过关,又经过 GSP 认证洗礼的店长,从四年多的工作经历来看,朱××认为只有坚持不懈地自觉学习,使业务水平、管理能力和思想意识跟上时代的步伐,才能成为一名合格的店长。

2001 年，朱××所在的连锁公司开始在乡镇开设分店，起初选派了一批工作多年的老同志担任店长，但实际效果并不理想：老店长的陈旧观念使部分门店面对市场反应缓慢，销售状况不尽如人意。于是，总部果断地招聘了一批"新同志"替换了原来的"老店长"，就是在这次招聘中，朱××通过了考试，并于当年四月份被聘为四分店的店长。

之所以能够应聘成功，朱××认为：关键是因为自己从未放弃过学习，有备而来，自然能够在众多竞争对手中脱颖而出。担任店长后，虽然工作比以前忙了许多，但朱××却"没敢"放松各方面知识的学习。他深知，不学习就会很快被淘汰。结果朱××于 2001 年通过了从业药师考试，紧接着，两年后我终于又圆了自己的另一个梦想——成为一名光荣的执业药师。

2003 年，"益寿堂"开始组织实施 GSP 认证，为保证认证顺利通过，公司总部下了"死命令"：谁出了问题谁负责，轻者罚款，重则下岗。作为门店实施 GSP 责任人，在总部的统筹下，他们白天忙着抓销售，晚上挑灯夜战，深入学习条款，整理规范各种记录，一加班就是 8 个多月。

最后，在认证现场检查中，当最终决定抽查他们分店时，他们没有一个人慌张，提问对答如流，查看记录整齐规范。而由于他们分店圆满完成了认证任务，朱××也被公司评为 2004 年度先进工作者。

资料来源：朱丽华. 关于优秀店长是怎样"炼"成的 [EB/OL]. 寻医问药网. http://topic.xywy.com/wenzhang/20070106/403375.html

案例具体分析：

作为店长，需要比员工掌握更多的知识，不但要懂销售，还要懂管理。涉及管理学、心理学、营销学、公共关系学等各个领域，因此，必须具备一个良好的学习心态。你可以从书本中学习，可以向那些已经成功的店长学习，也可以向竞争对手学习，甚至可以向陌生人或你的亲戚朋友学习。一个人只有具备学习进取的心态才会不满足于现状，才会不停的去探索和追求，不断地超越自我，才会在激烈的人才竞争中立于不败之地！

案例分析

责任感不可少

来药店之前，胡××曾在一家县级医院药剂科工作过。那时，对于药店虽谈不上熟悉，但也并不陌生。因为他自从 2000 年以来，就一直关注国内药店的发展，比如之前的"连锁"以及后来的"平价"，而且，胡××从《中国医药报》上也学到了许多药店管理方面的知识。

另外，胡××也曾走进药店，接触药店店员、药师、店长，与他们交流对药品零售行业的看法，以及在药店管理方面的心得体会。越是走近药店，他就越发现自己对药店工作的喜爱，再加上自己在 2000 年考取执业药师资格后一直在医院得不到发挥，于是 2003 年年底，他做出了自己职业生涯的第一次"跳槽"——离开了工作近十年的国营医院，加入民营企业南昌开心人大药房。

来"开心人"两个月后，公司安排胡××出任南昌开心人大药房总店副店长。刚上任时，他没有任何头绪，一个营业面积达 1 500m², 有着近150 名员工的药品平价卖场该如何管理呢？虽然自己曾接触过许多店长，也阅读过许多关于药店管理方面的文章，但理论和实践毕竟有着差异。于是，他开始虚心向店长学习，向柜组长学习，向优秀员工学习。凭借"前辈"的经验，他很快进入了状态。

但随着时间的推移，胡××发现药店店长还肩负着更多的责任，比如GSP 认证、药品分类管理、提高营业额、提高店员工资，以及店面陈列、仓储库存、安全保卫，还有消防、清洁卫生等等，事无巨细。在这些繁杂的工作中，他感觉作为店长，高度的责任感必不可少。而在工作中，他也渐渐熟悉了药店工作的流程，因此工作起来游刃有余。

另外，在后来的工作中，胡××逐渐开始注重药店的团队建设，并积极开展专业知识、服务礼仪、营销技巧等方面的培训，提高员工的素质，提高服务水平。

在他和同事的共同努力下，他们药店的营业额一直稳中有升，忠诚顾客也越来越多,甚至他们店还向其他分店输送了 4 名店长,而胡××也被公司评为"优秀店长"。

资料来源:胡品福. 关于优秀店长是怎样"炼"成的 [EB/OL]. 寻医问药网. http://topic.xywy.com/wenzhang/20070106/403375.html

案例具体分析:

从成为店长的那一刻起,你就是所掌管门店的领导与管理者。就企业而言,店长是企业与品牌形象的代表者;就员工而言,店长是员工团队建设与销售管理的杰出榜样和直接领导者;就顾客而言,店长是顾客投诉店员的第一对象,是处理突发事件的第一责任人。被提拔为店长,这不单单是一个职位的转变,而是全方位的变化,必须正确认识两者之间的内在区别,以便更好的完成角色转变。

 案例分析

教店员讲卫生

今年 3 月份,因为公司整体人事的变动,身为普通柜组长的小跃突然被选拔到某分店出任店长。其实,在接到这个任职消息后,小跃虽然很高兴,但同时也对自己日后的"执政"生涯感到一丝惶恐。一方面担心自己的管理能力还不够,另一方面,公司在各门店施行的店长责任制也让他备感压力:"如果到时做不好该怎么办?"但既然任命已经下来了,小跃别无选择,只能硬着头皮尽力去做了。

已做好心理准备的小跃知道"前景"不容乐观,因为店长责任制在药店还是第一次实施。公司对各门店的营业额实行单店考核制,效绩和店员奖金挂钩,店长也是按其工作能力优胜劣汰。不过当柜组长时干的就是销售,对这一点小跃还有些把握,难的是对店务的日常管理。为了提升药店的整体形象,公司特意成立了核查部,派人不定期检查各门店的环境卫生、商品陈列、设备运转等,如果一个月内连续两次被发现门店货架和卖场卫生不合格，那么店长就要被扣去当月工资的50%。

其实从一线出来的小跃知道，环境卫生和陈列这两项要想做好很难，这是公司原有的管理体制造成的弊病。在没有实行店长责任制以前，店长能动性差，连带着店员的工作态度也十分懒散，基本上一个月里搞不了几次卫生，所以门店货架上铺满厚厚的灰尘，满眼蜘蛛网的现象比比皆是。为了提高店员的工作积极性，并很快适应公司的这项管理举措，自上任后，小跃实施了三项管理措施。一是每天早上和下午开班前会时，他都要给店员灌输良好的环境卫生才是提高门店销售的前提条件这个理念。因为只有不断提醒店员，他们才能习惯成自然，时间长了原先的心态也就能转变了。二是在门店里进行卫生责任制的分区，比如两名店员负责某一条货架，如果在店长平时检查和公司的突击检查时被发现不合格，那么此货架的负责人需承担一切责任；而且为了防止店员在休假时出现扯皮现象，他还规定，休假之前一定要找其他同事帮忙整理自己所负责区域的货架卫生和商品陈列，在双方责任人签字后方可批假。三是小跃知道，要想让店员服从并且听从店长的指挥，店长首先就要身先士卒，带领员工并且指导他们去工作。虽然刚开始时，店员对公司的决定也有抵触情绪，都抢着去卖药，而不愿意"浪费"时间搞卫生，但在小跃每天的监督指导和三项管理措施的督促下，经过一个多月的整改，门店的整体形象有了很大改观。最起码，令小跃起初最为头疼的店员管理问题被他顺利解决了。连续几个月下来，药店在公司几次例行检查中都拿到了很好的成绩，而小跃的能力也得到了公司领导的一致好评。这就是小跃今年所取得的成就，虽然事情不大，但对于小跃这个初出茅庐的新店长来说，已经显得意义重大了。

资料来源：佚名. 2007 我回味我思考 [N]. 医药经济报，2007-12-26（C05）

案例具体分析：

"言传不如身教"，对于一项任务的执行，作为店长应该主动参与。这样做的好处有三个：一是发挥了榜样作用。员工看见店长身体力行，精神倍受鼓励，会以更积极的姿态投入到执行中；二是具有良好的沟通效果。

和员工一起工作,拉近了和员工之间的距离,加深了感情,执行效果也会有明显提高;三是可以及时反馈。由于管理者参与了执行,可从中了解到其中哪个环节出现了问题、哪个环节执行力不到位、是管理者还是员工的执行力出现了问题等等,为解决问题节约了宝贵时间。

从以上介绍中,我们得出如下结论:要成为优秀的药店店长,必须经过长期的专业训练,要精通医学、心理学、营销学、表演学、口才学、人际沟通以及咨询管理等。不但双手敏捷,双脚勤快,而且思考灵活。使用双手的是劳工;使用双手与脑袋的是舵手;使用双手、大脑、心灵的是艺术家;只有使用双手、大脑、心灵再加上双脚的,才是真正优秀的药店店长。

第四章 药品经营过程管理

第一节 药品采购管理

一、药店采购的一般程序是什么?

药店要根据 GSP 的要求制订进货质量管理程序,其目的是保证供货企业合法、购进的药品合法、购进企业的销售人员合法以及购进行为能保证药品质量。该程序的基本内容包括:

1. 确定供货企业的法定资格和质量信誉;

2. 审核所购入药品的合法性和可靠性;

3. 对与本企业进行业务联系的供货单位销售人员,进行合法资格的验证;

4. 对首营品种,填写"首营药品审批表",并经企业质量管理机构和企业主管领导的审核批准;

5. 签订有明确质量条款的购货合同;

6. 按购货合同中的质量条款执行。

二、如何确定供货企业的法定资格与质量信誉?

企业进货应确定供货企业的法定资格及质量信誉。企业购进的药品应为合法企业所生产或经营的药品。这里所述"法定资格"是指获得省级以上药品监督管理部门核发的《药品生产许可证》、《药品经营许可证》和工商管理部门核发的《营业执照》的单位。这从法律上规范了药品购进渠道,是规范药品经营行为、加强药品流通监督管理的重要手段。

（一）供货企业的法定资格和质量信誉的确定

供货企业的法定资格和质量信誉的确定是通过审核供货单位的生产或经营许可证和营业执照而进行的。索取全部供货企业的最新的药品生产许可证或药品经营许可证以及营业执照复印件，并在复印件上加盖企业的红色公章，同时要注意确认其证照的有效期和经营范围。

双方要签订质量保证协议，订货按程序签订有质量条款的正式合同；如通过 GMP 或 GSP 认证的企业还应索取加盖了该企业红色印章的认证证书复印件，还可收取税证复印件，进口药品还应收取其合法证书。

按 GSP 要求，药品经营企业要防止假劣药品进入流通领域，最重要的是建立健全合格供货方档案。质量管理部门依据合格供货方档案形成合格供货方清单，作为业务经营部门选择供应商的依据。建立合格供货方档案所需收集的资料应该包括：

1. 药品生产或经营许可证复印件；

2. 营业执照复印件；

3. 有法人签字并加盖供货企业红色印章的法人授权委托书；

4. 业务员或销售员本人身份证复印件；

5. 如该供货方属已通过 GMP 或 GSP 认证的企业，需收取其加盖了该企业红色印章的认证证书复印件；

6. 与该单位发生业务往来前，还应签订质量保证协议和签订有质量条款的购货合同；

7. 对首营企业、首营品种要收集对其资格审核的资料。首营企业应收集的资料有药品生产或经营企业的许可证、营业执照复印件，加盖企业红色印章，并与该企业签订质量保证协议；而首营品种应收集的资料有别于首营企业的，还要注意收集药品生产企业的药品生产批文、质量标准、包装标签说明书、检验报告书等内容。如该品种系新药，尚可收集新药证书；

8．购进进口药品要收集加盖供货企业质量管理部门红色印章的《进口药品注册证》和《进口药品检验报告书》复印件；

9．当购入药品后，收集企业对药品内外包装、质量、标签、说明书等质量复核性验收的资料。

（二）对首营企业资格和质量保证能力的审核

企业对首营企业应进行包括资格和质量保证能力的审核，审核由业务部门会同质量管理机构共同进行。除审核有关资料外，必要时应实地考查。经审核批准后，方可从首营企业进货。

首营企业是指购进药品时，与本企业首次发生供需关系的药品生产或经营企业。对首营企业进行审核的内容包括两个方面，即：企业的资质和质量保证能力。通过填写"首营企业审核表"由质量管理机构会同业务部门共同进行审核。主要是资料审核，必要时实地考察。只有通过审核的企业，并由质量管理部将该企业列入"合格供货方清单"中，业务部门才能从该企业进货。

药店对于首营企业，应收集的资料有：

1．加盖了供货企业红色印章的生产或经营许可证和营业执照复印件；

2．质量保证书或质量保证协议；

3．GMP 或 GSP 认证证书复印件（已取得认证证书的企业）；

4．（如从首营企业进货，）还应收取加盖了供货企业红色印盖的法人委托授权书和其销售人员的身份证复印件。

三、如何审核购入药品合法性？

企业进货应审核所购入药品的合法性。药品的合法性要从以下角度全面考查：

1．该药品是合法企业所生产或经营的药品，合法企业是指具有药品生产许可证或药品经营许可证以及营业执照的有药品生产或经营资格的企业。

2．该药品的供货单位销售人员合法。

3．该药品具有法定的质量标准，药品质量标准是国家对药品质量规格及检验方法所制定的技术标准，是药品生产、经营、使用、检验和管理部门共同遵循的法定依据。

4．除国家未规定的以外，该药品应有法定的批准文号和生产批号。

5．企业购进进口药品应有符合规定的、加盖了供货单位质量管理机构原印章的《进口药品注册证》和《进口药品检验报告书》复印件。

6．该药品的包装和标识符合有关规定的储运要求。

7．中药材应标明产地。

企业购进的药品只有全面符合上述条件才能保证其合法性。

四、如何验证供货单位销售人员合法资格？

企业进货应对与本企业进行业务联系的供货单位销售人员，进行合法资格的验证。其合法资格的验证方式是要索取加盖了该企业红色印章的且有企业法定代表人印章或签字的法人委托授权书原件，并审查委托授权书中是否明确规定了授权范围和时间，同时要索取药品销售人员身份证复印件。

五、首营品种如何审核批准？

对首营品种，需填写"首营药品审批表"，并经企业质量管理机构和企业主管领导的审核批准。

（一）对首营品种合法性和质量基本情况的审核

首营品种是指本企业向某一药品生产企业（或经营企业）首次购进的药品。对首营品种应进行合法性和质量基本情况的审核，审核内容包括以下几点。

1．审核的范围　新产品、新规格、新剂型、新包装。

2．审核的目的　确定将购入的药品是合法的药品，同时了解药品的质量、储存条件等基本情况，以明确企业有无经营该品种的条件和能力。

3．审核的内容　核实药品的批准文号和取得质量标准，审核药品的包装、标签、说明书等是否符合规定，了解药品的性能、用途、检验方法、储存条件以及质量信誉等内容。

（二）收集首营品种的资料

对于经营的首营品种，企业应索取的资料包括：

1. 药品生产许可证和营业执照复印件，如同属首营企业只需收取一份即可；

2. 药品生产批文（批准文号）；

3. 药品质量标准；

4. 价格批文；

5. 包装、标签、说明书；

6. 新药证书；

7. GMP 认证证书（特别是大输液、粉针及小型水针剂）；

8. 购进药品该批的检验报告书。

业务人员索取有关首营品种的相关资料并填写首营药品经营审批表，交由质量管理机构审查，由质量管理机构负责人填写审查结果并签字，一定要报请质量管理机构批准，这是其行使质量否决权的必要步骤；企业物价部门签署意见后，再交由企业负责人填写意见。各方均批准后，业务部门才可进货。

六、如何制定药品采购管理制度？

药店应依据 GSP 的相关规定，制定有关药品购进的采购管理制度，如药品购进质量管理程序、首营企业和首营品种审核制度、药品购进的管理制度等。

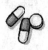 **小链接**

药品购进质量管理程序举例——某企业的
药品购进质量管理程序

为加强药品购进过程管理，保证供货方合法，保证采购的药品合法、可靠，保障顾客药品消费的安全性有效性，企业购进药品时要按以下程序进行：

一、采购部门或采购员收集供货方资料。资料包括：加盖企业质量管理机构红色公章的最新的药品生产许可证或药品经营许可证以及营业执照复印件等。

二、经理、主管质量的经理、质量管理负责人、质量管理员及采购部门经理或采购员共同对供货方资质进行评定。评定的内容主要有：供货方法定资格、供货方的药品质量、服务质量、交货及时性、价格、社会信誉、质量体系状况等。

1. 对于首营企业或首营品种，应根据首营企业和首营品种审核的制度执行质量报验审批。填报"首营企业审核表"或"首营药品经营审批表"，并随附规定的资料。资料主要有：药品批准生产的批件及所附的药品质量标准复印件，药品小包装，标签，说明书，质量检验报告书，样品。必要时，供货方还应提供药品注册商标批件的复印件；首次企业应提供加盖本企业红色印章的药品生产或经营企业《许可证》和《营业执照》复印件，定价资料等。

2. 对于进口药品，应要求供货方提供《进口药品检验报告书》和《进口药品注册证》或《医药产品注册证》复印件，并加盖供货方红色印章。

三、质量管理机构或质量管理人员根据评定结果填写"合格供货方档案表"，制定"合格供货方清单"，发到采购部门或采购员手中。

四、采购部门或采购员从"合格供货方清单"中选择供货方，联系其销售人员，并对与本企业进行业务联系的供货方销售人员进行合法资格的验证。验证时要索取以下相关证明资料：①加盖了企业红色印章的供货方的法人授权委托书；②供货方销售人员的身份证复印件。

五、采购部门或采购员编制药品采购的技术质量文件。文件包括"药品采购计划审批表"、"药品采购合同"，及必要的"药品购销质量保证协议"等。

六、质量管理机构或质量管理人员对采购计划等文件进行审核，审核未通过的采购计划，采购部门或采购员不得执行。审核的主要内容有：

1. 正式的采购合同应标明的内容包括　签订合同地点、签约人；采购药品的品种、规格、数量、产地、价格、交货期、交货地和质量条款；对包装、标识、运输及其他有特殊要求的采购药品,必须在采购文件中注明。

2．采购合同中应明确的质量条款　药品质量应符合规定的质量标准和有关质量要求;应附药品合格证或检验报告书;药品包装应符合有关规定和货物运输的要求;进口药品应提供符合规定的证书和文件;药品出厂一般不超过生产期 6 个月;药品供货数量 20 件以内一般只能发出一个批号;50 件以内不能超过三个批号。

3．有特殊要求的药品采购　在签订采购合同的同时,必要时还应签订质量保证协议,使供货方理解和履行质量保证责任。

4．电话、口头、电传、电报要货等都应形成文字记录,并经质量管理机构或质量管理人员审核。

七、双方履行合同,并按合同中规定的质量条款(或另行签订的质量保证协议)执行。

八、建立相关记录和凭证

1．质量管理机构或质量管理人员对所有供货方的评审过程应作好记录,供货方提供的证照和有关证书复印件,进口药品检验报告书和注册证书复印件等资料均应归入质量档案,相关记录与凭证由质量管理机构或质量管理人员保存 5 年。

2．凡涉及合同及有关履行合同变更和解除合同的往来信件、电话记录、电报传真等均应归档,由采购部门或采购员管理。对所有采购文件应妥善保存 5 年。正式的采购合同应归类编号,按月或季或半年装订成册,妥善保管 5 年。

 小链接

首营企业和首营品种审核制度举例——某零售企业的
首营企业和首营品种审核制度

一、为加强药品质量监督管理,把好业务经营第一关,防止假劣药品进入本企业,根据《药品管理法》及《药品经营质量管理规范》等法律法规,特制定本制度。

二、首营企业系指与本企业首次发生药品供需关系的药品生产或经营企业；首营品种系指企业向某一药品生产企业首次购进的药品，包括药品的新品种、新规格、新剂型、新包装。

三、与首营企业发生业务关系时，要索取加盖了供货企业原印章的证照复印件等有关证件。由业务部门人员填写"首营企业审批表"。

四、购进首营药品，必须要求生产厂家提供加盖单位原印章的合法证照、药品质量标准、药品批准文号、同一批次的药品检验报告单、价格批文，使用说明书、包装、标签。由业务部门人员填写"首营品种审批表"，并将上述相关证明文件一并报质管部门审核。

五、药品推销人员须提供加盖企业公章和企业法人代表印章或签字的授权委托书原件及药品推销人员身份证复印件。

六、质量管理部根据业务部门提供的资料及相关质量标准对首营企业与首营品种进行审核。

七、首营品种的审核，首先由质量管理部进行资料审定，签署审核意见，交物价部门审核，签署意见，再交企业主管领导审批，批准后，经营部门方可安排进货试销。

八、质量管理部接到首次经营品种后，原则上应在×天内完成审批工作。

九、质量管理部将审核批准的"首营企业审批表"和"首营品种审批表"及产品资料、使用说明书、标签等一起作为药品质量档案保存备查。

 小链接

药品购进的管理制度举例——某零售企业的药品购进管理制度

一、药品进货必须严格执行《药品管理法》、《产品质量法》、《合同法》及《药品经营质量管理规范》等有关法律法规，依法购进。

二、进货人员须经专业和有关药品法律法规培训，考试合格，持证上岗。

三、购进药品以质量为前提，从具有合法证照的供货单位进货。

四、购进药品要有合法票据，并依据原始票据建立购进记录，购进记录载明供货单位、购货数量、购货日期、生产企业、药品通用名称、商品名称、规格、批准文号、生产批号、有效期等内容。票据和购进记录应保存至超过药品有效期后一年，但不得少于两年。

五、购进进口药品要有加盖供货单位质管部门原印章的《进口药品注册证》或《医药产品注册证》和《进口药品检验报告书》复印件随货同行，实行进口药品报关制度后，应附《进口药品通关单》。

六、首营企业与首营品种的审核必须按照"首营企业与首营品种审核制度"的规定执行，填写"首营企业审批表"和"首营品种审批表"，并进行相应的质量审查，经审批合格后方可经营。

七、购进药品的合同要有明确的质量条款内容。

八、定期对进货情况进行质量评审，一年至少1~2次。认真总结进货过程中出现的质量问题，加以分析改进。

七、如何编写药品采购计划?

采购计划应在采购战略的指导下制定，即应针对目标顾客的需要，展开药品的采购及配置，进而提供各项有关的服务，尤其在药品采购的广度和深度上都要能够同设定的顾客对象及药店特性相适应。

采购计划要在各种内外部资料进行分析的基础上制定，其中有两个重点。一是每周期（不同药店的采购周期各有不同，一般为周、旬或每个月）应该购进的药品种类及在库库存数量；二是在这个库存额的范围之内，制定采购药品的计划。

通常情况下，药店经营的药品系列组合都不会有太大的变化，但由于顾客需求的变化及竞争状况的变迁，应定时增加以前所没有的新产品系列；相反，如果销售情况不佳，收益性或吸收顾客的效果不理想时，也可能要剔除一部分药品品种。采购计划首先确定药品系列的构成，然后确定在每一种系列中各类药品品种的幅度和内容。当然其前提就是关于该药品系列在一个计划周期（可以是月、旬、周、天等）的销售量，库存药品数量的上限和下限，必须以这些为根据，来决定备齐药品品种的幅度，每一药品要根据需要来决定采购数量。

（一）按顾客需求确定采购计划

药品采购计划的编制必须针对顾客的需求，根据药店的营业目标，调查了解消费者的需求，从而开展采购活动。这就是说，要力求使药店的计划与顾客需求相结合。

为了准确预测顾客需求，药店可从以下三个方面收集信息。

1. 内部资料进行调查　药店要整理日常各种记录，按内部资料进行调查，如关于销售量，要分析不同季节、不同月份、不同种类药品以及药品价格的变化；分析不同年龄段的消费者购药习惯，分析消费者选择药店的变化；在药店的发送记录上，分析区域的变化。用这种方法，了解药店过去的销售量情况，对将来的采购计划是很有用的。

2. 从政府部门、行业团体、研究机构发表的统计资料上进行调查　如人口统计、疾病发病率统计等。政府的这些统计资料可以从各地方政府的文件、行业协会的刊物，服务中心等获得。从新闻、杂志，特别是行业报纸上也可以得到分析资料。如果把这些资料很好地整理出来，就可以明确我国一般家庭收入的变化，了解家庭用于医疗保健方面的支出的实际情况，各类疾病的发病规律及特征等。也可以掌握行业的动向和经营上的特征，把整体行业与某个药店的实际相对照，就能得到制定计划的有效资料。

3. 外部资料的收集　药店本身要配备意见簿，派遣调查员收集外部的资料。如顾客范围，对本店的评论和希望，顾客的职业、收入程度、平均每月的购买额等。从各个角度，把这些调查情况填入意见单进行研究。

（二）ABC分析法确定采购计划

通常在某个产品市场上，销售排名在前20名的商品项目

（A 组）占总销售额的 75%，再加上前 40 名的商品项目（B 组），占到总销售额的 95%，而剩下的 40% 的商品项目，其销售额只占 5%（如图 4-1 所示）。

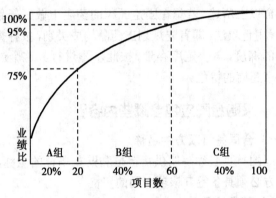

图 4-1　ABC 分析法

药店在采购计划编制时，可以运用 ABC 分析法，将所有药品分别划分 A、B、C 三类，并采取不同的采购策略，如 A 类药品的采购周期可以短一些，如 1 周（天），而 B、C 类放宽采购时间至 2～6 周；安全库存量 A 类药品在 2～4 天的用量，而 B、C 类则放宽到 1 周的用量。

（三）药品品种组合确定采购计划

1. 药店药品品种齐备是很重要的　顾客会去哪家药店购药，是因为他认为到那里可以买到需要的药品。如果顾客的希望落空，又会是怎样的情况呢？这个药店的形象受损，顾客对药店的满足度或信任感也大打折扣。更可怕的是，一旦顾客感到失望或不满，对药店不良的印象很可能永远留在他们心中，有的客人很可能失望一次便不再上门。因此，药品备置齐全，不辜负消费者的期待，可以左右企业的盛衰。

2. 药品品种组合就是要设定药品品种的宽度、深度和高度　所谓宽度，具体地说，是指各类药品的配置。如处方药，非处方药，保健品，中药饮片等类型齐备。所谓深度，即指同一类药品中规格、剂型的多寡。如某一种药品，要配置不同的剂型，规格。所谓高度，则指陈列药品的库存量。药店要非常注重缩减库存量，以减少库存成本。

综合以上所述，若想在固定面积的药店中做好药品品种安排，可采用正攻法，即首先规划出药品构成类别，按种类决定药品安排的深度，再决定库存量，按此步骤进行。这个过程可以形成一家药店的特色。

八、采购合同应包含哪些内容？

（一）合同签订双方的名称

合同的首页必须写明供货单位和购货单位的全称，签订合同的双方必须具备签订该项合同的资格。

（二）药品的品名

药品的品名、规格单位、剂型、标准、商标等必须齐全。药品的品名包括商品名、化学结构名、外文字母编写及数字代号等；药品规格有片剂从 10 片到 60 片等，针剂有从 0.5ml 至 20ml 等；单位有瓶、盒、塑料袋、铁桶等；药品的含量有国际单位（lu）、克（g）等，复方制剂要写明主药含量；剂型分片剂（包括胶囊、丸、糖衣片、肠溶片等）、针剂（包括水针、粉针、油针等）、粉剂、酊、水、油膏（包括口服液）等等都要详细具体写明。

（三）药品数量

包括药品的总数和分批交接的数量。分批交接的数量是以具体的日程（如按周或按月）计算的，每周或每月的数量不一定相同，可以根据供应和需求的变化等因素来确定，并在合同中加以说明。

（四）药品价格

应按各级物价主管部门规定的价格（包括政府定价、指导价等）签订。政策上允许议价的，价格由当事双方协商确定。

（五）质量条款

1. **工商间购销合同应明确的质量条款** ①医药商品质量要符合规定的标准如药典等和有关部门质量要求；②产品出厂时应附药品生产企业质检部门签发的符合规定产品合格证或化验（检测）报告；③产品包装要符合储存、运输及药品监督管理部门规定的要求；④药品生产企业应提供相应的产品质量标准；⑤一般应明确生产企业负责期；⑥药品生产企业应提供药品监督管理部门批准的产品批准文号复印件；⑦药品出厂，一般不超过生产期3个月。

2. **商商间购销合同应明确的质量条款** ①药品质量要符合质量标准和有关质量要求；②产品附产品合格证；③产品包装要符合货物运输及药品监督管理部门规定的要求；④购入进口药品，供应方应提供符合规定的证书和文件，如《进口药品注册证》和《进口药品检验报告书》等；进口药品的订货合同还应明确质量标准，并根据需要一般由外方提供质量标准、检验方法、检验报告或必要的标准品。进口药品的质量标准应为现行版《中华人民共和国药典》或国际上通用的药典，如《英国药典》、《美国药典》、《日本药局方》、《欧洲药典》。上述药典或标准未收载的应采用国家药品监督管理局核发的《进口药品注册证》核准的质量标准。

（六）交货日期、方式与地点

合同中要明确交货日期，同时还要明确药品到站、运送方式，是送货制还是取货制。目前，药品经营企业常采取送货制的方式，即运费由卖方负担；但是，空运、火车快件运费一般由买方负担。

（七）结算方式

合同要明确结算手续，是否验后付款，是否凭运单由银行托收，并注明银行账号、开户行等。

合同签订人除法人代表亲自签名外，其他人必须具有法人代表的授权。双方在签字前应仔细审核，以免有误。合同书写要做到：字斟句酌，表达准确；前后呼应，同一问题或事物在合同中前后描述用词要一致，条文相互引证；公正实用，购销双方所得利益与承担的义务要均衡等。

九、签订采购合同要注意哪些事项?

1. 合同也是一种记录，除应规范准确记录其质量条款外，其他内容的约定由甲乙商定，合同签订后，甲乙双方应在合同上注明签约时间、地点，并签名盖章，履行上述程序后该合同方能生效。

2. 合同或质量保证协议书中必须明确质量条款。需要注意的是质量条款即为本检查项目中所列内容，在 GSP 实施细则中还分为工商间的质量条款和商商间的质量条款。质量条款绝不像有些企业认为的那样是质量标准，在签订的合同上统统加盖"符合三级质量标准"，或者在毫无把握的情况下抱着能达成协议的想法，随意在合同上打上或签上"符合××质量标准"。因为目前质量标准只有一个，就是国家标准，而不存在部颁标准和地方标准。

3. 如果企业与供货方签订了质量保证协议，可不必在每份合同上都写明质量条款，只需说明按双方另行签订的质量保证协议执行即可。

4. 企业签订购货合同时，应该使用合同专用章，而不应使用业务科室或单位行政公章。

5. 合同的签订实际上是依赖于业务活动情况，因此一份合同签订一个品种还是多个品种共用一份合同主要依业务活动状况决定，不必每个品种均签订一份购货合同。

十、药品采购渠道有哪些类型? 各有什么特点?

药品采购渠道分为两种类型——生产企业直接采购和批发企业采购。生产企业直接采购的特点是可购药品的种类较少，但价格较低；由于地理位置的原因，运输成本可能会高一些；

批发企业采购的特点是可购药品的种类较多,但某种药品的价格会高一些;由于运输药品种类和数量较多,可能会享受低的运输费率。

十一、采购方式有哪些?

药品采购可分为分散采购,集中采购,现卖现买,投机采购,预算采购、多货源和单货源等方式。

1. 分散采购是依据采购计划和库存情况,在不同的供货商中购买所需药品。

2. 集中采购是依据采购计划和库存情况,在一家供应商中购买所需的药品。

3. 现卖现买是药店依据药品的销售情况的多少,随时补充药品的库存。

4. 投机采购是根据预测市场需求的波动,在需求高峰到来之前,提前大量囤积药品或依据市场价格的波动特征,在低价时大量买入某种药品的采购方式。

5. 预算采购是根据药店当期流通资金状况,考查可用资金数额的多少来计划采购药品的种类和数量。

6. 多货源采购和单货源采购是指一种药品可以从多个供应商处采购或单个供应商处采购。如果有多个供应商,则采购不到特定药品的风险较小,供货的可靠性高,讨价还价的余地和不同药品规格的选择余地较大,但由于与各个供应商打交道,工作量较大,与供应商的关系较松散,供应商对长期合作的信心不足,责任心较弱。

十二、药品采购谈判的策略是什么?

药品采购过程的谈判策略有三个经典类型:

1. 成本基础价格模型　这一模型要求供应商对买主公开成本,合同价格是以生产花费的时间和原材料为准或固定成本之上再附加劳动力及管理费用的部分。

2．市场基础价格模型　在这一模型中，价格是以市场上披露的价格或价格指数为准。

3．竞争出价　在供应商不愿讨论成本或完全竞争的市场还没有形成的情况下，采用竞争出价这种形式较为合适。竞争出价是在许多公司的购买中经营采用的形式，这些公司要求购买部门掌握几家供应商，然后每家报价。这种方法的弱点是不容易在买主和卖主之间建立长期稳定的关系。

十三、药品购进记录如何管理?

依据《GSP实施细则》第27条的规定：购进药品应有合法票据，并按规定建立购进记录，做到票、账、货相等。购进记录应注明药品的品名、剂型、规格、有效期、生产厂商、供货单位、购进数量、购货日期等项内容，购进记录应保存至超过药品有效期1年，但不得少于3年。填写购进记录时应注意以下问题：

1．购进等记录的形式、记录的责任部门、记录的内容和记录的保管等应在企业的相应制度中体现出来，记录表的填写方法应在响应记录表的填写说明中反映出来。

2．填写厂牌时不能只写产地，应既填产地又写厂牌。

3．填写商家时也不能只写地区名，而应既填地区名又填单位名称，但可简写，如河阳第六制药厂可简写为"河阳六药"。

4．记录中有注册商标和批准文号栏目的，注册商标在填写时在该栏目下打"√"或填"有"、"无"即可，批准文号应如实填写。

5．批号的填写应依据生产单位的原文进行记录，不能省略或简写。

6．有效期药品应填其终止日期，不能填×年，如有不符合要求的应换算到×年×月。

7．做记录的经办人签名时应签全名，不能只签姓不写名或只写名不签姓，如刻有印章的在盖印时不能竖盖，倒盖、空盖。

8．填写上下相同的项目或内容的记录时，均应每行照填照写，不能用打两点或写"同上"两字省略。

9．填写日期一律横写，并且不得简写，如2009年7月4日不得写成09/7/4或09.7.4，应写成20090704或2009-07-04，年四位，月和日不足两位的前加零补足两位。

10．记录中所列项目均应填写齐全，不能留有空项，如无内容要用"-"表示，以证明不是填写者疏忽所致。

11．不同的质量记录，在其质量状况栏中的表述不能用相同词汇。如入库验收质量无问题，则在其质量状况栏项下填"合格"二字，在库检查和出库复核质量检查如无问题，则在其质量状况栏项下填"正常"二字，以示区别，上述三种类型的记录在填有异常质量情况时应该如实填写。

12．记录中所填内容不能随意涂改，需要更正时应在需更正的字上面划两条横线，且保证原需更正的字能被清楚辨认，并在其旁边空白处填写更正的内容，加盖经办人的公章。

13．所有记录的字迹应清晰，不能用铅笔或圆珠笔填写。

14．记录要真实、原始，不得事后追记。

第二节 药品验收

一、药品验收有哪些原则？

药品验收是保证药品质量的重要环节，是保障人们安全用药的重要前提，药店要重视药品验收工作，这项工作对于药店的经营业绩和声誉都有重要影响。一般而言，药店对药品的验收应遵循如下原则。

（一）及时性

一般情况下，药品应于到货后15天内验收完毕。如遇大批量到货，发现严重残损，需要清点整理，核实数量，挽救损失，按期验收完毕确实有困难时，可及时通知发货方延长验收期限，延长期不应超过 7 天，并提出查询，列明详细情况和处理意见。

（二）真实性

验收人员填写药品验收单和药品入库验收记录时，应按实际情况填写。

（三）全面性

验收员根据《药品验收单》上的内容进行逐项检查，认真填写"药品入库验收记录"，包括药品的验收日期、供货单位、开票日期、发票号、品名剂型、规格、生产厂家、批号、批准文号、注册商标、有效期、应收数量、实收数量、质量情况、验收结论、验收人、收货人、验收单号。

（四）详细性

验收人员在填写"药品入库验收记录"表时，生产厂家不得只写地名，要填全称。有效期不应只填××××年，应填写有效期至××××年××月。

（五）区分性

国产药品、进口药品各建一本验收记录。进口药品记录增加了《进口药品注册证》号，《进口药品检验报告书》号，中文说明书等项目，和国产药品分开。

（六）明确性

药品验收结论要明确。验收合格的药品可直接判定合格结论并签章，在《药品入库验收记录》中的验收结论栏内填写"接受"，验收不合格，填写"拒收"。判定不合格或有疑问时，应报质量管理机构确定。

二、如何验收药品？

为保证所经营药品的质量，药品验收一般要经过如下工作程序：

（一）审查书面凭证

验收人员对随货到达的书面凭证如合同、定单、发票、产品合格证等进行审查,确定单据的真实性、规范性,和所到货物的一致性。

（二）外观目检

对照书面凭证从外观上逐项核对药品的名称、厂家、商标、包装是否完好,判定所到货物品质。

（三）填写验收记录

根据以上情况填写,包括品名、规格、收货日期、数量、收货人、供货方厂名、厂址、外观是否完好。

三、如何验收与检查药品外在质量?

验收人员对购进的药品,应根据原始凭证,严格按照有关规定逐批验收,药品验收应做好验收记录。

（一）药品基本属性的验收

药品基本属性的验收与检查包括如下内容：供货单位、品名、剂型、规格、生产厂家、批准文号、注册商标、数量、质量状况等,对这些基本属性验收时要填写验收记录。

（二）包装检查

药品包装是药品质量的一个重要方面。我国《药品管理法》第三十六条规定,药品包装必须适合药品质量的要求,方便储存、运输和医疗使用。规定有效期的药品,必须在包装上注明有效期。根据这个规定,药品在入库验收时,对包装的检查,可分为外包装和内包装检查。

1. 外包装检查　外包装检查主要有以下三项内容：

（1）一般项目：包括外包装物是否坚固、耐压、防潮、防震；包装补垫物是否清洁卫生、干燥；有无虫蛀、鼠咬；衬垫是否紧实；纸箱是否封牢；捆扎是否坚固；封签、封条有无破损；

（2）必须项目：外包装上必须注明的品名、规格、厂牌、批号、批准文件、注册商标、有效期（有效期药品）、数量数字是否清晰齐全；

（3）特定项目：有关特定储运图示标志及危险药品的包

装标志是否清晰,粘贴栓挂是否牢固。各种药品的储运标志,是根据内装药品的要求,按照国家标准《运输包装指示标志》规定的式样印刷或粘贴的,危险药品必须符合危险药品包装标志要求。

2．内包装检查　内包装是直接接触药品的盛装容器,它对药品质量有着重要的影响,因此必须加强验收中内包装的检查。内包装的检查主要是对盛装容器质量和包装工作质量两个方面的检查。

(1)盛装容器质量的检查:《中国药典》规定:盛装药品的各种容器,均应无毒、洁净、与内容药物应不发生化学变化,并不得影响内容药物的质量。因此,在药品入库验收中对盛装容器应检查以下内容。①容器应内外清洁、干燥、无裂痕或破损。容器内有附加填充物的,填充物应干净、干燥、充实;②容器应端正、统一;③容器选用应合理,该用玻璃瓶包装的不能以塑料袋或纸袋代替。如碘片,因其具有较强的氧化性,只适合用磨口玻璃瓶为容器,因为塑料袋不耐磨,不宜使用,纸袋不仅不耐磨而且可被碘氧化变色,直至破损。油类药物则不宜采用塑料制品,因油脂可溶解塑料中的有害物质;④需遮光的药品应采用棕色容器或以黑纸包裹的无色容器或其他不透光的容器。

(2)包装工作质量的检查:包装工作质量主要包括以下内容:

1)封口应严密、合格:①广口瓶包装:封口应内有塞,外有盖。盖塞配套或盖内以蜡纸密封。外盖不应松动或脱落;②大输液包装:铝盖以左手按住瓶身,右手拇指、食指、中指卡住铝盖边缘,呈三角直立状,轻轻向一个方向扭转,铝盖不得松动。盖下应有橡皮塞,塞下垫有玻璃纸,输液瓶倒置不应漏气;③窄口瓶包装:瓶塞瓶盖应齐全配套、瓶口应无生霉现象。糖浆可将原箱(20毫升以下取中包装)倒置,倒置25分钟后观察,渗漏瓶数不得超过3%。含乙醇制剂同法倒置15分钟后观察,渗漏瓶数不得超过 5%;④安瓿包装:封口应严密圆整,泡头、弯头、缩头现象总和不得超过 5%,焦头和冷爆现象总和不应超过 2%;⑤纸袋、塑料袋包装:抽样 10 小袋,放平、用两手指横敲三下,不得有药粉喷出,有微量漏粉的不应超过一袋(一袋为合格),超过一袋加倍复检,复检结果不超过规定时,仍为合格;⑥其他包装:不应有渗漏、泄漏、盖塞松动、脱落等现象。

2)包装印字应清晰,品名规格、批号等不得缺项。瓶签应粘贴牢固、端正、适中。

3)包装外面不应留有药物痕迹、粘贴剂或油墨等污迹。

(三)标签和说明书的检查

药品说明书应有以下项目:品名(正名、化学名、英文名、拉丁名、汉语拼音名)与结构;性状;标志(特殊药品和外用药品等);药理作用;吸收、分布、排泄;适应证;用法与质量;不良反应;禁忌;注意事项;规格;贮存;包装;效期或使用期(效期药品或使用期药品);批准文号;制造单位名称。

检查标签和说明书应注意以下几点:

1.标签或说明书的项目,内容是否齐全;

2.药品的各级包装标签是否一致;

3.标签所标示品名、规格与实物是否相符,标签与说明书内容是否一致;

4.标签印字是否清晰,粘贴是否端正、牢固、整洁;

5.属分装药品应检查其包装及标签上是否注明药品的品名、规格、原厂牌、批号、分装单位、分装批号、效期、使用期药品分装后是否标注有效期或使用期。

(四)注册商标的检查

注册商标是药品生产企业将其产品质量、装潢包装以图案或文字形式向工商行政管理部门申请注册的标记,它拥有专用权,受到国家法律保护。我国《药品管理法》第四十一条明确规定,除中药材、中药饮片外,药品必须使用注册商标。未经核准注册的,不得在市场销售。注册商标必须在药品包装和标签上注明，商标使用人必须对其使用商标的药品质量负责，药厂在使用注册商标时必须标明"注册商标"或注册标记（即"注"或"®"字样），因此，无注册商标或注册商标未按规定标示的药品，不应作为商业性购进，亦即不予验收入库。

（五）药品生产批号的检查

按国家的有关规定，药品生产批号一律按生产日期编排，以数字表示，一般采用 6 位数字，前两位数为年份，中间两位数为月份，后面两位数为批数，有的厂家一天多个班包装，则在六位数字之后加短横线，加上班号的数字，称为亚号。如：某药品批号 090704 即为该药品是 2009 年 07 月生产的第 4 批。若批号为 090704—2，则表明该药品为 2009 年 07 月生产的第 4 批第二班包装，有的药品虽然投料是同一批，但在生产过程中，由于某一生产重要工艺不是同一批操作，通常也以亚批号分别标示。如大输液，同一批投料，但不是一锅消毒，即用亚批号表示消毒锅次。

药品在入库验收时，不仅要检查有无批号，而且要核对内外包装批号是否一致。

（六）出厂检验报告书和产品合格证的检查

原料药品每件内应附有出厂检验报告书，制剂整件内应附有产品合格证。验收时，应认真查核出厂检验报告书和产品合格证，检查其质量标准依据，检验项目及检验结果是否符合规定。

（七）处方药、非处方药专有标识和警示说明的检查

处方药是指凭执业医师或助理执业医师处方方可购买、调配和使用的药品；非处方药是指由国务院药品监督管理部门公布的、不需要凭执业医师或助理执业医师处方，消费者可以自行判断、购买和使用的药品。

处方药和非处方药专有标识如图 4-2 所示：

处方药警示语为凭医生处方销售、购买和使用，非处方药警示语为请仔细阅读药品使用说明书、按说明书使用或在药师指导下购买和使用。

(a) 处方药标识牌	(b) 乙类非处方药标识牌
（白底绿字）	（白底绿字，OTC 图标为绿底镂空白字，图标坐标比例横：高为 30：14）

图 4-2　处方药与乙类非处方药的标识

门店在接受配送中心药品配送时，可以简化验收程序，以送货单代替验收记录。验收人员应按送货凭证对照实物，进行品名、规格、生产批号、批准文号、有效期、生产厂家以及数量的核对，在凭证上签字。对一张送货单上的不同品种，按上述程序应逐一验收。验收一个品种签一个字，不能只在一张收货单上只签一个名字。

（八）进口药品的验收

进口药品的验收，除了按照一般药品验收方法进行验收外，要重点验收其包装的标签，其包装的标签应以中文注明药品的名称、主要成分、生产企业名称以及"进口药品注册证号"或"医药产品注册证号"，并有中文说明书。直接进口药品有符合规定的《进口药品注册证》和《进口药品检验报告书》复印件；非直接进口药品有供货单位提供的口岸检验所检验报告书复印件，并加盖该单位质量管理机构红色印章。进口预防性生物制品、血液制品应有《生物制品进口批件》复印件；进口药材应有《进口药材批件》复印件。以上批准文件应加盖供货单位质量检验机构或质量管理机构原印章。实行进口药品报关制度后，应附《进口药品通关单》。

药品批准文号、《进口药品注册证》、《医药产品注册证》的有效期为 5 年，因此在验收药品时，还应查看证明文件的有效期，只有在有效期内使用的证件才是合法的。

《进口药品注册证》包含的内容：药品通用名称、商品名、主要成分、剂型、规格、包装规格、有效期、公司或生产厂家名称、地址、注册证有效期、检验标准、注册证号码、批准时间、发证机关及印鉴。

进口药品的验收应单独记录,设计单独的"进口药品入库验收记录"。一方面进口药品的验收检查项目有所不同,另一方面进口药品与普通药品混同登记入库验收的做法给依据记录追溯控制进口药品流程情况带来诸多不便,查询起来也相当困难。

另外,除进口药品入库验收登记簿应单独制定,单独登记入库外,进口药品入库验收登记簿还应与《进口药品注册证》、《进口药品检验报告书》复印件同时归档,不得分开存档。

(九)特殊管理药品和外用药品的验收

特殊管理药品是指麻醉药品、精神药品、医疗用毒性药品、发射性药品。

精神药品的原料和一类精神药品制剂,由国家食品药品监督管理局指定的经营单位统一调拨或者收购,只限供应县以上药品监督管理部门指定的医疗单位使用,不得零售。第二类精神药品制剂,由县以上药品监督管理部门指定的经营单位经营,其他任何单位和个人均不得经营。因此,药品零售连锁企业没有经营一类精神药品的资格,也不能从事一类精神药品的经营。

特殊管理药品和外用药品的验收,除了按照一般药品验收方法进行验收外,要注意其标签或说明书上有规定的标识和警示说明。对特殊管理的药品,实行双人验收制度,逐一验收到最小包装;除检查一般药品应检查的项目外,还要检查包装标识:有无包装破损,封口是否完好,并严格清点药品数量,双人在验收单和记录单上签字。另外,特殊管理药品要制定专人验收,专人保管。

特殊管理药品和外用药品的专有标识(详见图4-3)如下:

1. 麻醉药品 蓝白相间的"麻"字样;
2. 精神药品 绿白相间的"精神药品"字样;
3. 毒性药品 黑底白字的"毒"字样;

4．放射性药品　红黄相间的圆形图案；

5．外用药品　红底白字的"外"字样；

专有标识在药品说明书、中包装、大包装、标签上均有印刷。

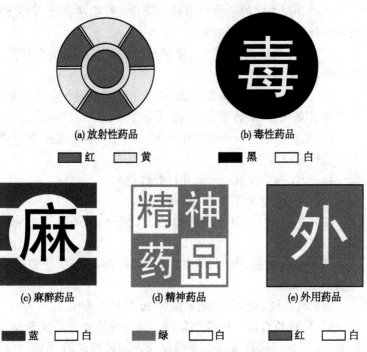

(a) 放射性药品　　　　　(b) 毒性药品

■ 红　　□ 黄　　　　■ 黑　　□ 白

(c) 麻醉药品　　　(d) 精神药品　　　(e) 外用药品

■ 蓝　　□ 白　　■ 绿　　□ 白　　■ 红　　□ 白

图 4-3　特殊药品和外用药品的专有标志

（十）中药材和中药饮片的验收

按药品验收单上的项目逐项检查中药材和中药饮片的包装和合格证，对于中药材要认真检查其品名、产地、供货单位和发货日期，对于中药饮片要详细检查其品名、生产企业、生产日期等内容，其标签必须注明品名、规格、产地、生产企业、产品批号、生产日期；实施文号管理的中药材和中药饮片要检查其批准文号，并做好记录。

（十一）首营品种的验收

验收首营品种，应有该批号药品的质量检验报告书。

四、如何验收与检查药品外观性状?

(一)关于检查抽样

药品外观性状的验收与检查一般要进行抽样检查,药品验收与检查时抽样的原则如下:

1. 外观质量检查抽样　按批号从完整包装中抽取样品,样品应具有代表性和均匀性。

2. 抽取的件数　每批在 50 件以下(含 50 件)抽取 2 件;50 件以上每增加 50 件多抽 1 件;不足 50 件按 50 件计。

3. 抽取的位置　在每件中从上、中、下不同部位抽三个以上小包装进行检查。

4. 一般抽样数量　一般抽样数量是:

(1)片剂、胶囊等抽样 100 片(粒);

(2)注射剂 1～20ml 抽样 200 支,50ml 或 50ml 以上抽样 20 支(瓶);

(3)散剂 3 袋(瓶)、颗粒剂 5 袋;酊剂、水剂、糖浆剂等分别为 10 瓶;

(4)气雾剂、膏剂、栓剂分别为 20 瓶(支、粒)。

5. 外观检查异常现象的复验　如外观检查有异常现象需复验时,应加倍抽样复查。复验结果不超过规定的,仍按合格判断。

(二)片剂的检查

1. 压制片的检查　对于压制片剂一般取检品 100 片,平铺于洁净白纸或白瓷盘上,距 25cm 自然光亮处检视半分钟(观看一面)。药品外观要符合如下要求:

(1)药片应光洁、完整、厚薄形状一致,带字药片字迹清晰,压印缩写字样应符合规定要求;

(2)色泽应符合质量标准规定,并应均匀一致,不得有异常现象;

(3)黑点、白点、异物最大直径在 200μm 以下者不计,

200μm 以上的黑点不超过 5%，色点不超过 3%，不得有 500μm
以上者；

（4）除中草药片剂外，不得有明显的暗斑；

（5）麻面不得超过 5%，中草药片不得超过 10%；

（6）毛边、飞边等边缘不整片剂，总数不得超过 5%；

（7）碎片、松片各不得超过 3%；

（8）不得有粘连、熔化、发霉现象，含生药脏器及蛋白质
类药物的制剂，不得有虫蛀及异臭；

（9）片面不得有结晶析出或附着在瓶壁上；

（10）装量检查应符合标签所示的包装数量。

以上各项检查结果超过规定，应加倍复验，复验结果不超
过规定时，仍按合格判断。（3）～（7）项中如各项均在限度内，
总数不得超过 8%。

2. 包衣片的检查　取检品 100 片，平铺于白纸或白瓷盘
上，距 25cm 自然光亮处检视半分钟，在规定时间内，将盘倾
斜，使包衣片侧立，以检查边缘。对于包衣片的检查要符合如
下要求：

（1）同一批号包衣片颜色应均匀，不应有显著的区别，不
得有褪色现象；

（2）黑点、斑点、异物的最大直径在 200μm 以下不计，
200μm 以上者不得超过 5%，不得有大于 500μm 者；

（3）直径为 2～3mm 小珠头的总数不得超过 2%；

（4）瘪片（包括凸凹不平）、异型片总数不得超过 2%；

（5）花斑不得超过 5%；

（6）龟裂、爆裂各不得超过 3%，脱壳不得超过 2%，掉
皮不得超过 2%（肠溶衣片不得有掉皮）以上四项总和不得超
过 5%；

（7）不应有膨胀、吸潮、溶化、粘连等现象；

（8）对主药性质不稳定及中药浸膏的包衣片必要时可切
开，观察片心断面，不应有变色及变软现象；

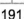

（9）装量检查同压制片。

以上各项检查结果超过规定时，应加倍复验，复验结果不超过规定时，仍按合格判断。

（三）丸剂的检查

取检品 100 丸，置于洁净白纸或白瓷盘上，距 25cm 自然光亮处检视半分钟（观看一面）。药品外观要符合如下要求：

1. 应大小均匀、整洁、色泽一致；

2. 不得有吸潮、粘连、异臭、霉变等现象；

3. 畸形丸不得超过 3%；

4. 装量应符合标签所示的包装数量。

第 3 和第 4 项检查结果超过规定时，应加倍复验，复验结果不超过规定时，仍按合格判断。

（四）胶囊剂的检查

取胶囊 100 粒，平铺于白纸或白瓷盘上，距 25cm 自然光亮处检视半分钟。

1. 硬胶囊剂要符合如下要求

（1）外观整洁，大小相等，长短一致，无斑点；

（2）应无砂眼、虫眼、破裂、漏粉等现象；

（3）应无粘连、发霉、膨胀、变形和异臭；

（4）带色的胶囊颜色应均匀一致，不得有褪色、变色等现象；

（5）内容物应无吸潮、变色、结块、霉变等异常现象。

2. 软胶囊（胶丸）要符合如下要求

（1）大小应均匀一致、整洁、光亮；

（2）不得有粘连、粘瓶（经振摇即散不在此限）、异臭、变形、破裂、漏油等现象（漏油检查是将软胶囊放在白纸上，应无明显油迹）；

（3）胶丸气泡不得超过 3%；

（4）畸形胶丸不得超过 3%；

（5）胶丸污物、偏心带尾等总和不得超过 3%。

（3）、（4）和（5）项总和不得超过 5%，此三项检查不符合规定时，应加倍抽样复验，复验结果不超过规定时，仍按合格判断。

（五）散剂、冲剂、干糖浆的检查

1. 散剂的检查

（1）取 3 瓶（袋）分别取出适量置光滑纸上，平铺约 5cm²。将其平面压平，距 25cm 自然光亮处检视半分钟，看色泽是否一致，有无变色现象，观察散剂混合是否均匀，有无花纹色斑、异物及生霉、虫蛀等现象，不分剂量散剂不得有风化现象；

（2）取袋装散剂拆开封口，瓶装散剂启开盖塞后，用手煽动空气不得有异臭（毒、麻药不检查此项）；

（3）袋装散剂用手摸、瓶装散剂上下翻转。应干燥疏松，无吸潮结块、溶化等现象。

2. 冲剂、干糖浆的检查

（1）袋装用手触摸，瓶装上下翻转观察颗粒疏松、干燥、均匀，色泽一致，无溶化、潮解结块等现象；

（2）可溶性冲剂以 1 份颗粒加热水 20 份，搅拌 5 分钟，应全部溶解，无焦屑杂质；

（3）单剂质量包装，装量差异应在正负 5% 以内。

（六）注射剂的检查

（1）粉针剂不得有变色、溶化、粘瓶（敲击即散者不在此项）、结块等异常现象，不得有纤维、玻璃屑等异物；

（2）水针剂溶液色泽（水针剂不得有混浊、沉淀、长霉等现象）按质量标准规定进行比色检查，不得超过该品种项下的规定；比色方法：取检品溶液与同体积标准比色液置于相同的无色比色容器内，在自然光下，白色背景及底板上，水平方向观察；标准比色液：按中国药典 2005 年版《中国药典附录》有关方法配制。

（3）澄明度按注射剂澄明度检查细则和判断标准，应符合规定。

（七）一般水剂的检查

1．溶液型滴眼剂的检查

（1）取样品 30 支，置自然光亮处检视，药液应澄明，色泽一致，无明显变色现象，不得有浑浊、沉淀、结晶析出和霉菌生长等；

（2）澄明度检查：塑料容器或有色滴眼剂，采用日光灯，如一侧检查时，用 2 根，两侧检查时用 3 根，其中 1 根固定在伞棚的中间与注射剂相同。另 2 根分别装在两侧，调节灯管的位置，使伞棚边缘上放置样品的位置的照明度为 2 000～4 000lx。其余同注射剂澄明度检查。玻璃容器装的滴眼剂同注射剂澄明度检查装置相同，检查人员条件同注射剂澄明度检查一样；取样品 50 支，需复检时应另行加倍抽样，如有困难，抽样数量可适当减少，但不得少于 20 支；将样品擦净容器外壁，检查时每次拿取 3 支，连续操作，于伞棚边缘处手持容器中颈部，使药液翻转，用目检视。每次检查时限为 20 秒；另任取样品 2 支，将药液转移至洁净透明的玻璃容器内，在自然光下检视，除另有规定外，溶液应澄明；按以上装置及方法检验，除特殊规定品种外，每支含短于 0.5cm 的毛，500μm 以下白块或白点总数不超过 5 个者为合格，但不得有玻璃屑，较大的纤维、色块和其他不溶性异物。检查贮存的滴眼剂时，不合格的总支数不得超过检查总数的 10%，如检查结果超过规定时，则加倍抽样复检，复检结果不超过规定时，仍按合格判断。

2．混悬型滴眼剂的检查　取样品 10 支（瓶）去掉标签，擦净外壁。轻轻上下转动，在自然光下检视。要符合如下要求：

（1）药液色泽应一致，不得有明显变色现象；

（2）不得有结晶、色块、玻璃屑等不溶性异物；

（3）胶塞应严密，铝盖不得有松动（检查法：用三指垂地到瓶颈部轻轻拧动，左右拧铝盖不得有松动）；

（4）瓶内玻璃滴管不得触底或过短，一般约占瓶长的 3/4

左右；

（5）玻璃滴管连接的胶塞应洁净、光滑、不得有砂眼、漏液现象。

3．其他一般水剂　取10瓶在自然光亮处,采用直立、倒立、平视三步法检视。必要时开启瓶塞检查,但检查后要立即封固,以免药液被污染。

（1）芳香水剂、溶液剂、合剂：应色泽一致,无明显变色现象,并且应澄清、无混浊、无沉淀、无较大异物,不得有霉变、酸败、异味、异臭现象；

（2）乳剂：应色泽一致,无明显变色现象,不得有异物、异味、异臭、霉变及分层现象；

（3）混悬剂：应色泽一致,无明显变色现象,颗粒应细微均匀,下沉缓慢,沉淀经振摇能均匀分散,无结块现象,不得有霉变、酸败、异味、异臭现象。

（八）糖浆剂的检查

取检品10瓶,在自然光亮处直立、倒立、平视三步法旋转检视。要符合如下要求：

1．除另有规定外,糖浆剂应澄清,无混浊、沉淀或结晶析出。不得有异物。含有药材提取物的糖浆,允许有少量轻摇易散的沉淀。

2．不得有酸败、异臭、发酵、产气、霉变现象。

（九）软膏剂的检查

取检品20支,在自然光亮处检视。要符合如下要求：

1．色泽应一致,不得有变色现象；

2．不得有发硬、泛油、漏药、霉变、酸败分层、异臭及结晶析出现象；

3．软膏应均匀,细腻(取适量涂于玻璃板上观察,不应有肉眼能见到的单独颗粒),涂于皮肤上应无不良刺激性。并应具有适当的黏稠性,易于涂布于皮肤或黏膜上而不融化,但能软化。

（十）栓剂的检查

取检品 20 粒，置自然光亮处检视。要符合如下要求：

1. 外形应光滑完整，并有适宜的硬度；

2. 应无明显融化、泛油、出汗现象；

3. 不得有酸败、霉变、变软、干化、碎裂等现象；

4. 每一批号的栓剂，其色泽应均匀一致，每粒的小包装应严密封口。

五、如何验收与检查非药品？

（一）医疗器械的验收与检查

除验收医疗器械产品质量外，还应验收：

1. 检验合格证　检验品名、型号、规格、检验日期、检验员代号、制造厂名称；

2. 使用说明书中应包括如下项目　品名、型号、规格、重量、外形尺寸、制造厂名称和地址、产品标准代号、有关技术参数和性能、工作原理、电路图、结构特征、使用范围和注意事项，安装及维护、保养方法、计量和检定期限、使用保证期限、贮存及工作环境、储运及注意事项。采用国际标准的要注明相应代号，实行生产许可证产品的要有生产许可证编号，采用认证制度的产品要有认证标志等。

3. 外包装应标明品名、型号、规格、数量、体积；储运图示标志、生产日期、制造厂名称和地址；相应的产品标准代号；计量器具许可证标志和编号；生产许可证标志和编号；医疗器械在产品登记号或医疗器械产品鉴定批准号。

医疗器械库存有质量问题品种加工处理后，应按质量标准要求重新验收，在产品合格证及有关杂志上应有复验印章和日期。

（二）化学试剂的验收与检查

验收化学试剂产品质量时应同时检查以下内容：

1. 检验合格证　包括品名、规格、检验日期、检验员代号、制造厂名称等,必要时附化验报告单。

2. 产品标签　标签的内容包括品名(中文、英文)、元素符号或分子式、原子量或分子量、质量等级和门类(规定颜色)、技术条件产品标准号;净重或体积(液体以体积计量时应注明相应的重量)、生产批号或生产日期、生产企业及产地、商标、生产许可证号等。危险品应注明危险性质和相应的危险货物包装标志,须特殊保管的试剂应加印简单说明,警示储运条件。效期商品应注明有效期。

3. 内包装　内包装所采用的材料和构型应适应化学试剂商品的特性,以保证质量稳定和储存、运输安全。贵重金属和剧毒品的包装应符合其特殊要求。

4. 外包装　应牢固,标志内容包括:品名、质量等级、包装单位及组装量、毛重、生产批号或生产日期、生产企业及商标、产地、生产许可证号、危险货物包装标志及包装储运图示标志。

(三) 玻璃仪器的验收与检查

验收玻璃仪器产品质量时应同时检查以下内容:

1. 产品合格证　品名、规格、检验日期、检验员代号、制造厂名称等,必要时附检测报告单。

2. 包装　计量器具产品必须有《制造计量器具许可证》标志、商标;容量、温度、用法和准确度等级(A 或 B)等标志;外包装和产品合格证上应有标志及计量器具许可证编号;产品包装应符合包装定额,包装牢固,外包装标志符合专业部门和运输部门要求。

3. 产品商标和厂标　毛细管、玻璃珠等较小产品的商标和厂标可印在包装上。

六、如何制定药品检查验收管理制度?

为加强药店的药品验收工作,保证药店所经营药品的质量,根据《药品经营质量管理规范》第五十三条的要求,药店要制订药品验收管理制度，并依据这一制度进行药品验收工作，下面是某药店的药品验收管理制度的示例。

 小链接

某药店药品检查验收管理制度

一、质量管理部门必须根据《药品管理法》及《药品经营质量管理规范》等有关规定，建立健全药品入库验收程序，以防假劣药品进入仓库，切实保证入库药品质量完好，数量准确。

二、企业必须设专职验收员，检查验收人员应经过专业或岗位培训，由地市级（含）以上药品监督管理部门考试合格，获得合格证书后方可上岗，且不得在其他企业兼职。

三、入库药品必须依据入库通知单，对药品的品名、规格、批准文号、注册商标、有效期、数量、生产企业、生产批号、供货单位及药品合格证等逐一进行验收，并对其外观质量、包装进行感观检查。发现质量不合格或可疑药品，应迅速查询拒收，单独存放，做好标记，并立即上报主管经理处理。

四、验收特殊管理药品、外用药品，其包装的标签或说明书上有规定的标识和警示说明。特殊管理药品必须双人逐一验收到最小包装。处方药和非处方药按分类管理要求，标签、说明书有相应的警示语或忠告语；非处方药的包装有国家规定的专有标识。

五、验收中药材和中药饮片应有包装，并附有质量合格的标志。每件包装上，中药材标明品名、产地、供货单位；中药饮片标明品名、生产企业、生产日期等。实施文号管理的中药材和中药饮片，在包装上还应标明批准文号。

六、验收首营品种，应有该批号药品的质量检验报告书。

七、进口药品验收时，应凭盖有供货单位质管机构原印章的《进口药品注册证》或《医药产品注册证》及《进口药品检验报告书》的复印件验收，进口预防性生物制品、血液制品应有加盖供货单位质量管理机构原印章的《生物制品进口批件》复印件；进口药材应有加盖供货单位质量管理机构原印章的《进口药材批件》复印件。并检查其包装的标签应以中文注明药品的名称、主要成分以及注册证号,并有中文说明书。实行进口药品报关制度后,应附《进口药品通关单》。

八、凡验收合格入库的药品,必须详细填写检查验收记录,验收员要签字盖章。检查验收记录必须完整、准确。检查验收记录保存至超过药品有效期后一年,但不得少于二年。

九、进货验收以"质量第一"为基础,因验收员工作失误,使不合格药品入库的,将在季度质量考核中处罚。

七、如何填写及保存验收记录?

验收员在验收过程中要填写"药品验收单"(表 4-1),并依据药品验收单填写"药品入库验收记录"(表 4-2),对于进口药品要填写单独的"进口药品入库验收记录"(表 4-3)。

验收记录由验收组或验收员负责保存。每季度结束后对本季度的药品验收单和验收记录及相应的凭证整理、编号、装订成册,填写"药品入库验收质量信息季度报表"(表 4-4),报质量管理人员,验收记录保存至超过药品有效期一年,但不得少于三年。

门店以送货单代替验收记录时,对配送中心所配送的药品验收无误后,将签好字的送货单中的一联返回配送中心,另一联留存,门店留存的送货单应与总部的相关凭证在数量内容等方面保持一致,并按要求保存超过药品有效期一年,但不得少于两年。

八、何种情况可以拒收药品(退货)?

验收员在药品验收过程中,发现如下类情况的药品要拒收:

1. 无批准文号(国家另有规定的除外),未经药品监督管理部门批准生产的药品;

2. 整件包装中无出厂检验合格证的药品;

3. 标签和说明书的内容不符合药品监督管理部门批准范围、不符合规定、没有规定标志的药品;

验收药品类别：_____　　　　　编号：_____

表4-1　药品验收单

品名	生产厂家		产品批号	

验收检查内容

1. 包装的标签和说明书上有无如下内容？

生产企业：有□，无□	地　　址：有□，无□	品　　名：有□，无□	规　　格：有□，无□
批准文号：有□，无□	产品批号：有□，无□	生产日期：有□，无□	有效期：有□，无□
药品成分：有□，无□	适应症：有□，无□	用　　法：有□，无□	用　　量：有□，无□
禁　　忌：有□，无□	不良反应：有□，无□	注意事项：有□，无□	贮藏条件：有□，无□

2. 是否整件包装？

是□，有无产品合格证：有□，无□　　　　否○

3. 是否首营品种？

是□，有无该批号药品的质量检验报告书：有□，无□　　　　否○

4. 是否特殊管理药品、外用药品？

是□，包装或标签说明书上有无规定的标识和警示说明：有□，无□　　　　否○

5. 包装的标签、说明书上有无药品分类管理的警示语或忠告语及专有标识：有□，无□　　　　否○

6. 是否进口药品？

	中文药品名称：有□，无□	主要成分：有□，无□	
是○	注册证号：有□，无□	中文说明书：有□，无□	否○
	《进口药品注册证》复印件：有□，无□		

续表

是○	《进口药品检验报告书》复印件：有□，无□		
	是否进口的预防性生物制品、血液制品？		
	是□，有无《生物制品进口批件》复印件？ 有□，无□		否○
	是否进口药材？		
	是□，有无《进口药材批件》复印件？ 有□，无□		否○
7. 是否中药材或中药饮片？			
是○	包装？ 有□，无□	质量合格标志？ 有□，无□	批准文号？ 有□，无□ 否○
	是否中药材？		
	是○，其包装上有无如下内容？ 品名：有□，无□ 产地：有□，无□ 供货单位：有□，无□		否○
	是否中药饮片？		
	是○，其包装上有无如下内容？ 品名：有□，无□ 生产企业：有□，无□ 生产日期：有□，无□		否○

验收结论：

验收员1（签章）：　　　　日期：　　　　验收员2（签章）：　　　　日期：

说明	1. 药品类别：指购进药品或销后退回药品； 2. 验收员在○内打"√"表明验收药品的类属情况；在□内打"√"时即表明该药品是否符合要求； 3. 在无后的□内打"√"时要用红色笔，当有红色"√"时即表明表明该药品的相应验收检查项目不符合要求； 4. 对特殊药品进行验收时要双人同时验收并签字； 5. 验收员验收完后，要依此单并按验收记录的填写要求填写验收记录。

药店店长手册

表 4-2　药品入库验收记录

验收日期	供货单位	开票日期	发票号	品名剂型	规格	生产厂家	批号	批准文号	注册商标	有效期	单位	数量 应收	数量 实收	质量情况	验收结论	验收人	收货人	验收单编号
说明	1. 生产厂家不得只填地名，要填写全称； 2. 批准文号和注册商标，在该栏内打"√"或"×"填写"有"或"无"即可； 3. 有效期不应填××年，而应填写失效终止日期，有效期至××年××月； 4. 验收无质量问题的药品，在质量情况栏内填"合格"字样， 5. 验收结论填"接收"或"拒收"； 6. 验收销后退回药品应在备注栏中注明"销后退回"字样， 7. 非药品不得用此记录，应单独设置记录表。																	

表 4-3　进口药品入库验收记录

验收日期	中文名称	国别厂名	剂型	供货单位	规格	批号	数量		效期	主要成分	注册证号	检验报告书号	中文说明书	质量情况	验收结论	验收人	收货人	验收单编号
							应收	实收										

说明　在相应栏内应填《进口药品注册证》和《进口药品检验报告书》的编号，不能只填"有"、"无"。

表 4-4　药品入库验收质量信息季度报表

第___季度　　填报人：___　　填报日期：___

年度：___

本季度验收总批数	总批数				本季度总购进金额	
有质量问题的药品	品名	批号	规格	生产厂家	供货单位	金额
	总金额		占总购进金额％		业务人员	

203

表 4-5 药品拒收报告单

单位名称：＿＿＿＿＿＿　　　经办人：＿＿＿＿＿＿　　　填表日期：＿＿年＿＿月＿＿日

药品名称		规格		数量		金额	
生产企业				生产日期或编号			
供货单位				进货凭证			
检验标准		检验日期			抽检数量		
检鉴情况与存在的问题（包括内在质量、外观质量和包装）							
验收员意见							
				日期：　　　　年　　月　　日			
验收组意见							
				日期：　　　　年　　月　　日			
质管部意见							
				日期：　　　　年　　月　　日			

4．购自不具有法定资格（无"证、照"或"证、照不全"）的药品经营企业或非法药品市场的药品；

5．进口药品无经营企业《进口药品注册证》和口岸《进口药品检验报告书》或经质量验收不合格的药品；

6．生产企业不合法的药品；

7．性状外观和合格品有明显差异的药品；

8．内外包装有明显破损、封口不严的药品。

门店在验收过程中发现以上药品，应填写"药品拒收报告单"（表4-5），同药品一起返回连锁企业的配送中心或供应商，并填写"不合格药品报告确认表"（表4-6），报告总部质量管理机构。

表4-6　不合格药品报告确认表

（　　）字　第　　　号　　　　　　　　类别：

调入单位							
调拨日期和号码	商品名称	规格	生产企业	批号	有效期	单位	数量
质量情况及责任	经办人：　　　　年　　月　　日						
质管部鉴定后处理意见	负责人：　　　　年　　月　　日						
质管部处理意见反馈	负责人：　　　　年　　月　　日						
说明	本单一式四联：①质量部门存查；②报告部门存查；③责任部门按质量管理部门意见处理后返回质量管理部门存查						

第三节　药品的仓储和养护

一、如何制定药品储存管理制度?

1. 保持库房、货架的清洁卫生,定期进行扫除和消毒,做好防盗、防火、防潮、防腐、防污染、防鼠等工作。

2. 堆垛应严格遵守药品外包装图式标志的要求,操作规范。怕压药品应控制堆放高度。

3. 药品应按批号集中堆放。有效期的药品应分类相对集中存放,按批号及效期远近依次或分开堆码并有明显标志;不合格药品要单独存放,并有明显标志。

4. 根据药品的性能及要求,分别存放于常温库、阴凉库、冷库中。

5. 药品存放实行色标管理。待验品、退货药品—黄色;合格品、待发药品—绿色;不合格品—红色;色标牌要足够大且挂在醒目位置。

6. 药品堆放整齐、五距合理,无论是楼底和楼层仓库均应配备底垫。药品与仓间地面、墙、顶、散热器之间应有相应的间距或隔离措施。药品垛堆应留有一定距离。药品与墙、屋顶(房梁)的间距不小于30cm,与库房散热器或供暖管道的间距不小于30cm,与地面间距不小于10cm。

7. 做好库房的安全及分类储存工作,药品实行分开摆放。

(1) 药品与非药品分开;

(2) 处方药与非处方药分开;

(3) 内服药与外用药分开;

(4) 性质相互影响、容易串味的药品分开存放;

(5) 品名和外包装容易混淆的品种分区存放;

(6) 特殊管理药品要双人、专柜、专账管理。

8. 特殊管理的药品要专库存放,实行双人双锁管理,专账记录,账物相符。

9．危险药品贮存时,按其理化性质、危险程度以及消防方法,分区、分类、分堆保管。量少可专柜集中存放,对互相接触能引起燃烧、爆炸或产生毒害气体的危险品,不得同库贮存。如少量短期贮存,应单独存放在与其他库房有一定距离的小库房内,隔绝火源,分类存放,并采取必要的安全措施。

10．对报废、待处理及有问题的药品,必须与正常药品分开,并建立"不合格药品台账"(表4-7),填写"有质量问题药品登记表"(表4-8),防止错发或重复报损,造成账货混乱和严重后果。

11．对在库药品要及时清点,做到在库药品账物相符。

12．保管人员要听从养护人员对养护工作的指导,要积极配合养护人员做好养护工作。

13．仓库必须建立药品保管卡,记载药品进、存、出状况。因保管员未尽职责,工作不实造成药品损失的,将在季度质量考核中处罚。

二、药品仓库的建设要求有哪些?

药店药品仓库内部建设应该达到如下要求:

1．库内地面以水泥或其他硬质材料铺设,铺设层下应施以防水材料,如沥青、油毡等。

2．仓库应采用易于清洁的结构,墙与墙、地面与墙、顶棚与墙相接处有一定的弧度,以便于清扫。

3．仓库的设计建筑应能做到防止鸟类、昆虫、鼠和其他动物进入。

4．仓库内墙面、地板和天花板表面应当坚硬、光滑、无裂缝和空隙,没有微粒脱落现象。

5．库房主体应采用发尘量少、不易黏附尘粒、吸湿性小的材料。

6．仓库应尽量减少窗户及其面积,门窗结构密闭,设计及

表 4-7 不合格药品台账

日期	药品名称	生产企业	规格	单位	单价	数量	金额	批号	供货单位	不合格原因

说明：发生环节指入库验收、在库检查、售后查询等

表 4-8 有质量问题药品登记表

序号	品名	规格	生产厂家	批号	单位	数量	金额	质量问题	发生时间	发生环节	处理结果

说明：发生环节指入库验收、在库检查、售后查询等

造形简单、适用，易于清扫，不易积尘，门框不得加设门槛。

7. 仓库内管线、电器、给水管道和通讯线路要合理布局，管道尽量暗装。

8. 仓库内装修应采用发尘量小、便于清扫、吸湿性小、隔热好、不开裂、不产生缝隙、不易燃、防静电、不易黏附尘粒的材料。

9. 墙面装修可依实际情况适当选择。如：抹灰刷白墙面、油漆墙面、白瓷砖墙面、乳胶漆墙面。

10. 地面装修可依实际情况适当选择。如：水泥沙浆地面、水磨石地面、塑料地面和人造大理石地面、瓷砖地面等。

11. 库内应配置药品防尘、防潮、防污染和防鼠的设备。

三、影响药品质量的因素有哪些?

在存储药品的过程中，影响药品质量的因素有两方面。一方面是内因，主要是药品本身物理、化学等性质的变化引起的；另一方面是外因，外界环境影响也非常重要。一般讨论的主要是在仓储保管中影响药品质量的外界因素，如日光、空气、湿度、温度、时间及微生物等。上述因素对药品的影响又往往不单独进行，而是互相促进，互相影响，加速药品变质，例如日光及高温往往加速药品的氧化过程。故应根据药品的特性，全面考虑可能引起变质的各种因素，选适当的贮存条件和保管方法，以防止药品变质或延缓其变质的速度。一般而言，存储中影响药品质量的因素有：

（一）内在因素

指药物本身所含成分常因受自然界的影响而引起变异。

1. **淀粉** 含有淀粉的药物，特别是中药材，质地疏松，易吸收外界的水分，易受霉菌污染，也有利于害虫吸取养料赖以生存。

2. **挥发油** 含有挥发油的药物在20℃左右时，其油性成分会开始挥发。

3．糖类　含糖药物遇水受潮后膨胀发热，引起发酵、霉变。同时也是微生物、害虫最好的养料，有利其繁殖。

4．油脂　含有油脂的药物若保管不当，会发生水解和氧化，其成分受到破坏而产生分解和酸败。

5．色素　不同的药物含有不同的色素。在中药材中，花类色素不稳定，因受湿度、温度、日光、空气的影响使色素破坏，原有色泽发生变化，而影响药材质量。

6．水分　药物含有水分过多会发热腐烂或生霉，而含有水分过少，会使药材失润，出现干裂残损。

（二）外在因素

1．日光　日光中含有紫外线，对药品变化常起着催化作用，能加速药品的氧化、分解等，使药品变质。

2．空气　空气是各种气体的混合物，其中对药品质量影响比较大的是氧气和二氧化碳。氧气约占空气中五分之一的体积。由于其性质活泼，易使某些药物发生氧化作用而变质。空气中的二氧化碳被药品吸收，发生碳酸化而使药品变质。

3．温度　温度过高或过低都能使药品变质。特别是温度过高与药品的挥发程度、形态及引起氧化、水解等理化和微生物的寄生有很大关系。因此，药品在贮存时要根据其不同性质选择适宜的温度。例如，青霉素加水溶解后，在25℃放置24小时，大部分即失效。又如脊髓灰质炎疫苗、牛痘疫苗温度过高就很快失效，温度过低又易引起冻结或析出沉淀。

中药材与饮片，当温度在20～35℃时，害虫、细菌及其他腐生菌都容易滋生繁殖。当温度>35℃时，含糖、油脂的药物会泛油或发生粘连，挥发成分也易挥发。

4．湿度　水蒸气在空气中的含量叫湿度。它随地区及温度高低而变化。湿度对药品的质量影响很大。湿度太大能使药品潮解、液化、变质或霉烂，湿度太小，易使某些药品风化。湿度对药品质量的影响一般有以下几种情况：

（1）风化：含有结晶水的药物，常因放置在干燥的空气中，自动失去其所含结晶水的一部分或全部，以致本身由无色透明结晶变成白质不透明的结晶体或粉末。风化后，药品的化学性质一般并未改变，但其重量减少，在使用时剂量难以掌握。特别是剧毒药品，可能因超过用量而造成事故。易风化的药品如硫酸阿托品、磷酸可待因、硫酸镁、硫酸钠及明矾等。

（2）吸湿：大多数药品在湿度较高的情况下，能吸收空气中的水蒸气而使药品出现稀释、潮解、变形、发霉等现象。

5．微生物　微生物通过分解、吸收来影响药物。

（三）时间因素

有些药品因其性质或效价不稳定，尽管贮存条件适宜，时间过久也会逐渐变质、失效。如抗生素、细胞色素，维生素C等。因此药典对某些药品特别是抗生素制剂，根据它们的性质不稳定的程度，均规定了不同的有效期。有效期系指药品在规定的贮存条件下，能够保持质量合格的期限，要求使用单位在规定的期限内使用。

中药材也以新为好。石菖蒲所含的挥发油贮存一年后损失近20%，两年后近35%，三年后50%；穿心莲的主要成分穿心莲内酯的含量，贮存2个月为12.5mg/g，贮存22个月后为6.4mg/g。

四、药品储存的基本要求有哪些？

1．药品储存和保管工作要做到安全储存、降低损耗、科学养护、保证质量、收发迅速、避免事故。

2．对有特殊储存要求的药品，应建立符合所需条件的库房和相应设施。药品在冷处保管，温度控制在2～10℃；阴凉暗处温度控制在20℃以下；室温温度控制在1～30℃；相对湿度控制在45%～75%。各种测量和监控仪器应经常核对。记录结果，应予保存。

3．药品入库时，应按凭证核对品名、规格、数量和质量验收人员的签章（外地产品入库时，还应查对药厂化验报告），并对质量进行抽查，发现问题及时与质量检验或业务部门联系解决。对货单不符、质量异常、包装不牢、标志不清影响安全储运的药品,有权拒收。

4. 保管人员应熟悉药品质量性质及储运要求,按药品不同自然分类,据区、库、排、号进行科学储存,储存中应遵守以下各点:

(1)内服药与外用药,一般药与杀虫鼠药必须分开存放。性能相互影响,容易串味,名称容易搞错的品种也应分开存放。

(2)麻醉药品、精神药品和毒性药品应专库或专柜存放,指定专人保管。

(3)危险品应严格执行公安部颁发的"化学危险品储存管理暂行办法"、"爆炸物品管理规则"和"仓库防火安全管理规则"等规定,按其危险性质,分类存放于有专门设施的专用仓库。

(4)有效药品按效期远近,按批号,依次专码堆放。并按"公司医药商品调拨责任制"规定的期限,定期报告业务部门及时销售。

(5)长期储存的怕压药品定期翻码整垛,货垛间应采取必要的隔垫措施。

(6)退货药品应单独存放和标记,要查清原因,及时处理。因质量问题而退货的药品征得卫生行政部门同意返工后,必须重新检验合格后才能返回库存。退货要做记录(包括退货单位、日期、品名、规格、数量、退货理由、检查结果、处理日期及处理情况等内容)并保存两年。

(7)搬运和堆垛应严格遵守药品外包装标记的要求,安全操作,防止野蛮装卸。

5. 就厂直拨药品要注意与库存同品种及时轮换,国家储备药品和外库储存药品及时轮换更新。

6. 要贯彻"先进先出","近期先出"和"易变先出",按批号出库的原则。药品出库时登记生产批号或年、月、日,有效期限及入库年、月、日。要把好药品出库验发关,变质和过期药品严禁发货。

7. 各医药仓库,凡库容面积在 3 000m² 以上的,均应建立养护专业组织，小于 3 000m² 的仓库应设立专职养护人员。

8．药品与非药品、内用药与外用药、处方药与非处方药之间应分开存放；易串味的药品、中药材、中药饮片以及危险品等应与其他药品分开存放。

9．麻醉药品、一类精神药品、医疗用毒性药品、放射性药品应当专库或专柜存放，双人双锁保管，专账记录。

10．需要拆零的药品，在拆零前，必须检查其外观质量，凡发现质量可疑及外观性状不合格的药品不可拆零，报质量管理机构或人员处理。拆零药品应集中存放于拆零专柜，不能与未拆零的药品混放，并保留原包装的标签，并有记录。拆零后的药品不能保持原包装的，必须放入拆零药袋，加贴拆零标签。写明品名、规格、用法、用量、批号、有效期及拆零药品，并做好拆零药品记录。

11．若药店在药品入库验收时发现不合格药品，应给药品贴上不合格药品标志。不合格药品应集中存放在不合格药品区，由仓储部门设置专人管理并悬挂明显标志，建立"不合格药品台账"。

需要注意的是，储存药品分区分类要适度。若分类过细，就是给每种药品都留出货位，却往往由于存放不满而浪费仓容，还经常因某种药品数量增加，而原货位存不下时，发生"见空就塞"的弊病，结果等于没有分类；若分类过粗，就是在一个货区内混存多种药品，势必造成管理上的混乱。

五、药品储存中如何进行效期管理？

效期药品在药品包装上标明有效期，有效期是保证药品质量期限的一种表示方法。药品在规定的储藏条件下和一定的时间内能够保持其质量和有效性，但是在超出一定的期限后，即使在正常的储藏条件下，其效价（含量）也会逐渐下降，甚至会增加毒性，以致无法使用。规定药品在一定储藏条件下的有效期时限，即药品的有效期，它是直接反映药品内在质量的一个重要指标，药品必须严格遵守其特定的贮藏条件，又要在规定的期限内使用，才能保证药品的有效性和安全性。因此，加强药品有效期的管理，是保证用药安全、有效的重要条件。

为此，药品在储存时，应有有效期标志。库房内要设"近效期药品示意表"（表4-9），将每批药品失效期（指药品的失效之日）的先后分别标明，使之一目了然。每一货位要设货位卡，注明效期与数量，记录发药、进货情况应与"近效期药品示意表"相一致，在小牌上注明数量和失效时期，挂在该药品的堆架下。每次购进新药时，再按效期先后做适当调整，发药时取排在最先的该批药品。这样，从货架上可以反映销存情况，库房人员可以通过"近效期药品示意表"掌握到货、发货的效期情况。工作人员要定期检查，按效期先后及时调整货位，做到近期先用。

表4-9 近效期药品示意表

有效期至：_____年__月

品名	批号	1月	2月	3月	4月	5月	6月	7月	8月	9月	10月	11月	12月
说明	1. 在有效期截止的月份栏内打"∨"即可； 2. 近效期药品均要填入该表； 3. 有效期尚有一年时，每月开始填报催销报表。												

有些药品，如青霉素、链霉素等抗生素，牛痘疫苗、胎盘球蛋白等生物制品，胰岛素、催产素等生物化学药品以及一些其他种类药品，由于性质不稳定，易受外界因素的影响，当贮存一定时间后，会逐渐变质失效或降低效价。为了确保药品质量和人民用药安全有效，药典对上述药品制剂，根据它们性质不稳定的程度，规定了有效期。

对于规定有效期的药品，在保管过程中，应经常注意期限，随时检查,特别对有效期限短(仅半年或一年)的药物,基层进货时又往往离失效期接近,则更应掌握"先进先出、近期先用"的原则,以防过期失效造成损失。

凡过期的药品,未经检验,不得再用。因过期药品制剂,多数外观性状不正常,如有的针剂久贮产生混浊或析出沉淀,不仅药效降低,而且注射后增加局部刺激。至于有的过期药品,特别是生物制品和抗生素,由于本身质量较好,若保管得当,虽然超过有效期,有时尚可能保持它原有的效能或仅稍降低,且其外观性状仍属正常,存量又较多,为了慎重起见,应经药检所检验合格,可在允许延长使用期内继续使用,但在继续使用过程中要注意药品外观的变化及临床使用情况。

在保管有效期限药品的工作中尚应注意下列问题:

1.有些药品(如麻醉乙醚、酒石酸锑钾注射液)规定了贮藏期或使用期,是指在规定时间内使用,才能确保临床使用安全有效,这一规定与有效期不同。如超过规定的使用期限应重新检查(复检),符合规定后才能继续使用。

2.有效期并不等于保险期。因此,必须按药品性质于规定条件下予以贮存。例如贮存温度和有效期有密切关系,温度超过规定,或保管不善,即使在有效期限内,也可能已降效或变质。

3.包装容器不同,虽同一药品,有效期会不同,如注射用青霉素钠(钾),用安瓿熔封的有效期是四年,以橡皮塞轧口小瓶(属"严封")的,有效期仅两年。

4.同一原料药的不同剂型,根据其稳定性的差异,有效期也会不同。如硫酸新霉素片、软膏为三年,其眼药水为一年。又如注射用盐酸金霉素为四年,其片剂、胶囊、眼膏、软膏均为三年。

5.药品离开原包装时,例如将片剂倾至工架装置瓶内,针剂离开针盒另放的,应将有效期注明在变换后的容器上,以便查对。

六、药品储存中如何进行色标管理？

药品储存是应实行色标管理。其统一的标准是：待验药品区为黄色；合格品库为绿色；不合格品库为红色。如图4-4。

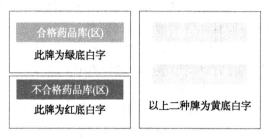

图4-4　药品储存的色标标示

七、特殊管理药品如何储存？

麻醉药品、精神药品等特殊管理药品应专库或专柜加双锁集中存放，决不允许与其他药品混放，应设置专职人员保管、专用账卡登记管理制度；严格出库手续，随时和定期核对账货，做到数字准确，账货相符；按药品的性质决定贮藏条件，如麻醉药品的大部分品种遇光易变质，故都应注意避光保存；由于破损、变质、过期失效而不可供药用的药品，应清点登记，列表上报，监督销毁，并由监销人员签收备查，不得随便处理。

八、如何规划药品货位？

规划货位是解决药品的存放方法和排列位置，根据物资的外形、包装与合理的堆码苫垫方法及操作要求，结合保管场地的地形，规划各货位的分布和货架的位置。

货位的布置方式有横列式、纵列式和混合式三种。横列式指货垛与库房的宽平行。若货垛与库房的宽垂直排列，就是纵列式。两者都有，则为混合式。货位的长和宽要与库房的长和宽成可约的倍数，以便提高库房面积利用率。这种布置方式有利于库内通风和物资进出库,较好地利用自然采光,但这种方式支道多,面积利用率低,特别是采用叉车作业时,这种货位布置使叉车必须进行直角转弯,操作不便,并需要足够宽的通道,减少了储存面积。因此当采用托盘储存结合叉车作业时,可采用不同的布置形式。

九、药品应怎样堆垛?

堆垛是指将药品向上和交叉堆放,以增加药品在单位面积上的堆放高度和堆放数量,减少药品堆放所需的面积,提高仓容使用效能。在实际堆垛过程中,还要考虑到药品的性质、包装形式及库房条件(如荷重定额和面积大小)而定,尽量做到合理、牢固、定量、整齐及节省。无论是在楼房底层还是在上层,摆放药品必须配备底垫。药品的搬运和堆垛需严格遵守药品外包装图示要求规范操作,堆码合理、整齐、牢固、无倒置现象。怕压药品应控制堆放高度。

堆垛时注意"五距":

(一)墙距

留出墙距,能起到防止墙壁的潮气影响药品,便于开关窗户,通风散潮,检点药品,进行消防工作和保护仓库建筑安全等作用。墙距又分为外墙距和内墙距两种。墙外无其他建筑物的称外墙,墙外有其他建筑物与之相连的称内墙。外墙距要留得宽一些,通常按墙距规定0.3米的数值。垛与墙的间距不小于0.3米。

(二)柱距

垛与柱的间距一般不小于0.3m。留出柱距,能起到防止药品受柱子潮气的影响和保护仓库建筑安全的作用。

(三)顶距

垛与屋顶之间距离不少于0.3m。留出顶距,能起到通风散潮,查漏接漏,隔热散热,便于消防等作用。顶距一般规定为:平房仓库0.3~0.5m;多层建筑库房底层与中层0.2~0.5m;顶层不得低于0.3m;人字屋架的库房,货垛顶层不能顶着天平木下端,应保持 0.3m 以上的距离。

（四）灯距

货垛上方及四周与照明灯之间的安全距离必须严格保持在 0.5m 以上,这是防火的要求。

（五）垛距

货垛与货垛之间的距离,视药品性能、储存场所条件、养护与消防要求、作业需要而定。在一般情况下,货垛间距为 1m 左右。

药品与仓间地面的距离不小于 10cm。一般采用支架等隔离设施,支架一般要易于保持清洁,木制的支架不能腐蚀掉屑。

十、如何制定药品在库养护管理制度?

1. 建立和健全药品保管养护组织,全面负责在库药品保管养护工作,防止药品变质失效,确保财产免受损失。

2. 配备的专职养护人员,坚持按三三四进行药品循检(即每季度第一个月检查 30%,第二个月检查 30%,第三个月检查 40%)。

3. 做好温湿度管理工作,每日上、下午各记录一次库内温湿度。根据温湿度的变化,采取相应的通风、降温、除湿等措施。常温库为 0～30℃,阴凉库温度应低于 20℃,冷库温度为 2～10℃,正常相对湿度为 45%～75%。

4. 重点做好夏防、冬防养护工作。每年制定一次夏防、冬防工作计划,并落实专人负责,适时检查、养护,确保药品安全度夏、冬。

5. 针对不同药品的特性采取相应的养护方法。应对中药材和中药饮片按其特性,采取干燥、降氧、熏蒸等方法养护。

6. 建立健全重点药品养护档案工作,并定期分析,不断总结经验,为药品储存养护提供科学依据。

7. 药品养护人员应对库存药品根据流转情况定期进行养护和检查,并做好记录。按要求做好养护记录。

8．药品养护人员应每月汇总、分析和上报养护检查、近期或长时间储存的药品等质量信息。

9．指导保管人员对在库药品的合理保管工作。

10．药品养护人员应负责养护用仪器设备、温湿度监测和监控仪器、仓库在用计量仪器及器具等的管理工作。

11．库存养护中如发现质量问题，应悬挂明显标志和暂停发货，并尽快通知质量管理机构予以处理。

12．如因养护组织不健全，职责不清，工作不实造成药品损失的，依损失大小将给予责任人相应的行政或经济处罚。

十一、药品应如何保管?

要了解药品的进出规律，并按照其规律确定库存药品的品种、数量，掌握"先产先出、先进先出、易变先出、近期先出"的原则，以确保库存药品自身质量始终保持在较为新鲜的良好状态。要实行定期盘点与不定期检查结合，数量核对与质量检查相结合的保管方法。所谓定期盘点，一般是规定每季度、每半年和年终对各种药品进行全面清点，在清点过程中，既要核对药品的数量，保证账、卡、货及货位相符，又要逐一对药品质量进行检查，对不合格的应及时处理。所谓不定期检查，就是根据临时发生的情况，进行突击地全面检查或局部抽检，一般是风期、雨季、霉季、高温、严寒或者发现药品质量变异苗头的时候。药品保管人员应安排好这一工作，以便做到及时发现问题及时处理问题，并做好质量检查登记处理记录。对于因自然条件而导致药品超过其贮存要求的，应及时采取补救保管措施，以确保药品质量的安全。如天气过度寒冷应采取保温措施；库内湿度超过规定，应设法降湿，温度过高应及时降温等。

库内应经常保持清洁卫生，通道要畅通，垛码要井然有序、整齐美观。加强安全措施，防鼠防虫措施要落实，确保仓库药品、人身的安全。有效期药品必须按照效期药品管理方法进行保管。麻醉药品、医疗用毒性药品、精神药品应按特殊药品管理方法进行保管,危险性药品应按危险药品管理有关方法进行管理。

十二、药品应如何养护?

为避免药品本身物理、化学等性质的变化和外界环境的影响,保证药品在储存过程中的质量,药店对药品要进行必要的养护。

(一)药品养护工作的任务

1. 指导保管人员对药品进行科学储存。

2. 检查库存药品的储存条件是否符合要求,配合保管人员进行仓间温湿度管理,及时调整库存条件。

3. 对库存药品定期进行循环质量抽查,循环抽查的周期一般为一个季度,易变质药品要缩短抽查周期。

4. 对抽查中发现的问题,提出处理意见和改进养护措施。配合保管人员对有问题品种进行必要的整理。

5. 根据季节气候的变化,拟定药品检查计划和养护工作计划,列出重点养护品种,并予以实施。

6. 建立药品养护档案。

7. 对重点品种开展留样观察,考察变化的原因及规律,为指导合理库存,提高保管水平和促进药厂提高产品质量提供资料。

8. 开展养护科研工作,逐步使仓库保管养护科学化、现代化。

(二)药品养护工作的内容

1. 指导储存 保证药品存放在规定的温度和湿度条件的环境下,不同状态的药品使用不同色标,效期药品有明显标志,不同类别的药品分区存放,药品堆垛符合要求。

2. 检查养护设备 养护人员应每月一次检查仓库使用的养护设备。检查设备的配备情况是否达到 GSP 的要求,设备的运行状况如何,并填写"设备检查情况登记表"(表 4-10)。在检查过程中发现有不符合要求的设备,应向主管汇报,并提出维修或购置计划。

表 4-10　设备检查情况登记表

填报人：＿＿＿＿＿＿　　　　　　填写日期：＿＿＿＿＿＿

检查时间	设备编号	设备名称	起用时间	维修次数	运转情况	检查结论	处理结果	实施人

　　对不能正常运转的仪器和设备不得使用，要及时维修，做好维修记录。对主要设备、精密仪器应制订保养和管理的方法，并建立使用记录、大修记录、检定记录。

　　空调和除湿机等每次使用前、后都应检查是否正常，填写"养护设备使用记录"（表 4-11）。

表 4-11　养护设备使用记录

设备编号：＿＿＿＿　　设备名称：＿＿＿＿　　规格型号：＿＿＿＿

使用日期	工作起止时间	运转情况	操作人	备注

　　温、湿度检测仪每季度应进行一次校验或检查，并做校验或检查记录。

　　有标识设备状态的标识牌：正常运行时挂正常运行标识（绿牌），暂停运行时挂暂停运行标识（红牌），修理期间或待修理时挂修理标识（黄牌）。

　　3．调控温湿度　温度过高，能使许多药品变质失效，特别是生物制品、抗生素、疫苗血清制品等对温度的要求更严。即使是普通药品过高温度下贮存，仍能影响药品的质量，因此必须保持药品贮存期间的适宜温度。对于普通药品，当库内温度高于库外时，可启开门窗通风降温，在夏季对于不易吸潮的药品可进行夜间通风。应注意通风要结合湿度一起考虑，因为药品往往怕热也怕潮，只要库外温度和相对湿度都低于库内，就可以通风降温,装配有排风扇等通风设备的仓库,可启用通风设备进行通风降温(危险药品库除外)。对库内温度较高,需尽快降温的或不适宜开窗通风降温者,如室内没有空调设施的,可采用加冰降温,一般是将冰块或冰盐混合物盛于容器中,置于库内1.5m左右高度,让冷气自然散发,下沉。也可采用电风扇对准冰块吹风,以加速对流,提高降温效果。但要注意及时排除冰融化后的水,因冰融化后的水可使库内湿度增高,故易潮解的药品不适宜此方法。此外,对一些不怕潮解对温度敏感的安瓿类注射剂,如生物制品、脏器制剂、疫苗、菌苗注射剂一般可置地下室或冰箱、冷藏库内贮存。

(1)温度的控制和调节方法

1)通风降温:对一些温度过高容易风化、挥发、或变质,而温湿度影响不大的药材如玻璃瓶或铁桶装药品、化学试剂等,在温度较高的季节里,可以进行夜间通风,直到日出后,气温回升时再停止通风。通风必须和严格密封结合运用,才能取得较好的效果。

2)遮光降温:隔热条件较差的库房,可在库房外搭棚,棚离屋顶30~40cm或更高,并在受光暴晒的外墙也搭上棚,减少日光辐射热,使库内温度下降。

3)加冰降温:可选择密闭、隔热条件较好的库房,加冰使室内温度降低。一般是将冰块或冰盐混合物盛于铁桶或木槽内。盛冰容器置于库内较高处(高度1.5m左右),便于冷空气下沉,加速对流。容器下部设排水管,将水引至库外。为了防止库内温度的提高,可加放吸湿剂。

4)密封保温:在库房顶棚、门窗设保温装置(如吊顶棚、窗户加钉塑料膜或糊窗缝、门上悬挂棉门帘等),这些方法,在气候不太冷的地区,具有一定的保温效果,此外,还可以利用篷布、塑料膜等进行货垛密封保温。

(2)湿度的控制和调节方法:在我国长江以北地区,冬季气温有时很低,有些地区可达到-40~-30℃甚至更低。这对一些怕冻药品的贮存不利，必须采取保温措施。一般可采用暖气片取暖，火炉取暖，火墙取暖等方法，提高库内温度，保证药品安全过冬。暖气片取暖应注意暖气管、暖气片离药品隔一定距离，并防止漏水情况。火炉取暖应在火炉周围左、右、后三方用砖砌成防护墙，防护墙与货垛的距离不得少于 0.5m。库内不能存放易燃易爆药品。生火炉期间应有专人看管，注意防火，加强消防措施，同时要防止库内因长时间燃烧而造成缺氧空间，导致人员煤气中毒事故。火墙取暖应注意火墙暖库必须远离其他库房，添火口设在库外，库内药品要离暖墙 1m 以上，并经常检查墙壁有无漏火现象。

在我国气候潮湿的地区或阴雨季节，药品库房往往需要采取空气降湿的措施。为了更好地掌握库内湿度情况，可根据库内面积大小设置数量适当的湿度计，将仪器挂在空气流通的货架上。每天定时观测，并做好记录。记录应妥善保管，作为参考资料，以掌握湿度变化规律，并作为考察库存期间药品质量的依据之一。一般来说，库内相对湿度应控制在 45%～75% 为宜，控制方法可采用通风降湿，密封防潮及人工吸潮降湿相结合。

通风降湿要注意室外空气的相对湿度，正确掌握通风时机，一般应是库外天气晴朗，空气干燥时，才能打开门窗进行通风，使地面水分、库内潮气散发出去。密封防潮是阻止外界空气中的潮气入侵库内。一般可采取措施将门窗封严，必要时，对数量不多的药品可密封垛堆、货架或货箱。人工吸潮是当库内空气湿度过高，室外气候条件不适宜通风降湿时，采取的一种降湿措施。一般可采用生石灰（吸水率为自重的 20%～30%）、氯化钙（吸水率为 100%～150%）、钙镁吸湿剂、硅胶等，有条件的可采用降湿机吸湿。此外，减少潮湿来源也是必不可少的，如减少围护结构传入的湿量，地面施工时采用防水材料，隔断地下湿气泛潮，怕湿药品尽量放置在楼上等。

在我国西北地区，有时空气十分干燥，必须采取升湿措施。

具体方法有：向库内地面洒水，或以喷雾设备喷水；库内设置盛水容器，贮水自然蒸发等。

1）喷雾增湿：在一般气候条件下，药材需增湿储存的条件很少。只有在特别干燥的情况下，对少数怕干燥的药材，需要进行喷雾洒水或用电加湿器产生蒸气，以提高空气湿度。

2）通风散潮：利用自然气候进行通风降潮，可使地面水分、库内潮气、包装用品及药材水分散发出去，是一种比较经济、简单而容易收效的方法。利用通风来降低库内相对湿度时，必须以绝对湿度为依据，正确掌握通风时机，即只有当库外绝对湿度低于库内时，才能进行通风。因此，在通风以前，先测定库内外温湿度，然后进行库内外绝对湿度比较，考虑能否通风。当库外温度、相对湿度都低于库内时，可以长时间开启门窗通风。反之，应密闭门窗，不可通风。当库外温度稍高于库内，但绝对湿度和相对湿度低于库内时也可以通风。库外温度和绝对湿度都低于库内时，而相对湿度稍高时，也可以通风，因为库外绝对湿度低，通风后也比库内低。库外温度低于库内，但绝对、相对湿度都比库内高时，不宜通风。库内外温差较大，特别是日温差较大或梅雨季节，要防止潮暖空气进入库内。另外，还可总结经验，一般天气晴朗或虽阴天但云块不黑并有东北风、北风或西北风时可以通风，但要对比一下库内外温湿度再进行。雨天、大雾、雨后初晴以及沿海地区刮南风、东南风时不宜通风。通风时除开启门窗进行自然通风外，有条件的还可以装置排风扇等通风设备。

3）密闭防潮：密闭时隔绝外界空气中潮气的侵入，避免或减少空气中水分对药品的影响，以达到防潮的目的。密封就是将库房的门窗缝隙封闭，将通风洞、气孔用砖砌紧，只留一二门进出。门做成两道门，并挂厚棉帘。此外，还可根据药品的性质和数量，采用密闭垛、密封箱等形式防潮。密封性较好的库房，如装有风幕自动门，即使库房打开，人员照常进出作业，由于风幕的作用，库房内外的空气仍不会进行自然对流，而起到防潮的作用。应指出,我们能做到的只是相对密封,并不能完全隔绝气候对药品的影响,故密封保管时,最好结合吸潮降湿,可取得更好的效果。

4)吸潮降湿:在梅雨季节或阴天不宜通风,而库内湿度又过高时,可以在密封库内用降湿机除湿。降湿机除湿的原理是采用机械冷冻的方法,凝结湿空气中的水蒸气借以降低空气中的温度,可在环境温度为 17～35℃、相对湿度 50%～90% 的条件下使用。一般库房还可使用吸湿剂降湿。常用的吸湿剂有生石灰、氯化钙、硅胶等。

养护人员对库存药品质量每季度检查一次。检查的内容包括:检查日期、品名(通用名)、规格、单位、库存数量、生产厂家、生产批号、有效期、质量情况等并应按规定做好"库存药品质量养护记录"(表 4-12)。

表 4-12　库存药品质量养护记录

检查人:＿＿＿＿＿＿＿＿＿　　　　检查日期:＿＿＿＿＿＿＿＿＿

货号	货位	品名	规格	生产企业	批号	批准文号	有效期	单位	数量	质量情况	处理意见	养护员

说明:1. 有效期应写有效期至 ×× 年 ×× 月;

2. 进库达一个季度的药品方列入养护之列;

3. 如库存检查药品没有质量问题,在质量情况栏中填写"正常"即可;

4. 数量栏写实际库存数;

5. 养护员应在养护员栏内签名。

4. 避光　有些药品对光敏感,如肾上腺素遇光变玫瑰红色,维生素 C 遇光变黄棕色,双氧水遇光分解为水和氧气等。因此,在保管过程中必须采取相应的避光措施。除药品的包装必须采用避光容器或其他遮光材料包装外,药品在库贮存期间应尽量置于阴暗处,对门、窗、灯具等可采取相应的措施进行遮光,特别是一些大包装药品,在分发之后剩余部分药品应及时遮光密闭,防止漏光,造成药品氧化分解、变质失效。

5. 防鼠 库内物品堆集,鼠害常易侵入,造成损失,特别是一些袋装原料如葡萄糖等一旦发生鼠害则严重污染药品,因此必须防鼠灭害。一般可采用下列措施,如认真观察,堵塞一切可能窜入鼠害的通道;库内无人时,应随时关好库门、库窗(通风时例外),特别是夜间;加强库内灭鼠,可采用电猫、鼠夹、鼠笼等工具;加强库外鼠害防治,仓库四周应保持整洁,不要随便乱堆乱放杂物,同时要定期在仓库四周附近投放灭鼠药,以消灭害源。

6. 防火 药品的包装尤其是外包装,大多数是可燃性材料,所以防火是一项常规性工作。在库内四周墙上适当的地方要挂有消防用具和灭火器,并建立严格的防火岗位责任制。对有关人员进行防火安全教育,进行防火器材使用的培训,使这些人员能非常熟练地使用防火器材。库内外应有防火标记或警示牌,消防栓应定期检查,危险药品库应严格按危险药品有关管理方法进行管理。

十三、不同性质药品如何保管与养护?

(一)易受光线影响而变质的药品的保管养护

1. 凡遇光易引起变化的药品,如银盐、双氧水等,为避免光线对药品的影响,可采用棕色玻璃瓶或用黑色纸包裹的玻璃器包装,以防止紫外线的透入。

2. 需要避光保存的药品,应放在阴凉干燥不易直射到的地方。门、窗可悬挂遮光用的黑布帘、黑纸,以防阳光照入。

3. 不常用的怕光药品,可贮存于严密的药箱内,存放怕光的常用药品的药橱或药架应以不透光的布帘遮蔽。

4. 见光容易氧化、分解的药物如肾上腺素、乙醚、三氯甲烷等,必须保存于密闭的避光容器中,并尽量采用小包装。

（二）易受湿度影响而变质的药品的保管养护

1．对易吸湿的药品，可用玻璃软木塞塞紧、蜡封、外加螺旋盖盖紧。对易挥发的药品，应密封，置于阴凉干燥处。

2．控制药库内的湿度，以保持相对湿度在 70% 左右为宜，可辅用吸湿剂如石灰、木炭，有条件者，可设置排风扇或通风器，尤其在雷雨季节，更要采取有效的防霉措施。除上述防潮设备外，药库应根据天气条件，分别采取下列措施，即在晴朗干燥的天气，可打开门窗，加强自然通风；当下雾、下雨或室外湿度高于室内时，应紧闭门窗，以防室外潮气侵入。

3．对少量易受潮药品，可采用装石灰的干燥器贮存，即用木箱瓦缸等容器装入块状 1/4 容量左右，石灰层上面存放药品，待石灰吸湿成粉状后，应及时换掉。

（三）易受温度影响而变质的药品的保管养护

一般药品贮存于室温（1～30℃）即可。如指明"阴凉处"是指不超过 20℃，冷处是指 2～10℃。在一般情况下，对多数药品贮藏温度在 2℃以上时，温度愈低，对保管愈有利。

1．对怕热药品，可根据其不同性质要求，分别存放于"阴凉处"或"冷处"。常用的电冰箱可调节至 2～10℃左右，如无冰箱，可根据具体条件，因地制宜，存放于水井、地窖（对防潮药品还须注意密封，或用一口大缸埋于地下温度较低处）。有条件者，也可采用加冰的土冰箱，盛冰容器应置放于顶部，药品放于底部，以便冷热空气对流，提高降温效果。对少量怕热药品短期贮存，则可采用冰瓶。

2．对挥发性大的药品如浓氨溶液，乙醚等，在温度高时容器内压力大，不应剧烈震动。开启前应充分降温，以免药液冲出（尤其是氨溶液）造成伤害事故。

3．对易冻和怕冻的药品，必须保温贮藏。保温措施主要有：

（1）保温箱：可就地取材，用严密木箱，内放瓦楞木箱，两层之间填充木屑、或木箱内贴油毛毡，内放三合板箱。两层之间填充稻壳，盖双层盖。另外也可用棉花作为保温材料。

（2）可利用地窖、坑道、天然山洞等贮藏药品，其特点为冬暖夏凉。

（3）有条件的地方，可建立保暖库。

（四）易燃、易爆危险品的保管养护

易燃、易爆危险品系指易受光、热、空气等外来因素影响而引起自燃、助燃、爆炸或具有强腐蚀性、刺激性、剧烈毒性的药品，如果处置不当、保管不当，都能引起爆炸、燃烧等严重事故，给人民生命财产带来极大损失。

1．主要特征及性状

（1）易爆炸品：即为受到高热、摩擦、冲击后能发生剧烈反应而产生大量气体和热量，引起爆炸的化学药品，如苦味酸、硝化纤维、硝酸铵、高锰酸钾等。

（2）自燃及遇火燃烧的药品：如黄磷在空气中即能自燃，金属钾、钠遇火后能燃烧等，其他如炭粉、锌粉及浸油的纤维药品亦极易燃烧。

（3）易燃液体：即引燃点低，易于挥发和燃烧的液体，如汽油、乙醚、石油醚、乙醇、甲醇、松节油等。

（4）极毒品及杀害性药品：氰化物（钾、钠）、亚砷酸及其盐类、汞制剂、钡制剂等。

（5）腐蚀性药品：即具有强烈腐蚀性，甚至引起燃烧、爆炸和杀伤性药品，如硫酸、硝酸、盐酸、甲酸、冰醋酸、苯酚、氢氧化钾、氢氧化钠等。

2．保管原则和方法

（1）此类药品应贮存于危险品库内，一般不得与其他药品同库贮存，并远离电源。同时应有专人负责保管。

（2）危险品应分类堆放，特别是性质相抵触的物品（如浓酸与强碱）。灭火方法不同的物品，应该隔离贮存。

（3）危险品库应严禁烟火，不准进行明火操作，并应有消防安全设备（如灭火机、沙箱等）。

（4）危险品的包装和封口必须坚实，牢固、密封，并应经常检查是否完整无损、渗漏，如有毁损、渗漏，必须立即进行安全处理。

（5）如少量危险品必须与其他药品同库短期贮存时，亦应保持一定的安全距离，隔离存放。

（6）氧化剂保管应防高热、日晒，与酸类、还原剂隔离，防止冲击摩擦。钾、钠、钙金属应存放于水中；易燃品、自燃品应与热隔绝，并远离火源，存放于避光阴凉处。

（五）中药材的保管养护

1. 中药材的保管与养护　贮存少量药材一般用大干燥器、大塑料袋（外包纸和或木箱）、缸等，用石灰或硅胶为干燥剂。或用干砂埋藏法，如党参、怀牛膝、板蓝根、山药等。或用花椒防虫法，适于有腥味肉性动物药材，如乌鞘蛇、蕲蛇、海龙、海马等。或大蒜防虫法，适于土鳖虫、斑蝥、全蝎、红娘子等贮存。或用酒精防虫法，于大缸底放一开口瓶盛酒精，上码药材如瓜蒌、枸杞子等，50kg 药材可用 95% 酒精 0.5～1kg，然后将缸加 2～3 层塑料布扎紧，则因酒精蒸气而杀死虫卵与成虫。

中药材及其制剂大都含有淀粉、脂肪、糖类、蛋白质、氨基酸、有机酸、纤维素、鞣质等万分，另外还有维生素类、无机元素。其中营养成分俱全，若温度和水分适宜则极易滋生昆虫或细菌，发生虫蛀或霉变，加速药材的变质。

中草药材种类繁多，性质各异，有的易吸热，有的具有挥发性等，应根据其特性加以妥善保管。如保管不当将会发生霉变、虫蛀、失性、变色等现象而影响质量，甚至完全失效。中草药变质的原因，除空气、湿度、日光和温度等因素的影响外，还受到昆虫和微生物的侵蚀。为使中草药的外部形态和有效成分在贮存其间尽量不起变化，必须掌握各种中草药材的性能，摸清各种变化规律，采取各种合理的保管措施，其中以防止霉变及防治虫蛀两项更为重要。

（1）中药材的虫蛀和霉变：为贮存中药材应有单独库房并距中药房较近，可按植物类、动物类、金石类、成药类、贵重类（"细料"）分类贮存。存放依次按照常用与不常用而定，在贮存中常遇到以下问题。

1）虫蛀：中药材含水量大时，易生虫并受虫蛀。昆虫生长繁殖的适宜温度为 18～35℃（22～32℃最适）。故在我国北方每年 5～8 月间昆虫生长繁殖最旺，而仓库中害虫一般能耐 38～45℃，在 10℃以下能停止发育，高于 48℃为致死温度，−4℃以下也不能成活。当然这也与昆虫的种类和不同生长发育阶段有关。

2）发霉：俗称"霉药不治病"，发霉的中药在颜色和气味必发生改变。发霉的原因也是因含水量过高(>15%)、温度较高(20～25℃)或阴暗不通风。

中药材的虫蛀和霉变是同时进行的。药材遭虫蛀，必增加药材组织细胞与空气、光线和湿气（水）的接触面积，从而加速药材中鞣质、酚类、黄酮类等易自动氧化作用，使药材颜色变深。寄生虫在生活中的排泄物及昆虫所携带细菌和微生物，污染了药材组织，又使药材遭到微生物的发酵作用。而微生物和昆虫寄生在药材组织中的主要营养物为蛋白质或氨基酸、糖类（包括淀粉、低聚糖、双糖或单糖）、脂肪等。这些营养物被昆虫和微生物利用后，其排泄物必发出腐败气味，如脂肪的酸败、氨基酸的脱羧或脱氨等。腐败的分解产物，变为有毒物质甚至进行对中药有效成分的破坏，故霉败的中药应弃去，不能用于治疗。中药材的防霉与防虫措施有：

1）中药材防霉，主要应严格控制本身的水分和储存场所的温度、湿度、避免日光和空气的影响，使细菌不易生长繁殖。易发霉的中草药，应选择阴凉干燥通风的库房，垛堆应离地用木条垫高，垛底垫入芦席或油毛毡等隔潮。地面上铺放生石、炉灰或木炭、干锯末等防潮剂，使药材经常保持干燥，以防止霉变。

2）为防虫蛀，药材进库前，应把库内彻底清理，以杜绝虫源，必要时在药材进库前，可用化学药物防治，将仓库整体密封或部分密封,用磷酸铝熏蒸或硫磺熏蒸。

3)贮存过程中,为防止细菌、害虫的生长繁殖,可将中草药材干燥后,打成压缩包以减少与空气的接触面积。贮存期间,尤其是热天或雨季,由于大气湿度较高,天气暖和,最适合细菌、害虫的繁殖,更要选择晴朗的天气及时翻晒。并将仓库进行通风。但在湿度大的天气,应闭门窗,以防潮氯浸入。

4)如发现虫害时,可采用高温杀虫法如暴晒、烘烤、热蒸等措施杀灭害虫,也可用化学药剂如硫黄、氯化苦(三氯硝基甲烷,CCl_3NO_2)等熏蒸法消灭虫害,以及采用红外线照射,防止发霉生虫。但氯化苦能腐蚀金属,并影响种子发芽率;硫黄燃烧后产生的二氧化硫气体有漂白作用,易使某些药品变色、变酸味,且对种子发芽也有不良影响,使用时应加注意。

5)已虫蛀的药材,可按虫害轻重分开处理,凡生虫严重而有结块现象的不宜再供药用,严重霉烂变质的中草药材也不能再供药用。

(2)中药材养护的常用方法

1)干燥法:分日晒和烘干两种。该法适用于不怕融化和破碎的药材及其饮片。①日晒法,将药材或中药饮片摊在晒场上曝晒,并实施反动,使受热均匀。充分利用太阳的热能及紫外线将害虫和细菌杀死。②烘干法,适用于太阳热力晒不透或易泛油的药材及其饮片。具体做法是将药材及其饮片摊在干燥室内、火坑上或烘干机内,温度控制在50℃左右,烘5~6小时即可。③阴干法,凡含挥发性成分、或日晒烘烤熔化的药材,应将药材置阴凉通风处晾干。④石灰干燥法,于光或热易变质的贵重药材,用石灰箱或缸等干燥,石灰占空间的1/6~1/5即可,石灰失效应及时更换。

2)吸潮法:主要采用吸潮剂或去湿机,使空气中的水分或药材及其饮片中的水分减少,达到去虫去霉目的。

3)密封法:分传统密封和气调密封两种,使药材及其饮片与外界影响其变质因素隔离,保持其本身质量。①传统密封法,又分整库密封和小件密封两种。前者将库房全部密封起来,让库内吸潮剂吸潮,以控制药材及其饮片的水分在安全范围内。后者用箱、桶、缸或在库内墙壁边做水泥槽,将数量不多的药材或饮片放入密封,达到不透湿气的目的。②气调养护,分机械降氧和自然降氧两种,主要降低空气中氧气的浓度,以保证药材不受虫害。机械降氧在有罩帐密封的药材中充氮(或CO_2)降氧,使密封垛内保持低氧状态。其操作方法是将药材装箱码垛,用草袋或麻袋包好,外套塑料并以高频热合机手钳封闭,将药材密闭。选一适当处自塑料罩面开一小孔,作为抽进气口。开动真空泵抽出垛内空气,当垛内压力为$200\sim300mmHg$时停止抽气,检查有无漏气现象,然后将氮(或CO_2,或用干冰即固体CO_2)充入罩内,并使垛内压力与外界几近平衡。

自然降氧在密封堆垛内,利用药材、仓虫、需氧微生物的呼吸作用,将氧逐步消耗而达到杀虫和杀灭微生物的目的。用该法是将仓库密闭,降低室内含氧量,提高CO_2含量使害虫窒息,虫卵孵化延缓,细菌和其他杂菌生长受到抑制。该法对药材的色、味不受影响。

4)低温冷藏法:将适宜用低温冷藏的药材及其饮片用不透气的包装物包裹置于冷库内储藏,以保持药材本质。

5)对抗储藏法:将两种可以互相制约的药材放在一起储存而保持其本质。如泽泻与丹皮共存,泽泻不生虫;花椒与动物类药材共存,则动物类药材不生虫。

6)化学药物防治法:即将仓库整体密封或部分密封,用磷化铝熏蒸或硫黄熏蒸,从而是害虫窒息而死。

7)低药低氧法:即在药垛密封的条件下,投入少量化学药物使其在密封的空间内挥发而达到杀虫的目的。

8)化学熏蒸法:用硫黄、氯化镁、磷化铝等药物熏蒸。硫黄燃烧产生二氧化硫能杀灭虫卵、幼虫、蛹或成虫。例如:川芎、羌活、泽泻、半夏、延胡索、独活、天麻、玄参、白术、当归、党参、白芷、桔梗、防风、葛根、狼毒、南沙参、甘遂、山药、枣仁等均可用此法。但因二氧化硫有漂白作用，对大黄、紫草、瓜蒌、红花、冬花、甘草等有使之褪色或变性，不能用该法。①熏蒸法：于一间约 12m^2 砖瓦平房，密闭。沿墙放 4 副竹制搁架，离地面 4m 排成方形，架是堆放药材，药材间留有空隙。室内中间放一熏盆，距药架约 1m，每 25kg 药材用硫黄 300g，点燃后熏蒸 24h。有时虫卵不能 1 次杀尽，1 周后再熏 1 次。熏蒸时应注意防火，室内不能有电源、电线及其他火源；熏后应彻底通风后人员方可入室，并将金属器涂刷一次油漆，因 SO$_2$ 腐蚀金属。②磷化铝熏蒸法：磷化铝吸湿分解产生磷化氢，为强杀虫剂，能杀灭成虫、蛹及虫卵。但对杀螨效果较差。对霉菌也有一定抑制作用。用于空库为 1～3 片 /m^2，贮药材库用量为 3～6 片 /m^2，条件：在 12～15℃时需密闭熏 5 天；16～20℃熏 4 天；20℃以上熏 3 天。熏后要通风散毒 5 天。磷化铝：醋酸：木屑：碳酸氢铵 = 3.5g：1.5g：1.25g：25g。

9）辐射防霉法：用放射性元素 ^{60}Co［钴 ^{60}］产生 γ 射线或加速器产生的 β 射线进行照射。当霉菌、杂菌、害虫吸收放射和电荷，产生自由基，破坏其正常新陈代谢以达杀灭作用。例如可用于枣仁、附子、川贝、党参、当归、黄芪、川芎等的杀虫灭菌。也可用于各类中成药制剂或仪器的灭菌。

2．中成药的保管与养护　对于中成药要根据原料和剂型决定保管方法。药酒能防腐、杀菌和防虫，但应避光贮存，露剂如金银花露，为防止挥发性成分损失，应用小口瓶严封。中药糖浆因含糖少（约 35%），为防止霉变加 15%～20% 甘油或乙醇，或防腐剂，如加苯甲酸、尼泊金等并密封避光贮存。蜡壳丸可贮存 3～4 年，但应置阴凉处。蜜丸含水较多，易吸湿霉变，应密闭置阴凉处，还要经常检查。水丸的含水量约 15%～30%，颗粒疏松易吸湿变质，应密闭于阴干处存放。糊丸易霉变，不易贮存，但因其制造时易烘干，故购入后严格防潮、避光阴凉贮存，仍可久放。散剂须用蜡纸包装如七里散、参苓白术散等,可用带塞(木塞、胶塞等)密封,必要时蜡封瓶口,于阴干处存放。膏药如狗皮膏、拔毒膏,多含挥发性成分,贮存过久或过热,不仅成分挥发,还能减低粘度或药层脱落,应置塑料袋于阴凉处贮存。茶剂的贮存与散剂相似。冲剂一般用塑料袋,应严防潮湿。依中成药的性状,可将养护方法分述如下:

(1)易生虫中成药的养护:水丸、蜜丸、糊丸、散剂、片剂、冲剂如贮存不当容易生虫,应贮存于阴凉干燥处。温度不超过28℃,相对湿度不超过70%。如温、湿度过高过大,应及时做好降温吸潮措施,做好清洁卫生工作。

(2)易发霉中成药的养护:温度28℃以下,相对湿度不超过68%为宜,要勤加检查,一般以5～7天检查一次为宜。

(3)易挥发散失气味中成药的养护:贮存在即凉爽干燥又不通风处。温度28℃以下,相对湿度不超过70%,同时采用按件密封,以防气味散失。

(4)易融化泛油中成药的养护:要贮存在低温、干燥、通风和阳光不能直射处。温度不超过25℃以下,相对湿度以70%～75%为宜。

(5)易发酵变味中成药的养护:贮存在低温通风处。温度28℃以下,相对湿度以75%左右,阳光不能直射。总之,中成药大多为经水或稀醇提取的干浸膏,有强吸水性,易被空气氧化,易霉变,贮存时以环境干燥、密闭和阴凉为原则,因中成药多含糖、淀粉和脂肪等有机物,极易遭鼠害,应有防鼠设备。目前许多中成药制剂,大多经水或稀醇提取的干浸膏,有强吸水性和被空气的自动氧化,易发生霉变。贮存时以干燥、密闭、阴凉为原则。

(6)防鼠:因中药含糖、淀粉、脂肪等有机物质,极易遭鼠害。因此,中药库必须加有防鼠设备。

(六)有效期药品的保存方法

规定有效期药品的保存方法的药品:青霉素、链霉素等抗生素,牛痘疫苗、胎盘球蛋白等生物制品,胰岛素、催产素等生物化学药品以及其他某些药品，由于性质不稳定，易受外界因素的影响，当贮存一定时间后，会逐渐变质失效或降低效价。为了确保药品质量和人民用药安全有效，药典对上述药品制剂，根据它们性质不稳定的程度，规定了有效期。

对于规定有效期的药品，在保管过程中，应经常注意期限，随时检查，特别对有效期限短（仅半年或一年），而基层进货时又往往离失效期接近，则更应掌握"先进先出、近期先用"的原则，以防过期失效、造成损失。凡过期的药品，未经检验，不得再用。拆零销售的药品，要尽量将瓶中的药品用完后再补充药品，以免旧药积存瓶底，久而久之出现过期失效。

十四、药品在库检查的时间和方法有哪些？

药品在库贮存期间，由于经常受到外界环境因素的影响，随时都有可能出现各种质量变化现象。因此，除需采取适当的保管、养护措施外，还必须经常地和定期地进行在库检查。药品的在库检查，指对库存药品的查看和检验。通过检查，及时了解药品的质量变化，以便采取相应的防护措施，并验证所采取的养护措施的成效，掌握药品质量变化的规律。

药品在库检查的时间和方法，应根据药品的性质及其变化规律，结合季节气候，贮存环境和贮存时间长短等因素掌握，大致可分为以下三种：

1. "三三四"检查　即每个季度的第一个月检查30%；第二个月检查30%；第三个月检查40%，使库存药品每个季度能全面检查一次。

2. 定期检查　一般上、下半年对库存药品逐堆逐垛个进行一次全面检查，特别对受热易变质、吸潮易引湿，遇冷易冻结的药品要加强检查。对有效期药品、麻醉药品、精神药品、医疗用毒性药品、放射性药品等特殊管理的药品，要重点进行检查。

3. 随机检查　一般是在汛期、雨季、霉季、高温严寒或者发现有药品质量变质苗头的时候,临时组织力量进行全面或局部的检查。

十五、药品在库检查的内容与要求是什么?

药品检查的内容包括:库房内的温度,药品贮存条件及药品是否按库、区、排、号分类存放,货垛堆码、垛底衬垫、通道、墙距、货距等是否符合规定要求,药品有无倒置现象,外观形状是否正常,包装有无损坏等。在检查中,要加强对质量不够稳定、出厂较久的药品,以及包装容易损坏和规定有效期的药品的查看和检验。

药品在库检查,要求做到经常检查与定期检查、员工检查与专职检查、重点检查与全面检查结合起来进行。检查时要做好详细记录,要求检查一个品种规格记录一次,依次详细记录检查日期、药品存放条件、品名、规格、厂牌、批号、单位、数量、质量情况和处理意见,做到边检查,边整改,发现问题,及时处理。检查完后,还要对检查情况进行综合整理,写出质量小结,作为分析质量变化的依据和资料。同时,还要结合检查工作,不断总结经验,提高在库药品的保管养护工作水平。

十六、如何制定仓库卫生管理制度?

为创造一个良好的生活工作环境,保证药品质量,促进业务经营,需要制定企业的仓库卫生管理制度。基本内容如下:

(一)领导要重视

仓库的领导,要重视抓好卫生工作,领导要亲自抓,充分发动群众,齐抓共管,领导要经常检查,要把环境卫生的好坏列入执行 GSP 的考核,评比文明科室(先进集体)的一个内容,凡达不到卫生标准的单位不能评选。

(二)制定卫生管理制度

仓库都要制定一个具体的卫生管理制度和执行措施,各级领导必须带头做好,对所属部门要保证制度的落实,并经常检查执行情况，对不符合要求的要立即整改。各位员工必须严格遵守规定的卫生守则，在单位内部做到不乱丢果皮、烟头和杂物，不随地吐痰，养成良好的卫生习惯，公共卫生每天清洁一次，每周全面清洁一次，各个工作岗位范围每天要清扫，经常保持经营场所和工作场所的环境清洁，符合卫生要求。

（三）适时开展工作

根据不同的季节开展灭蚊、灭鼠、灭白蚂蚁工作。室外要求无杂草、无垃圾，排水沟渠无堵塞，办公室墙壁无蜘蛛网，办公台、门、窗清洁明亮，地面无痰迹，储存药品库内无老鼠、无蟑螂、无虫蛀、无蜘蛛、无垃圾，药品保持清洁，防止污染，确保药品质量。

（四）环境绿化

搞好库区周围的环境绿化，美化、净化空气，凡破坏绿化、违反卫生制度的个人，要给予罚款或纪律处分。

（五）保持清洁

各级人员必须保持个人清洁，做到文明服务。

第四节　药品陈列

一、药品货位布局的原则有哪些？

药店内部的展示空间或者展示区，是药店内的视觉重点，也是引导消费者移动及促进购买的重点。这就要求药店的策划者必须科学合理的设计药店的内部环境，这不仅对顾客有着重要的意义，并且对药店自身来说也很重要。因为它不仅可以提高药店的营业效率和营业设施的使用率，还有利于为顾客提供舒适的购物环境，满足顾客精神上的需求，使顾客乐于光顾。

在设计药店的货位布局时，应遵循以下几点原则：

（一）舒适便利，让顾客易进

顾客对购物场所的关心程度，并不像一般商家认为的，价格占极高比例。从实际调查中可以看出，"容易进去"占第一位，"药品陈列易看易选"占第二位，"清洁明亮"占第三位。可见顾客最关心的问题就是店铺配置。因此，药店内部环境的设计必须坚持以顾客为中心的服务宗旨，满足顾客多方面的要求。药店不仅要拥有充足的药品，还要创造出一种适宜的购物环境，使顾客享受到最完美的服务。经营者在设计布局时应把销售量大、大众化、价格较低的 OTC 药品布局在靠门的柜台；把品种复杂、需要执业医师或执业药师处方的药品及贵重药品，设置店内较深入的区域；把在消费上具有相关性药品设在邻近位置，互相衔接，从而给顾客提供选购药品的便利条件。

（二）突出特色，让顾客停留得更久

药店内部环境的设计应依照经营药品的范围和类别以及目标顾客的习惯和特点来确定。以别具一格的经营特色，将顾客牢牢地吸引到药店里来，创造"优势"，排除"不适"。在靠店门一侧是顾客出入最频繁的地方，应把优势和特色品种布置于此，便利于顾客的购买，使顾客一进店门，就产生强烈的购买欲望和新奇感受。

（三）提高效率，最有效地利用空间

店内环境设计科学，能够合理组织药品经营管理工作，使进、存、运、销各个环节紧密配合，使每位工作人员能够充分发挥自己的潜能，节约劳动时间，降低劳动成本，提高工作效率，从而增加企业的经济效益和社会效益。由于土地的使用成本越来越高，经营者应根据药店规模、交易次数以及季节变化和业务规律，合理分配商品摆放位置，以便使顾客进入药店后，能平均分散，避免出现忙闲不均现象。

（四）品种齐全，实行分区管理

药品作为一种特殊的商品，其用药是全方位的，任何一家药店经营的品种都应该齐全。丰富的药品会刺激顾客产生购买欲望。但是如果药品有限，也可以通过一些陈列的技巧使其看起来比实际更多些。例如，如果让可供比较选择的药品陈列在一起，顾客对于药品的丰富感就会倍增。这种陈列状态，自然能够博得顾客信赖。另外，独特的陈列手法能赋予药品立体感；药品色彩的巧妙配合，同样会增添顾客对于药品的丰富印象，激发消费者对药品的购买欲望。

药品分区要依据药品分类管理和 GSP 的要求，并根据和药店特色的具体表现，以及商圈特点、顾客需求、药品结构特点与服务项目等情况来具体确定。一般分为药品区和非药品区。

（五）注意安全，符合 GSP 要求

药品与生命相关，是防病治病、康复保健、防疫救灾、计划生育的重要物质。药品同时也是高科技产品，其质量易受外部条件变化的影响。为了保障广大群众的生命安全，药品的经营管理有特殊要求。GSP 的第六十八条，实施细则的第六十一、第六十二条等明确规定了对设施设备的要求。

二、货架陈列方式有哪些？特点如何？

药店销售药品过程中可采用开架式、货柜式和药斗式等几种货架陈列方式，由于药品类别的不同，采取的方式也各有千秋。

（一）开架式

开架式是指货架陈列采取开放式或者使用平台陈列药品。顾客与药品零距离接触，更方便顾客选购药品，非处方的西药和中成药、保健品和药店兼营的其他非药类健康商品适合选用此种方式。

店内应该使用什么样的用具摆放药品？经营者头脑中必须首先考虑的是这种货架能否充分发挥这种药品的魅力、这样的平台能否陈列这种畅销药品、是否好卖等。在选择摆放药品用具的同时，也就决定了药品的构成、摆放的位置、如何摆放等问题。当然货架并不是药店中的主角，而是配角，它的作用就是辅助主角——药品发挥其优势。

货架是零售药店不可缺少的主要设备，能吸引并激发顾客

对货架上的药品产生兴趣，能诱导顾客光顾下一个货柜，组织合理的消费流，增加商场的销售额。货架有不同构造形式和规格，其设计既要讲究实用、牢固、灵便，便于营业员操作，便利消费者参观，又要适应各类药品的不同要求。有些零售药店的货架可分为两层，上层用于陈列药品，下层用于储备药品，以便周转。将需补充的药品整箱地放置在该陈列的货架上方，取之也方便。

货架规格一般长为 1.1～1.4m，宽为 60～100cm，高度不超过 2.0m，以普通人目视高度 1.5m 为标准，60～175cm 是顾客容易注视的有效范围，80～130cm 是最富吸引力能充分展示药品的"黄金区"，175～210cm 这一区域难以近距离注视，但是可以远距离注视，也具有展示药品的价值，再往上则陈列效果较差。

货架的设计应保证药品陈列上架时有适当的面积和空间，使药品能有效地布置成水平排列展示其品种的不同，垂直排列展示同一品种的不同规格和档次。适当的空间不但为药品的纵向排列，也为营业员上架、放货、清洁提供便利。

一般的货架为方形，便于陈列药品与摆放。但方形货架会显得呆板、单调，因此可以增添活泼的线条变化，货柜表现出曲线的韵味。三角形货柜适宜放在药店的角落，既节省占地又充实了药店的空间。把三角形货柜排成半圆形、圆形或扇面形布局，还会给店内环境带来美感效果。半圆形柜架可充分展示药品，使顾客看到药品的全貌，同时也充分利用营业面积。

在药店里用于摆放药品的用具中，平台和货架存在很大的差别。它们都有各自的使用目的，陈列药品给顾客的感觉也截然不同。平台扮演的就是量大、实惠、便宜的角色。因此，一般都是在聚集顾客地带使用平台摆放药品。非处方药中常用的、价格相对便宜的感冒、止咳类的药物适于此种方式。

（二）货柜式

柜台式陈列是指利用柜面和柜内陈列药品。可以直接摆放处方药的西药和中成药,也可以放置一些小架子,摆放贵重药品。

药店的货柜由饰柜柜台、后面的货柜和二者之间构成的售药人员的走道组成。一般饰柜柜台高85cm,宽60cm,主要摆放样本药品,一些贵重的药品如人参、海马、鹿茸、冬虫夏草、燕窝等,也摆放在饰柜柜台并实行上锁管理。货柜的高不超过240cm,深30～35cm,主要摆放储备药品。在中药饮片的摆放上,货柜上半部可将枸杞子、桂圆、党参、牛膝、白术、茯苓、麦冬等放入玻璃瓶内陈列于此;下半部抽屉放百合、黄芪、山药、杜仲、沙参、首乌等等。走道宽70～80cm,便于营业员取货。

(三)药斗式

此种方式仅适用于中药材和中药饮片。

药店百子柜装药的排斗的顺序称为斗谱,百子柜药斗的排列有一定的规律和要求,斗谱编排是否科学合理,直接影响配方的效率和质量,一般都是根据本地区的用药特点排列。

药斗排列一般根据给药使用的不同频率及药物的性质而排列,尽量做到便于调配、便于记忆、便于统计盘点和补充药品。每个斗分为2～3个小格,将治疗作用相近的,处方中常同方开出的药排列在一个斗内,如黄芪、黄连、黄柏都是清热利湿药,山楂、麦芽、神曲都是消食药,这样疗效相近的药物可以放在同一个斗内。为了方便取药,使用频率高的药物宜放在中间或配剂人员就近处的药斗内。反之,那些不经常使用的药物则放在上层或偏僻处。质重的药物,如矿物、动物、贝壳、化石放在下层。粉末、芳香挥发药及炭类、炒炙等药品,用玻璃瓶、塑料瓶或瓦罐盛装加盖放于药架上。全草类或特轻的放在较大的抽屉内,如金钱草、旱莲草、败酱草等。

注意问题:

1. 属配伍禁忌的药物,不能放入同一斗内或上下斗,以免抓错药;

2. 对性状相似而功效各异的药物,不能装入同一斗内;

3．对有恶劣气味的药物，不能与其他药装入同一斗内。

三、货位布局应考虑的因素有哪些?

（一）确定店内的分区，将货架或平台摆放在适当的位置

设计店铺的第一要点就是主通路，主通路要保证顾客能够将店内一周都浏览到。在摆放货架时，主通路也是重要的参照物。首先要沿着主通路靠墙壁摆放一周货架，然后是店铺中央的岛状货架。

我们把主通路之外的其他通路称为辅助通路。通常，对于顾客通道的要求是，在货架或货柜之间的通道宽度最低应保持在80～90cm，因为通道要至少便于两人并排擦肩而过。对于店员通道，在药品混杂的地方，尤其是墙壁和柜台之间，至少也要有40cm宽。顾客通道如果能达到150cm宽就是最佳效果。因此，在摆放货架时，不仅要充分利用空间，而且也要保证通路的畅通。

在摆放货架时应该注意的事项是：

1．货架与货架之间的距离，也就是通路的宽度；

2．如何设计客流线；

3．收银台设在哪；

4．使用货架的种类，是分层货架还是平台；

5．各种辅助设施的位置；

6．除了展示药品，保存其他药品的地方；

7．售货员在接待顾客、为顾客结账时走动的路线。

总之，给店铺分区就是为了方便顾客浏览店铺、选购药品。因此，在设计店铺分区时，经营者的头脑中时刻要从顾客的角度出发，考虑顾客的购物顺序、购物习惯、接待顾客的方式，真正设计一个为顾客提供方便的购物环境。

（二）店铺清洁卫生是陈列药品的大前提

所有陈列药品的大前提是清洁卫生。也就是说，应该在陈列药品以前，首先解决店铺清洁卫生的问题。

在货架或柜台中，不管陈列着多么贵重的药品，如果店铺中或者药品上满是灰尘的话，那么顾客是不敢购买这样的药品的。不仅仅要时刻保持药品的清洁卫生，货架、柜台、包装也是如此，要对摆放药品的货架进行经常性的清理，给顾客一种"明亮、整洁、卫生、朝气蓬勃"的印象。

（三）设置举办活动的空间

在店铺布局中一条很重要的原则就是最有效地利用空间，毕竟土地的使用成本是非常高的。但能否吸引顾客的眼球才是盈利的关键。店铺中设置举办活动的空间是十分重要与必要的。

特别是刚进门口的那一块空间，是所有顾客都能看到的地方。顾客每次来看到的都是一样的布局，渐渐地就会丧失兴趣，所以，店家应该尽量把刚进门的这块空间作为举办促销活动的空间，每月或者每举行一次活动就更换一次药品的摆设。而且，在举办活动的空间应该尽量使用平台式货架，这样给顾客一种量大、实惠、便宜的感觉。总之，就是希望通过举办促销活动，将近期内药店主要推销的药品、主要的经营意图传达给顾客。

（四）尝试使用行之有效的新方法

在药品零售业中有一个概念叫做商圈，商圈就是指销售的范围，在商圈中都会有竞争对手存在，竞争对手的商店中经营着什么样的商品，对自家商店销售额的影响很大。为了让顾客选择自家商店而非竞争对手的商品，那就必须具备比竞争对手更有魅力的商品、更丰富的品种。因此，药店在布局中可以尝试一些新方法，显示与竞争对手的差别优势。这里介绍两种方法：

1. 多段式陈列方法　多段式陈列就是在面积一定的药店内，在原有货架的基础上按 1.3 倍的比例增加层数。

在实际生活中，人们对长度及数量差的把握是存在分歧的。这是心理学中的一个实验发现的现象。首先给实验对象看一根 1m 长的木棒，然后藏起来，再给其看一根 1.1m 长的木棒，结果几乎没有人注意到两根木棒的长度差异。但是，当把木棒换成 1.3m 长时，几乎所有的人都觉察到了它们的长度差异。当把长度增加到 1.3^2 时，就没有人看不出存在的长度差了。这就是"$1:1.3:1.3^2$"法则。

当货架的层数被 1.3 倍增加时，顾客不用数药品的数量也能觉察到数量增加了，从而给顾客留下品种齐全、数量多的印象。

2．压缩附加法　压缩附加法就是通过将大量的药品陈列在药店里来提高销售额的方法。它是通过两个阶段来实现的。

（1）保持现有的药品数量和营业员数量不变，但将药店的空间压缩。这样一来，药品的陈列数量与营业员的数量就会变得密集，产生一种数量感。通过压缩药店空间，使货架上不再有空位，上下都摆得满满的。营业员负责的场所也变小了，能更积极地与顾客交流，向顾客介绍产品、联络感情。

（2）通过压缩空间提高了营业额，在空出的地方就可以摆放新药品了。

如果不想变更药店的整体布局，而又想增加新的药品群时，这个方法是个不错的选择。

（五）对布局的检查

对药店的布局不是一劳永逸的，应该经常进行检查修正。如经常要检查以下方面的问题：主通路是否容易找到并畅通，客流线是否足够长，货架的使用是否与药品相配，是否充分利用了平台，是否根据季节和活动的频繁变更展示布局等等。

四、药品陈列的基本原则有哪些？

药品是商品，商品陈列是 POP 广告之一。它是以商品为主题，利用各种商品固有的形状、色彩、性能，通过艺术造型，来展示商品，突出重点、反映特色以引起顾客注意，提高顾客对商品的了解、记忆和信赖的程度，从而最大限度地引起顾客的购买欲望。药品陈列也具有 POP 广告共有的优点，同时又是便利顾客、保管药品的重要手段，因而是衡量服务质量高低的重要标志。

如何选择合适的药品,并用合适的方法摆放、展示,从而有效地利用了资源,创造了理想的购物空间,不仅最大限度地方便了顾客的购买,而且使药店效益最大化,实现药店的销售职责。

（一）安全卫生,符合 GSP 的要求

按 GSP（《药品经营质量管理规范》）的要求,应按剂型、用途以及储存要求分类陈列和储存,药品与非药品分开、处方药与非处方药分开、内服药与外用药应分开、西药与中药分开、易串味的药品与一般药品应分开、人药与兽药分开,特殊管理的药品、贵重药品应按照国家的有关规定存放。

此外,药品陈列要安全稳定,排除倒塌现象。体积大、重量大的一般放于货架下部,而体积小、重量小的应放在上部。既可避免头重脚轻造成顾客视觉上的不舒服,又有利于保护陈列器具。同时药品堆叠高度适度,以免坍塌,不仅损失药品,而且影响顾客心情,甚至可能砸伤顾客。

（二）分区定位原则

所谓分区定位,是要求每一类、每一种药品都必须有一个相对固定的陈列位置,使药品陈列标准化,方便顾客。药品一经配置后,陈列位置和陈列面就应很少变动,除非因某种营销目的而修正配置图表。药品分区要依据药品分类管理和 GSP 的要求,并根据和药店特色的具体表现,以及商圈特点、顾客需求、药品结构特点与服务项目等情况来具体确定。分区定位可依表 4-13 所示进行。

表 4-13　商品分区定位表

分区	货架方式	商品类别
药品区	可开架	非处方药
	闭架	处方药、中药饮片（背柜,柜台）
非药品区	开架或闭架	保健食品、美容化妆品（背柜）
		家庭护理品（货架）、保健品（货架）
		医疗器械、书籍

分区定位应注意以下方面的问题：

1. 要向顾客公布货位布置图，并按药品大类或药品群设置药品标示牌，使顾客一进门就能初步了解所要买的药品的大致位置。同时，标示牌的形式可以灵活多样，按药品类别与陈列位置的不同而变化。

2. 要把相关药品的货位布置在邻近或对面，便于顾客相互比较，促进连带购买。

3. 把相互影响大的药品货位适当隔开，比如易互相串味药品应隔开陈列。

4. 把同类药品纵向排列，使同类药品均等享受到货架上各段位的销售优势。

5. 药品货位下端应勤于调整。分区定位并非一成不变，可根据时间、药品流行期的变化随时调整，但调整幅度不宜过大。

（三）体现企业及药店风格

药品陈列应与企业文化、药店环境、整体气氛保持一致。突出药店特色，树立良好的药店形象，使顾客无论是否得到"有形"商品，均能得到"无形"商品，即顾客对药店的良好感觉，从而提高回头率。

（四）醒目原则

药品大、中、小分类清晰合理，使顾客进入店内很容易找到药品的陈列位置。药品陈列位置尽可能设置在顾客易于看见的地方，不宜太高或太低。最好能在陈列中形成一个焦点，以引起顾客的注意。

此外，还应附加文字说明。文字说明不仅用来阐述药品的有关事实如价格、产地、原料、规格、名称、用途等，而且是药品陈列创意的说明，是对陈列的进一步解释。

（五）易见易取原则

1. 易见　要使药品陈列容易让顾客看见。一般来说，以水平视线下方20°为中心的上10°下20°的范围为最容易看见的区域,其中上端可进行色彩调节和装饰陈列。现代人生活节奏快,时间观念强,适应于这一要求,药品陈列要为顾客提供一种或明或暗的有序的购物引导。速购药品放在最明显、最易选购的位置,如药店入口附近;选购药品摆放在比较安静、不易受到打扰、光线充足的位置上,便于顾客仔细观看,慢慢挑选;特殊药品如精品、高档药品、名品可以摆放在距出售一般药品稍远、环境幽雅的地方,以显示药品的高档贵重,满足顾客的求名心理。

2. 易取 使药品陈列容易让顾客触摸、拿取、挑选,而于此关系最密切的是陈列的高度及远近。药品陈列位置要适中,便于取放。不要将药品放在顾客手拿不到的位置。放在高处的药品即使顾客费了很大的劲拿下来,如不满意,很难再放回原处,影响顾客的购物兴致和陈列布局的美观性。

(六)品种丰富原则

药品陈列种类与数量要充足,以刺激顾客的购买欲望。丰富是吸引顾客、提高销售额的重要手段之一,品种单调、货架空荡的商店,顾客是不愿进来的。要及时补货,避免出现"开天窗"——脱销的局面。

(七)整洁美观原则

陈列的药品要清洁、干净,没有破损、污物、灰尘、不合格的药品应及时从货架上撤下来。

每种药品都有其优点,药品陈列应设法突出其特点。大胆采用多种艺术造型、艺术方法、运用多种装饰衬托其陈列器具,使陈列美观大方。

(八)前进梯状原则

前进梯状陈列包括前进式陈列和梯状陈列。

1. 前进式陈列 所谓前进式陈列,是按照先进先出、先产先出的原则补货。补充的新货放在后面,陈货放在前面,并要保持陈列整齐、清洁。

2. 梯状陈列 所谓梯状陈列,是要求陈列药品的排面前低后高，呈阶梯状，使药品陈列既有立体感和丰满感，而又不会使顾客产生压迫感。

（九）关联性的原则

将功能相同的药品放在一起陈列。

五、药品陈列的要求有哪些？

1．在零售店堂内陈列药品的质量和包装应符合规定。

2．药品与非药品、内服药与外用药应分开存放，易串味的药品与一般药品应分开存放。原包装完好的药物，可以原封不动地保存。散装药应按类分开，并贴上醒目的标签，写清存放日期、名称、用法和用量。内服药、外用药一定要分开保存，外用药多有刺激性、腐蚀性和毒性，放在一起如用时拿错，会造成不良后果，因此必须严格分开并有明显标记。无关药品，特别是杀虫药、灭鼠药、农药等危险药物，不应与之混放，同时也不应利用内服空药瓶装外用药物及农药等。

3．处方药与非处方药应分柜摆放。

4．成人用药与小孩用药尽量分开陈列。成人用药与小孩用药有时功效相同，但药物有效成分的浓度和含量不同，应把它们分开放置以免拿错。

5．销售特殊管理的药品应严格按照国家有关规定执行。

6．危险品不以实物陈列。如因需要必须陈列时，只能陈列代用品或空包装。

7．拆零药品应集中存放于拆零专柜，并保留原包装的标签。药品拆零销售使用的工具、包装袋应清洁和卫生，出售时应在药袋上写明药品名称、规格、服法、用量、有效期等内容。

8．中药饮片装斗前应做质量复核，不得错斗、串斗，防止混药。饮片斗前应写正名正字。

9．陈列药品的货柜及橱窗应保持清洁和卫生，防止人为污染药品。

10．陈列药品应按品种、规格、剂型或用途分类整齐摆放，类别标签应放置准确、字迹清晰。保持药品标志的完整，药品的原标签和说明书最好有一个备份，以防年深日久标签模糊或脱落。备份要包括的内容至少有药品名称、用途、用法、用量及注意事项、药品出厂日期或保质期等。

11. 对陈列的药品应按月进行检查，发现质量问题要及时处理。

12. 阳光直晒的药品陈列柜、窗应有遮光设施。

13. 药品不要互相遮挡，应该平铺的药品不要竖直陈列。

14. 缺货药品也要陈列，缺货要有标志。

15. 重点药品与重点位置相匹配，重点药品陈列在黄金位置，不要放在封闭柜内。

16. 药品陈列整齐、干净，陈列面要大。

17. 注重陈列规则的运用。如归类陈列、交叉陈列、关联陈列等。不同药品要归类陈列，例如感冒药不能陈列在其他类别里面；交叉陈列，安全套在收银台附近要有陈列；关联陈列，感冒药要与增加免疫力的药品相邻陈列。

18. 除处方药外，尽量采取超市式的开架出售，客户在药师的指点下，可以自行挑选药品与医疗器械，方便顾客购买。

19. 注重灵活性和实事求是。要时常改变陈列，如经常改变促销药品的位置。把自己放在消费者的角度，消费者需要什么样的陈列，我们就做什么样的陈列。店员要每天拿出时间做陈列整理，给消费者以新鲜感，达到促销的目的。

六、药品陈列的方式有哪些？

诱导顾客的购买欲望和动机，满足顾客的购买心理。顾客购买心理有以下八个阶段的诉求，即：关注、兴趣、联想、欲望、比较、信任、行动、满足。通过陈列来调节顾客心理以最终达到顾客满意。利于药品的销售。

（一）集中陈列

这是最常用和使用范围最广的一种方法。按药品规格大小、价格高低、等级优劣、花色繁简、使用对象、使用价值的关联性、品牌产地等顺序进行陈列,便于指导顾客选购。规格由大到小,价格由贱到贵,等级由低到高,花色由简到繁、由素到艳,使用对象如老人用药、小儿用药、妇科用药等。并可采用纵向分段陈列,将货架沿纵向分成若干段,每段陈列不同的药品,以表现出药品的色彩调节作用,给顾客以品种多的感觉;也可横向分段陈列,每层陈列不同药品,以突出中间段的药品,或者将两种方式结合起来灵活采用。

（二）整齐陈列

整齐陈列是指将药品按一定层面整齐堆放在一起的方法。它是一种非常简洁的陈列方法,通常按照货架的尺寸确定药品的排面数,将药品整整齐齐地码放成一定的立体造型,药品排列井然有序,通过表现药品的"稳重气息",使顾客对药品的质量放心来扩大销售。此方法旨在突出药品的量感,使顾客感觉到该药品在数量上非常充盈,以调动顾客的购买欲望。在药店里,季节性药品、购买频率高购买量大的药品常用这种陈列方法。在运用时,需要注意药品必须是能压的。

适合于整齐陈列的药品具体来说,包括特价药品或具有价格优势的药品、新上市的新药品、新闻媒介大量宣传的药品。对于采用整齐陈列的药品,在药店药品数量不足时,可在适当位置用空的包装盒做文章,设法使陈列量显得丰富。

（三）错位陈列

这是从整齐陈列演化出来的形式,是指在同一排货架上,针对不同的药品调整货架的高度,使药品的排面错落有致,给人一种活泼的感觉。

（四）两端陈列法

两端是指药店里中央货架的两头。在药店里,中央陈列架的两端的顾客流量最大,顾客往返时都要经过。因此,两端是陈列药品的黄金地段,是店内最能吸引顾客注意力的地方。两端陈列的药品通常是展示季节性、广告支持、特价药品、利润高的药品、新药品及重点促销的药品；也可以是流转非常快的推荐品。端架陈列可进行单一大量的药品陈列，也可几种药品组合陈列于端架，展示的药品在货架上应有定位。

（五）质感陈列

质感陈列着重强调药品的优良品质特色，以显示药品的高级性，适合于品牌、高档珍贵药品。陈列量极少，甚至一个品种只陈列一件，主要通过陈列用具、光、色的结合，配合各种装饰品或背景来突出药品极富艺术魅力的个性特色。

（六）突出陈列法

突出陈列法也称为突出延伸陈列法，是指在药店的中央陈列架的前面突出来一部分，用来陈列药品的方法。突出陈列法将价格高、低，不同厂家的同类药品放在一起。陈列时着重突出某一种或几种药品，别的药品起辅助性作用。着重陈列的药品有：药店的主力药品、流行性、季节性药品，反映药店经营特色的药品，名贵药品等。这些药品或者应占用较大比例的陈列空间，或者要用艺术手法着重渲染烘托气氛，或是陈列于比较显眼的位置上。

还有一种突出陈列，是将某些药品陈列在特殊的位置，如货架侧面、收银台等。一般润喉片、创可贴等小药品可采用这种形式，用以活跃店内陈列气氛，吸引顾客，但不可过多，以免形成障碍，影响顾客的视野及行动路线。

（七）悬挂式陈列

悬挂式陈列是指将扁平形、细长形等无立体感的药品悬挂起来的一种陈列方法。悬挂式陈列产生立体效果，增添其他特殊陈列方法所没有的变化。

（八）定位陈列

定位陈列法是指在药店中，某些药品的陈列位置一经确定，一段时期内不会发生变化的一种陈列方法。在实际经营活动中，一些名牌药品需要运用定位陈列，因为这些产品具有较高的品牌知名度，有一大批老顾客，他们常常是认明购买。他们只要知道这些药品的陈列位置就会直奔主题，无需再花费时间与其他品牌进行比较。

在店铺陈列架上，名牌药品的占用空间不用太大，只要品牌标志醒目就可以了。这类药品流转比较快，并且占用陈列空间小，货架上的储量少，因此需要营业员及时补货。

（九）散装陈列

散装陈列是指除去外包装的陈列。瓶装药品（如药酒、口服液等）除去外包装后的陈列，吸引顾客对药品的内在质地产生直观的感受，激发购买欲望。

（十）关联陈列

关联陈列是指将种类不同但效用方面互相补充的产品陈列在一起的陈列方法。如，将感冒药与止咳药放在一起，顾客在购买了某药品以后，便会购买旁边的相关药品。

关联陈列法增加了店铺陈列的灵活性，加大了药品销售的机会。但陈列药品的类别就应该按照消费者的需要进行划分。运用关联陈列法时要注意：相邻产品必须是互补产品，确保顾客产生连带购买行为。

（十一）功能陈列

功能陈列是按功能将相同或关联功能的药品陈列为同一专柜。如男性专柜、减肥专柜、糖尿病专柜。让顾客通过质量和价格方面的比较来选择购买。

七、药品陈列的技巧有哪些？

如何才能使一种药品富有吸引力，这与布置与陈列有很大的关系。富有经验的经营者并不仅仅展示药品的新奇，而且会让他的顾客能感知药品的内在价值。以下是一些常用的陈列技巧：

（一）体现系列化

每一类药品都有其不同的属性。表现药品特征的一个有效方法，就是将同类药品按不同方式集中组合起来，构成较完美的几何图案，体现一种系列化特征，有利于突出药品特色。

（二）突出展示重点

在同一类药品中也许有几种较有特色，为了突出展示这些药品，可以选用梯形展台。梯形展台上分多层陈列大小不同的盘子，将药品随意堆放于篮子、盘子等容器里，不刻意追求秩序性。背面用色彩相配的图案作底衬，并配以聚灯光照明，能起到非常鲜明的效果。这种陈列给顾客一种随和的印象，易使顾客在亲切感的鼓舞下触摸挑选药品。

（三）紧抓顾客心理

在许多情况下，顾客最关心的并非是药品的价格，而是其内在的品质。因此在药品陈列之前，首先应清楚顾客对该种产品已经了解了多少、最想要知道的是什么。

（四）示范药品的优越性

形象化地展示药品内在和外观的质量是营销工作的一项基本技巧。某些药品，特别是保健性的医疗器械，可以通过治疗效果的展示，让顾客更清楚其优越性，这种方法远比文字说明更加形象化。

（五）避免过分拥挤

不同的药品，如果陈列得过分拥挤，就会挡住顾客的视线，从而影响到顾客对药品的评价。为了避免药品展示受空间场地的限制，可将药品中的一部分精品在陈列时占据较多的空间，同类药品中的其余部分则可配以文字说明，在展台的次要部分展出。这样顾客便可有充足的空间进行对比。

（六）增强视觉效果

利用照明、色彩、形状、装饰，制造顾客视线集中方。顾客是药品陈列效果的最终评判者，陈列应以视线移动为中心，从各种不同的角度，设计出吸引顾客、富于魅力的陈列法则，并且将陈列的重点面面向顾客流量最多的通道。重点面可以是药品的正面，也可以是药品的侧面，确定重点面的因素可以来自多方面：

1．以可见药品的最大形象、能显示丰富感来决定；
2．以可见药品内部结构、能识别质地、结构来确定；
3．以容易陈列能简化操作、省工省时的面来决定；
4．以顾客重视的面来决定。

（七）明码标价

药品陈列时必须要注明价格。这不仅是国家物价局的规定，也是顾客的要求。在购物时 55% 的顾客会参阅货架上的标价。如果标明药品的价格和品牌，其促销效果可以增加 120%。

（八）善用药品陈列的"黄金段"

在开架式药品销售中，药品陈列的高度不同，其销售效果也会不同。一般说来，与顾客视线相平、直视可见位置是最好的位置。货架上的药品陈列效果会因视线的高低而不同，在视线水平而且伸手可及的范围内，药品的销售效果最好。

在店铺中，货架上好的陈列位置被称为"上段"，是指与顾客的视线高度相平的地方，高度一般为 130～145cm；次好的被称为"中段"，是指与普通消费者腰的高度齐平的地方，高度一般为 80～90cm；最不好的位置被称为"下段"，是指货架上 80cm 到最低层的位置。

根据国外的一项调查结果，商品在陈列中的位置进行上、中、下三个位置的调换，商品的销售额会发生下表所示的变化（表 4-14）。

表 4-14　商品陈列高度与商品销售额变化统计表

变化范围	销售额变动幅度
"中段"到"上段"	+63%
"中段"到"下段"	−40%
"下段"到"中段"	+34%
"下段"到"上段"	+78%
"上段"到"下段"	−32%
"上段"到"中段"	−20%

表 4-14 中的结果是用同一种商品来进行测试的,它是几种典型商品的试验结果,因此不能作为一种绝对数据来运用,但"上段"陈列位置的优越性是显而易见的。

以高度为 170cm 的货架为例,将药品的陈列位置进行细分:

1. 上段 即货架的最上层,高度一般为 130～170cm,是感觉性陈列,主要陈列"希望顾客注意"的药品、一些推荐药品、有意培养的药品。

2. 黄金段 它是货架的第二层,高度一般为 80～130cm。在这一段,成人消费者看到或拿到陈列商品最为容易,商品流转速度也最快,在 ABC 管理法中,它属于"A"类商品,即能给店铺带来最大利润的商品。

黄金线:男性:85～135cm,

女性:75～125cm;

次要高度:男性:70～85cm 或 135～145cm,

女性:60～75cm 或 125～135cm。

该位置的陈列要有差异化,陈列那些有特色的药品或高利润的药品,自有品牌药品,独家代理或经销药品、广告药品。不能用来陈列无毛利或低毛利的药品,否则对店铺就是一个大的损失。

3. 中段 它是货架的第三层,高度一般为 50～80cm。这一段主要用来陈列价格较便宜、利润较少、销售量稳定的药品。也可陈列一些由于顾客需要而不得不经营的补缺药品。这一段主要发挥招徕和吸引顾客的作用。

4. 下段 下段是店铺货架的最低层,高度一般为 10～50cm。这一位置主要陈列周转率高、体积大、重的药品。也可陈列需求弹性低的药品。

八、如何管理药品的标价卡?

粘贴在药品上的 POP 中,有一种表明了药品的名称和价格,我们把这种 POP 称为标价卡。去购物时 65% 的顾客会参阅货架上的标价,货架上的标价有助于顾客选购药品,也有助于营业员快速补货。

一提到标价卡,我们大多会想到粘贴在货架上名片大小的纸片,因为这是传统的标价卡。实际上,通过改变标价卡的大小以及书写方法,可以使重点药品更醒目,可以传达店家的意图,可以提高销售额。

标价卡上应该表明的项目:

1. 药品名称;

2. 生产厂家名称(为了在视觉上便于顾客辨认,应该让厂家名称的字体、颜色等与商标上的保持一致);

3. 药品的品号、型号;

4. 厂家建议价格、参考价格、定价等;

5. 现售价;

6. 折扣率(特别是特价药品一定要注明折扣率);

7. 如果有附加费用,一定要注明。

标明了以上内容,需要的信息基本上都有了。

在书写标价卡时,应该更突出的内容要根据不同的药品进行具体分析。比如,特价药品,就应该将折扣率和现价用加粗的大字书写,价格应占标价卡的 3/4 位置,大众药品价格应占 1/3 位置,高档药品占 1/4 位置,超高档药品也占 1/4 位置,但要写得小一些。总之,药品越高档,价格所占的位置应越小。

此外,紧俏药品要令其名称醒目,如果是名牌药品,则将品牌商标画得醒目。总之就是要突出药品的长处。

所有文字如果都用相同字体相同大小进行书写,就不如将想要强调的地方用夸张的艺术变形进行处理更能吸引顾客的注意。

再有,根据标价卡大小的不同,销售的方法也响应发生变化,对于重点推销的药品,应该用大的标记牌,可以比通常的大 2 倍、3 倍、4 倍以上。

当药品价格变动时，在药品标价卡上，凡现价低于原价均可以保留原价，并做取消原价符号以示降价来吸引顾客；凡现价高于原价应将原价除去，以消除顾客疑虑。应当注意，不能在药品标价卡粘贴后再更改价格，这样会降低顾客对药品价格的信任感，同时也会使药店形象受损。

要经常检查标价卡是否粘贴在药品相应位置货架上；对药品名称、生产厂家、定价、售价、折扣率等项目一一核实，如果发现不符或者错误，要马上进行修改。

九、如何补货?

零售药店的卖场变化是相当迅速的，特别是热卖场，一天之内，畅销的药品就可能一下子全部售完。在这种情况发生之前，药品的补充必须源源不断，使货架在任何时候都整整齐齐、满满当当地摆放着品种齐全的药品。为了保证店内的秩序、维护货架的整齐、保证药品不缺货，有必要派专人进行负责。

营业员在负责接待顾客同时，要经常检查货架上展示药品的数量，一旦即将或者已经出现空位，就应该马上从仓库中取货进行补充。要从后面上货，以便做到先产先出、近期先出。同时要核对药品的有效期。任何到期药品都应引起药师及药店员工的注意。

另外，在补充新药品时，还要注意检查标价卡是否填好、POP是否粘贴等具体事项。没有填写标价卡的药品等于没有拿出来展示，也就失去了意义。

如果对药店卖场能够进行持续有效的管理，那么销售额就会不断提高。有这样一个词叫做"补充损耗"，就是说仓库中虽然还有存货，但是当货架上售空时，却没有及时进行补充，药品也就没有及时拿出来展示，从而造成没有销售出去的损失。为了消除补充损耗，时常维持富有魅力的药店并及时补充药品是非常重要的。

十、盘点内容是什么？

（一）检查店内畅销药品的存货

店内有许多药品，它们各自有各自的存货量，其中最重要的就是畅销药品的存货量。如果畅销药品出现缺货，那么药店整体的吸引力将大打折扣。不管发生什么情况都不要让畅销药品缺货，为此必须经常对店内药品进行检查，发现缺货马上进行补充。

（二）按照单品种类、预算带检查展示数量

顾客购物的基本单位是单品，决定是否购买的一个重要因素是预算。因此药店有必要从这两个角度出发对店内中药品的摆设进行检查。检查展示数量是否充分，是否偏离了预算带。

（三）按照单品种类、预算带检查销售数量

通过销售数量的检查可以看出药品构成是否有不合理的地方。

十一、盘点人员如何构成？

药店在进行盘点工作时，至少需要三位盘点人员共同协作完成，其中一位是盘存者，一位是核对者，一位是填表者。

盘点前，盘存者和填表者分别在盘存表上签名，对一个货架开始盘点时，先叫货架编号、盘存表号码、张数，让填表者核对，盘点由左而右，由上而下，不得跳跃盘点。在盘点药品时，数量必须正确，不可马虎。盘存者在盘点中，咬字要清晰，音量要适中，以让填表者和核对者听清楚为原则。在盘点中，遇到标价不同或没标价的可以找其他同类药品的价标，询问负责该部门的售货员并向督导报告，向店长或电脑中心查询。

核对者应注意盘存者的盘点数量、金额是否正确无误，填表者的填载是否正确无误，并应监督错误的更正是否符合规定，还应于每一货架盘点完后在合计与单位的空白栏间，从

右上至左下划斜线，并在核对者栏签名，以发挥确实核对的作用。

十二、盘点的程序如何？

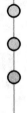

1. 将实地盘点的目的和工作的手续向盘点人员详细说明。

2. 将逾期药品或损坏的药品及时报告店长并请求指示处理。

3. 对盘点过程设以段落，将每个段落具体执行情况报告给店主，并候听指示以便继续作业。

4. 对业务人员的负责范围做明确指示，以免发生重复的现象。

5. 在执行盘点工作之前，要控制入货数量，应尽量避免库存量增大的现象。

6. 对批发商所预订的药品、外包商所委制的药品、批发商送过来的药品都要做事先的确认，并且加以细分。

7. 对客户订货的药品、预订的药品都要事先确认，并且细分清楚。

8. 对有效期药品要特别关注，尤其是对效期1～6个月的药品。效期在1个月以内的药品为准过效期药品，准过效期药品门店一律下架。

9. 尚在加工中或在检验中未完成的药品，应在盘点前把它们记录列入"尚在加工、未完工药品"栏内。

10. 应事先备齐盘点表及盘点单等必要的盘点工具，不要等到盘点日才交给盘点人员。

11. 库存场所的整理、整顿都要在盘点日之前就进行。

12. 同一药品原则上集中在一个地方。

13. 在盘点日之前就应把店面所需要的药品补充完毕。

14. 将破损品或污损品区分开来，并注明其数量。

15. 药品的清点及盘点表的记录，不应由同一个人完成，也就是说药品的清点、读数、书写记录应分别由不同人担任。

16. 把药品品名、价格以及数量分别记入盘点表里。

十三、盘点前后有哪些注意事项？

1．参加盘存的人员安排、教育与训练是否准备齐全。

2．药品是否按类别集中存放。

3．货架编号卡、存货计算卡张贴的位置是否正确。

4．表格是否按由左而右、由上而下的盘点顺序填写。

5．盘点准备工作是否按进度进行。

6．已完成货架编号定位的药品不可再随便移动。

7．盘存完毕后，应以最快的速度将门市药品整理好，方便顾客继续选购。

8．盘存后应将破损药品、滞销品、快过期药品整理出来以做处理。对已过期失效的药品除应按药品的报损处理方法处理外，还应该注意将废品敲碎深埋，不可随便抛弃，防止混用或引起人畜接触过敏事故的发生。

9．盘点表是否完全如数收回。

十四、陈列阶段药品损失的原因是什么？

在陈列阶段，造成药品损失的原因主要有以下几点：

1．开架式销售中顾客拆装所造成的药品损失。这种情况很多，例如顾客看说明书时，不慎将玻璃瓶装药品摔坏，或是将药品外包装损坏而影响了其内药品的品质，或是把不能拆开的药品偷偷地打开，以及顺手牵羊等。

2．诈骗或小偷偷窃所导致的药品损失

3．温、湿度管理不当所引起的药品损失。

4．器具使用管理上不当所引起的药品损失。

5．陈列场所不良引起的药品损失。例如有些店面太阳西晒，引起药品变质、变色。

十五、减少陈列阶段药品损失的方法有哪些？

1．易碎药品陈列在安全的地方。

2．禁止宠物进入店内。

3．采取开架销售的药品，对吃着食品进店的顾客，应该加以留意。

4．为了防止欺诈、盗窃、顺手牵羊等行为的出现，必要时可设置防盗器、闭路电视或在药品上做暗号等。易被盗药品陈列在视线易及或可控位置。

5．对温、湿度应多加注意。

6．不把互相有影响的药品放在一起陈列。

7．对药房使用的计量器具设立管理台账，账物相符。计量器具应按检定周期组织送检，保存好"准用证"。使用中华人民共和国法定计量单位（计量单位换算）。新购置计量器具和仪器，应由质量管理部审核。

8．经常盘点、检视陈列架上的药品。

9．避免日光直射药品。

第五节　药品销售与促销

一、什么是处方？

处方是指由注册的执业医师和执业助理医师（以下简称医师）在诊疗活动中为患者开具的、由取得药学专业技术职务任职资格的药学专业技术人员（以下简称药师）审核、调配、核对，并作为患者用药凭证的医疗文书。处方包括医疗机构病区用药医嘱单。处方是医生对病人用药的书面文件，是药剂人员调配药品的依据，具有法律、技术、经济责任。普通处方为白底黑字，除特殊管理以外的其他药品，均使用普通处方，保存1年备查。麻醉处方是专门供开写麻醉药品用的处方，白底红字，处方保存3年备查。精神药品处方供开写精神药品用，绿底黑字，保存2年备查。

二、处方由几部分组成?

处方由四部分组成：

（一）处方前记

包括医院全称、科别、病人姓名、性别、年龄、日期等。麻醉药品和第一类精神药品处方还应当包括病人身份证明编号，代办人姓名、身份证明编号。

（二）处方头

通常用"R"或"RP"起头，意为下列药品。

（三）处方正文

列出医生请求药房配发的药品名称、剂型、规格、数量和用法。药品名称通常采用中文或拉丁文名称书写，每一药名占一行。药品的数量，用阿拉伯数字书写。剂量写在药物名称后面，用拉丁文缩写词如 g，ml 来表示。

（1）用药方法：用 S. 或 Sig 来表示，后边是具体应用方法。写明药物的应用方法、时间、次数、每次用量及应用部位、途径等。

（2）给药途径：p.o. 口服；p.r. 灌肠；i.m. 肌内注射；i.v. 静脉注射；iv drip 静脉滴注；s.c. 皮下注射；U 单位；

（3）给药时间：q.n. 每晚一次；q.m. 每晨一次；b.i.d. 每日 2 次；t.i.d. 每日 3 次；q.h. 每 1 小时 1 次；q.4h. 每 4 小时 1 次；q.d. 每日 1 次；q.2d. 每 2 日一次；a.c. 饭前；p.c. 饭后；a.m. 上午；p.m. 下午；h.s. 睡前；

（四）处方后记

包括医生、药剂人员、计价员签名以示负责，签名必须签全名。

三、处方药销售过程中应遵守什么样的规定?

药店里所有处方药都须凭医师处方销售。药店在处方药销售过程中应遵守以下规定：

1. 营业时间内，应有执业药师在岗，并佩戴标明姓名、执业药师或其技术职称等内容的胸卡。

2．销售处方药，应由执业药师对处方进行审核并签字后，方可依据处方调配、销售药品。无医师开具的处方不得销售处方药。

3．处方药不应采用开架自选的销售方式。

4．非处方药可不凭处方出售。但如顾客要求，执业药师或医师应负责对药品的购买和使用进行指导。

5．对处方所列药品不得擅自更改或代用。

6．对有配伍禁忌或超剂量的处方，应当拒绝调配、销售，必要时，需经原处方医生更正或重新签字方可调配和销售。

7．审核、调配或销售人员均应在处方上签字或盖章，零售药店对处方必须留存 2 年以上备查。

8．处方药按医生处方应在两日内售药，超过两日的处方建议医生重新开出处方。

9．处方限量一般以三日为宜，七日为限。慢性病为一周用药量。对癫痫、结核、肺炎等慢性病为两周用药量。

10．设置处方药顾客意见信息簿，认真记录收集顾客意见，发现问题及时处理。

11．药品与非药品、处方药与非处方药的销售必须分类分柜摆放，并有明显的标示牌。

12．凭处方或不凭处方购买实行双轨制药品专柜标明"请凭医师处方或在药师指导下购买和使用"的警示性、提示性语言。

13．针剂必须凭执业医师或执业助理医师处方由驻店药师调配，驻店药师调配医师处方必须进行认真审核，执行"三查"制度（即收方、调配、发药三次审查处方）。签字后依据处方正确调配、销售药品。

14．处方中所用的药品可用中文或外文名，目前提倡使用国际非专利名，计量一律以公制表示。处方使用的计量应为常用量，如超过常用量，应由医师在剂量旁重签字后方可调配。

15．处方调剂过程应执行"三查"、"五对"制度。"三查"即收方、调配、发药三次审查处方。"五对"即对姓名、性别、年龄，对药名，对规格，对剂量，对用法。

16．对有缺药、用法或用量不符合有关规定、配伍禁忌、处方项目不全等问题的处方，要退回医师修改签字后才能调配。药师不得擅自修改处方或借用处方。

17．处方药的处方必须由驻店药师调配，调配前应对处方内容详细审查，调配药品，由其他人核对，共同在处方上签字后方可发出。其他人员不得调配处方。调配处方时，对于拆零散装药品不可裸手接触药品。

四、化学药制剂处方如何调配？

1．审核处方　处方审核的主要内容应该包括药品品名、使用剂量、药品规格的书写是否合理、正确，处方内的用药是否存在配伍禁忌或药物相互作用等问题，用药途径是否恰当等。

2．调配药剂或取药。

3．包装或贴签。

4．核对处方　注意药名、含量、用法、用量、患者姓名及年龄等。

5．发药　发药时应向患者详细交待服药方法、注意事项及答复患者的询问。调剂人员应严格执行"三查七对"，即查处方，对性别、姓名、年龄；查药名，对含量、用法及标签；查禁忌，对用量。协作配方时，调配人（收方、审方、配药），核对发药人（再审方、复核、发药）双签字或独立配方时单人双签字。

五、中药处方如何调配？

中药饮片处方实行双人核对制度，配方人和核对人均应在处方上签字。销售的中药饮片应表明产地，必须符合炮制规范，并做到计量准确，禁止掺假、掺杂。饮片配方中不能有以生品代替炮制品的现象。

（一）中药处方的审查

前记是否写明、写全；药名、剂量、剂数、用法、用量是否写清楚；有无配伍禁忌；有无短缺药；如有需另包、特煎的药物，则需在药物旁做出标记，提醒注意。

（二）依照处方配药

把贮于格斗内的饮片或中成药按处方（剂量、剂型、炮制规格等）调配齐全、集合一处。在调配处方中不能够多味或者缺味，更不能擅自以相似或者不同产地的药物冲抵代替。更要注意的是称量方法正确，不能手抓估计。称量时一般采用减重法分药，即一次称总量，而后分次倒药；处方上药物全部抓齐后，应检查各味药物、药量与处方是否符合。根据处方填写中药包装袋，同时签名。

（三）复核发药

调配完处方后复核，核对人经核对无误后签字，然后包装。按规格发给患者，并详细交代煎法、服用方法、饮食禁忌等。复核人校对时，一校有无遗漏某味药或取错药；二校药物分量是否准确；三校依方炮制是否符合规范；四校有无相反、相畏药品；五校剧毒药量是否超剂量；六校先煎、包煎、后下、另服、冲服、烊化等是否另包和注明。

六、审核处方应注意什么问题？

（一）使用对象是否正确

对于一些特殊人群，如儿童、老年人、孕妇及哺乳期妇女用药，应根据其特点注意不能使用的药物类别，如8岁以下儿童不宜使用喹诺酮类药物；哺乳期妇女应慎用解热镇痛药、镇静催眠药、抗高血压药等。

（二）书写是否规范

有的医生在开处方时疏忽大意或因习惯，错写或不写剂型和规格，如硫酸阿托品注射剂有 0.5mg、1mg、5mg 三种，而医生处方中只写一支，不注明是哪种规格；还有的医生处方字迹潦草，很难辨认；药师审核处方时发现此类问题，应拒绝调配。

（三）同药异名

很多药厂生产的药品都冠以商品名，造成大量的同药异名，如感冒药有数十种，其中大多数都含有对乙酰氨基酚、伪麻黄碱、马来酸氯苯那敏等，但商品名都不同，医生不熟悉，很易重复用药，药师必须熟悉常用药品的通用名和商品名，以免造成重复用药而引起不良反应的发生。

（四）注射用药品是否需要做皮试

对于青霉素类、精制破伤风抗毒素、细胞色素 C 等药品，必须注明"皮试阴性后"方可使用，否则应退还给医生作皮试后方可配药。

（五）使用方法是否正确

注射剂中，肌内注射剂与静脉注射剂是不能相互替代的。有的医生不熟悉或粗心大意，经常写错。药师在审核药方时如果发现问题或有疑问时，应退还给医生修改处方后再配药。

（六）特殊病人的用药禁忌

如哮喘病人使用氨茶碱静脉注射及口服后，由于氨茶碱的中枢兴奋作用，患者出现心悸，医生在处方中开了普萘洛尔以减慢心率，但本品还会引起支气管痉挛，加重哮喘，甚至引起死亡，故哮喘病人应禁用普萘洛尔。

（七）是否有药物相互作用

西沙比利、阿司咪唑（息斯敏）、特非那定等抗过敏药物与红霉素、西咪替丁、环丙沙星、酮康唑、伊曲康唑等同用，可引起致命性的尖端扭转窦性心律不齐。在国外，西沙比利、阿司咪唑、特非那定等已有多个国家限制应用，国内也采取了一些措施，如西沙比利、特非那定规定必须在医院由医生处方应用；阿司咪唑已改成 1 次 3mg，仅限于治疗过敏性鼻炎使用。药师在审核处方时必须注意这类问题。

七、处方如何管理?

1．药店销售处方药品,其药品处方权限于医院在职医师、社会办医性质的医疗机构的在职医师。

2．处方书写符合规定

(1)处方按规定格式用钢笔(蓝、黑墨水)、圆珠笔或毛笔书写,要求字迹清楚,不得涂改。处方如有改动,应由医师在修改处另行签字或盖章才有效;

(2)处方笺须采用规定的通用格式,处方内容填写完整,包括姓名、性别、年龄、日期、门诊号、药名、规格、数量、用法、处方医师姓名及所在医疗机构名称、通讯地址等。

(3)药品名称应以《中华人民共和国药典》规定的中外名书写,也可用其通用名或商品名书写,不得任意简写、缩写或以化学分子式书写;更不得自造简化字,不得字迹潦草,形成误解。

(4)门诊处方有效期1～3天;急诊处方应在处方单的右上角注明"急"字,当天有效;过期处方必须经原处方医师重新签章,方可再调配或销售药品。

3．处方限量符合规定,一般处方药限量3天,普通药处方最多不超过7日用药量。如确有慢性病或特殊情况,最多不超过1个月用量。

4．每日调配后的处方笺应按普通药及控制品分类后装订成册,并加封面,妥善保存,并保存2年备查。

5．还应做好处方统计工作。包括:处方量、销售金额、销售品种结构、不合格处方、顾客意见。

八、药品的拆零销售应注意什么问题?

1．为了使消费者能正确服用、便于贮存,零售药店应购置专用药袋,并确保药品拆零销售使用的工具、包装袋清洁卫生。

2．在将所配的药交给消费者时,在药袋上写明药品名称、规格、服法、用量、有效期等内容,以避免消费者遗忘,出现错服、漏服现象。同时店员要告知消费者药品说明书上相关内容，如不良反应、与其他药品同时服用时应注意的事项等。

3．对拆零销售药品的定价要合理、公道，拆零的单价不要高于国家限定售价。

4．为了确保拆零销售的药品安全卫生，拆零药品应集中存放于拆零专柜，并有醒目标牌；拆零药品的原包装应保留到该批号销售完；盛药容器应保留原包装标签，不同批号药品不得混装；药店配备的衡器以及药品调剂工具、包装用品，一定要清洁卫生；拆零散装药品不可裸手接触。

九、如何销售特殊管理的药品？

1．销售特殊管理的药品，应严格按照国家有关规定，凭盖有医疗单位公章的医生处方限量供应，销售及复核人员均应在处方上签字或盖章，处方保存两年。

2．对特殊管理的药品的销售应严格按有关规定执行：

（1）注射剂不超过 2 日常用量。

（2）片剂、酊剂、糖浆剂不超过 3 日常用量。

（3）二类精神药品必须单独开方，1 次不得超过 7 日常用量。

3．经营二类精神药品须由专人专锁保管，患者凭医生处方购买，由驻店药师调配。驻店药师调配医师处方必须进行认真审核，执行"三查"制度（即收方、调配、发药三次审查处方）。签字后依据处方正确调配、销售药品。驻店药师不得擅自更改或借用处方。二类精神药品专柜标明"请凭医生处方购买和使用"的警示性、提示性语言。

4．经常组织特殊药品销售有关人员学习培训，提高管理意识，防止特殊管理药品滥用。

十、如何销售中药饮片？

1．药店销售的中药饮片应符合炮制规范，并做到计量准确。

2．药品应按剂型或用途以及储存要求分类陈列和储存，所以中药饮片装斗前应做质量复核，不得错斗、串斗，防止混药。

3．饮片斗前应写正名正字，最好在饮片斗前合适的位置简要写明该药的性状与功能，例如红花，可写"本品为菊科植物红花（*Carthamus tinctorius* L.）的干燥花；辛，温，归心、肝经；活血通经，散瘀止痛；用于经闭，痛经，恶露不行，癥瘕痞块，跌打损伤，疮疡肿痛"。

4．经营中药饮片的药店应在营业场所内布置专门的零售区域，这个区域要和成品药区域严格分离。

5．中药饮片在销售过程中的包装可实施单剂量分包装。单剂量分包装，可参照临床用药剂量的一般规律，按 3g、5g、6g、10g、15g 等多种规格进行分包。对单剂量用量规定在 3g 以下的毒性中药和贵重药，以及单剂量用量在 30g 以上的草类或叶类等形态较特殊的药品，仍可采用戥秤等用具调配。

十一、药品消费行为的影响因素有哪些？

药品消费行为的影响因素，总体来说，包括个人因素和社会因素。影响药品消费行为的个人因素主要有：个人需求、心理感受、消费者态度等。影响药品消费行为的社会因素主要有：社会地位、相关群体、文化素养等。

十二、药品消费市场的特点有哪些？

药品是特殊商品，其市场的供求关系，虽受一般供求的基本特点影响，但有自身独特性。主要表现在：

1．无弹性需求　从总体上看，药品需求在价格变化影响上基本属于无弹性需求。

2．季节需求　如 3 月份为过敏性季节，过敏性药品需求就会增加，企业应予以考虑。

3．地区需求　如我国北方寒冷地区对一些驱寒药物、抗感冒药物的需求量较大；在江南或江河边缘地区，血吸虫和真菌感染发病率比较高,预防和治疗此类疾病的药物需求量较大。

4. 指导需求　一般来说,药品的消费需要有人进行指导,药品的使用一定要在专业人员帮助下才能完成。

药品需求受国家政策的影响。国家进行医疗卫生体制改革,颁布一系列法规、政策,会在一定程度引起药品市场品种结构比例的变化和药品消费的变化。

十三、什么是药店促销?

药店促销一般理解为药店促进药品销售。它是指药店通过人员推销和非人员推销的方式,向广大消费者传递药品信息,引导、启发、刺激消费者产生购买动机,产生购买兴趣,做出购买决策,采取购买行动的一系列活动。

十四、药店促销有什么作用?

1. 传递信息　药店成立前后,药店通过促销手段及时向消费者提供情报,引起公众广泛的注意,吸引他们注意药店的存在,以及销售的药品种类、价位和服务,刺激需方购买。

2. 增加需求　通过传递信息,介绍药品,不仅可以诱导需求,而且可以增加需求甚至创造新的需求,收到扩大销售的效果。

3. 突出特点　通过促销活动,宣传自己的药店与竞争者的区别,尤其是不为消费者所觉察的细微差别,这样可使潜在消费者和社会公众较好地了解本药店为其带来的特殊利益,促进销售实现。

4. 扩大销售　由于市场竞争的存在使有些药店的销售量可能起伏较大,通过促销活动不仅能改变潜在消费者的某些顾虑或观望的态度,而且还能使消费者形成对药店的"偏爱",建立对本药店的良好印象,形成对本药店的好感,从而达到稳定销售的目的。

十五、药店促销有什么策略?

(一)推的策略

推的策略主要是人员推销,药店利用店员、派出推销人员或者委托推销人员走近消费者、介绍、推广、宣传和提供服务,引导消费,促进购买。这些人员除了完成现有的药品销售外,还要沟通消费者,了解需求,收集药品市场的情报,为药店制定长远、稳定的市场策略提供决策参考。

(二)拉的策略

拉的策略是指药店利用价格、服务、信誉、制度等形式吸引消费者,激发购买,从而扩大销售的一种策略。实质上是通过最快的信息传递速度把消费者拉过来。拉的策略主要有药品价格促销、广告策略、组织展示和促销以及保持良好的信誉等。

十六、什么是药店促销组合?

药店促销组合是指药店根据需要,对各种促销方式进行的适当选择和综合编配。促销的方式有很多种,有人员促销、社区促销、POP广告等,营业促进中的每种促销方式和手段都有不同的长处和不足。因此,在实际制定促销策略过程中,就需要根据药店现实的需求,对各种方法进行适当的选择,和采取不同的侧重,形成不同的促销组合策略。

十七、确定促销策略应考虑什么因素?

(一)促销目标

促销目标是指药店为实现销售目标而进行促销活动所要达到的目的,根据消费者市场的状况不同,选择不同促销手段。比如固定客户和零散客户策略上要有所不同。

(二)药品性质

药店除了经营药品之外,很多药店开始进行了多元化的经营,如化妆品,保健食品、装饰品等。针对药品性质的不同,可以采取适合药品性质的促销策略。

（三）竞争情况

根据药店本身在竞争中所具有的实力、条件、优势与劣势以及药店外部环境中竞争者的数量、实力、竞争策略等的影响，选择适合自己的、有效的销售促进手段。

（四）促销预算

由于竞争格局不同，不同的药店在促销方面的开支也不同。一般来说，药店可以根据营业额确定一个百分比作为促销预算，也可以根据竞争者标准决定自己的预算标准，还可以根据药店面临的促销目标和市场的条件确定促销费用。

十八、药品进入药店的方式有哪些?

（一）药品以代理形式进入药店

医药生产企业委托某家医药经销单位，由其作为药品的代理商，而使药品打入相对应的药店。其中又可分为全面代理形式和半代理形式。

1. 全面代理形式　是指由医药代理单位完成药品到药店的进入、促销以及收款的全部过程。这种方式往往是医药代理单位将合适的药品底价开给药店并签好合同，以足够的利润空间刺激药店经销其药品的积极性。

2. 半代理形式　是指医药代理单位仅完成药品到药店的进入和收款工作，药品在药店的促销工作由药店来完成。这种方式，有利于调动药店销售的积极性，药店直接掌握药品在药店的销售动态，把握各种市场信息，对销量的全面提升有较大的帮助，但与全面代理相比工作量要更大些。

（二）药品直接进入药店

医药生产企业直接派出医药业务代表去药店做开发工作，从而完成药品进入、促销、收款的全过程。根据不同情况又可分成两种方式：

1. 医药企业注册销售公司并以销售公司的名义将药品直

接送进药店。

2. 通过医药经销单位过票的形式进入药店，即医药企业完成药店开发的全过程，包括药品的进入、促销、收款，但给药店的票据是相关经销单位的，药店须为经销单位留一定的利润。这样做有三个原因，一是医药企业未注册自己的销售公司，必须通过相应的医药经销单位过票，以使药品进入药店合法化；二是药店虽注册有自己的销售公司，但由于所在的地方政府行政干预，保护地方医药经销单位的利益，因而必须通过地方医药经销单位过票，方能进入药店；三是药店虽有自己注册的销售公司，但由于要开发的目标药店有长期业务往来的固定供货单位，因而不愿更换或接触更多的业务单位，这样药店亦必须通过其固定的业务单位办理过票手续。

十九、店员促销的常用方法有哪些?

（一）激将法

激将法是指适时地利用激励话语，促使准顾客下决心购买。使用本方法时应注意所引用的故事或推销用语是否足以促使顾客下决心购买。

（二）行动法

行动法是指马上行动，让犹豫不决的顾客下决心。在销售过程中，准顾客不会使用"我想买"、"我愿意买"等直接表达自己的购买欲望。因此，只要确认已到了促成的时候，就可以借助一些动作来协助促成。如开票或包扎药品等。

（三）机会不再法

机会不再法可以演绎为语言："这一次优惠的机会很难得哦！下一次就没有了，再考虑一下吧！"对于犹豫不决，三心二意的顾客，这种方式相当有效。在最后关键时刻采用强势行销的方式来达到目的。

（四）以退为进法

犹豫不决或对营业员强烈不信任的顾客，纵使不断加以诱导,也很难得到顾客做出购买决定,但顾客对药品又确实很动心,此时最好还是以退为进,即"买卖不成仁义在"的劝导。

（五）恐吓法

"症状是主要危险疾病的体现,耽误一天,危险一天"、"血脂高了引起心脑血管病"、"肝炎不及时治疗可诱发肝癌"、"风湿不迅速采取行动就会有残疾的危险"等诉求,在医学上有据可查,而且对医学常识少、对疾病重视度不高的顾客或他们的家属,都会取得很好的刺激作用。

（六）深度促销法

在销售药品的过程中,以近乎聊天的方式进行深度沟通,借此发现新的购买动机并形成再次购买是完全可能的。因此,当拉近了与顾客的距离时,就会发现更多的商机;当发现顾客新的需求时,再推销药品时就容易多了,因为已经得到顾客充分的信任了。

（七）免费试用,让顾客有即时的体验

免费试用策略多集中于见效较快的药品,比如清嗓药品。在顾客仍然犹豫不决时,让其免费试用一下药品,可能会很快得到顾客的认可,从而迅速达成交易。

（八）强化大周期概念,促成更大交货量的交易

这一策略对显效较慢的药品来说尤为重要。通过长期服用不仅可增强效果,而且加强了口碑宣传。目前市场上有几个增高药品就是如此。此类药品主要针对青少年儿童,以"什么都能等,孩子的身高不能等"类似的广告攻心。因为此类药品短期内很难见效或者基本无太大效果,所以必须诉求大周期的概念;而且其一次购买最少也应是半年的量,有些药品诉求周期达一年,这样长的时间下来,对于正处于生长发育期的青少年来说,即使不服用此类药品也会长高,何况药品还会多少起到一定的作用呢?但最终效果却全会归到药品身上,这足见商家的精明。

二十、社区促销的优势有哪些?

（一）针对性强

广义的社区概念已经拓宽了，不再仅仅局限于居民小区，还包括了具有相近思想意识或行为活动的社会团体与组织。因此某一社区必定具有相似的生活形态、消费认知和消费水平，所以社区促销具有很强的针对性，将使药品的定位更加具有穿透力。

（二）促销氛围好

社区宣传有一定深度，容易激起消费者的认同，在心理上产生共鸣，从而较易形成购买。一个人的购买行为又能迅速感染周围其他人，形成小范围的购买高潮。这是社区促销的基本特征。

（三）口碑宣传效果明显

社区促销易于与消费者开展一对一的沟通，传播的知识更多、更深，而且更加通俗易懂，如果有疑问可马上解答；同时，社区消费者相对集中，也表现出相对统一的认知习惯与消费习惯，因此口碑宣传的影响力十分明显。

（四）投入少，见效快

社区促销由于尚处于开发阶段，社区对商务活动和商业广告的抵触度较低，可以依托社区精神文明建设、健康教育等平台推广药品与品牌。这样做开发费用上不算高，却容易让消费者接受。

（五）培养典型消费者

社区促销能够迅速扩大试用人群，便于收集目标消费者名单，为回访提供详尽资料，也易于使负面影响消除在无形之中，从而培养典型消费者，扩大药品在社区内的影响力。

（六）及时掌握反馈信息

社区促销是与消费者面对面的沟通，不仅可宣传药品知识，也能了解消费者对药品、价格、促销手段、广告等各个方面的认知和建议，为下阶段制订符合消费需求的促销活动和调整药品研究方向奠定基础。

（七）有利于系统化操作

社区活动不仅要重视活动本身，还要有后续的活动，将每个社区活动看成一个系统的工程。所以社区活动需要系统化、经常化、规范化，通过长期开展社区活动，在许多社区都开展社区促销活动，会点成线、线成面，从而形成强大的销售市场。

（八）有效促进消费者固定化

健全的社区周围都会有药店，70%以上的社区群众都会就近购买药品，社区的宣传教育将使消费者增加对药品的了解，也必将有效拉动消费者购药。因此，社区促销不失为一项有效的推广手段。

（九）药店品牌效应越做越大

社区促销需要有药店知名度的支撑，否则消费者会不信任你宣传的知识。随着社区活动的开展，实实在在地解决了消费者的一些问题，消费者得到了更多的益处，药店的美誉度必将得到提高，影响力大大增强，这又将促进社区促销的进一步开展。

二十一、什么是体验促销模式？

体验促销是保健器械、药品、保健品销售的法宝。如果试用时目标消费者感受到药品的确有效，其购买时是心甘情愿的，在心理上打消了怕上当的顾虑。当然，这首先要对药品的功效有把握的基础之上才能实施。如果免费试用的效果不好，不仅药品不能迅速打开市场，相反还会影响企业的声誉。

二十二、什么是感官促销？

感官促销要迎合人的五官感觉，即视觉、听觉、味觉、嗅觉和触觉。其整体目标是要利用感官刺激，给消费者留下深刻的感官体验，以确立药店的独特形象，促使消费者购买，并体验药品和服务的价值，形成药店自身品牌。

（一）视觉体验

从感官促销的角度来看,药店主要视觉元素包括店面的设计、店堂的布局、药品的陈列与包装等。比较刺激的元素能够形成强大的视觉冲击力,给予消费者一些新的暗示信号。

（二）听觉体验

到药店的消费者可以分为急用、备用或者送人等类型,对于备用和送人的消费者,和谐的音乐创造良好的购买环境,使人们的心情快乐、舒畅;对于急用的消费者,也同样使其放松,降低焦虑。背景音乐的选择很重要,要有助于融洽店员的介绍和消费者的咨询,适当的背景音乐不仅可以带给消费者良好的过程体验,也是精神治疗的一种方法。

（三）嗅觉和味觉体验

许多药品由于原料药本身带有的气味,使得成品药的气味不易被消费者接受。而药品的矫正剂,正是通过药品本身的味道来满足消费者的,通过改变气味,可改善药店和医院的环境。设想药店或者医院的环境如果能给消费者带来大自然的气息,这本身就是一种健康的体验。

（四）触觉体验

医疗仪器在这方面是最直接的方式,因为不亲自用一用,只靠其他人的语言描述是很难体会出所有的感觉。

二十三、什么是情感促销?

情感促销就是通过一些感人的事件建立起药店与消费者的联系。通过倾诉一个动人的生活细节,激起品牌在消费者情感上的波动;通过讲述药品的专业背景,使消费者对品牌真诚依赖。情感促销通过单一情感的重复沟通或多种情感的多角度沟通,使消费者对品牌从兴趣到喜欢,从尝试购买到最终成为忠诚的使用者。药店药品方面的同质化,导致药品功能性的益处已无法跟上和满足消费者在情感性益处和自我表达性益处上的需求,因而品牌情感诉求势必成为竞争的焦点而受到高度重视。消费者可以在药品的价值主张中，找到满足自己情感需求的归宿。

二十四、什么是思维促销？

思维促销诉求的是智力，以创意的方式引起消费者的惊奇、兴趣，对问题集中或分散的思考，为消费者创建认识和解决问题的体验。在药品销售过程中，通过让消费者参与有创意的思维，免费试用药品或医疗仪器一个疗程，使病情好转的程度超出他们所希望的，产生惊讶的感觉，从而激发他们的购买兴趣。

二十五、什么是行动促销？

行动促销是通过身体体验、环境体验、生活方式体验来表现。行动促销的产生有时是带隐私性的，也有很多行动促销来自于公众的交流和相互作用。消费者可以通过他们自身的行为表现来表达自己的观念和价值；药品行业要加强售前和售后服务，强化售后跟踪，做好药品不良反应监测，及时收集有关信息等工作。

二十六、什么是药品展览促销？

药品展览促销是通过药品实物展示和现场示范表演达到宣传药店及药品的活动，这种复合性的传播方式综合了多种媒介的优点，具有鲜明、易懂、引人入胜的感染力，容易造成良好的销售效果，沟通效果也比较好。对于大宗药品的采购人员来说，提供了众多的选择余地和成交机会。因此，展览促销活动广泛受到消费者与药店的欢迎，在这期间再运用广告手段扩大影响，将会取得更好的效果。

二十七、什么是药品展示？

药品展示指把消费者带至药品前，透过实物的观看、操作，让消费者充分地了解药品的外观、操作的方法、具有的功能以及能给消费者带来的利益,以达成销售的目的。医疗器械或保健器械的促销方式更为适合药品展示。影响展示效果的要素有两个,一是器械本身的性能和利益;二是店员给消费者的感觉及展示技巧。

二十八、药店多元化经营延伸和拓展领域有哪些?

(一)专柜开发

设置保健品专柜,与医药企业共同维护、共同经营、共当费用,与保健品厂家结成利益联合体,既有利于规避经营风险又降低经营成本。

(二)环境开发

有别于药品的肃穆和庄重,销售区域的布置应该是欢快、热闹的,让消费者感受一种融合,体验一份温暖。

(三)便利开发

便利是让消费者更容易获取,更懂得获取,有更多的获取选择。药店不妨也开放装饰品柜、化妆品等,以开架自选的形式实现"容易获取"及"更多获取选择"的便利;配以专门的导购,专为保健品消费者做药品咨询顾问,让消费者"更懂得获取"。

(四)药品开发

由于一些大众化的保健品价格比较透明,药店较难取得竞争优势。但市场上有另外一些专营性的保健品,其特点是不进入传统的流通渠道,销售主要以指定的专卖店为主。这类保健品利润高,销售量大,竞争小,在药店可操作性很强。

二十九、什么是 POP 信息宣传?

POP 是"Point of Purchase Advertising"英文的缩写,POP 信息宣传是指在药店的橱窗里、走道旁、货架、柜台、墙面甚至天花板上,以顾客为对象而设计的彩旗、海报、标贴、招牌、陈列品以及情报的服务、指示、引导等广告物。

POP 信息宣传除了具有引导功能外,它可以代替店员将药品的特性及服务的说明传达给顾客以促进销售,从而强化药品终端对顾客的影响力。所以在药店的经营中,医药企业与药店一起努力,抓住顾客的心理,采用适宜的 POP 信息宣传,吸引并促使顾客采取购买行为。

POP 信息宣传物由于制作者的不同,通常可分为药店自行制作或药品生产企业提供药店使用两种。药店自行制作的 POP,从橱窗上张贴某药品的促销指示牌、通知、服务内容和方式到全套精美的一系列强化店面广告的宣传品,都属于此类。药品生产企业也制作了大量的 POP 信息宣传物提供给药店使用,以强化药品零售终端的宣传效果。

三十、销售促进的目标是什么?

销售促进具体目标,包括介绍新药品,为消费者提供机会;用各种促销方法将使消费者在众多药店中选择本店;刺激现有消费者的购买和消费量的增加;让更多的消费者了解有关药品的信息。展览会、展销会、消费者使用药品培训班等活动都属于销售促进的范畴,可增加消费者对零售药店的光顾量。对于季节性强、需求的时间性强药品,把稳定药品销量波动作为一个重要努力目标。

三十一、什么是赠送优待券?

赠送优待券是指药店向消费者用邮寄、在商品包装中或以折页等形式附赠一定面值的优待券,持券人可以凭此优待券在购买某种药品时免付一定金额的费用。

三十二、什么是折价优待?

折价优待是指药店在一定时期内调低一定数量药品的售价,也可以说是适当地减少自己的利润回馈消费者的销售促进活动。药店之所以采用折价优待,其主要原因是可以与竞争者相抗衡,同时,折价优待可积极地用来增加销售,扩大市场份额。从长远角度来说,折价优待也可增加药店的利润。

一般来说药店可以运用折价优待来掌握已有的消费群,或利用这一促销方式来抵制竞争者的活动,通常折价优待在销售中能强烈地吸引消费者的注意,并能促进购买欲,提高药店的销售,甚至可以刺激消费者购买一些单价较高的药品。

三十三、什么是集点优待?

集点优待,又叫贴花,指消费者每购买单位药品就可以获得一张贴花,若筹集到一定数量的贴花就可以换取某种药品或奖品。此促销手段的最终目标是让消费者再次购买某种药品,或再度光顾此药店。

集点优待与其他促销方式最大的差别在于时间上的拖延,消费者必须先购买药品,收集点券、优待券或购物凭证,在一定的时间后,达到了符合赠送的数量,才可获得赠品。

通常,如果消费者参加了某一集点优待活动,就会积极地去收集点券、标签或购物凭证,以兑换赠品,不愿意转而购买其他品牌的药品。可见,集点优待对解决某些促销问题深具效力,尤其是对建立再次购买及保护现有使用者免受竞争品牌的干扰等更具成效。

三十四、什么是退费优待?

退费优待是药店根据消费者提供的购买某种药品的购物品种给予一定金额的退费,以吸引消费者,促进销售。通常是消费者在其单独购买某种药品或某几种药品时,会给予某种定额的退费,退费数额小到售价的百分之几,大到几乎药品价格的全额,各不相同。销售速度缓慢、药品差异化小、冲动式购买的药品,虽不常购买,但只要一买,再购率很高,这种类型的药品运用退费优待效果最好。

三十五、什么是竞赛和抽奖？

竞赛与抽奖是指药店通过特定的方式，以特定奖品为诱因，让消费者产生兴趣，积极参与并期待意外中奖机会的一种销售促进活动。竞赛与抽奖促销效果明显，因为它可以为消费者提供意想不到的收入机会。因此，一个规划完善的竞赛或抽奖活动，的确能帮助药店达到既定的促销目标和销售目标。

三十六、什么是赠送样品？

将药品免费送达消费者手中的销售促进方式称为赠送样品。在绝大部分的促销方法中，消费者常须完成某些事情或符合某些条件，才可取得药品或获得馈赠。免费赠送样品则不同，消费者无需具备什么条件即可得到药品或保健品。实践证明，免费样品是吸引消费者试用其药品或保健品的好方法，特别是当新药品介入市场时运用较为有效。

但并非所有的药品均适合使用免费样品，对于高度特殊性药品或诉求的市场小又有选择限制时，则不可以运用免费样品策略；而当药品差异性或特点优越于竞争品牌，并值得向消费者进行披露时，运用样品赠送效果较好。药品的特性使运用免费样品来推广介绍药品效果明显，因为只要展示药品的疗效，即可获得消费者的认可。

药店如果要做自己的品牌在新药品上市时，先举办免费样品促销活动，不仅可有效地刺激消费者的兴趣，同时又可提高其尝试购买的意愿。但有一点必须注意，那就是要保证货源充足，渠道顺畅，以避免出现消费者正式使用药品却寻找不到的情况，这会挫伤购买者的积极性。

三十七、什么是付费赠送？

付费赠送是指药店为吸引消费者而采取的，只要消费者在购买某种特定药品的同时提供赠品的部分费用即可获得赠品的销售促进方式。

成功的付费赠送促销活动、关键在于所提供的赠品是只能从此次赠送中获得,而很难从别处寻找。因此,要极力挖掘独特的赠品,特别是流行又时髦的物品,因这类药品特别受欢迎。

第六节　药品价格管理

一、药品价格管理对药店经营的重要性有哪些?

随着市场经济的发展,药店之间的竞争越来越激烈。近年来,不仅国内的连锁药店、平价药店的数量猛增,而且国外的药店也看中了中国市场,纷纷涉足其中,如广东、浙江等地就已经出现了合资药店、"洋药店"的现象。在这种受到国内外药品药店双重压力的严峻形势下,如何更迅速的适应市场的转变,已经成为我国药品经营药店必须考虑的首要任务。药店就必须考虑采取各种手段获取竞争的胜利,而药品价格管理通常是药店采取的主要竞争手段之一,它直接关系到药品能否为消费者接受、市场占有率高低、需求量变化和药店所获利润的多少,因此,合理进行药品价格管理对药店经营至关重要。

二、影响药店定价的因素有哪些?

影响药店定价的因素有很多,总体而言,包括外部因素和内部因素两大部分。影响药店定价的内部因素与其他行业类似,通常指的是成本因素以及领导者的定价风格。由于药品的特殊性,相对于其他产品而言,药品具有一定的公益性质,因此,国家对药品价格的管理要较其他产品严格,药店在药价方面的权限较其他行业小,这里主要说明一下外部因素对药店定价的影响。

(一)国家政策和法律制度的影响

对药品这类特殊的商品而言,国家政策和法律制度的影响是至关重要的。现阶段，我国与药店价格有关的政策和法规主要有以下几个方面：

1. 政府价格政策对药品定价的影响　根据我国新修订的《药品管理法》，实行政府定价的药品仅限于列入《国家基本医疗保险药品目录》的药品及其他生产、经营具有垄断性的少量特殊药品（包括国家计划生产供应的精神、麻醉、预防免疫、计划生育等药品）。政府定价药品以外的其他药品实行市场调节价。对于政府定价，除少数垄断性经营的药品如麻醉药品、精神类药品、计划生育药具必须严格执行政府定价外，大多数政府定价为最高零售价，经营者可以低于政府定价销售。

具体而言，这些政策度对我国药店价格管理的影响主要表现在以下几个方面：

（1）制定最高零售价格：国务院价格主管部门负责制定国家基本医疗保险用药目录中的甲类药品，及生产经营具有垄断性的药品价格；省级价格主管部门负责制定国家基本医疗保险用药目录中的乙类药品和中药饮片价格，以及医院自制剂价格。根据《价格法》规定，对列入政府定价的药品价格，生产经营药店必须严格执行。列入政府指导价的药品，药店经营者必须在政府规定的指导价范围内制定具体价格。对列入国家及省级《基本医疗保险药品目录》的药品、生产经营具有垄断性的专利药品和一二类新药，价格主管部门按照通用名称（中药为药典或部颁标准规定的正式名称）制定公布最高零售价格。药店在不突破政府制定的最高零售价格的前提下，自主制定其实际销售价格。

（2）部分特殊药品制定出厂、批发和零售三个价格：国家计委制定公布出厂价格或口岸价，省级价格主管部门制定公布药品的批发价格和零售价格。具体为《国家计委定价药品目录》中的麻醉、精神、计生药具和预防免疫类药品由国家计委制定公布出厂价格（或口岸价），其中麻醉药品和一类精神药品的批发价格和零售价格，由省级价格主管部门制定。对这类药品，生产经营药店必须严格按政府制定的出厂、批发和零售价格执行。主要是因为这些药品都是属于特殊管理的药品，国家对其生产、流通、使用均实行严格的计划管理，按照特殊药品特殊对待的原则，对其实行特殊的价格管理办法。

由于政府现阶段制定了这样的药品价格政策，对部分药品价格确定了上限，我国药店在经营时就必须严格按照这种要求去做，对于政府定价范围内的药品价格不能超过政府制定的最高零售价，在不违反这一原则下，药店可以采取各种价格策略争取竞争的胜利，而对于大部分品种，药店具有经营自主权，可以根据本药店的定价方法、策略灵活地制定药价。

2. 政府的降价政策对药店定价的影响　我国政府从1997年以来已经连续二十余次采取降低药品价格的措施，尤其是最近这几年，降价的幅度更是空前的，这些措施是为了解决药价虚高的问题，但是仅仅通过强制性的降价政策是不可能从根本上解决当前所存在的药价问题，反而可能会带来很大的副作用，消费者也没有明显感觉药品价格下降，而原来一些质优价廉的常用药、仿制药、普药在市场上流通的很少了。带有政府行为的大规模的集中调价使各单位对药品调价有较大的预期心理，预期的结果是药店总体运行成本的随之上升，此外，还增大了药店的购进风险、销售成本和心理压力，这些都会限制药店的发展。

3. 医药分业试点继续推进以及药品分类管理步伐明显对我国药店定价的影响　从目前国家的政策导向来看，政府正在逐步采取措施以实现医药分业，把医院从门诊药店分离出来，变成社会零售药店，这种趋势日益明显。此外，药品分类管理的步伐也在逐步加强，多年来我国流通领域的处方药销售均按照"双轨制"运行，即部分处方药，可凭处方销售，也可不凭处方销售。在市场发展之初，药店经营者没有处方照样卖处方药已成为行业公开的"秘密"。然而，2004年7月1日，抗生素限售令的实行使得零售药店首遭棒喝，由于处方流向零售药店的很少，很多药店都因为无法得到医院的处方而损失了近20%的销售额。目前国家食品药品监督管理局正在加大整治力度，实现全部处方药必须凭执业医师处方销售，在药师指导下使用。按照以上两种趋势来看，社会零售药店将会面临良好的经营局面，这种情况下，零售药店的价格优势也就越来越明显，零售药店的销售额也会有所提高。

4. 新颁布的《基本药物制度》以及零差率对药店定价的影响　我国政府新颁布《基本药物制度》，选择307种基本药物，这些基本药物的价格实行零差率，由政府定价，并且报销比例较高。应该说，基本药物制度的建立是为了进一步降低药价虚高，是为了缓解目前无法实行完全医药分业而采取的一项措施。虽然基本药物制度以及零差率主要是针对医疗机构而言的，但是如果这些制度实施顺利的话，是会对现存的社会零售药店的定价有所影响的，如果这些制度实施顺利，医院的药价会在一定程度上降低，而医院药店本身就具有地理等优势，即便价格稍高，也会吸引大部分消费者在医院购药，这种情况下，社会零售药店就面临严重的挑战，如何在价格和其他方式上有竞争优势是零售药店能够生存下来并发展壮大所必须考虑的事情。

5. 其他有关方面的影响　除了以上的影响因素外，还有很多的其他显性或隐性政策的影响。如地方保护主义，这是零售药店无法回避的问题。此外，药品价格管理中规定的明码标价制度以及对经营药店折扣率的规定、医疗保险等等都在一定程度上影响着我国零售药店的价格策略。

（二）药品供求因素的影响

市场供求的变化也在不断的影响药价的变化，如果某种类型的药品供应增加，超过了实际的需求量，必然会导致该种药品的价格下降。反之，若对某种药品的需求量超过了供给量，药品的价格就会上涨。例如2003年发生的"非典"危机，就是供求影响的显著事例，当有传言说板蓝根等药品能够预防此病时，板蓝根等药品的价格迅速上升，而且还有许多消费者购买不到所需的药品，于是许多药店纷纷开始大批量生产、经营此类药品，结果造成此类药品的供给量增大，而消费者变得日趋理智，需求相对稳定，板蓝根等药品的价格就开始有所下降。

（三）竞争对手的价格策略

竞争因素对定价的影响主要表现为竞争价格对药品价格水平的约束上。在竞争激烈的市场上，药价的最低限受成本约束，最高限受需求约束，介于两者之间的价格水平确定则以竞争价格为依据。同类药品的竞争最直接的表现为价格竞争。零售药店通常试图通过制定适当的价格及价格的调整来争取更多的消费者。我国的药品市场上一直存在着价格竞争甚至是恶性竞争的现象，究其根源，主要还是我国零售药店的价格竞争手段比较单一，常常采取的是降价的策略。

（四）消费者心理因素的影响

由于药品消费在某些方面类似于"时尚"药品的消费，这种药品对于消费者不仅具有一般的物理化学效应，而且还附加并融入了消费者自身的社会意识和价值观。这样，高价药品消费与社会地位联系在一起，另外，由于消费者对药品存在严重的信息不对称的现象，往往认为价格高的药品就好，而如果药价过低，消费者反而会对此药持怀疑态度。这种情况持续发展，就可能会造成药价过高而超出消费者的购买力，最终又限制了药品的销售及药价的提高。对此，零售药店应该在保证药品的安全性、有效性、经济性的基础上，通过提高消费者对药品的认知价值来进行各种营销活动。

此外，随着消费者对药品的了解越来越多以及医药市场越来越成熟，消费习惯也会发生变化。有很多消费者愿意到药店自主购买一些药品，主要是因为治疗的是一般病痛，社会零售药店方便、省时、节约费用等。因此，店长应密切注意消费者的变化，从而根据消费者的心理变化，调整药品的价格，从而使药店最终受益。

三、药品的定价方法有哪些？

药店对所经营药品的定价方法主要有以下几种方式：

（一）成本导向定价法

药店的药品价格由成本、利润和应纳税金三部分组成。以成本为主要依据再加一定利润和应纳税金来制定价格的方法称之为成本导向定价法。它是运用较普遍的传统定价方式。成本定价法是我国药品政府定价的主要内容，对于自主定价的药品药店也常常采取这种定价方法。成本加成定价法具有计算简单、简便易行、缓和竞争、较易被买卖双方接受等优点，在正常情况下，按此方法定价可使药店获取预期盈利。其缺点是，忽视市场竞争和供求状况的影响，缺乏灵活性。

（二）需求导向定价法

需求导向定价法是以消费者对药品的需求或对药品价值的认识程度为基本依据的定价方法。

1. 需求价值定价法　需求价值定价法是根据消费者对药品价值的理解程度，也就是以消费者可接受的价格水平为依据的定价方法。它是以消费者为中心，在把握消费者对药品价值的认识程度、摸清消费者可接受价格的基础上，依"消费者 - 中间商 - 厂家"的顺序，反向推导出零售商及各级中间商的销售价格和厂商的出厂价格，故又称为反定价。

需求价值定价法的关键在于准确估价消费者对药品价值的认识程度，准确测定市场可销价格。所谓市场可销价格一般有三个特点：

（1）与预想消费群体的现有支付能力大体相适应，是消费者为满足正常需要而愿意接受的价格。

（2）与同类药品的现行价格水平大体相适应，既有一定的竞争能力，又不会扰乱行业内部原有的比价平衡。

（3）与药店经营目标大体相适应。

这种定价法的优点是，能促使药店灵活适应市场需求及其变化，迅速扩大销售，增强药店竞争能力，促使药店向内挖掘潜力，提高经济效益。缺点是对于消费者不很熟悉的部分药品，则难以采用，或难以确定合理的销价水平。

2. 需求差异定价法　这种定价方法以销售对象、销售地区、销售时间等条件变化所产生的需求差异作为定价基本依据，根据每种差异程度决定在基础价格上加价还是减价。

（1）因消费者而异：因职业、年龄、收入水平等原因，对于同一品种、规格的药品来说，不同消费者有着不同的效用评价，其所愿意接受的最高价格也不尽相同。如高收入的消费者常倾向于购买质量好、名品牌的药品，他们对价格变动的敏感度较低。因此，药店可以根据消费群体不同的需求心理和需求强度制定不同的价格。

（2）因药品而异：对于同一品种而颜色、式样、口感、剂型等不同的药品来说，消费者的需求强度可能是不同的。如对于不同生产厂家生产的一些丸药，主要成分相同，属于同一品种，但由于口感、规格不同，消费者购买的可能性就不同，尤其是随着经济的发展，消费者对药品的要求已不仅是安全有效，还要求药品具有使用方便、口感好等特点。因此，药店完全可以从这个角度采取差异定价法，使消费者接受本药店的药品。

（3）因时间而异：有一些药品的需求随着时间的变化而变化，如一些保健品，在需求旺盛的时期可以定价高一些，而其他时间价格可以定得低一些。

（4）因空间而异：在不同的地理位置上商业成本不同，因而同一药品的售价可以不同。如在城市和农村的药品售价就不同，农村应相对低一些，而对于中心区的定价也可以高些。药品的定价应该具有灵活性，在一定程度上要随着需求量和消费意愿的变化而变化。

案例分析

上海老百姓大药店定价方法

上海老百姓大药店办听证会，药品价格由市民确定：进货单据贴在台前，进货价格明示于众，药品价格由市民来定。老百姓大药店还没有在沪亮相，已经在社区里邀请了10名百姓来参加一次药品价格听证会。最后，健胃消食片的定价仅高于进价2角，成为所有药品中利润最低的药品。据悉，老百姓大药店准备每月举行一次听证会，并计划逐步将所有3 000余种药品进行价格听证。经过2个小时的价格听证，现场核算员对确定的所有药价进行了核算，最终，50种药品确定的销售价都比当前市场零售价偏低，其中20多种药品被确定以低于盈亏毛利率10%的价格销售。在药品定价问题上，"政府不能站在部门利益上，而应站在消费者的角度来做事"，借鉴国外的做法，让消费者直接参与定价的讨论、听证，不能只由政府、专家来决定。否则政府"将所有的问题一个人来扛"，很容易导致"剃头挑子一头热"，使尽了浑身解数，也难免抱怨。

资料来源：陈玉文. 药店经营管理实务. 北京：中国医药科技出版社，2006

药价定多少　消费者说了算

2月15日，北京市出现了首家由消费者定价的药店。位于厂桥的京隆堂大药店进行了一场纯民间的"价格听证会"。近40人的听证代表都是药店的会员——只要在该药店买5元的药即可成为会员，这些会员大部分都是离退休人员，其中包括医生、导演、个体户以及药店附近的居民。这次参与议价的药品包括感冒清热冲剂、金嗓子喉宝、牛黄上清丸、三黄片、芬必得胶囊、双黄连口服液等30种常见药。药店拟定在进价的基础上加价1%～15%后的价格，然后请消费者根据自己的意见进行选择。经过近40位消费者代表的现场评议，确定了这30种药品今后的最终售价。绝大多数药品的加价是7%，最少的加价仅为1%，京隆堂大药店总经理杨继广当场宣布,30 种常用药品今后按照消费者给出的价格卖。几天后,让消费者议价的新鲜事又出现在山东青岛,一家名叫丰硕堂大药店在店门口摆出了一块大牌子,上面写着"药品议价导购台"几个字,下面是养心氏、感康等 30 余种常用药品和进价,每种药品的后面都有一栏空格,让消费者填上"自己认为该卖的价格",丰硕堂总经理说,经过一周"公示"后,他们把顾客的意见汇总,然后去掉最高价、最低价,取个平均数,从而确定药品的最终价格。

资料来源:佚名. 药价定多少,消费者说了算. 中国药店,2004,(3):18

案例具体分析:

通过以上两则案例,我们可以看出,很多药店已经认识到消费者在药品价格的制定中的重要作用,尤其是一些常用药,对于这些常用药而言,成本定价和需求定价法结合起来应用会起到更好的效果。

(三)竞争导向定价法

1. 随行就市定价法　它是指药店为避免竞争风险,参照同行业平均价格水平或同行业中占有较大市场份额的某家领袖药店大额价格水平定价,这种定价方法在实践中应用非常普遍。一方面,已形成的价格水平代表着行业可获得平均报酬;另一方面,可使药店间免于价格竞争。这种定价方法适用于均质的药品的定价,如一些常用药。但这种定价方法并不是固定价格,而是随着行业的需求和成本的变化而变化。一般由某个大型药店带头,根据成本和需求调整现有价格,随后其他药店效仿,但不可以通过正规途径和协议来达成这样的目的,否则会违反《价格法》的规定,属于不正当价格竞争。

2. 差异定价法　它是指药店不追随竞争者的价格,而是把价格定的高于或低于竞争者的价格。如果说随行就市的定价法是防御性的,差异定价法则是进攻性的,一般为实力雄厚或药品独具特色的药店所采用。但这种方法容易造成价格战,药店在使用这种定价方法时,必须具有雄厚的实力或某种垄断的地位。

3. 损益平衡定价法 损益平衡点即药店盈亏分界点，指投入与产出平衡、盈利为零时的销售水平。具体计算公式为：

药店的经营目的是获得利润，设其利润为 π，则：

价格 =（总固定成本 + 平均变动成本 × 销售量 +π）/ 销售量

该式可使药店测定在某一目标利润下，价格应定在什么水平上。损益平衡定价法侧重于总成本的补偿和盈利，这一点对于多元化的药店极为重要。因为某一药品的高利润并不意味着能使药店的总利润达到预期目标，一种药品的高盈利伴随其他药品亏损甚至药店整体亏损的现象时有发生。因此在定价时有必要从药店保本入手，确定药店的最佳药品结构和产量 - 价格组合。

以上就是药店所采取的一些定价方法，所有这些方法都有效，但没有一种方式是一劳永逸的。在制定定价策略时，灵活运用这些方法的整体效果远大于这些方法的简单相加。我国医院药店的药品一般采用最高零售价，这是由医院进药数量有限和行业垄断地位决定的，而药品零售连锁药店具有规模化经营的特点，能以较低价批量进购药品，在保证盈利的前提下，可运用成本导向法和需求导向法，制定出低于医院药店的药品销售价格。

四、药品的定价策略有哪些？

（一）折扣定价策略

折扣定价策略，是指药店向购买者出售药品时，根据有关因素在基本价格基础上打一定的折扣的定价策略。折扣价格实际上是一种优惠价格，可以起到刺激消费者购买欲望，稳住老客户、争取新客户的作用。由于给予折扣所考虑的差别因素不同，折扣定价的策略也分为很多种，比较常见的有：

1. 数量折扣策略 它是指药店根据消费者购买数量的多少而给予不同程度的减价优惠，亦即批量作价。一般做法是对小批量交易规定一种基本价格，对批量增大到一定标准者，按基价打一定折扣作为成交价。购买的数量越多，折扣越大。数量折扣的目的是刺激购买，扩大销售，获得规模经济效益。

2．季节折扣策略　对于销售和需求淡季的药品，药店可以采取给予季节折扣的策略，可以将药品价格定得相对低一些，鼓励消费者或其他经销商来购买药品，虽然消费者没有病时一般不会买药，但我国有的消费者有储备常用药品的习惯，如感冒药、肠胃药等，它们的需求是有季节特征的，经营药店就可以在需求淡季时把价格定低一些。对于保健品，也可以采取这种策略。但我国药品市场随着季节变化而价格变化的策略采用并不常见，药品价格常不会因此而变化。

（二）差别定价策略

差别定价策略又称区分需求价格策略，是指药店在销售药品时，对不同的交易对象、交易数量、不同的交货、付款方式，实行不同的价格。具体形式如下：

1．不同用途不同价格策略　药品是用来治疗疾病的，但有些药品，如中药材，除药用外还可用作食物、化工原料、饲料、化妆品等，对这些药品就要根据其用途的不同而采用不同的价格出售。一般来讲，用作其他用途的中药材，价格要比药用低。

2．不同部位不同价格策略　这主要指中药材。中药材由于使用的部位不同而价格不同，例如鹿的鹿茸、鹿角和鹿鞭的价格不同；橘子的橘皮、橘络、橘核价格也不同。

（三）心理定价策略

一种药品进入市场后，只有被消费者认识接受，才能被销售出去。而消费者的购买行为往往受到很多因素的影响和制约，其中最主要的就是消费者心理和消费习惯。不同的消费者，因为年龄、性别、职业、文化程度、收入水平、性格等诸多因素的差异，往往具有不同的消费心理和喜好，在药品消费过程中就表现出求实、求名、求廉等不同倾向。因此可以针对不同消费者的消费心理和习惯,采用特殊的定价策略。

1. 零数(奇数)定价策略　它是指药店把本可以定为整数的药品价格改定成低于这个整数的零数,而且常常以奇数作为尾数。这种定价虽然比原来略微降低,但消费者往往直观上感觉到的新价格要比原来的价格便宜很多,同时由于标价精确,使消费者产生信赖感,从而激起购买欲望。对于需求价格弹性较强的药品,零数定价策略往往会带来需求量的大幅度增加,即使零售价格略高于可定的整数价格,仍能产生促进销售的效果。这主要适用于药品批发药店,因为他们为了价格讲求经济效益,尽量压低药品的进价,而零售价格会使其产生便宜感。

2. 整数定价策略　它是指药店把原本应定为零数的药品价格改定为高于这个零数价格的整数,一般以"0"作为尾数。这种定价策略实质上是利用了消费者"一分钱一分货"的心理,把价格看成药品质量的标志,如果价格定得较低,购买者会觉得药品的质量可能有问题,而药品又对生命息息相关,所以在药品价差可以接受的范围内,消费者宁可购买他们认为质量好的药品。

3. 声望定价策略　它是指对在消费者心目中享有声望和信誉的名牌药品制定高于同类普通药店经营的药品的价格,如北京同仁堂的药品价格一般会高于其他药店的药价,有一部分消费者就愿意购买他们的药品,甚至是指名点药。这些都跟消费者的认知价值有很大的关系,他们认为高价与性能优良有很大的关联。此外,也不排除有部分消费者是为了显示其身份、地位或经济实力。因此常有消费者会去大型的或知名的经营药店去购买药品,也都是这种心理因素所致。

4. 招徕定价策略　它是指一种利用消费者追求廉价和投机心理的定价策略。零售药店有时把某种常用药品价格定得很低,甚至远远低于成本,以招徕消费者,带动其他药品的销售。这些药店一般品种全,消费者被特价药品所吸引,既已光临,除了购买这些特价药品外，还可能购买其他一些药品，这样，商场虽然在某种或几种药品上受些损失，但总的营业额会因此而增加。如平价药店的经营策略就常采取这种方式，在我国药品流通市场上造成不小的影响。但是采用这种定价策略时，用来招徕消费者的特价药品应该是消费者常用的、质量得到一致公认的 OTC 类药品，此外特价药品的降价幅度要适当，达到吸引消费者的目的又不致使药店损失过重。

五、不同类型药店的定价策略

（一）单体药店的定价策略

单体药店由大型大卖场药店、传统的药店（或独立药店）、超市组成。

1. 大卖场药店的定价策略　大卖场药店是开架式的药店，大部分药品定价较低，不讨价还价。其优点有：

（1）方便消费者自己选择购买，符合人性化及零售业的发展方向；

（2）因为是开架式，一般缺乏专业服务水平，所以药品附加值低；

（3）大卖场药店药品齐全且低价，这样可以吸引大量人流；

（4）药店面积大，需要的员工多，运营成本高，再加上药品低价，赢利的压力大。低价对大卖场药店而言是个双刃剑。

2. 传统药店的定价策略　传统药店则大多是非开架式的药店，属于中小型，定价相对较高。可利用地理特点定价，闹市区药店，药品品种全，细分人群收入较高；社区药店药品品种较少，主要是普通药，方便周边居民购买。传统的药店要充分利用良好的专业服务及人与人的交流优势，药品毕竟是特殊药品，需要专业指导。这样，药品定价较高才比较合理。

3. 药品超市的定价策略　药品超市一般是中小型，定价有高有低。开架的药品价格较低，方便消费者选购；柜台的药品需要专业指导，定价较高。

（二）连锁药店的定价策略

1. 合理、灵活的定价策略　连锁药店在制定价格时，应根据本药店的核心竞争力和外部的竞争环境进行分析，从而采取合理的、灵活的定价策略。如一些常用药和慢性病用药等价格敏感的药品，应从低定价，同时增加价格的透明度，以便更有竞争力。另外，一个理性的消费者在购买商品时，固然希望商品的价格低廉，但往往更看重商品的品质。连锁药店要保持高档的服务，药品的定价也不能过低，药店可以通过一些活动使消费者认为价格高是合理、公平的，对消费者有质量保障。最重要的是，药品价格的高低是由消费者来定义的，即使价格高一点，但消费者认为是值得的、应该的、公平的，消费者也愿意支付。价格不是越低越好，主要应看消费者对药品价格的认可程度。因此在定价策略的选择上，确定与药店的良好形象和声誉相适应的价格并不会使销售额受到影响，相反会取得更好的效果。此外，连锁药店还可根据气候、消费群体的特征、本药店在行业中所处的位置而灵活定价。如春秋季节感冒多发，药店可以适时推出一些特价感冒药；夏季易发心脑血管疾病，药店可以适当降低此类药品的价格。

2. 连锁药店应采取灵活的会员制，从而制定相应的定价策略　实行会员制的药店可以不首先发动价格战，但是能利用提供给会员的优惠待遇做第一时间的跟进者，同时也可以更好地拉近与消费者的距离。会员制既可以成为建立差异性品牌的主体，又是"常客优惠"的营销手段，更是品牌与消费者沟通的最佳通道。当然，连锁药店对会员的管理也应该有所不同。药店会员管理可分3个阶段：第1阶段为给会员打折，这是目前采用最多的一种方式，因为容易模仿，差异性不好；第2阶段是相比打折，也就是对持会员卡消费的顾客按照积分进行返利的管理方式；第3阶段是对会员进行精细管理，从而解决会员或者消费者实际需要的问题。

3. 自有品牌产品的低价格策略或高形象定价策略　随着

我国零售业的快速发展以及国家相关法规的完善，一些大型连锁药店可通过自身优势让生产药店的药品冠上本药店的品牌，既可获得成本优势，又有药店形象优势，同时还能支撑其他药品的低价策略，从而形成垄断优势。在此情况下，自有品牌产品的定价策略选择成为药店整体定价策略的重要组成部分。但当前我国连锁药店自有品牌的销售还有一定问题，如在进行自有品牌规划时忽略了高品质及产品结构，自有品牌不能成为畅销品牌、强势品牌。国外的连锁药店则不是如此。如 2005 年美国 CVS 的连锁门店约 5 500 家，而其自有品牌的商品数量仅为 1 900 个，不超过品类的 20%，而且每个自有品牌也一定是高品质的产品，也就是说 CVS 的自有品牌等同于畅销品牌、强势品牌。国内连锁药店的自有品牌大多数非名牌产品，质量相对低劣，但利润超过 100%，而国外的通常也就是 50%。因此，药店在制定自有品牌产品的价格策略时，有必要进行产品成本调研：若与同类产品相比具有成本优势，则可以低价格去迅速占领市场，否则考虑以高品质的形象去支撑一个高价位。

4. 注重发展第三终端、谋求市场占有率的低价策略　大多数农村消费者购药时，首先考虑的因素是价格，其次才是疗效，即使再好的药品，只要价格超过其心理底线，他们也不会购买。当前农村医药市场尚待开发，只要在搞清农村消费特点和消费方式的基础上，选择有针对性的经营手段，就能占据主动。如重庆和平药店的"汽车药店"下乡赶集，重庆桐君阁大药店与重庆市供销社合作在村级综合服务社内开设"药品连锁专柜"等营销方式，都是连锁药店与农村医药市场相适应的有益探索。对药店而言，谁先进入并占有市场，谁就占据了竞争上的主动。对于大量的同质药品，相对低价是迅速占领市场的最好手段，即价格是竞争取胜的关键。药店采取谋求市场占有率的低价策略，首先不应追求较大的利润空间，而应让消费者熟知你的药品和你的服务，并逐渐习惯于这种服务方式。进入市场初期可能不盈利甚至亏本，但农村巨大的市场容量与需求潜力，值得花费一定的前期投入。值得注意的是，低价格并不等于低质量，而应以科技为手段，通过改进技术、强化管理、加强成本控制来达到降低售价的目的。

 案例分析

连锁药店的白热化竞争实战案例

本人家的附近有两家规模较大的连锁药店，一家是全国连锁药店，一家是起步较早的本地连锁店，这两家从全国连锁药店（下文简称 A 连锁药店）建立以来，就和本地连锁药店（以下简称 B 连锁药店）开始激烈竞争。

B 连锁药店的老板和我早就认识，关系还不错，由于我所居住的居民区是本市最大的居民区，B 连锁药店自在这里建店以来，单店的效益一直很好，附近虽然有几家小药店或者私人社区门诊，但对 B 连锁药店的影响不大，竞争格局较为稳定。A 连锁药店的市场调查人员在调查完本居民区的市场情况后，以最快速度在距离 B 连锁药店约 50m 的地方建立了 A 连锁药店，店面 400m²，比 B 连锁药店大了足足 100m²，A 连锁药店开张的气势恢宏，高大充气拱门放置了一周，并在本地电视台连续进行了一个月的宣传，开业初期，A 连锁药店进行为期一周的开业酬宾活动，所有药品一律打 8.5 折，一系列营销策划活动令 B 连锁药店直接感受到了冬季的严寒，客流量剧减，营业额从以前每日近万元剧降到每日不足 2 000 元。

面对 A 连锁药店的客源争夺战，B 连锁药店老板也予以还击。

第一还击策略：进行价格战和会员制

B 连锁药店简单的进行了盘货后，采取对所有药品实行为期两周的 8 折销售，并雇了四辆宣传车在附近的居民区进行宣传，意图拉回以前的顾客群体。

实行会员制，为来店购买药品的顾客办理会员卡，以后凡是持卡消费的顾客一律九折优惠，同时实行积分制，顾客积分满足一定数额奖励不同的家用产品，店中竖立着积分累计赠送物品的不同种类：满 1 000 分，满 2 000 分等。

结果实行为期两周的 8 折销售过程中, 顾客增加很快, 但过后顾客数量便逐渐减少。同时发现持有店面的积分会员卡的顾客也到 A 连锁药店购买产品。B 连锁药店的老板经过调查发现 A 连锁药店的产品种类多而全, 一般家庭需要的常用药物可以一站式购全。

第二还击策略: 扩建店面, 增加品类, 提供温情服务

既然实行打折和会员制不能拉回顾客, B 连锁药店的老板经过三思后决定扩大店面, 增加品类, 同时在店内设置了体重计, 并免费为顾客量血压, 还设置了纯净水。

经过扩建和重新装修, B 连锁药店的营业面积达到 500m², 药品品类也很齐全, 同时增加了保健品专柜, 家用医疗器械专柜, 专科用药专柜, 药用化妆品专柜。经过重新扩建和增加服务种类后, B 连锁药店的老板又请礼仪公司策划了第二次开业, 第二次开业的气势远超过 A 连锁药店开业, 同时 B 连锁药店实行开业两周 8.5 折酬宾。

第二次开业的确吸引了很多顾客, 以前游离于两个连锁药店的顾客也回来一部分, 日均销量也达到了以前的 1 万元, 但一个月后, B 连锁药店的老板发现很多顾客又到 A 连锁药店购买药品, 毕竟 B 连锁药店在这个居民区开了 3 年了, 很多老顾客都认识, 看见这些老顾客路过自己的连锁药店进入 A 连锁药店购买药品让 B 连锁药店的老板很是气馁, 怎么就留不住这些合作了几年之久的老顾客呢? A 连锁药店到底有什么值得这些顾客留恋和光顾的地方呢? B 连锁药店的老板这回有点傻眼, 百思不得其解, 于是 B 连锁药店的老板进行了更为细致的调查, 并上门拜访以前的老顾客, 以求获得指点和建议。

经过仔细观察和老顾客的指点, B 连锁药店的老板发现了其中的诀窍。A 连锁药店的店员很是专业, 经常给顾客一些用药建议, A 连锁药店的店员都是经过专门的用药培训的, 而且都是专科出身, 不是学过医就是学过药, 说的头头是道, 让来购买药品的顾客很是信服, 这样顾客会听从店员的建议购买原本没有想购买的产品。同时, A 连锁药店实行销售业绩和店员的收入挂钩, 服务质量和奖励挂钩, 这些措施促使店员积极主动的和顾客进行沟通和药品推介, 而且实行评比, 排名靠后的店员要受到处罚, 排名靠前的店员会得到奖励。

经过精心的准备后，B 连锁药店的老板开始进行第三次反击。

第三还击策略：重新招聘店员，进行强化培训，实行绩效考核，进行销售竞赛

B 连锁药店的老板对现有的店员进行重新考核和内部招聘后，留下了学医学药的内购为顾客进行专业化服务的店员，其余店员到社会上进行招聘，招聘的过程中对应聘的人员要求较高，要求要能说会道，要求年轻机灵，要求有进取心。同时到大学进行招聘，招聘那些医药出身的专科毕业的学生，作为后续的力量进行培养。

聘请专业人士对店员进行培训，培训后要进行考试，得分多者给予奖励，得分少者重新培训或辞退，因为心态不正，缺乏学习态度的店员不会为顾客提供很好的服务。而且，这种培训经过几轮后，由老店员对新店员进行常态的培训和学习，还鼓励内部店员个人根据自己的擅长进行个人能力展示性培训，让大家取长补短，共同进步，相互学习。

B 连锁药店的老板找到我为其连锁药店设计了系统的绩效考核体系，在这个体系中，设定了诸多指标，不同时期，根据店面的实际需要进行不同的考核，考核的结果当月进行奖惩兑现，奖惩的结果会形成累积，按季度，按年末进行积累性奖励，鼓励店员每个月，每一周每一天都努力的工作，从而获更好的收益。

经过一系列的调整后，B 连锁药店的老板终于稳定了大部分老顾客，同时日销售量也在 10 000～12 000 元范围内，虽然毛利率参照以前的有所降低，但毕竟稳住了市场，稳住了顾客，形成了自己较为稳定的顾客群体。

资料来源：佚名. 连锁药店的白热化竞争实战案例[EB/OL]. 中国行业研究网 http://www.kesum.cn/Article/lsjyyj/200908/107003.html 2009-08-03

案例具体分析：

通过以上的案例，我们可以看出，药品价格策略对药店的营业情况是有一定影响的，案例中的 B 药店就在采取降价后有了明显的改善，但从这个案例中，我们也应该看出，采取单纯的降价促销策略是不可行的，药店若想有竞争力，只依靠低价格是不行的，还要综合考虑其他因素才行。

（三）平价药店的定价策略

所谓平价药店，就是指借鉴了仓储商店的布局和运用模式，提供简单服务，药品流量大，消费者可以提篮自选，药价低廉的零售药店。

仅从时间上看，如果把价格战作为平价药店出现标志的话，云南昆明、四川成都曾经产生过我国最早的平价药店。2000年，深圳友和大药店和哈尔滨宝丰药品总汇的出现，可以视为我国最早的真正意义上的平价药店。平价药店的大量涌现，不仅对传统意义上的单体药店和连锁药店产生很大的冲击，而且对"美式"专业药店带来很大的冲击。

平价药店的经营目标是薄利多销、低价促销。平价药店所出售的商品多以低价为重要标志，平价药店主要提供一些日常用药，目标消费者群是对药品价格敏感，尤其是不能享受"医保"的消费者。

平价药店能低价促销的主要原因在于：

1. 进货价低　减少中间环节，从厂家直接进货或从总代理直接进货，其运作模式省去了其中许多不必要的环节；

2. 交易方便　在交易方式和汇款期限上比医院、其他零售药店好，生产厂家给予一定的价格折扣；

3. 费用低　平价药店的经营面积大都在 1 000m² 以上，装修简单，管理机构精干，工作人员少，加之采取与厂家直接结算，少进快出，库存小，占压资金少，大大降低了经营成本；

4. 薄利多销　"平价药店"不追求单位药品销售的差价率，而追求从扩大销售总额中获取利润最大化；

5. 挣厂家的返利　一些药厂规定，谁销售我的药品达到一定量后，除了当时批量定给的折扣价格低以外，到年终结算时还返利。所以平价药店可以在进价基础上加上税金和很低的差价（费用）就卖出去，到年终结算时，几个百分点的返利对于平价药店来说也是比较可观的纯收入；

6. 政府最高零售价没到位　对某些品种的药品来说最高

零售价与实际出厂价之间还有空间,这就为"平价药店"降价竞争提供了条件。

7. 区别定价　平价药店亏本销售的那部分药品只占自身经营品种中很小一部分,而大部分药品价格都是市场调节价,由药店自主定价。

在我国医药不分的体制下,平价药店这一业态并不会消失,但是,平价药店在定价时应注意核算好成本,不能为了增加销售量一味的采取非常低的价位销售药品,而要综合考虑药店的选址、药品的质量、经营情况等,不能盲从其他药店的超低价销售,尤其对于一些单体小药店,就更要注意这些问题,否则最终很难长期生存下去,因此,平价药店要想在日后的竞争中取胜,必须要改变一味的低价位而不考虑药品的质量性的状况,只有物美价廉的药品才能在市场中获胜。

案例分析

老字号的平价路线

"上海各连锁药店中,目前养和堂所售药品不仅是价格降幅最大,而且其整体价格也可能是最低的。"有业内人士称,2005 年末,上海养和堂药业连锁经营有限公司第 6 次发起了大规模的降价风潮,进一步巩固了其低价形象。

不要认为这是一家近几年才新出现的平价药店,实际上养和堂已拥有整整 100 年的历史。最初,一位陈姓中医世家传人在上海东边的陈乡镇上(现在浦东新区范围内)开设了一家中药店,名为"陈养和堂";1994 年,上海川沙医药有限公司(现为浦东新区医药药材有限公司)择新址新开一家 400m² 的药店,重拾老招牌,去掉"陈"字,命名为"养和堂"。目前,养和堂拥有 98 家药店,主要集中在浦东新区,占浦东药店总数的 1/3 还多。这些药店的面积基本在几十至 300m² 之间,旗舰店(养和堂川沙店)经过 10 多年不断扩充,面积已达 1 480m²,是该地区时下面积最大的药店。2003 年 8 月，也就是"开心人"进入上海两个月之后，养和堂的产品开始全线降价，并打出"你身边的平价药店"口号。但相比其他平价药店，养和堂显得较为低调，没有大加炒作，这一举措使得销售跌入最低谷。基于此，在承接了老字号的品牌，保留一部分中药优势的同时，养和堂的药店选择了以西药为主的平价路线。2003 年 6 月开心人大药店开张时，上海医药零售业如同发生了大地震。"开心人"的平价药店开在杨浦区，店面基本分布在浦东的养和堂，虽然当时"一点感觉都没有"，但也被迫加快了调整步伐。一个月的时间，养和堂连续开了十六七次座谈会，从总经理、各部门管理人员到店长分批或集体讨论。实际上，会议的主题只有一个：降，还是不降？降的理由是什么？不降的理由又是什么？降价之后，毛利率降低了 13%，毛利润一下减少了 1 080 万元。"当时我们异常担心，如坐针毡。熬过了漫长的 15 天后，销量才开始回升。"一位管理人员透露，11 月、12 月份，养和堂还创下了当时的历史最高纪录：月销售达 1 800 多万元，在弥补了 13% 的降价损失后，还上升了 10%，人气更是上升了 30%，据了解，养和堂目前的毛利率为 21%。从 2003 年到现在，养和堂已经发起 6 次大规模的降价，在竞争比较激烈的地段还设立了 8 家超低价药店。低成本的采购和运营一个集体制的老药店，靠什么来支撑他们的平价路线？夏蔚峰指出了非常重要的一点，那就是低成本的采购和运营。据他讲，养和堂是目前上海唯一一家独立采购的连锁药店，也是上海唯一一家有独立配送中心的连锁药店。一般的理论是，如果自己采购和配送，就会有很高的人力成本。但夏蔚峰认为，对于人员额定的国有药店，实际情况并非如此。委托采购和配送，成本是固定的，而如果由药店自己操作，包括采购在内的供应链的成本就可以通过内部的整合、内部环节的调整进行控制。而随着养和堂规模的扩大，采购量也在逐年增大，并直接推动了采购成本的逐年降低。这样一来，负担过重的人力成本就被化解掉了。能够让养和堂走低价路线的另一个原因是，养和堂还自己进行招标。"如果一个品种有 4 个厂家竞标，养和堂会选择价格最低的"，养和堂某部门经理举例称。再次，养和堂的药店基本都是自己的房产，这为药店节省了相当的资金。"浦东房价未涨之前，养和堂就买下了房产，现在到了回报期。虽然我们在不断地装修和扩大门面，但整体赢利状况仍比较好。"夏蔚峰对老总的远见相当佩服。而实际上,养和堂的机遇也比较好。浦东旧房拆迁时补贴了养和堂不少费用,这使其拥有了更为充足的资金参与竞争。"我们的现金流非常充足,门店头一日的销售第二天就能到总部的账面,从不拖欠厂家货款,在厂家心目中信誉度非常好",养和堂的一位管理人员称。先行一步以求胜与其说养和堂机遇好,不如说养和堂是有准备的,抓住机遇走在了其他企业的前头。

资料来源:沙文茹.老字号的平价路线.中国药店,2006,(1):52-53

案例具体分析:

上述案例告诉我们,平价药店药价低的真正来源,终端药品价格低只是表面现象,为了维持药品价格低,又要保证药品的质量,就需要从药店的内部成本上考虑,要采取适当的措施降低成本,像本案例一样,降低采购成本、降低厂房、人力等固定成本,只有这样,才能真正达到平价药店的竞争优势,即低成本的竞争优势。

第七节　药品服务管理

一、药店服务的类型有哪些?

药品的同质化、促销形式的相似、药品价格的透明,使药店以往的种种优势(规模优势、价格优势、渠道优势)在不断激烈的竞争中被逐渐弱化,药店要想最大化地吸引客源,建立竞争优势,就需要在服务环节下功夫。药店服务的类型按照服务的内容可以分为基础服务、药学服务、医学服务和健康信息服务四大类。

二、什么是基础服务?

基础服务是指药店在销售药品时提供的与药品销售相关的基本服务。

（一）导购服务

导购主要是引导顾客购物，方便顾客咨询与购买。一般可以采取人员服务与提供设施两种形式，实现不同性质顾客的导购方式互补。

1. **导购图**　采用挂墙式平面图的形式或立式的导购屏形式。要求美观，划分区域色彩易辨，字体大小适中。

2. **人员咨询导购服务**　配备专门的导购员站立于入口处提供引导服务或对一些特殊顾客（如行动不便的老年人）服务。要求导购员态度亲切，口齿清晰，得体大方，所指方位明确，必要时要引领顾客到指定位置。

3. **店员的导购**　店员不仅要熟练掌握自己管辖柜台商品情况，还要清楚店内其他药品摆放位置。药店顾客需求的目标指向性决定进店顾客需要尽快找到自己所需药品摆放的柜台，这时，需要店员要正确熟练地引导顾客。

4. **电子药师和电子医师（电子触摸屏、多媒体等电子系统）**　一般能够为顾客提供以下四个方面内容的查阅：

（1）查阅本店销售药品的品种、价格、数量、陈列位置、生产厂家和功能主治等；

（2）顾客可以察看医保卡中的款项和使用情况；

（3）可以查阅药品种类、名称、功能主治、适应证、服用方法、禁忌和不良反应等；

（4）对疾病知识进行系统的查阅，包括病情、症状、病因、护理以及可以考虑选择的处理方法等。

（二）24 小时售药服务

1. **活动策划**　首先，确定药店所在的商圈是否适合开展24 小时售药。由于夜间购物人群有限，因此药店位置在人流量比较大的地方或居民居住区才能方便顾客购物，并且经营不亏本，比如娱乐不夜城、闹市区、社区中心等。其次要确定24小时售药的管理人员和店员安排，以及明确管理人员和店员职责，制订相关管理制度。最后确定日程的安排、评估计划等，形成策划书。

2. 活动准备　活动准备包括两方面内容，一方面是管理者，他们负责安排整个活动、广告宣传等；另一方面是店员，他们负责布置通宵营业场所、贴海报、向顾客宣传活动内容等。

3. 活动实施　在活动的实施过程中，要尽量降低成本。可以减少日光灯的使用数量，减少电费，在人员上可运用值班制，专门培训夜班店员对夜间部分所售药品知识的了解，一般以一个店2～3人为宜。

4. 活动评估　药店管理人员应定期对24小时售药的效果进行总结，对顾客的满意度进行分析。重点分析顾客对24小时售药的反映及药店的盈利状况，包括顾客对通宵售药是否感兴趣、接受程度、对药店的印象等项目。如果发现评估结果偏离目标，应努力寻找原因。也可以通过邀请一部分顾客和店员，采取研讨会的形式，讨论24小时售药开展中存在的不足和问题，需要怎样改进，并提出整改方案和实施办法。

（三）电话购药与邮购药品服务

药店除了直接面对顾客销售药品外，还可提供电话购药或邮购药品服务，这可以吸引新顾客，并与老顾客保持良好的关系，增加药店的收入。

顾客选择电话购药与邮购药品服务的原因：一是服务便捷化或者大批量购药。一些老年人或慢性病患者一般购药品种比较固定而且用药量也较大。二是价格因素。一地区的价格比另一地区的价格要高出许多，通过邮寄的方式比在当地购药要节省顾客开支。三是地区间品种差异。有的药品在某一地区缺货或从没销售过，只有通过邮购的方式才能获得。

电话购药与邮购药品的服务对象一般可分为：腿脚不便而身边又缺少家人照顾的老年人；突发性疾病，如因发高烧、胃病突然发作等无法到药店买药的人；长期用药的慢性病人也可采用这种购药方式；异地购药而且直接购买不方便者等。

1. 电话购药与邮购药品实施流程　如图4-5所示。

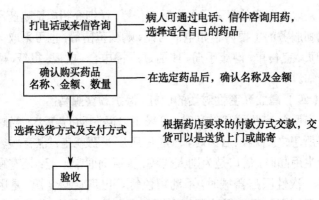

图 4-5　电话购药与邮购药品实施流程图

（1）打电话或来信咨询：顾客可以通过电话或信件向药店的药师或医师进行咨询，选择适合自己的药品。并了解药店可以提供的购药方式。

（2）确认购买药品的名称及金额：目前，药品零售市场上具有相同通用名而不同商品名的药品种类繁多。顾客通过咨询并根据自身的经济状况和药品品牌的市场口碑来选择适合自己的药品，并确认所购药品的价格。

（3）送货方式及付款方式：药店可采用的送货方式有送货上门和邮寄药品，可提供的付款方式有邮局汇款、银行转账、采取送货上门的服务方式时由送货人员代为收取货款。一般来说，采用邮寄药品的药店多是采取先收款再发货，送货上门的多采用先发货再收款的方式。

（4）验收：顾客收到药品后，会对药品进行检查并确认该药品是否为自己所需品种。药店也要对药品的送达情况进行确认，以保证顾客能及时的收到药品。

2．服务告知　由于现在存在过多的电话购药、邮购药品的虚假广告，顾客已对这种购药方式产生了怀疑和戒备，所以药店在开展这项服务时，除了要在广告宣传上下工夫外，还要以优质的服务来消除顾客的疑虑，使顾客相信服务的真实性。药店主要可采取在药店的显著位置设置宣传栏,详细介绍电话购药和药品代邮服务的主要内容如电话号码、购药范围等,也可采取印发小折页、宣传单、健康手册,或通过广播电台、电视、报纸、网站上告知。

(四)建立私密性对话的设施,保护顾客隐私

当服务涉及顾客隐私时,可采用以静制动的方法。当顾客觉得所患之病难以启齿时,一般进店后买药就走;也有顾客购买计生用品时,借口是为别人代买,买后则面带羞涩;还有顾客购买一次性医疗器械时,不动声色等。出现这些情况,是因为这些顾客不愿意透露购买的原因。遇到这种情况,营业人员应尊重顾客的隐私,最好不要询问,以免引起顾客不悦;更不要因顾客购买某种药(用)品而主观臆断推测是什么病,随便乱讲,以致构成侵权。店员应留给顾客一定的私人空间,不要跟随顾客进行服务,只有顾客需要时,店员才能主动服务,对顾客进行药品讲解、说明并提供建议。

如果药店配备了2个以上的药师,可以把药师的工作台,一个设置成开放型的,一个设置成封闭型的。封闭型的药师工作台除配备药师的桌椅外,只设置一个顾客的座位,以尊重顾客咨询时的隐私。

对于特殊用品(如避孕药具、洁阴用品、女性护理用品等),有条件的药店可以把该销售区域隔离开来,还可以设置电子药师和电子医师,如提供电子触摸屏、多媒体等电子系统,方便顾客查阅药品的种类、名称、功能主治、适应证、服用方法、禁忌、不良反应等,可以避免难以启齿的尴尬。

(五)医疗器械免费体验服务

医疗器械免费体验服务就是吸引顾客参与其中,并亲自体验产品的功效。如免费吸氧,测血压、测体重、理疗等体验器械项目。

大多数慢性病患者对医疗器械的辅助功效持怀疑态度,因此他们主要依赖药物来缓解病痛。而药店借助医疗器械免费体验服务这一宣传平台,可以让顾客参与其中,亲自体验产品的功效。这样既能消除顾客认识上的误区,还能拉近药店与顾客之间的距离,并有望促成交易的最终实现,为药店带来收益。

（六）其他基础服务

1．意见箱　意见箱可以收集到顾客对药店的服务质量的评价,为药店不断改进自己的服务水平和服务质量提供最可信、直接的信息来源。

意见箱应设在药店醒目的位置。如顾客休息区,当顾客体验完药店的各项服务后,一些顾客会在心里评判药店的服务质量,给药店服务打分。内向型的顾客如果遇到不满意的服务时,不愿声扬,更不愿将自己的想法告知药店的有关人员。听不到顾客的心声,药店就不能做出及时的调整与改进,无法满足这部分顾客的需求,使顾客对药店失去了原有的信任。为了保有稳定的客源并吸引新顾客的到来,药店应广纳各方意见,不断改进自己的服务质量。而获取顾客信息的途径之一就是在药店醒目的位置设置意见箱。由于意见箱的设立可以激起顾客发表自己观点的欲望,从而为药店赢取了提升服务质量的机会。

2．投诉及处理服务　热情接待群众有关药品、服务质量方面的举报投诉,严格执行《顾客投诉处理管理制度》和店员管理的有关规定,做到有报必查,查处必严,实行举报有奖制度。对于出现的药品不良反应,应按照《药品不良反应报告制度》的规定,及时予以处理。

3．休息区　休息区是药店功能设置中必备的配套区域,在为顾客提供便利的同时,也体现着药店对顾客的人性关怀。无论是集中在药店某一处的休息区,还是散布药店各角落的三五椅凳,舒适明亮的休息区往往能提升药店的品位,给药店凝聚更多的人气,特别是对体弱多病的老年顾客尤其重要。

4．提供便民伞　针对春夏季节多雨的情况,药店可为进店的顾客或路过药店的行人提供便民伞。每个人都有处于困难的时候，向处于困境中的人伸出热情援助之手，方能体现出了药店的人文关怀。在药店购药或路过药店时遇到下雨，没带伞而又焦急想离去的人们定然会记得药店的便民伞为他们撑起一片无雨的天空。

将有关药店的信息印到便民伞上，既起到了对药店的宣传作用，同时也让顾客及其身边的人记住了药店，形成了一个良性循环，药店人气得到提升，经营业绩不断提高。

5．卫生间　药店应根据营业面积设立卫生间的数量。卫生间的设计原则除了完整的功能和方便、卫生、安全的因素之外还要考虑格局的创新，空间的变化，视觉的丰富和照明光效的专业化标准等等。药店卫生间应设置在产品区外，要达到干净，体贴，方便。

6．免费饮水服务　药店销售的是与人们生命息息相关的产品。当人们突发某种疾病，寄希望于药物减轻病痛的时候，店员献上的一杯热水将温暖顾客的心灵，在顾客心存感激的同时，也在心中记住了药店。当然，免费饮水服务不只是购药者的专利，那些口渴、想在药店短暂休息的人也可享受此项服务。免费饮水服务可延长他们在药店的逗留时间，增进他们对药店的了解。药店可借此契机，将目标顾客群转化成药店的忠诚顾客。另外，对于购买药品后急需吃药以缓解病痛的人来说更是方便。

三、什么是药学服务?

药学服务是指药店应用药学专业知识和工具向公众提供的与药品购买和使用有关的服务。目前，越来越多的企业意识到在零售药店药品高度同质化，市场异常激烈的现今社会，在保证药品质量和价格适中的前提下，药学技术和药品信息方面的深层次服务是顾客最迫切需要的。优良的药学服务将是顾客首选的"产品"，并将成为药店生存发展的关键因素和核心竞争力。

（一）药店开展药学服务的目的

药店开展药学服务目的是保证药品的使用安全、有效，从而促进病人或顾客健康水平和生活质量的提高。药店所能提供的药学服务，包括由药师提供的药学服务，由店员提供的药学服务，药店药学信息系统提供的药品及药学信息服务等。

药店开展药学服务，是有利于患者的好事。药师和患者之间零距离服务（这与医院药房有很大区别），通过向患者介绍药品的药理作用、用药方法及常识，不仅使患者对其所用的药品有足够的认识和了解、掌握服药的方法，还提高了患者对药师乃至于其服务的药店的信任，进一步提高药店的档次，取得较好的社会效益和经济效益。

（二）药店开展药学服务的基本条件

1．药店要按规定配备药师，营业时间内要有药师在岗，并佩戴标明姓名、药师类别和工作地点等内容的胸卡；药师离岗时要出示"药师不在，暂停销售处方药"的告示牌。

2．药店要设立药师咨询服务区（台），安排药师接受购药者的药学咨询，解答购药者疑问。

3．有条件的药店要为特定患者建立药历，及时跟踪用药信息，提供合理用药的指导，并严格保护其隐私。

4．药店主动为社区服务，在社区开展保健知识和合理用药的宣传，对特殊患者提供送药上门服务，指导和帮助社区居民清理家庭小药箱。

5．药店要有专人收集并记录药品不良反应，以及实施药学服务中的各类信息，建立不良反应报告制度和台账，并按规定上报。

6．药店要在店堂内明示药学服务公约和监督电话。药店的负责人必须确保药学服务在本店的顺利开展。

（三）由药师提供的药学服务

药学服务需要药师和顾客直接接触才能发生，所以顾客是积极的参与者或者服务生产的合作者。因此在进行药学服务流程设计时,必须认真地考虑顾客的参与程度、需求偏好、特点,从而有效地满足顾客的个性化需求。药师提供药学咨询服务流程如图 4-6 所示。

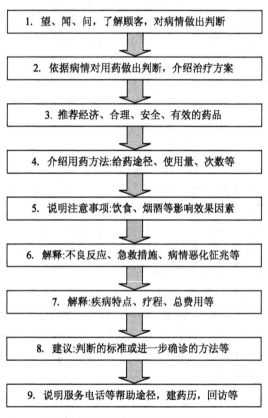

1. 望、闻、问,了解顾客,对病情做出判断

2. 依据病情对用药做出判断,介绍治疗方案

3. 推荐经济、合理、安全、有效的药品

4. 介绍用药方法:给药途径、使用量、次数等

5. 说明注意事项:饮食、烟酒等影响效果因素

6. 解释:不良反应、急救措施、病情恶化征兆等

7. 解释:疾病特点、疗程、总费用等

8. 建议:判断的标准或进一步确诊的方法等

9. 说明服务电话等帮助途径,建药历,回访等

图 4-6　药师提供药学咨询服务流程

《处方药与非处方药流通管理暂行规定》第九条规定:销售处方药和甲类非处方药的零售药店必须配备驻店执业药师或药师以上药学技术人员。药师和执业药师是我国药店从事药学咨询服务的主体,因为和顾客直接打交道,药师和执业药师的仪表、言行关系到药店的专业化服务程度和声誉。

　　药店必须不断监督药学咨询服务的质量水平以确保服务的高层次，不能因为降低药品价格就降低服务的水平，否则会严重损害企业的声誉。保持并提高药学咨询服务水平一方面需要完善管理制度，实施有效的店员培训；另一方面需要通过合适的方式尽可能使顾客遵从药学咨询店员的用药指导，否则用药者的不依从性会严重影响药学服务的效果。"顾客永远都是对的"这一句商业经营中的至理名言对药店顾客也许并不完全适用。药店还可以通过问卷调查的形式，了解大众对本企业药学咨询服务的满意度，并根据调查结果进行评估和实施改进。

（四）由店员提供的药学服务

　　店员提供的药学服务没有固定的程序，因为店员每天要接待无数的顾客，而这些顾客的知识水平、对服务的需求程度不一。所以，在接待顾客、给顾客答疑解惑方面更要求灵活。并且，如果顾客需要深度的药学服务，店员受知识水平和服务时间的限制，可以请顾客向药师咨询。

　　药店店员除了帮助顾客正确地选择对症的药品外，在完成一次交易后，还要向顾客清楚地交代用药时间、使用方法、已知的药物副作用及服药后会引起的有关变化、药品的贮存和有效期、饮食与生活习惯对药物吸收的影响等问题。

（五）中药加工服务

　　药店提供的中药加工服务，包括中药的粉碎、切片、制丸、制作汤剂、煎煮等项目。药店提供的中药加工服务有三大好处。首先，可以让药店专业化的特色更加突出，因为设备先进是服务专业化的一个体现。其次，可以体现药店的便利精神。既然很多人都感到在家里煲药很麻烦，药店可以帮他们省去了这个步骤，拿回家直接服用很方便，并且可以保证质量。再次，可以体现药店的差异化服务。由于药店提供的中药加工服务的成本较高（一般为免费），不是每家药店都做得到的，便可以体现出药店服务的竞争优势。

（六）其他药学服务

1．电子药师　电子药师是指利用电子信息查询系统为顾客提供相关的药学服务，如触摸式电脑，可为顾客提供信息，如经营药品的种类，同类药品中各种药品的价格、生产厂商、有效期等，同时对每一种药品还应提供药品说明书。

药店可将所经营药品的说明书收集、整理和编制成药品说明书数据库。把药品说明书集和存有药品说明书数据库的触摸屏电脑放置在营业场所，供病人或顾客查阅，药师或店员在顾客购药或咨询的过程中对药品的使用进行指导。随着对上市药品的深入研究，药品说明书内容也会不断变更，有些药品被淘汰，其说明书也就失去意义；随着新药的不断面市，新的药品说明书也在不断产生。因此，对药品说明书集和药品说明书数据库要随时进行更新和维护。

2．多媒体播放器　多媒体播放器（或电视）可放在收银处或顾客休息区，播放日常的疾病治疗、养生、保健、护理等知识，也可播放药品知识，如假药、劣药的识别等。多媒体播放器的使用，使顾客获取药学知识更为直观和生动。药店提供这项服务，顾客在购药时，可以不再仅仅依靠店员介绍药品，还可以自己通过药店内的液晶电视进一步了解药物知识与健康知识。

3．药学书刊　药学书刊不仅可以帮助药师更好地为顾客提供服务，也为顾客获取药学知识提供了另一条途径。因为药师在咨询的过程中不可能面面俱到，把所有的因素都考虑到。而顾客也不可能靠向药师咨询掌握所有的知识，书籍提供的信息较为系统，可以弥补顾客知识的不足。

四、什么是医学服务?

有些药店除了向顾客提供医学保健知识外，还用医学知识指导顾客合理、对症用药。如提供一些免费的一般性医疗检查服务，开设医疗门诊服务等。药店可以根据其经营目标和战略选择适合自己的医学服务方式，但需要注意的是，药店开展医学服务要符合国家相关法律法规。

（一）一般性的医疗检查服务

一般性的医疗检查服务是指在药店内摆设一些医疗检查设备，开展一般性的医疗检查项目，如测量血压、血糖、体温、身高、体重等。这些检查项目较常见，成本较低，因此药店在开展这些一般性的体检服务时一般是免费的。一般性的医疗检查服务的对象通常为一些特殊人群，大部分是患有高血压、糖尿病、肥胖症等疾病的中老年顾客，或者是非常关心自己身体状况的中老年人（这类人具有很强的自我保健意识）。其次还包括一些很注意自己形体美的顾客（有中年顾客，也有青少年朋友），他们对自己目前的形体或多或少都有些不满意，觉得自己太胖或太矮，并想通过自己的努力和一些特殊药物、器械（如减肥药、增长仪）的帮助改变目前的状态。

药店开展这项服务，不需要什么特殊的条件，无论是规模大小都可以开展。它只需一个血压计、一个血糖仪，一个体温表，一台配有量身高的体重磅等，并配备相关的店员。药店配备这些器材的成本较低，并且开展这种服务所占用药店的面积也不大。

开展这一服务的时候，店员一定要认真仔细，对顾客负责，不能随心所欲、马马虎虎，要客观真实，不得误导消费。在开展这一服务的过程中如果确实发现顾客的血压、血糖控制不理想，或有增高的趋势，或者发热很高，且不是很明确原因的时候，一定要劝告顾客到医院进行必要的检查，绝对不能私自推荐药物而拖延治疗时间。

（二）提供、传递医学保健知识服务

药店通过提供和传递医学保健知识，使顾客能够对疾病及治疗方法有一个大致的认识，帮助顾客提高自己的预防保健意识，做到没病先防、有病早治。同时引导顾客正确地选购与自己所受病痛密切相关的药物，做到合理、对症用药。使顾客对于一般的疾病有一个很好的认识，有一个正确的态度，以便碰到这些疾病时，不会恐慌，不会乱投医，不会盲目用药。

开展这项服务的对象是不特定的，只要顾客进入药店后，就或多或少地能够感受到这种服务，能够接受到与他所患疾病相关的医学知识。如如何正确认识某种疾病，疾病的性质和症状；如何进行药品选择；对于病程可能会较长的慢性疾病，如何保证它的疗程；要注意哪些是诱发疾病的因素，以及在疾病恢复过程中要注意有关的饮食禁忌等。

药店不分规模大小都可以开展这样的服务，但对店员的要求相对提高，要求他们不仅要掌握一定的药学知识，还要掌握一定的医学知识。这需要对他们进行专业知识培训，使他们能够掌握常见病、多发病的医学知识，能够对这些疾病进行初步的诊断与鉴别诊断。在服务过程中，药店要尽其所能对顾客进行帮助，对于自己无法解决的问题一定要建议顾客去医药检查确诊。因为与医生相比，药店的医学知识和能力远远不够，因此不能自作主张对顾客病情盲目做出判断，否则会适得其反，招来不必要的纠纷，严重影响药店的声誉。

五、什么是信息服务？

信息服务是指通过一定的方式方法把药店的信号传递给顾客。信息服务的概念非常抽象，就具体形式而言，它包括健康大课堂、电话医生、POP 信息宣传、社区健康关怀服务、药店印刷品、广告媒体宣传、互联网信息服务等等。药店只有选择合适的信息传递方式，将药店服务理念、服务内容和服务方式等信息有效地传递给顾客，同时服务于顾客，才能为药店塑造一个最能打动顾客心理的形象，才能吸引顾客、留住顾客。

（一）健康大课堂

随着经济的发展和人们健康观念的增强，对于顾客来说，到药店购买健康是顾客终极目的。药店通过开展健康大课堂，不仅可以为顾客传递健康知识，更重要的是可以提高顾客满意度，以达到提高药店在顾客心理的地位以及社会形象。这样不仅可以提高药店市场竞争力、提升营业额，而且可以加强药店品牌效应，建立顾客的忠诚度并为今后的营销打下良好的铺垫。

健康大课堂通常包括健康讲座、专家演讲、召开研讨会等。其过程包括以下几个方面：

1. 活动策划　策划一次大课堂活动，首先要确定活动的主题，通常包括明确大课堂的目的、需要达到的效果等。其次确定本次活动管理人员和参与人员，确定管理人员职责和明确参与人员的工作范围和内容。最后确定活动的内容及日程的安排、活动评估计划等并最终形成策划书。

2. 活动准备　活动准备包括两方面内容：一是管理者，他们负责安排整个活动、外聘专家、广告宣传等；二是店员，他们负责布置活动场所、贴海报、登记大课堂听众以及准备与大课堂活动相关的资料等。

3. 活动控制　一般来说，大课堂活动控制主要包括两个方面：一是控制大课堂的时间，既要满足听众参与的热情，又要避免过多占有计划外时间；二是控制防止意外事情的发生，大量听众可能会给讲座带来一些不可预测的问题，也要及时回答顾客提出的各种健康问题。因此，要注意防止意外事情的发生，作好应急方案准备。

4. 活动评估　药店管理人员应对健康大课堂的效果进行总结分析，对顾客的满意度进行分析，特别要注重分析听众的反馈信息。如果发现评估结果偏离目标，应努力寻找原因。可以通过邀请一部分听众，采取研讨会的形式，讨论健康大课堂开展中存在的不足和问题，需要怎样改进。

（二）"电话医生"咨询服务

"电话医生"是指药店通过电话为患者提供的医学、药学、饮食健康等方面的健康咨询服务。

1. "电话医生"的类型及所需人员

（1）定点电话咨询服务：定点电话咨询是指由药店设置固定咨询热线，对顾客提供医学、药学、饮食健康、美容美体等方面的咨询服务。这种服务咨询对咨询师的专业知识要求比较高，因此连锁药店在一个城市或一个区可以设置一到两部固定电话，没有必要在每家分店都提供该服务。

（2）点对点电话咨询服务：点对点电话咨询是指"四师"（执业医师、执业药师、营养师、美容师）对老顾客建立健康档案，告知患者自己的办公电话，随时为患者提供专业化与系统化个性服务。这种点对点咨询有服务针对性强、成本相对较低、专业化强、服务效果好、服务灵活等优点。

（3）"电话医生"所需人员：包括执业医师、执业药师、营养师、美容师。

2．开展"电话医生"的注意事项

（1）明确咨询宗旨："电话医生"应该明确咨询的宗旨，不要向顾客推销药品。

（2）建立患者档案：在进行点对点咨询服务时，医师可以对老顾客建立患者医疗档案，以便更好的开展药店服务。医疗档案的建立有利于提高顾客的忠诚度，并能够掌握到患者的第一手资料，从而方便药店进行数据分析和服务效果评价，做到一举多得。

3．咨询电话号码的告知　电话号码告知是"电话医生"开展工作的基础，药店可以采用以下方式向顾客告知号码，如通过 POP 信息宣传物的形式、药店印刷品、广告媒体告知；在企业网站上告知；通过社区服务、健康大课堂告知；点对点咨询服务由"四师"亲自告知。

4．"电话医生"的专业知识问题　药店"电话医生"要具有合法的资质，专业知识水平一定要过硬，完全能够对一些常见病、多发病提供建议性答复。遇到比较棘手的问题时，要及时建议患者到医院就诊。"电话医生"只能提供对疾病的咨询服务，不能推荐药品，更不能开具处方。

（三）社区服务

所谓社区服务就是药店通过走进社区，以药店店员为主体,针对社区居民开展的一系列服务活动,给社区居民传递健康知识、带去关怀,以达到提高居民满意度和提高药店品牌价值内涵等目的。

药店投身于社区服务,贯彻以顾客满意的服务理念,可以提升药店品牌价值的内涵,便于与顾客建立紧密的联系,培养顾客的忠诚度,而且符合我国医疗改革的目标,体现药店社会责任感,有利于药店实现其长期发展目标。

1. 社区服务主要内容 走进社区,对社区居民提供关怀性服务。如关心社区居民生活、帮助社区文化建设等。为社区提供一般性的医疗检查服务。这是指在社区内摆设一些医疗检查设备,为社区群众提供的一些基本的免费医疗检查项目,如测量血压、血糖、体温、身高、体重等。走进社区为居民提供药学咨询服务、饮食健康咨询服务和医学咨询服务。发放针对不同慢性疾病的健康手册和宣传单,传递健康理念和信息,提高社区居民的基本健康知识和自我预防保健意识。

2. 服务的目标群体 服务目标群体主要是社区居民,特别是中老年群体。

3. 社区服务需注意的问题 社区服务在收集居民信息的基础上,建立社区居民信息数据库,并进行数据统计分析,总结顾客特征及需求特点,以便于更好地开展社区服务。但应注意保护个人隐私。药店进行社区居民信息的收集和管理中,均不得泄露社区居民的电话、电子邮箱、病症等。对于老年人居多的社区开展社区服务时,时间的选择具有较大的灵活性。但是对于中年人居多的社区,一般多选择节假日或下班后的时间。

(四)药店印刷品

药店印刷品又称为企业刊物,如果有正式的刊号,还可以称为企业发行物,这是以药店的内部店员、顾客或潜在顾客为读者对象所制作发行的定期或不定期企业发行物。它是药店管理层与店员、药店与患者有效沟通的信息桥梁。

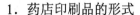

1. 药店印刷品的形式

（1）报纸：这是药店印刷品最为常见的一种形式，可以根据内容的需要，制作不同版面和用纸的报纸。例如药店在店庆时，可以扩大报纸的版面，向读者介绍本企业的历史、先进人物、企业服务理念、所获得的奖项等情况，使读者对本企业有一个更全面的了解，进一步加深印象。同时，为突出店庆的重要性，可以配上图案设计，加强读者的视觉效果，增加宣传力度。

（2）健康宣传手册：这也是一种重要的药店印刷品宣传形式，主要内容是提供健康保健知识和信息。在制作时，健康手册一般做成袖珍本，方便读者翻看与存放。健康手册的封面一般采用比较厚的纸，将企业的标志设计在健康手册的封面上，同时还可以将企业的服务宗旨、联系电话、分店地址印在上面。

（3）小折页宣传单：这是一种比较经济实惠的药店印刷品，不需要向报纸、宣传手册那样讲究内容的完整性，只要将企业的名称、经营宗旨标识出来，并且只挑选本企业的最近一段时间、最重要的事情或活动进行宣传介绍，其目的是传递信息，以加强同内部店员和外部顾客的联系。

2. 药店印刷品编辑的原则　为保证药店印刷品宣传的效果，实现刊物编辑和制作的目标。药店在编辑和制作药店印刷品时一般要遵循以下原则：

（1）注意读者对象：虽然药店的药店印刷品主要以内部店员和顾客作为读者对象，但在编辑方针上，也应该意识到一般大众，使他们也有可能在阅读药店印刷品时有所收获。

（2）注意实用性：药店印刷品必须坚持以企业的经营宗旨和服务理念为方针，在具体的内容编辑和选材方面，则应该注意实用性能。也就是说药店印刷品所刊登的内容应该针对药店所面临的各种实际问题，提出具体的解决办法。

3. 药店印刷品的有效度　这是指药店印刷品在何种场合最有效的问题。事实上，药店印刷品并不是万能的，也有一个有效度的问题，在不同场合药店印刷品所具有的效率是不同的。当药店为了提升企业形象,向顾客介绍提供的各种服务时,药店可以利用药店印刷品向顾客介绍具体服务项目、实施方案,增加顾客对药店的了解、好感和支持。药店针对不同的药店印刷品形式,定位不同的服务信息传达群体,这样可以预防有限资源的浪费。

(五)广告媒体宣传

广告宣传作为现代企业最常用的信息传递方式之一,受到各类企业的高度重视,药店当然也不例外。广告能够有效地唤起顾客对商品的注意力,激发顾客的兴趣,刺激顾客的需求,并导致顾客的购买行为。

1. 广告媒体的选择 药店在选择广告媒体类型时,首先要考虑的就是各种媒体的优缺点,如广告传递效果、辐射大小、费用多少、顾客印象深浅等。根据药品零售经营的特征,药店应该选择宣传效果好、宣传费用不高、辐射范围达到或略超出商圈覆盖面积且能反复刺激以加深顾客印象的广告宣传媒体。药店一般优先选用的广告媒体排列顺序如下:宣传橱窗—店内广告—公交车体广告—马路立式广告—其他户外广告—报纸—广播—杂志—电视。

为了实现提高广告的接触度、频率和效果等目标,药店选择广告媒体类型时要考虑以下几个因素:

(1)顾客的媒体习惯:药店药品最主要的消费对象是中老年慢性病患者,因此药店在进行广告宣传时必须分析目标顾客的媒体选择性,选择最有效的广告媒体。

(2)广告媒体的特征:由于各种广告媒体具有不同的影响力,因此传播的范围有所不同。而且即使相同的广告媒体,也会由于文化、地位和社会声望不同,会产生不同的社会影响力。

(3)媒体的费用:广告媒体按照费用多少排列顺序一般如下:电视—广播—户外广告—杂志—报纸,药店应根据自己的实际能力,采取合适的广告媒体。

2. 广告媒体宣传的目标 开展广告媒体宣传一般为了达

到以下几种目标：

（1）通知性目标：向顾客传递药店的信息，起到通知顾客的作用。其目标也可以分为多种，如向顾客介绍药店提供的各项服务、药店的服务宗旨、近期药店促销计划、树立药店的形象等。

（2）提醒目标：就是通过广告来提醒顾客有关药店服务的信息，对顾客形成潜意识，使药店服务在顾客的心里占领一个有利位置。当需求一旦产生，人们便会想到该品牌药店而不是其他竞争品牌。恰当的广告宣传能使目标顾客和潜在顾客形成习惯性思维，并能够对该品牌药店服务类别产生正确的认识，进而产生品牌偏好和购买行动，它是企业信息成功通向潜在顾客心智的一条捷径。

3. 广告媒体宣传的管理工作　对于大型药品零售连锁企业来说，一般都设有专门的广告部门来负责广告宣传工作。但对于中小型零售连锁企业来说，广告宣传工作一般由销售部门负责。广告媒体宣传管理工作主要是能够回答如下问题，如广告媒体宣传的目标是什么？准备投入多少资金？希望向顾客传送什么信息？决定用什么媒体以及如何发布信息？宣传的效果如何来评价？

4. 广告媒体宣传效果的评估　任何一家药店进行广告媒体宣传，其目的都是为了增强企业的市场知名度、树立企业形象、增加药品销售量、扩大市场份额。因此药店要定期对广告媒体宣传效果进行评估，也就是必须评估由于进行广告媒体宣传而企业的销售额增加多少，这是对广告业绩的评价，也是对投入产出的分析。

（六）互联网药品信息服务

互联网药品信息服务，是指通过互联网向上网用户提供药品（含医疗器械）信息的服务活动。药店通过建立企业网站方式给顾客提供药学信息等服务要按规定进行审批。药店利用信息技术、网络互联技术和现代通讯技术等电子方式与顾客进行互动联系,来展示药店的企业文化、经营理念、服务宗旨,以及提供药品信息查询、常见病咨询、用药常识等信息。

1. 互联网信息服务网页设计　企业网站是一个可以发布药品信息和同顾客进行交流的网上商务平台,要实现其功能,其网页设计要包括以下几个方面的内容:

(1) 药店简介:是对药店的基本情况介绍,以增加顾客对药店的了解,有利于培养顾客的忠诚度。

(2) 企业文化、经营理念、服务宗旨介绍。

(3) 医药行业动态介绍。

(4) 药品查询区:如何让顾客在很短的时间里就找到要了解的药品是药店网站很重要的功能设计。网页上要有互动查询功能,可以按照药品的总的分类目录、药品的科目、药品的名称、药品的功效等进行药品查找。

(5) 常见病咨询区:提供常见病的信息数据库,顾客只需键入相应的关键词,就可以快速获得相关信息。顾客还可以进入专家在线随时随地与专家进行互动式信息交流。

(6) 客户服务区:对药店的售后服务进行支持,回答顾客提出的问题,收集顾客的一些意见和建议,管理用户资料,登记用户提出的应增加药品品种门类等相关的服务。

(7) 论坛区。

2. 开展互联网信息服务应注意的问题

(1) 重视宣传企业的网址:药店可通过店内海报、健康手册、会员卡、店面装潢等方法和手段来宣传企业网址。

(2) 明确网站权责范围:药店开办的单纯的互联网药品信息服务网站不允许直接接洽药品网上交易,不得以提供互联网药品信息服务的名义开办网上药店、为顾客提供网上采购药品等电子商务活动。

六、什么是会员制服务?

会员制是服务的主体机制,有助于培养忠诚的顾客群。如经常组织一些新老顾客联谊活动，通过用户之间的信息交流作用，特别是老顾客亲身体会去影响新顾客，把个体行为扩大为群体行为，在用户中形成行为推广心理、营造"诚信"的企业文化。通过会员制，药店还可为病患者提供相关疾病的预防和治疗的最新资讯以及使用药物的注意事项。通过宣传活动制造一种沟通的契机，这样就可以创造出更多忠诚的顾客。

（一）药店推行会员制的意义

会员制是常客优惠的营销方式，这是会员制服务最基本、最广泛的功能。药店推行会员制能较好地避免价格战，建立和突出药店独特的品牌，会员制是药店为了锁定客源，提升竞争能力而采用的重要服务方式。

1. 培养顾客忠诚度　药品是特殊商品，其销售对象相对稳定。药店提供会员制服务，可以锁定目标顾客群，保证拥有一定数量的客源，而且门店与顾客之间建立良好的关系，使顾客产生归属感，培养顾客忠诚度，降低开发新顾客成本。

2. 增加与供应商的谈判能力　会员数量增多，将会加大与供应商谈判的筹码，而且顾客越多，药店的规模效应就越大，固定成本也就可以摊得越薄，从而使会员享有更优惠的价格折扣。

3. 强化药店的顾客服务意识和顾客需求分析　随着生活水平的改善，医疗消费支付能力提高，人们经历了生物 - 心理 - 社会医学模式的转换，健康观念发生了变化，顾客对药店服务的要求更高，顾客购药最为关注的就是用药安全。会员制对药品售出后的不良反应等都有全面的记载，使药店和顾客有了更深层次的沟通。而且对于需长期服药的病人可以跟踪观察，建立顾客资料，了解顾客，掌握顾客的消费习惯，提供个性化的服务，更好地保证顾客的用药安全，这对于稳定客源十分重要。

4. 提供各具特色药学专业服务，创立竞争优势　有的药店为每个会员建立了健康档案，定期上门服务，并请专业医生为他们检查身体，提供贴身的"家庭医生"式服务。同时，药店不定期组织会员参加健康知识讲座，充分体现药店对会员的人文关怀，这样做能牢牢地吸引住老顾客，不断提高企业的美誉度，从而带来大量新顾客，这也是与其他竞争对手差异化竞争的体现。

5. 收取的会费可降低药店经营成本　药店在条件允许时可向会员收取适当费用，作为偿付按会员要求提供或送达任何资料或文件时所产生的费用或支出，从而降低药店的部分开支。

6. 提供药店与顾客的沟通渠道　会员制可以促进顾客以会员的身份向药店提出要求，便于双向交流，及时了解顾客需求的变化，为改进药店的经营和服务提供客观依据。

7. 会员制是药店提供满意服务的一种承诺　信任的基本分类可以分为三种，一是基于个性特征的信任；二是基于制度的信任，现代社会法律对信任的建立非常重要，法律可以形成一种制度信任；三是基于信誉的信任，在大量的交易活动中，信任是靠信誉机制维持的。会员制的创立就基于信誉的信任，简单说是基于长期合作关系而建立起来的信任，是药店对顾客提供高质量服务的一种承诺。

（二）顾客如何成为会员

1. 流程　首先向所在经常购药的药店提出申请，并提交入会申请表、1张最近的在本药店消费的有效消费发票和一寸近照等入会必需资料给本药店客户服务中心。然后由药店客户服务中心协助会员填写《入会申请表》，并请会员签名认可，同时负责将会员照片通过图形扫描仪转换为电子版文件。最后客户服务中心制作会员片，送交会员。

2. 服务费用　入会需交纳一定的费用。

3. 积分计算日期　自消费之日起，即计算会员的积分，当会员的积分累积达到一定数额以领取相应奖品或获取某种优惠时，客户服务中心即电话通知会员。会员若来领取奖品或享受本公司提供的特殊优惠时，累计积分额减为0；若无，积分继续累积至更高一层次的奖品或优惠。

4．服务内容　当前药店最新药品价格信息；创造良好的购药气氛，提供温馨周到服务；建立会员档案，提供个性化服务。

（三）会员制运作管理

1．会员管理

（1）会员入会处理：输入会员姓名、性别和其他资料；上载会员资料，获取系统分配的会员卡号。提交会员照片等资料，制作会员卡。

（2）会员资料更新：正确地输入会员更新后的资料，上载更新后的会员资料。

2．积分卡管理

（1）录入积分：将积分卡资料录入系统。复查资料的正确性。计算会员的积分，看看积分记录是否有问题。

（2）上载积分卡记录：每日上载新的积分卡记录。查询积分卡记录，确认是否正确上载。

（3）信息发布和管理：核查所有会员的积分记录。如有需要，做积分的调整。确认积分记录的正确性。发布积分记录。

（4）查询服务：接受会员的查询，并告知其最新的积分情况。打印每月积分报表，公布在显著的位置。

（四）药店实施会员制注意的事项

1．注意保护会员隐私　药店应派专职人员进行会员档案信息的收集和管理，不得随意泄露会员个人信息，以免给会员带来不必要的麻烦。

2．注意会员活动的权威性与合法性　目前，名目繁多的讲座、义诊之类只是卖药的幌子，而规范的药店会员制，在开展活动必须保证内容的权威性、合法性，义诊咨询则需要取得卫生部门的许可，否则，一旦在法规方面违规，对药店声誉影响极大。

3．会员要分级，以增加会员数量　这是因为顾客经济水平不同，身体状况有差异，购买药品的频率、数量不一样，如果标准一致,对持续购买药品的顾客缺乏激励。而不同等级的会员享受不同层次的价格折扣和增值服务则提高了顾客的认知度。

4．会员再分类,以提高服务质量　通过对会员需求的分析将顾客分类以提供有针对性的服务,分类的标准可灵活多样,既可根据顾客的年龄层次,也可根据收入状况,还可依据患者所患疾病的种类进行分,从而开展有针对性的活动。通过分类分析,便于我们掌握顾客的动态,明示哪些顾客有流失倾向,要及时关注,了解其原因是什么?以及忠诚顾客忠诚的原因是什么?针对这些情况,需要采取什么对策?

5．药学服务是形成药店核心竞争力根本　众所周知,药品是特殊的商品,关系到人们的生命和健康。因此,药店在出售药品的同时,应该为顾客提供专业化药学服务,以保证人们用药安全、经济、合理、有效。为了给顾客提供优质的服务,药店应对药学服务活动全面、系统地进行设计,要满足顾客的需要,甚至超越顾客的期待。

七、如何制定药店服务质量管理制度?

为保证药品质量,创造一个有利于药品管理、优良的工作环境,同时塑造一支高素质的店员队伍,根据《药品管理法》及《药品经营质量管理规范》等法律法规的规定,特制定本制度。

1．营业时间内所有店员要统一着装,挂牌上岗,站立服务。

2．店员上岗时不浓妆打扮,应举止端庄,精力集中,接待顾客热情,解答耐心。

3．店员上岗时讲普通话,使用"请、谢谢、您好、对不起、再见"等文明礼貌用语,不准同顾客吵架、顶嘴,不准谈笑嘲弄顾客。

4．店堂内设顾客咨询台、顾客意见簿、缺药登记簿,公布监督电话,接待顾客投诉,并认真处理。

5．备好顾客用药开水和清洁卫生水杯。

6．做到小病当医生，大病当参谋，正确介绍药品的性能、用途、用法用量、禁忌及注意事项，不得虚假夸大和误导用户。

7．出售药品时，注意观察顾客神情，如有疑义，应详细问病卖药，以免发生意外。

8．销售药品时，不亲疏有别，不以貌取人，不假公济私。

9．顾客对企业服务有意见可向企业负责人反映，服务质量监督电话为××××××××。

第五章 药店员工管理

第一节 药店组织机构与岗位设置

一、药店店员有哪些?

（一）店长

店长是药店管理的最核心的环节。其扮演着三种角色,赢利责任人、药店管理者、企业文化制度的执行者和传达者。它负责本店的规划管理、经营创新、促销策划等。

（二）药师

药师是药店开展药学服务的主体,主要负责审查顾客的处方、提供用药咨询活动以及承担店员培训等任务。

（三）店员

店员是药店从业人员的主力军,他们与顾客打交道最为频繁,其日常工作行为表现不仅代表药店的整体形象,也严格影响到药店经营业绩的好坏,同时也深刻影响着顾客的健康甚至生命。店员的素质和能力是决定药店在市场竞争中成败的重要影响因素。包括质管员、驻店医师、验收员、药品养护人员、采购人员、保管员、营业主任、处方审核员等。

（四）收银员

收银作为实现销售的一个环节,其服务质量不仅影响顾客的一次完美的购药经历,而且也间接影响了顾客的下一次购物选择。

（五）服务台店员

服务台在药店整体服务工作中所起的地位和作用至关重要，它既是连接顾客和药店内部的一个信息交换平台，也是协调顾客和药店之间关系的纽带，为药店服务运作提供一线支持。它能起到双向信息反馈的作用，并且与多个服务管理流程密切相关。

二、什么是药店组织机构的规划与设计？

组织结构的规划和设计，是以客户为线索、以业务为核心、以流程为依据，重新整合业务、流程、组织的关系，搭建一个通畅的管理平台，实现药店业务、财务一体化的管理目标。

作为一般的药店，其主要的职能是商品的流通，即商品的采配、销售和财务管理。因此，在对商品的采配、销售和财务进行管理的基础上，配合相应的职能管理部门。对于药店而言，物品的采配管理和质量控制是相当重要的，市场方面的关键管理职能有营销管理和门店的销售管理。此外，还要有行政管理等管理职能。

三、药店常见的组织结构都有哪些？

药店门店由于其规模和人员的关系，目前采用的组织结构有直线制和职能制两种模式，而直线制更多。

直线制是一种最早也最简单的组织形式。它的特点是药店各级人员从上到下实行垂直领导，下属只接受一个上级的指令，各级主管负责人对所属单位的一切问题负责。这是一般中小型药店的传统组织结构模式。

职能制组织结构，是药店各级行政单位除主管负责人外，还相应设立一些职能机构。这种一般比较适合大中型的药店门店管理。

第二节 药店的岗位职责和任职资格

一、药店员工的基本守则是什么?

　　药店一般要制订员工基本守则,作为员工日常工作行为的基本宗旨和原则,员工守则起到提纲的作用,是其他工作行为准则的依据。现举例如下:

　　第一条　员工应严格遵守国家的各项法律、法规,遵守社会公德,维护公共秩序,维护国家利益。

　　第二条　员工应遵守药店各项规章制度,自觉维护药店声誉,认同药店文化。

　　第三条　员工应履行岗位职责,爱岗、敬业、发挥自我,努力成为药店目标的实践者和推动者,树立顾客至上意识。

　　第四条　员工应团结一致、互相学习、真诚合作,共同创造融洽、和睦的工作环境。

　　第五条　员工有义务积极参加药店组织的各种培训教育,不断充实自己,提高职业技能,并在工作中不断创新。

　　第六条　员工在开展业务活动时,不得损害药店形象、声誉、财务等,不得损害客户的合法权益。

　　第七条　员工在办公时间应该坚守工作岗位,自觉维护整洁有序的工作环境,不做与工作无关的事情,不得高声喧哗,不占用工作时间接打私人电话。

　　第八条　员工出差应由部门经理以上的领导安排,市内外出办事应告知部门经理,并接受领导安排。

　　第九条　员工请假应先到人事部门办理请假手续,经批准并作好工作交接方可离开。员工请病假,应出具对口医院开出的病休证明,部门负责人签字生效。

二、质量管理员岗位职责和任职资格是什么？

（一）质量管理机构的设置

1. 建立以主要负责人为首，包括进货、销售、储运等业务部门负责人和质量管理机构负责人在内的质量领导组织。

2. 设置质量管理机构，机构下设质量管理组、质量验收组。

3. 按经营规模设立养护组织（药品养护组或药品养护员），养护组或养护员在业务上接受质量管理机构的监督指导。

4. 应按照规模和管理要求，设置质量管理机构或专职质量管理人员。

（二）质量管理机构（或质量管理员）的质量管理职能

1. 组织并监督企业实施《药品管理法》等药品管理的法律、法规和行政规章；

2. 组织并监督实施企业的质量方针；

3. 建立企业的质量体系；

4. 负责企业质量管理部门的设置，确定各部门质量管理职能；

5. 审定企业质量管理制度；

6. 研究和确定企业质量管理工作的重大问题；

7. 确定企业质量奖惩措施；

8. 确保企业质量管理工作人员行使职权。

（三）质量管理机构（或质量管理员）的职责

1. 贯彻执行有关药品质量管理的法律、法规和行政规章；

2. 起草企业药品质量管理制度，并指导、督促制度的执行。在企业内部对药品质量具有裁决权；

3. 负责首营企业和首营品种的质量审核；

4. 负责建立企业所经营药品并包含质量标准等内容的质量档案；

5. 负责药品质量的查询和药品质量事故或质量投诉的调查、处理及报告；

6. 负责药品的验收和检验，指导和监督药品保管、养护和运输中的质量工作；

7．负责质量不合格药品的审核，对不合格药品的处理过程实施监督；

8．收集和分析药品质量信息；

9．协助开展对企业职工药品质量管理方面的教育或培训；

10．参与药品购货计划的制订并进行审核等。

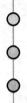

三、营业主任岗位职责和任职资格是什么？

1．**本职工作**　协助店经理完成好药店内部管理，重点在标准化作业管理及日常事务的管理。

2．**工作内容**

（1）店长不在岗时担任值班经理；

（2）日常的排班管理；

（3）负责药品的补货、打价、退换货、理货等流程管理；

（4）负责药店清洁卫生工作的组织及检查；

（5）负责药品陈列的组织；

（6）对营业员进行标准、流程及作业、销售技巧的训练及示范，并对训练结果进行跟踪；

（7）负责卖场的现场管理；

（8）协助店经理做好人员、帐务、收银、促销等管理。

3．**直接责任**

（1）对药店日常营业状况负责；

（2）对药店作业的规范化执行负责；

（3）对顾客服务质量负责。

4．**任职资格**　中专以上学历，从事药店工作一年以上，半年以上值班经理工作经验。

四、驻店药师岗位职责和任职资格是什么？

1．**职业道德**

（1）工作立场和心态：认同驻店药师的服务性质，愿意用专业知识为顾客服务，体现自我价值，从工作中得到成就感。

（2）行为举止和仪表：着装整洁，外观得体，仪表大方，举止文明，使店内人员和顾客产生信任感。

（3）专业服务和态度：热情招呼，微笑待客，礼貌道别。咨询回答专业、耐心、细致，使顾客满意。

2. 本职工作　通过对药店顾客的用药进行指导和维持药店的正常运转。保证本药店所经营药品的安全、有效，提高药店的专业服务质量及药店形象。

3. 工作内容

（1）根据顾客需求向顾客提供健康及药品信息，指导、帮助顾客正确选购非处方药品（OTC）进行自我疗效。了解顾客病情、病史、用药情况、过敏史等，熟悉常见病情的健康保健知识，能为顾客提供合理指导。熟悉老顾客的健康档案内容，及时为其提供健康信息。

（2）熟悉店内处方药的功效、不良反应、配伍禁忌、使用注意、同类药品的不同特点、熟知临床医学知识。依据处方正确调配、复核销售；对有配伍禁忌或超剂量的处方，应当拒绝调配、销售，必要时，经医生对处方更正或重新签字，方可调配、销售，店面按规定做好正确的药房记录。

（3）必须凭处方销售的药品（大输液、针剂、二类精神药品等），须专柜专锁，由驻店药师亲自保管、咨询与销售，对处方留存 2 年备查。对顾客不愿留存的处方，由驻店药师抄写原处方内容，并由持处方购药者签字。驻店药师不在时不得销售此类药品。

（4）负责药品质量的管理，负责药品进货的质量验收，进口药品应有《进口药品注册证》。负责店内药品质量管理，效期药品的跟踪管理。按 GSP 要求，进行质量管理档案的建立与维护工作。组织、指导药品质量的养护。

（5）做好质量事故与顾客质量投诉处理，对药店药品质量问题如包装破损，资料、证件不全，下货错误和其他质量异议情况及时反馈药店质量管理部或采购部、配送中心，并跟踪处理结果。对顾客提出的与药品质量有关的投诉或异议进行处理，必要时上报药店。受理反馈，完整地记录顾客投诉的药品不良反应情况，及时跟踪处理并与顾客进行投诉反馈，化顾客投诉为顾客忠诚。

（6）维护药店形象（布局与药品分类管理），将药品、非药品，处方药、非处方药按 GSP 要求分类摆放，按规范要求在适当位置悬挂足够的标示牌与警示语；驻店药师资格证书及岗位职责悬挂在店内明显的地方。

（7）负责药店员工药品知识培训，及时将国家药品管理的有关政策、法规对药店全体员工进行培训，提高药店员工对国家医药政策、法规的认知水平；及时掌握药品的最新信息（质量信息、疗效、相互作用等），将其传授给药店全体员工。辅导药店员工理解与掌握相关药品知识，知道其做好各区域内的药品养护。提高药店员工的专业素质。

4．直接责任

（1）对用药咨询的正确性负责。

（2）对处方的审核、正确调配负责。

（3）对药品的质量验收、养护负责。

（4）对药品的效期跟踪结果负责。

（5）对药品的分类管理结果负责。

5．任职资格

（1）药学或相关专业中专以上学历，取得国家认可药师职称或药学专业本科以上毕业，从事药品行业一年以上工作经验。

（2）掌握较全面的医药学知识，特别是临床药理学、中医中药等知识，能满足顾客关于健康咨询的各种需求。

五、驻店医师岗位职责和任职资格有哪些？

1．本职工作　对药店顾客进行健康咨询，提高本店的专业服务质量及药店形象。

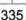

2．工作内容

（1）针对顾客需要，提供专业化健康咨询服务。

（2）定期建立顾客资讯，建立顾客健康档案。

（3）对员工进行临床知识培训，进行常见病症的诊断、治疗知识培训。

3．直接责任

（1）对顾客健康咨询的准确性负责。

（2）对员工的临床知识培训、常见病症的诊断、治疗知识培训质量负责。

（3）对药店提供专业化服务质量负责。

4．任职资格　医学专业本科以上学历，有医生执业资格，有一定的临床工作经验。

六、店员岗位职责和任职资格是什么?

1．店员的职业道德

（1）工作立场和心态：认同自己的服务职业性质，避免不良情绪影响工作，愿意用专业知识为顾客服务，体现自我价值。

（2）行为举止和仪表：着装整洁，工牌端正，发型美观得体，仪表大方，举止文明，能使顾客产生信任感。

（3）专业服务和态度：热情招呼，微笑待客，礼貌谢别。咨询回答专业、耐心、细致，使顾客满意。

2．工作内容

（1）严格遵守药店劳动纪律、岗位制度，执行营业规范化操作。

（2）每日做好当班责任区域内的清洁、药品陈列、打价、上架理货、补货等工作，熟悉掌握药品陈列的位置、数量、质量、有效期等情况。

（3）做好本区域内的销售促进、导购、药品质量监督、价格调整、销售情况的掌握并为部门管理提供依据。

（4）掌握服务技巧、销售技能及药品知识，努力提高管理

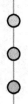

区域药品的营业额,为顾客提供优质服务。

(5)执行当班药品到货的验收、上架工作,并合理储存及周转药品。

(6)每天做好药品的核查登记和交接班工作。

(7)店经理交代的其他工作。

3．直接责任

(1)严格遵守药店岗位制度及规范化操作。

(2)做好责任区域药品销售、药品管理、区域设备管理、环境清洁工作。

(3)做好当班责任区域内营业促进工作,保证营业的正常进行。

(4)熟悉药品知识,向顾客客观说明药品特性与用途及注意事项,并不断提高服务及专业水平,为顾客提供优质服务(特别是健康医药咨询)。努力提高所属区域的营业业绩。

4．任职资格　优先选择医、药学或相关专业中专以上学历人员,五官端正,语言表达清晰,具有亲和力。

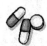 **小链接**

药店营业员工作职责举例1——药店营业员
工作职责(简易版本)

当你进入医药行业,你就意味着奉献。

在顾客的眼中,不管你是门店经理(店长)还是执业药师或者是其他人员,在卖场你的身份就是营业员。

工作定义:掌握企业的经营理念,正确执行门店营运规范,为每一位顾客提供准确、迅速、优质的药学服务。

工作责任:遵守公司的规章制度及门店作业规范;掌握服务技巧、销售技巧及商品知识,努力提升营业业绩。

岗位五个工作内容:

1．服务导购、医药咨询、销售促进

2. 全面清洁，美观陈列

3. 及时补货，库存合理

4. 商品核查，储存商品效期管理

5. 反馈商圈信息及新商品信息

岗位四个必须

1. 必须严格遵守公司的各项规章制度

2. 必须服从公司的工作调配

3. 必须熟练掌握商品知识，保证顾客的用药安全

4. 必须统一着装、佩戴工牌，保持仪容、仪表整洁

岗位三个不准

1. 不准与顾客发生争执

2. 不准接受供应商任何馈赠（促销费）

3. 不准付错商品

岗位二个认真

1. 认真学习药品管理法和 GSP

2. 认真接待顾客咨询和投诉

岗位一个一定

一定要努力提升营业业绩 （数字是终极目标）

 小链接

药店营业员工作职责举例2——某药店营业员岗位职责

一、店员的职业道德和职业技能规则

1. 工作立场和心态

认同自己的服务职业性质，不良情绪不影响工作，愿意用专业知识为顾客服务，体现自我价值。

2. 行为举止和仪表

着装整洁，工牌端正，发型美观得体，仪表大方，举止文明，能使顾客产生信任感。

3．专业服务和态度

热情招呼，微笑待客，熟练使用礼貌用语。咨询回答专业、耐心、细致、准确，使顾客满意。

4．销售药品

向顾客推销和推介药品是店员的主要责任。对常见疾病，营业员要能够指导用药。

5．理解处方

店员要学会辨认处方、分析处方、调配处方，注意配伍禁忌。

6．识别药品真伪

店员要学会用感观识别药品的真伪。

7．负责办理商品进货验收和退换。

8．做好药品养护

掌握药品的本质属性，采取不同的贮藏保管方法对药品进行养护。

9．陈列理货

将到货商品上架，按商品陈列要求整理排面，跟踪堆垛商品销售情况，并及时补货。

10．执行公司的促销计划，检查价格标签和促销海报到位情况。

11．积极参加各种培训，努力提高自身素质。

12．贯彻落实 GSP 规范。

二、工作流程

1．营业前做好柜台、货架、商品及地面等环境卫生，达到干净、整洁、玻璃明亮。

2．准备营业期间所需用品、用具。

3．补充商品，将柜台上不足的商品补齐，并检查柜台上所列之商品是否齐全，有无新货需及时上柜。

4．营业中应随时保持柜台及货架上的展示商品充足和整齐，不得出现展示商品不足和摆放凌乱的现象。

5．检查柜台及库存商品数量是否充足，不足的须及时填写"缺货计划"并通知补货，做到所有商品无断货现象。

6．柜台到货须认真清点验收，及时上柜，同时配合配货员将上柜后余下之商品在储存板或货架上归类堆放整齐。

7. 随时作好为顾客提供服务的准备,发现顾客有需要导购及服务的暗示时,应立即上前友善、真诚地为其提供各种服务。

8. 观察销售环境,注意防止商品被盗。如有可疑情况和突发事件,沉着冷静,迅速通知其他同事协同处理。

9. 努力提高自身业务水平,做到对所负责的每种商品的价格、产地、规格及特性都了如指掌。

10. 随时保持商品及环境的卫生。

11. 交接班时,应对接班人员告知商品销售已补货和需补货商品情况,做到交接清楚、补货无重复。

12. 维护店内设备、设施,爱护公物。

13. 营业员必须坚守工作岗位,不得无故串岗、离岗,如有事离岗须向店长及其他员工做好委托。

七、收银员岗位职责和任职资格是什么?

1. 工作内容

(1)严格遵守药店劳动纪律、考勤、岗位制度及规范化操作,熟练运用 POS 机,迅速准确完成收银工作过程。

(2)收银工作要唱收唱付,并分类进行药品包装,礼貌迎、送顾客,较好地处理顾客异议。

(3)做好区域内清洁、补货申请、导购等工作。

(4)负责管理好当班营业款,缴款及时、准确,并遵守收银制度。

(5)做好防盗工作,严防药品和钱款丢失。

(6)负责店面零钞备用金和营业额的交接班检查工作,并保持准确无误。

(7)负责统计和销售记录工作。

(8)为顾客开具发票。

(9)办理会员卡。

（10）店经理交办的其他事宜。

工作重点为收银作业、营业款管理。

2．直接责任

（1）收银作业的准确性；

（2）收银作业规范的执行情况；

（3）本班营业额款项的保管。

3．任职资格　财务或相关专业中专以上水平，熟悉电脑操作。

 小链接

药店收银员岗位职责举例

一、要有良好的道德思想品质，严守商业秘密，热爱本职工作，责任心强，工作任劳任怨，具有熟练的专业技能和基础的财务知识。

二、熟悉零售药店工作流程。

三、收银员每天上岗后做好收款前的准备工作，检查收款机当前状态是否能正常工作，发票、找零准备工作是否做好，搞好卫生。

四、能够维护计算机常见问题并熟练操作。

五、运用礼貌用语，做到唱收唱付。

六、每日的营业款按日缴纳。当日营业结束后，将全部款项及预收订金、退定金、收据、赠券、签单单据、存档单、发票使用结账单上交店长，并由店长填写收款收据，双方签字生效。

七、每天收取的现金和支票要认真查验、核对，对不明事宜及时询问店长。因误收、错收或收假等由收银员自己负责处理，并承担损失。

八、收银员要管理好自己的现金收讫章，不允许乱放、乱盖。否则后果自负。

九、每天发生的打折、换零、预收订金、签单、退单及结账情况，需由店长签字。因责任心不强，工作疏忽和业务生疏发生录错单造成的款项不符，多款上缴，少款自付。

十、收银员在收款过程中要认真核对票据，发现问题及时和营业员、店长沟通，以减少错误和损失。

十一、至于收银的特殊，其他未尽事宜及时与财务部门沟通。

第三节　药店员工的选用与配置

一、GSP对员工资质的要求是什么?

（一）需经专业培训并持证上岗的人员

GSP第六十五条规定：企业从事质量管理、检验、验收、保管、养护、营业等工作的人员应经过专业培训，考核合格后持证上岗。

GSP实施细则第五十六条规定：药品零售企业从事质量管理、药品检验和验收工作的人员以及营业员应经专业或岗位培训，并经地市级（含）以上药品监督管理部门考试合格，发给岗位合格证书后方可上岗。从事质量管理和检验工作的人员应在职在岗，不得在其他企业兼职。

（二）国家有就业准入规定的岗位

国家有就业准入规定的岗位，工作人员需通过职业技能鉴定并取得职业资格证书后方可上岗。国家有就业准入规定的岗位是指在1994年人事部和原国家医药管理局国药人字（94）第428号文件对医药专业人员的职业准入控制和岗位设置中的明确的、具体的规定，对药店设置执业药师的规定如下：①门市部经理或主管业务的副经理岗位；②药品零售质量主管岗位。上述岗位的负责人均应属有就业准入规定岗位的人员，企业应按要求配备执业药师或从业药师。

（三）处方审核人员

GSP第六十三条规定：药品零售中处方审核人员应是执业药师或有药师以上（含药师和中药师）的专业技术职称。

（四）质量管理工作负责人

GSP 实施细则第五十四条规定：药品零售企业质量管理工作的负责人,大中型企业应具有药师（含药师和中药师）以上的技术职称；小型企业应具有药士（含药士和中药士）以上的技术职称。药品零售连锁药店应由具有药士（含药士和中药士）以上技术职称的人员负责质量管理工作。

（五）质量管理员与检验员

GSP 实施细则第五十五条规定：药品零售企业从事质量管理和药品检验工作的人员,应具有药师（含药师和中药师）以上技术职称,或者具有中专（含）以上药学或相关专业的学历。药品零售企业从事药品验收工作的人员以及营业员应具有高中（含）以上文化程度。如为初中文化程度,须具有 5 年以上从事药品经营工作的经历。

（六）营业员

GSP 实施细则第五十五条和第五十六条规定：药品零售企业从事药品验收工作的人员以及营业员应具有高中（含）以上文化程度。如为初中文化程度,须具有 5 年以上从事药品经营工作的经历。营业员应经专业或岗位培训,并经地市级（含）以上药品监督管理部门考试合格,发给岗位合格证书后方可上岗。

营业员是药店直接与顾客打交道,进行药品销售和提供服务的主体,药店要重视营业员的聘用和培训。营业员需掌握销售技能,与顾客打交道的技能以及药品、药学和医学的基本知识。

二、员工选用应注意的其他问题有哪些?

1. 药店主要负责人应具有专业技术职称,熟悉国家有关药品管理的法律、法规、规章和所经营药品的知识。

2. 企业质量管理机构负责人,应是职业药师或具有相应的药学专业技术职称,并能坚持原则、有实践经验,可独立解决经营过程中质量问题。

3. 药店从事质量管理工作的人员，每年应接受省级药品监督管理部门组织的继续教育。

4. 药店从事验收、养护、计量等工作的人员，应定期参加企业组织的继续教育，并建立继续教育档案。

5. 药店从事质量管理工作的人员应在职在岗，不得在其他企业兼职。

6. 药店每年应组织质量管理、药品验收、养护、保管、营业员等直接接触药品的人员进行健康检查，并建立健康档案。

7. 发现患有精神病、传染病和其他可能污染药品疾病的人员，应及时调离工作岗位。

第四节　药店员工的培训和教育

一、为什么要对员工进行培训和教育？

当今社会日新月异，知识快速更新，因此，对药店而言，培训的重要性不言而喻，越来越多的药店把培训摆在了长远发展的重要位置，对培训的投资越来越大，希望帮助员工提高素质，发展技能。通过培训，使员工对企业文化有深入的体会和认识，对所从事的工作的认知程度和熟练程度进一步加强，进而提高整体的工作效率，使药店的绩效和竞争力得到提高。加大员工培训的力度，不仅能有效地激发员工的积极性和创造性，提高员工的工作业绩，还能使员工有成就感和使命感，从而起到激励员工的作用。随着现代企业培训体系和激励机制的逐步完善，越来越多的药店正逐步让员工享受高水平的"再教育"，这将有利于形成员工和企业共同成长、共同发展的良好氛围。在为员工不断更新知识结构的同时，也能使药店提高效益、保持活力。

有数据显示，企业投入的教育经费越高，每投入百元人工成本所产出的利润基本呈上升趋势，也就是产出效益越高。投入教育经费人均水平在 600 元以上的企业，每投入百元人工成本所产出的利润为 248 元；而投入教育经费人均水平在 200 元以下的企业，每投入百元人工成本所产出的利润只有 65 元。可见，培训对药店效益的提高起着举足轻重的作用，已成为提升药店综合实力、增强竞争能力和保持竞争优势的重要手段。

二、药店员工培训的种类有哪些？

1．按组织部门划分可以分为

（1）企业外部培训：主要是指药品监督部门、主管部门、相关部门和业务单位组织的培训。如质量管理员、药品验收员和营业员每年要接受省、市药品监督管理部门组织的培训。

（2）企业内部培训：包括全员培训、部门培训和小组培训。如药店的验收、养护和计量人员每年要接受药店组织的培训。

2．按组织时间可以分成定期和不定期的培训。

3．按内容可以分成基本知识培训和专业技能培训。

4．按目的可以分成上岗培训和强化业务培训。

三、对有特殊目的的培训如何确定培训内容？

通常来说，药店培训对象应该包括药店所有的员工，培训的主要内容是药品管理的法律法规或规章，职业道德教育等。事实上，培训的对象不同，培训的内容也不相同，药店要针对不同部门或岗位组织以提高业务技能为目的的培训。

1．针对各级部门负责人的培训，要进行各类药品质量管理的法律法规知识的学习，实施 GSP 认证的有关规章制度的教育和培训，通过培训使用他们能够：

（1）认识到药品的生产经营、使用等各个方面都已经进入法制化管理的阶段。药品是防病、治病的物质基础，是特殊的药品。保证人民群众的身体健康是所有药品法规的宗旨；

（2）确定质量第一的原则，药品的质量是一个很严肃的问

题,保证药品的质量,增加药店诚信经营的水平;

（3）提高管理水平;

（4）理解药店经营方针、政策的真正意义和内容;

（5）掌握企业的规章制度并能够有效贯彻实施。

2. 针对质量管理人员的培训,主要内容是质量管理的相关法规,如GSP,质量管理的手段与方法,药店的质量管理制度,药店质量管理制度执行情况的检查与考核方法,质量改进与提高的技术,质量管理的组织等。针对于营业员,培训的主要内容包括药品知识、药学知识、市场学知识、接待顾客的技巧与方法等。

3. 质量管理人员、技术人员应该进行管理和专业技术的培训,使其在各自的岗位上能够认真实施本岗位职责和活动内容。

4. 检验及操作人员应该全面学习本岗位的操作规程、工艺流程和岗位责任制度。

5. 对仓库负责人、保管员、药品养护员进行培训,使其掌握药品储存、保管、养护的专业知识和本岗位的操作规范。

6. 营业员是药店经营行为和服务的主体,其与顾客的交往最为频繁。因此,针对营业员的培训主要集中在营业员的自身素质的提高。使其掌握有关的药品销售的管理制度和本岗位的工作规范和质量责任,掌握与顾客打交道的技巧和手段,掌握药品知识、药学知识和疾病初步诊断的技能。

7. 对收银员培训的目的是为了让收银员无误差的开展收银工作。

8. 针对服务台工作人员的培训,目的是使服务台工作人员明确自己的工作职责,做好与顾客的沟通和交流工作,解答顾客提出的服务质量方面的问题,发挥好其与顾客沟通的桥梁作用。

四、入职前的培训都有哪些内容?

可以由店长编制《新员工入职手册》,入职手册的主要内容可以包括以下几个部分:

1．药店的基本信息　包括药店成立的时间、过程和经营历史背景，资产投资关系、药品流通渠道、本店经营的品种和经营理念、详细介绍药店经营管理的相关制度规定、人力资源管理制度的规定、药店员工组成、目标客户群等信息。

2．与药店有关的政策法规　除了把基本信息标明意外，还要有整个法规的附录。包括《中华人民共和国药品管理法》、《中华人民共和国药品管理法实施条例》、《药品流通监督管理办法》、《药品说明书和标签管理规定》以及《药品召回管理办法》等。

3．药店主要药品的相关知识　包括药品的种类、存放的要求、药品目录清单、规格标准、价格规定、有效期、药品适应证、适应的人群、药品配伍禁忌和相互作用等信息，此外，还要给员工培训一下对于发生药品不良反应的投诉的处理方式等内容。

为新员工入职前的培训要有专门的人来负责，除了学习上述《新员工入职手册》的主要内容以外，还要为新员工介绍药店的地理位置和交通情况。

 小链接

药店员工药学知识的培训内容举例——
药店员工 GSP 培训

一、药品：根据《中华人民共和国药品管理法》第一百零二条关于药品的定义：药品是指用于预防、治疗、诊断人的疾病，有目的的调节人的生理功能并规定有适应证、用法和用量的物质，包括中药材、中药饮片、中成药、化学原料药及其制剂、抗生素、生化药品、放射性药品、血清疫苗、血液制品和诊断药品等。

从使用对象上说：它是以人为使用对象，预防、治疗、诊断人的疾病，有目的地调节人的生理功能，有规定的适用证、用法和用量要求；从使用方法上说：除外观，患者无法辨认其内在质量，许多药品需要在医生的指导下使用，而不由患者选择决定。同时，药品的使用方法、数量、时间等多种因素在很大程度上决定其使用效果,误用不仅不能"治病",还可能"致病",甚至危及生命安全。因此,药品是一种特殊的商品。

二、有效期:药品有效期是指该药品被批准的使用期限,表示该药品在规定的贮存条件下能够保证质量的期限。药品的有效期应以药品包装说明上标明的有效期限为准。对规定有有效期的药品,应严格按照规定的贮藏条件加以保管,尽可能在有效期内使用完。为了保证其质量,在有效期内使用时,要随时注意检查它们的性状,一旦发现有不正常现象,即使在有效期内,也要停止使用。已过了有效期的药品,一律不能再用。

药品有效期格式:有效期至××年××月,药品有效期的表示有不同的方法,所标的日期也不相同,例药品生产日期是2003年2月3日,有效期3年,则有效期应标为:"有效期至:2006年1月",目前我国各药品生产企业有效期日期采用的标注方法都是"有效期至"。其计算方法为:按照生产日期标注的年月加上有效时间,再减去一个月即为应标注的"有效期至的年、月",例药品生产日期为040501,有效期为一年,其有效期应标为:"有效期至:2005年4月",代表2004年5月生产的药品,有效期为一年,药品至2005年4月30日24时以前有效。

三、批号:《药品生产质量管理规范》第八十五条对"批号"的含义作了这样的解释:"用于识别'批'的一组数字或字母加数字。"那么,什么是药品的"批"?《药品生产质量管理规范》第六十九条作了这样的解释:"在规定的限度内具有同一性质和质量,并在同一连续生产周期中生产出来的一定数量的药品为一批。"

目前市场上常见的药品批号类型有:①6位阿拉伯数字组成的批号,表示生产药品的年、月、日。如:生产批号(批号)030610。②8位阿拉伯数字组成的批号,其中前4位表示生产药品的年份,后4位表示生产药品的月、日,如:生产批号(批号)20030610。③字母加数字组成的批号。有1个字母的,也有几个字母加数字组成批号;字母有在前的,也有在后的、在中间的,其长度大都在5位以上。④一组数字后跟有一杠及1-2位数字的批号。如生产批号030610-1,这在药品生产企业,通常被称为"批号"。⑤一组数字或字母加数字后不紧密相连地跟有1-2个数字或字母的

"批号"。如：生产批号（批号）20030610 A（或030610 A）。⑥一组数字或字母加数字后不紧密相连地跟有几位数字（最常见的是电话区号）的"批号"。如：生产批号（批号）20030610 0573（或030610 0573）。第4、第5、第6类型的批号绝大部分不具有《药品生产质量管理规范》第六十九条所规定的批号性质，即不是该药品的真正批号！

四、批准文号：生产新药或者已有国家标准的药品，须经国务院药品监督管理部门批准，并在批准文件上规定该药品的专有编号，此编号称为药品批准文号。药品生产企业在取得药品批准文号后，方可生产该药品。

药品批准文号格式：国药准字＋1位字母＋8位数字，试生产药品批准文号格式：国药试字＋1位字母＋8位数字。

化学药品使用字母"H"，中药使用字母"Z"，通过国家药品监督管理局整顿的保健药品使用字母"B"，生物制品使用字母"S"，体外化学诊断试剂使用字母"T"，药用辅料使用字母"F"，进口分包装药品使用字母"J"。数字第1、2位为原批准文号的来源代码，其中"10"代表原卫生部批准的药品，"20"、"19"代表2002年1月1日以前国家食品药品监督管理局批准的药品，其他使用各省行政区划代码前两位的，为原各省级卫生行政部门批准的药品。第3、4位为换发批准文号之年公元年号的后两位数字，但来源于卫生部和国家药品监督管理局的批准文号仍使用原文号年号的后两位数字。数字第5至8位为顺序号。

五、药品养护：养护工作是保证药品在库合格的一个重要环节，如果不做好养护工作，可能有很多药品在有效期内就失效，那就导致不确定的用药不安全因素，所以要做好养护工作。

六、重点养护品种：①易变质；②首营品种（直接从厂家进货的品种）；③总经销，总代理品种；④储存时间较长的品种。

七、药品不良反应：药品不良反应是指合格的药品在正常的用法、用量情况下出现的与用药目的无关的有害反应。

药品不良反应，包括药品的副作用、毒性反应、依赖性、特异质反应等方面，如服药后出现皮疹、头痛、头晕、器官损害、致死等情况，都属于药品不良反应。使用医疗器械（例如佩戴隐形眼镜、使用用于人体内的支架、关节等）后出现的不良反应，也属于药品不良反应的范畴。

八、首营企业指购进药品时，与本企业首次发生供需关系的药品生产或经营企业。首营品种指本企业向某一药品生产企业首次购进的药品。

九、拆零药品：拆零药品是指所销售药品最小单位的包装上，不能明确注明药品名称、规格、服法、用量、有效期等内容的药品。

十、药品标准：国务院药品监督管理部门颁布的《中华人民共和国药典》和药品标准为国家药品标准。

十一、药品说明书

1. 药品通用名称：药品标准中收载的药品名称。通用名称是药品的法定名称。在我国，药品的通用名称，是根据国际通用药品名称、卫生部药典委员会《新药审批办法》的规定命名的。药品使用通用名称，即同一处方或同一品种的药品使用相同的名称，有利于国家对药品的监督管理，有利于医生选用药品，有利于保护消费者合法权益，也有利于制药企业之间展开公平竞争。根据《中华人民共和国商标法》第八条规定，药品通用名称不得作为商标注册；根据《药品广告审查标准》第十二条规定，通用名称是药品广告中必须进行宣传的内容。

全球同种药品使用的是同一个药品通用名称，方便医生和消费者明白在使用什么药品，防止重复使用同种药品。其中商标、商品名称与药品通用名称在标签的印刷上有明显区别，方便识别；

2. 成分：方便医生和消费者明白使用药品中的成分，防止重复用药，以及在服用其他药品时，防止造成不同药品中的成分发生副作用，对患者造成不良影响。

3. 性状：方便生产企业、经营企业、医疗机构及消费者了解正常药品是一种什么样的性状，当药品被污染或其他情况下，方便以上机构或人员及时发现药品出现了问题。

4. 适应证或者功能主治：方便经营企业、医生及消费者了解药品的治疗范围，适用病症。

5. 规格、用法用量：告知医生、消费者等如何服用该种药品。通过规格，计算服用的量及服用时间。

6．不良反应、禁忌、注意事项：告知服用该药品有可能出现的与用药无关的反应，什么人、什么情况下不能服用该药品或谨慎使用该药品。

7．贮藏：方便生产企业、经营企业、医疗机构及消费者了解该药品应在什么条件下存放，能防止药品质量发生变化。

8．生产日期、产品批号、有效期、批准文号、生产企业等内容：方便生产企业、经营企业、医疗机构及消费者了解该药品是由什么企业生产，是否经过批准取得批准批号，以及产品是否在有效期内，保证用药安全。也方便药品监管部门监管和药品发生问题时，企业召回或监管部门控制药品的需要。

9．标签中还有"外用标志"、"忠告语"、"非处方药品标志"等，方便生产企业、经营企业、医疗机构及消费者了解药品的性质，提醒存放、销售及使用的注意。

资料来源：冯青野．药品零售企业专家博客 [EB/OL]．http://blog.sina.com.cn/yiyaozhuanjia

---

五、药店员工基本守则和礼仪的培训主要有哪些内容？

对于药店员工的基本守则和礼仪的培训，通常都是参照其员工管理制度来进行的，落实管理制度，让员工能够熟悉掌握，就可以把基本守则和礼仪的培训进行的很好了。

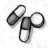 **小链接**

药店员工基本培训内容实例

下面是某药店针对员工培训时的一些内容实例，供参考。

一、日常工作要求

1．必须遵照药店、店经理指示执行。

2．所有的销售收入与其他收入，均应存入药店制定银行账户，未遵守此规定者，药店将予以解雇。

3．未经店经理同意，不得擅自给予任何顾客赊账。

4．在工作时间于店内购买药品时，须由同事代为结账，保留电脑小票备查。

5．顾客购买药品的电脑小票或发票应交予顾客。

6．除收受现金时，收银机的抽屉随时关闭。

7．不得在店内抽烟及进食。

8．上班时间，不得随身佩戴 BP 机和手机，未经值班经理同意，不得擅自离店。

9．非当班人员，未经许可禁止进入收银区和闭架处方区。

10．上班期间不做与工作无关的事情。

11．请假须按药店人事制度办理。

12．随时注意药店在电脑公告栏内以及书面形式颁布之命令、公文、公告等，并切实遵守执行。

13．服从上级工作安排，做到"先服从后投诉"：

（1）对药店现有制度、管理方式、经营决策等方面如有意见和建议，应打药店服务热线或逐级向上反映。

（2）相关管理人员接到员工的投诉或意见应在 4 小时以内给予答复。

（3）在规定的时间内得不到答复者，可越级向上级领导或有关部门反映。

14．对药店配发给药店的交通费用、办公费用或设备等，不准违规使用。药店报销通讯费用的人员，必须保持通讯设备在规定时间处于开机状态并及时回应。

15．药店员工到总部办事（开会、培训）纪律要求：

（1）上班员工着装必须符合药店规范，非上班员工应尽量着职业装，不能着休闲装。

（2）所有员工应佩戴工牌，否则前台有权拒绝入内。

（3）不能大声喧哗、嘻笑打闹。不能在上班时间进食，不能在办公区内进食，不能吃含刺激性气味的食品（例如榴莲、臭豆腐等）。

（4）办公区范围禁止吸烟。

（5）员工应自觉爱护办公设备、设施。会议室、洽谈室桌椅不能随便搬动,如需使用复印机,须向前台文员提出申请。

二、药店服务 3S+2C 原则

3S:

微笑(Smile):热情主动,始终保持自然微笑面对顾客。

快捷(Speed):动作利索、勤快,业务熟练,并能以最快速度找到顾客最需要的东西。

诚信(Sincerity):为顾客着想,真诚对待顾客,信守承诺。

2C:

整理(Control):药品、卖场、文档、井井有条,保持良好的秩序,方便寻找、使用。

整洁(Clean):环境卫生清洁,空气清新,为顾客创造最好的购物环境。

三、药店礼仪

1. 仪容仪表 每位员工都是药店形象的代表,员工在工作期间的个人形象及言谈举止反映了整个药店的精神面貌。每位员工都应该穿戴整洁,举止大方。具体要求如下:

(1)面部:清洁、无油腻,男士不留胡须。女士须化淡妆,忌浓妆艳抹。

(2)头发:修剪、梳理整齐,保持干净,男士头发不超过耳际,不过领,禁止剃光头,不染、不留奇异发型,女员工留长发应以发带或发夹固定,不得留披肩发。

(3)手指:干净,指甲勤修剪,指甲不得超过 2mm,不得涂指甲油。

(4)口腔卫生:上班前不吃含刺激性气味的食物,口中无异味。

(5)服装:上班时应按照规范穿着药店统一定做的制服,夏、冬装须全店统一。制服要求:干净、平整、扣齐所有纽扣、衣领无汗迹,衣袖及裤脚不得翻卷、挽起。男员工必须系领带,女员工必须系领结、穿肉色的丝袜。上班应穿深色皮鞋,鞋跟不超过 1.5 寸,不得穿松糕鞋,不穿露脚趾的凉鞋等休闲鞋。

(6)工作牌:上班时间必须佩戴工牌,工牌佩戴于胸部左侧口袋部位。

(7)饰物:上班不戴戒指、手链。项链戴在衣服里,不戴耳环或其他夸张饰物。

2．表情、言谈

（1）接待顾客、来访人员应保持微笑，主动打招呼，做到友好、真诚。

（2）与顾客、同事交谈时应全神贯注，仔细倾听。目光正视顾客，不得斜视或仰视。

（3）通常情况下员工应讲普通话，鼓励员工学习地方方言，接待顾客时应使用相互都懂的语言。

（4）称呼顾客、来访客人为"先生""小姐""女士"或"您"，如果知道姓氏的，应称呼其姓氏。

（5）电话礼仪

1）应在电话铃响三声之内去接听电话。

2）标准用语："您好，××店"。

3）通话过程中请对方等待时应主动致歉："对不起，请您稍等"。

4）如接到的电话不在自己的工作范围之内，应告知相关的电话号码或报告上级。

5）通话简单明了，不能用电话聊天。

6）通话完毕应等顾客、上级领导先挂断电话，方可挂断。

3．行为、举止

（1）站立姿势：应精神饱满站立服务。做到双目平视、挺胸、收腹。站立时拇指和其余四指分开，双手交叉，右手在上，左手在下，轻扣在下腹部。不能驼背、耸肩、插兜等，不能叉腰、交抱胸前，或放在背后。站立时不能斜靠在货架或柜台上。书写时，应在指定的地方或办公室进行，不能趴在柜台上。

（2）不能在店面搭肩、挽手、挽腰，需顾客避让时应讲"对不起"。

（3）不得随地吐痰、乱丢杂物，不得当众挖耳、抠鼻、修剪指甲，不得跺脚、脱鞋、伸懒腰。上班时间不得闲聊，不得哼歌曲、吹口哨。

（4）接待顾客时，咳嗽、打喷嚏应转向无人处，并说"对不起"。

（5）各级管理人员不宜在顾客面前斥责员工。

（6）不在卖场议论顾客以及其他同事是非。

六、如何建立培训教育档案?

药店针对各级各类员工所进行的培训教育,要形成培训教育档案。

1．药店培训档案的主要内容

（1）培训教育规划；

（2）培训教育方案；

（3）培训过程记录；

（4）培训教育考核结果；

（5）针对结果而采取的相应措施（如下岗、待岗、离岗等）；

（6）培训的目的、时间、地点、内容、教师、培训对象、方法等。

2．个人的培训教育档案的内容

（1）培训情况汇总：学历、职称证明、每次培训的考核证明、每次培训的相关资料。

（2）各类培训证明：培训教育登记表、学历证明、职称证明、培训证明等。

第五节　药店员工健康检查管理

一、药店对员工健康检查的意义是什么?

GSP 实施细则第五十九条规定,药品零售企业和零售连锁药店的相关人员以及营业员,每年应进行健康检查并建立档案。GSP 第六十六条也规定了企业每年应组织直接接触药品的人员进行健康检查,并建立健康档案。发现患有精神病、传染病和其他可能污染药品疾病的人员,应及时调离其工作岗位。

药品是特殊商品,直接关系人体健康和生命安全。但药品本身特性决定其在任何环节都容易受到外界条件的影响,从而影响药品质量。《药品管理法》第五十一条也对药品经营企业中的工作人员的健康状况进行了规范。这是因为药品经营活动是通过药品经营企业中的工作人员的行为实现的，只有保证上述人员的健康状况，保证其在药品经营活动过程中不污染药品，才能保证患者最终拿到质量合格的药品。因此，药店对相关工作人员每年进行健康检查，以便动态地、连续地掌握其健康状况。

保证药品质量不受污染的措施之一，是防止患有传染病或者患有其他可能污染药品疾病的工作人员从事直接接触药品的工作。传染病是一类能够通过各种媒介传播并可能严重威胁人的身体健康和生命安全的疾病，是由各种致病微生物和寄生虫诱发的具有传染性的疾病。其他可能污染药品的疾病，是指虽不具备通过媒介进行传播，但也有可能造成药品污染的疾病，如各种外伤性疾病。一般情况下，传染病得以传播必须具备三个条件：传染源、传播途径和易感者。直接接触药品的患有传染病或者可能污染药品的其他疾病的工作人员可视为传染源，进行健康检查就是为了发现传染源，而规定上述人员不得从事直接接触药品的工作，实际上是为了切断传播途径。这样，从控制传染源和切断传播途径两个方面来保证药品的质量。

正是出于以上考虑，《药品管理法》第四十八条第三款第四项，将被污染的药品列为按假药处理的范畴。

二、店员健康检查及健康档案的内容包括哪些？

药店工作人员中，直接接触药品的岗位人员有质量管理负责人，质量管理、验收、养护、保管、复核等工作岗位的人员。对于这些岗位的人员至少每年进行一次健康检查。检验的项目应包括精神病，肝炎等传染病、皮肤病，以及国家规定的预防性健康检查项目的一般内容。质量管理、验收、养护人员应增加的体检项目还有视力和色盲。

（一）药店健康体检档案包括的内容

1. 体检的工作计划安排；
2. 历年体检的总人员名单；

3．体检情况汇总表（时间、机构、项目、体检比率、体检结果等）；

4．采取的措施（不合格的、换岗人员如何处理，处理结果如何等）。

（二）员工个人体检档案包括的内容

1．上岗体检表及相关资料（体检结果的证明材料）；

2．每年定期的体检档案资料；

3．患病离岗的体检资料（离岗通知书，治疗情况的证明资料，上岗前再次体检合格证明资料等）；

4．健康证明，由地市级以上药品监督管理部门核发的证明。

 小链接

"人员健康检查管理制度"举例

某药店的人员健康检查管理制度：

一、为保证药品质量，依据《中华人民共和国药品管理法》及《药品经营质量管理规范》对企业人员健康状况的要求，特制定本制度。

二、健康体检每年组织一次。企业分管质量的经理，质量管理、验收、保管、养护、复核等直接接触药品岗位的人员必须进行健康体检。

三、凡从事直接接触药品的人员，经健康检查，凡不符合健康要求的，要及时调换工作岗位。新调整安排到直接接触药品岗位的人员必须经健康检查合格才能上岗。

四、经体检员工，如患有精神病、传染病、化脓性皮肤病或其他可能污染药品的疾患者，立即调离原岗位或办理病休手续，待身体恢复健康并经健康检查认定合格后，方可上岗。病情严重者，可办理病退或内退手续。

五、严格按照规定的体检项目进行检查，不得有漏检行为或找人替检行为，一经发现，公司将严肃处理。

六、凡经体检者，均建立员工健康档案。由人事部门负责档案的建立与保存，档案至少要保存 3 年。

第六节 药店员工绩效管理

一、什么是绩效管理?

绩效是指员工围绕职位的应负责任所获得的阶段性结果,以及在获得成果过程中的可评价行为表现。

所谓绩效管理是指管理者与员工之间在目标与如何实现目标上所达成共识的过程、增强员工成功达到目标的管理方法以及促进员工取得优异绩效的管理过程。绩效管理的目的在于提高员工的能力和素质,改进与提高公司绩效水平。

绩效管理所涵盖的内容很多,所要解决的问题主要包括如何确定有效的目标、如何使目标在管理者与员工之间达成共识、如何引导员工朝着正确的目标发展、如何对实现目标的过程进行监控、如何对实现的业绩进行评价和对目标业绩进行改进等。绩效管理中的绩效和很多人通常所理解的"绩效"不太一样,在绩效管理中,我们认为绩效首先是一种结果,即做了什么;其次是过程,即是用什么样的行为做的;最后是绩效本身的素质。因此绩效考核只是绩效管理的一个环节。

二、为什么要实施绩效管理?

实施绩效管理,从某种意义上说,是药店对自己目前现状做出的反思与展望。

一般企业喜欢把更多的时间用在目前正在进行的工作上,却很少花时间对过去做出反思,很少去总结过去的成败得失,一门心思地往前走,生怕因为总结过去而耽误了赚钱,耽误了发展。

以前的观念是"别老坐在这里了,赶快去干活吧",而现在人们更多是提倡"别忙着干,先坐下来想一想"。相比,笔者更喜欢后一句话,因为它告诫人们在做一件事情的时候不要忙乱，而是要想好了再做，这样才能保证始终在做正确的事情，而不仅仅是把事情做正确。

做好反思工作，是对药店过去一段时间进行系统的总结，将总结的结果形成系统的报告，便于药店本身的发现，及时调整，积蓄力量以便更快更高效的发展。所以，药店应在实施绩效管理之前，应认真总结管理中存在的问题，找出问题的症结所在，把它放到绩效计划当中，作为绩效管理的努力方向加以解决。

三、什么是绩效管理的 PDCA 循环？

绩效管理是通过管理者与员工之间持续不断地进行的业务管理循环过程，实现业绩的改进，所采用的手段为 PDCA 循环（图 5-1）：

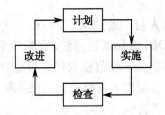

图 5-1　绩效管理的 PDCA 循环

四、绩效管理的侧重点都有哪些？

绩效管理的侧重点体现在以下几个方面：

1. 计划式而非判断式；
2. 着重于过程而非评价；
3. 寻求对问题的解决而非寻找错处；
4. 体现在结果与行为两个方面而非人力资源的程序；
5. 是推动性的而非威胁性；
6. 绩效管理根本目的在于绩效的改进；
7. 改进与提高绩效水平；

8．绩效改进的目标列入下期绩效计划中；

9．绩效改进需管理者与员工双方的共同努力；

10．绩效改进的关键是提高员工的能力与素质；

11．绩效管理循环的过程是绩效改进的过程；

12．绩效管理过程是员工能力与素质开发的过程。

五、绩效管理的流程是什么？

1．制订考核计划

（1）明确考核的目的和对象。

（2）选择考核的内容和方法。

（3）确定考核时间。

2．进行技术准备　绩效考核是一项技术性很强的工作。其技术准备主要包括确定考核标准、选择或设计考核方法以及培训考核人员。

3．选拔考核人员　通过培训，可以使考核人员掌握考核原则，熟悉考核标准，掌握考核方法，克服常见偏差。

4．收集资料信息　收集资料信息要建立一套与考核指标体系有关的制度，并采取各种有效的方法来达到。

5．做出分析评价

（1）确定单项的等级和分值。

（2）对同一项目各考核来源的结果综合。

（3）对不同项目考核结果的综合。

6．考核结果反馈

（1）考核结果反馈的意义。

（2）考核结果反馈面谈。

7．考核结果运用　考核结果的运用，也可以说就是进入绩效管理的流程。

六、什么是关键绩效指标（KPI）？

即用来衡量某一职位工作人员工作绩效表现的具体量化指

标，是对工作完成效果的最直接衡量方式。关键绩效指标来自于对企业总体战略目标的分解，反映最能有效影响企业价值创造的关键驱动因素。设立关键绩效指标的价值在于，可使经营管理者将精力集中在对绩效有最大驱动力的经营行动上，及时诊断生产经营活动中的问题并采取提高绩效水平的改进措施。

KPI 指标并不一定能直接用于或适合所有岗位的人员考核，但因为 KPI 指标能在相当程度上反映组织的经营重点和阶段性方向，所以成为绩效考核的基础。关于 KPI 指标的具体提取与分解方法在第三部分中予以详细说明。

七、如何巧妙地运用绩效管理的策略？

1. 需要建立合理的利益分配机制，同时注意保护和发扬营销人员的工作积极性。在任何一个企业，薪酬制度、绩效考评制度以及晋升制度是人力资源管理的三大强力手段，它们与每位员工的收益息息相关，一套科学系统的培训计划也是企业提供的福利之一。如果能让员工感到在这个企业工作能获得终身就业能力，能得到尽量全面的能力展示和提升，能得到与付出相对应的合理收益，那么，一点眼前的利益还值得他去追求吗？所谓高薪养廉就是这个道理，在现代企业中，"薪酬＝现金收入＋各种福利＋培训计划＋晋升机会＋社会地位"。企业正是依靠这些制度，合理地输血、换血，才得以留住人，留能人，保持永续的活力与动力。这里尤其要提到营销人员的底薪与提成的分配。底薪与提成的设置不能一成不变，而是应该随着市场开发的进程而有所调整，比如，在入市初期，建议"高底薪＋低提成"，缓解业务员的经济压力，一心投入市场拓展工作；产品进入成长－成熟期，可考虑"低底薪＋高提成"，激发业务员挑战高峰的信心。

2. 奖罚分明，把握尺度，严肃处理营销人员的违规事件。建立《奖惩制度》是企业的管理手段之一，它制订的目的在于"奖励积极努力、业绩突出的 A 类，培训指导迷茫、摇摆的 B 类，坚决处理屡教不改的 C 类"。当一切防治手段都使用后，仍然出现销售人员的谋私违规事件，这时，企业管理人员就该以事实为依据，以《奖惩制度》为准绳，把握尺度，严肃处理所发生的事件。

3．在建立合理的激励机制时需要避免出现以下两种情况，一是考核 A，奖励 B。即对 A 进行严格考核，但把奖励给了实际没被真正考核到的 B，这就是没能区别投机取巧的人所导致的。通常投机取巧的人善于做表面工作，而踏实做事的人反而不擅长这些，结果经过考核，踏实的人反而不合格，而投机取巧的人却合格了，奖励就这样被窃取。二是只奖励成功者，不奖励失败者。这样的激励机制将会导致"只重视结果，不重视精神和思想"，对企业文化是一种挫伤，容易让成功者骄傲，而让失败者更加气馁。

4．经济和物质上的激励并非全部的激励方式，有多种激励途径可供选择：激励是提高执行力最有效的方法之一。

八、绩效考核实施当中的基本原则有哪些?

建立起绩效管理体系以后，严格执行绩效考核并在绩效考核过程中掌握一些基本原则，设计出结合企业实际情况的绩效考核指标，并掌握绩效考核的全过程。按照以下几条绩效考核原则组织开展考核工作：

1．营销绩效考核体系应该围绕企业的整体营销计划建立，绩效考核一定不能脱离营销业务。绩效考核围绕战略规划的重点，就是要设计一套关键绩效指标（KPI）。

2．营销绩效考核体系营造一种机会公平的环境，使大家能在同样的平台上展开公平竞争，并且获得公平的回报。实践中这种机会上的平等，必须充分考虑各类营销人员工作性质的差异，确保大家都能从企业的成长中获得价值。

3．在营销绩效考核体系中体现个人与团队的平衡，执行力并不是简单地由个人来达成，而是由组织来达成的。因此，执行力的强化就必须在个人和组织之间形成一种平衡关系，既不至于因强调个人英雄主义而削弱了组织的力量，又不至于因强调团队而淹没了个人的特性和价值体现。在实际考核中，要做到部门绩效的提高可使本部门员工受益，个人有突出贡献者能够得到区别于普通员工的奖励，这样就能够鼓励更多的员工为公司整体绩效的提高各尽所能。

总之，绩效管理需要从建立绩效管理体系、设计科学的绩效管理流程、完善绩效管理制度、合理设立绩效指标、严格执行绩效考核、结合多种形式（物质与非物质）激励员工、定期修正绩效考核制度等方面提高营销执行力，以提升企业绩效，实现公司发展的战略目标。

 小链接

药店人员绩效考核举例——药品零售企业业务考核业务试题（考题）

部门：　　　　　　　　姓名：

一、写出下列药品的其他名称（共 10 小题，每小题 3 分，共 30 分）

1．西咪替丁—　　　2．利君沙片—　　　3．肠炎灵胶囊—

4．甲氰咪胍—　　　5．利凡诺—　　　6．病毒灵—

7．洛塞克—　　　8．呋喃唑酮—　　　9．扑热息痛片—

10．阿昔洛韦—

二、将下列药物分类（共 20 分）

红霉素　罗红霉素　氧氟沙星　环丙沙星　阿奇霉素　诺氟沙星乙酰螺旋霉素　吉他霉素　加替沙星　洛美沙星

三、请从下列药品中选出磺胺过敏者禁用或慎用的药物（共 20 分）

泻痢停　克咳胶囊青霉素 V 钾片　磺胺脒片　复方新诺明　消炎粉增效联磺片　强力定眩片　盐酸小檗碱

四、写出下列药品所含成份（共 5 小题，每小题 2 分，共 20 分）

1．吗丁啉

2．双唑泰栓

3．达克宁栓

4．兰美抒

5．感康

四、简答题（共 2 小题，每小题 5 分，共 10 分）

1．什么是药品？

2．请写出三种与感康所含成份相同，两种与利君沙成份相同的药品。

 小链接

药品零售企业业务考核

部门： 姓名：

一、写出下列药品的其他名称（共 10 小题，每小题 2 分，共 20 分）

1．西咪替丁— 2．利君沙片— 3．肠炎灵胶囊—

4．核黄素— 5．毓婷— 6．肝胃去痛片—

7．吲哚美辛片— 8．消心痛— 9．扑热息痛片—

10．非那根—

二、将下列药物分类（共 20 分）（例如：第一代头孢菌素药物有：头孢噻吩、头孢唑啉、头孢氨苄）

头孢呋辛 头孢克洛 头孢噻肟 头孢曲松 头孢他定 头孢哌酮 红霉素 阿奇霉素 罗红霉素

三、请从下列药品中选出磺胺过敏者禁用或慎用的药物（共 20 分）

泻痢停 克咳胶囊青霉素 V 钾片 磺胺脒片 左氧氟沙星胶囊 消炎粉 增效联磺片 强力定眩片 盐酸小檗碱

四、写出下列药品所含成份（共 5 小题，每小题 4 分，共 20 分）

1．六味地黄丸

2．双唑泰栓

3．斯达舒

4．兰美抒

5．去痛片

五、简答题（共 2 小题，每小题 10 分，共 20 分）

1．什么是药品批号？

2．药品应怎样按剂型或用途以及储存要求分类陈列和储存？

 小链接

药品零售企业业务考核

业务试题一（自测题）

部门：　　　　　　　姓名：

一、写出下列药品的其他名称（共 10 小题，每小题 2 分，共 20 分）

例如：去痛片——索密痛

1．异烟肼—　　　　2．格列本脲—　　　　3．阿莫西林—

4．头孢拉定—　　　5．硝苯地平—　　　　6．双氯芬酸钠—

7．马来酸氯苯那敏—　8．诺氟沙星—　　　9．盐酸吗啉胍—

10．呋喃唑酮—

二、将下列药物分类（共 10 小项，每分对 1 小项得 2 分，共 20 分）

例如：大环内酯类抗生素：罗红霉素、吉他霉素

四环素　土霉素　阿莫西林　青霉素　红霉素　乙酰螺旋霉素　氟哌酸　环丙沙星　甲硝唑　替硝唑

三、请从下列药品中选出青霉素过敏者禁用或慎用的药物（每选对 1 项得 2 分，共 10 分）

泻痢停　头孢氨苄　罗红霉素　欣可诺　希刻劳　阿奇霉素片　氧氟沙星片　再林　利君沙　益萨林

四、写出下列药品所含成份（共 10 小题，每小题 2 分，共 20 分）

例如：珍菊降压片：珍珠层粉、野菊花膏粉、芦丁、氢氯噻嗪、盐酸可乐定。

1．速效伤风胶囊　　　2．达克宁栓

3．思密达　　　　　　4．感康

5．吗丁啉　　　　　　6．脑清片

7．芬必得　　　　　　8．伊可新

9．牙周康　　　　　　10．孚来迪

五、判断题（共 5 小题，每小题 2 分，共 10 分）

1．磺胺过敏者禁用泻痢停（　　　）

2．护彤里含咖啡因（　　　）

3．18 岁以下不宜服用氧氟沙星片（　　　）

4．1 岁以内婴儿禁用小儿欣（　　　）

5．天麻素片有镇静助眠的作用（　　　）

六、简答题（共 2 小题，每小题 10 分，共 20 分）

1．什么是药品？

2．请写出四种与感康所含成份相同的药品。

资料来源：冯青野. 药品零售企业专家博客 [EB/OL].
http://blog.sina.com.cn/yiyaozhuanjia

第七节　药店员工薪酬与激励制度

一、什么是薪酬制度？

薪酬制度是指用人单位为激励各类劳动者，采取各种手段向其支付多种形式报酬的有关规范、标准、方法的总称。

二、如何设计薪酬制度？

设计与管理薪酬制度是一项最困难的人力资源管理任务，合适的薪酬制度既可以巩固向心力，减少员工不满情绪，又能促使员工更加努力，提升企业运营绩效。如果建立了有效的薪酬制度，企事业单位就会进入期望 - 激励 - 创新 - 发展的良性循环；而如果这些制度不健全或实施不到位，那么接踵而至的便是员工的心灰意冷。根据美国一个民意调查组织机构在研究过往二十年的数据后发现，在所有的工作分类中，员工们都将工资与收益视为最重要或次重要的指标，工资能极大地影响员工的行为（在何处工作及是否留下）和工作绩效。此外，对薪资和其他外在报酬的抱怨，可能掩盖员工和所属组织间关系上存在的问题，如监督管理的状况、职业发展的机会、员工对工作的影响力和参与等。

一般设计薪酬制度的时候包括以下几个部分：

（一）制定薪酬策略

是药店企业文化的部分内容，是以后诸环节的前提，对后续环节起着重要的指导作用。它包括对职工本性的认识（人性观），对职工总体价值的评价，对管理骨干及高级专业人才所起作用的估计等，构成企业的核心价值观，以及由此衍生的有关薪资分配的政策和策略，如薪资等级间差异的大小、薪资、奖励与福利费用的分配比例等。

（二）职务分析与工作评价

是薪资制度建立的依据，这一活动将产生药店的组织机构图及其中所有工作说明与规格等文件。这是上述过程中保证内在公平的关键一步，要以必要的精确性，以具体的金额来表示每一职务对本药店的相对价值，此价值反映了药店对各工作承担者的要求。

（三）市场薪酬调查

这一步骤其实并不应列在上一步骤之后，两者应同时进行，甚至应在考虑外在公平性而对薪资结构进行调整之前。这项活动主要需研究两个问题：要调查什么；怎样去调查和作数据收集。调查的内容参照同行或同地区其他药店的现有薪资来调整本药店对应工作的薪资，以便保证本药店薪资制度的外在公平性。

（四）薪资结构设计

经过工作评价这一步骤，无论采用何种方法，总可得到表明各种工作对企业相对价值的顺序、等级、分数或象征性的金额。工作的完成难度越高，对企业的贡献也越大，对药店的重要性就越高,意味着它的相对价值越大。使药店内所有工作的薪资都按同一的贡献原则定薪,便保证了药店薪资制度的内在公平性。但找出了这样的理论上的价值后,还必须据此能转换成实际的薪资值,才能有使用价值。这便需要进行薪资结构设计。所谓薪资结构,是指一个企业的组织机构中各项职位的相对价值及其对应的实付薪资间保持着什么样的关系。

(五)薪资分级和定薪

这一步骤是指在工作评价后,药店根据其确定的薪资结构线,将众多类型的职务薪资归并组合成若干等级,形成一个薪资等级(或称职级)系列。通过这一步骤,就可以确定药店内每一职务具体的薪资范围,保证职工个人的公平性。

(六)薪资制度的控制与管理

药店薪资制度一经建立,如何投入正常运作并对之实行适当的控制与管理,使其发挥应有的功能是至关重要的。

三、如何让员工从薪酬上得到最大的满意?

(一)提供有竞争力的薪酬

为员工提供有竞争力的薪酬,使他们珍惜这份工作,竭尽全力。支付最高工资的企业最能吸引并且留住人才,尤其是出类拔萃的员工,较高的报酬会带来更高的满意度,与之俱来的还有较低的离职率。一个结构合理、管理良好的绩效付酬制度,应能留住优秀的员工,淘汰表现较差的员工,但是这要求公司付出可观的重置成本。除此之外,企业还必须奖励员工,因为这会使他们以更高的忠诚度和更好的绩效为企业服务。为了保证提供有竞争力的薪酬,企业应通过一些薪资调查方法和手段来提高其竞争力,保证自己的薪资在市场中保持竞争力。

(二)重视内在报酬

对于知识型的员工,内在报酬和员工的工作满意度有很大关系。因此,企业组织可以通过工作制度、员工影响力、人力资本流动政策来执行内在报酬,让员工从工作本身中得到最大的满足。这样，企业减少了对薪资制度的依赖，转而满足和推动员工，使员工更多地依靠内在激励，也使企业从仅靠金钱激励员工，加薪再加薪的循环中摆脱出来。

（三）把收入和技能挂钩，建立个人技能评估制度

基于个人或技能的评估制度以员工的能力为基础确定其薪水，工资标准由技能最低直到最高划分出不同级别。基于技能的制度能在调换岗位和引入新技术方面带来较大的灵活性，当员工证明自己能够胜任更高一级工作时，他们所获的报酬也会顺理成章的提高。此外，基于技能的薪资制度还改变了管理的导向，实行按技能付酬后，管理的重点不再是限制任务指派使其与岗位级别一致，相反，最大限度地利用员工已有技能将成为新的着重点。这种评估制度最大的好处是能传递信息使员工关注自身的发展。

（四）员工参与报酬制度的设计与管理

通过国外公司在这方面的实践结果表明，与没有员工参加的绩效付酬制度相比，让员工参与报酬制度的设计与管理非常令人满意且能长期有效。参与报酬制度的设计与管理是在报酬的激励作用减弱时能够恢复其作用的一种重要方式，员工在报酬制度设计与管理一级的更多参与无疑有助于一个更适合员工的需要和更符合实际的报酬制度的形成。在参与制度设计的过程中，针对报酬政策及目的进行沟通、促进管理者与员工之间的相互信任，这能使带有缺陷的薪资系统变得更加有效。

（五）增强薪酬制度在设计、实施过程中的透明度

透明且沟通良好的薪酬制度，有利于劳资双方对薪酬的认知，加速工作绩效的增长。作为一项与全体员工利益密切相关的制度，在其设计初期，应动员全体员工发表意见和建议，让专业人员深入调查研究，切合公司实际制定，另在初稿时，应增强其透明度，在定稿后应使该制度有一个相对的弹性。在实施过程中应有一个监督和反馈机制，这样才能使员工感觉到其本身的利益与企业是一致的，从而从内心深处激发其生产的积极性。

（六）增强沟通交流

现在许多公司采用秘密工资制，提薪或奖金发放不公开，使得员工很难判断在报酬与绩效之间是否存在着联系。人们既看不到别人的报酬，也不了解自己对公司的贡献价值的倾向，这样自然会削弱制度的激励和满足功能，一种封闭式制度会伤害人们平等的感觉。而平等是实现报酬制度满足与激励机制的重要成分之一。

四、什么是激励?

"激励"一词是心理学上的术语，是指激发人行为动机的心理过程，即通过各种客观因素的刺激，引发和增强人的行为的内在驱动力，使人达到一种兴奋的状态，从而把外部的刺激内化为个人的自觉的行动。从狭义上讲，激励就是一种刺激，指促进行为的手段。外部适当的、健康的刺激可以使个人完成目标的行为总是处于高度的激活状态，从而最大限度地发挥人的潜力，去实现组织的目标。

五、激励对药店服务人员的重要性有哪些?

药店服务人员是药店服务的主体，也是药店经营成功与否的关键。随着国内药品零售业的竞争加剧，为了生存并发展壮大，药店必须充分调动其服务人员的积极性。激励对药店的作用主要有以下几方面：

（一）有效激励才能吸引并留住人才

药店的服务竞争主要表现为人才的竞争，服务市场人员的流动性比较频繁，服务人员的流失经常发生。这种流失会给药店带来较大的损失，因此留住人才对每一个药店来说都具有重要的战略意义。

（二）有效激励可以使服务人员充分发挥能力

有关试验证明，经过激励的行为与未经激励的行为存在着显著的差别，而且在同一种环境下不同激励行为对行为效果影响也存在差异。哈佛大学教授威廉·詹姆斯在一次员工激励调查研究中发现,没有得到激励的员工通常只能发挥其能力的20%~30%,而当他们受到充分激励时,那么他们的能力可发挥至80%~90%,发挥出原来三四倍的能量。因此,应当高度重视激励在药店管理中的作用。

(三)有效激励能使员工的创造力和革新精神充分发挥出来

在当今世界上,每一个企业的产品生命周期愈来愈短。药店的服务作为药品的附加价值,也存在生命周期日益减短的问题。因此,不断地进行服务创新便成为维系药店生命的活力。在一定程度上,服务竞争也就是服务创新竞争,服务的创新速度、程度及合理性决定服务的可持续能力的建立,而药店不断创新并改善服务的品质,关键是要提高服务人员的素质,必须促使每一位服务人员在每天的工作中都有进步。为了做到这一点,则必须对服务人员进行激励。

六、员工激励的原则是什么?

正确的激励就遵循以下原则:

(一)目标结合原则

在激励机制中,目标设置是一个关键环节。药店的目标设置必须体现组织目标的要求,还必须能满足员工个人的需要。药店的目标包含较多的个人目标,个人目标的实现离不开实现药店目标所做的努力,这样才会收到良好的激励效果。

(二)物质激励与精神激励相结合的原则

员工存在着物质需要和精神需要,激励方式也应该是物质激励和精神激励相结合。根据马斯洛需要层次理论,精神需要是更高层次的需要,它包括社交、自尊、自我实现的需要。因此,在激励的过程中,应该在两者结合的基础上,逐步过渡到以精神激励为主。比如,药店设计激励政策时,在金钱激励的基础上,多为药店服务人员提供更多的培训机会和晋升的机会等。

（三）外在激励与内在激励相结合的原则

根据"双因素理论"，在激励中可区分两种因素——保健因素和激励因素。保健因素通常包括员工生存、安全和社交需要的因素，其作用只是消除不满，但不会产生满意。这类因素如工资、奖金、福利、人际关系，均属于创造工作环境方面，也叫外在激励。而能满足员工自尊和自我实现需要，最具激发力量，可以产生满意，从而使员工更积极工作的因素属于激励因素。工作中往往是内在激励因素使员工在工作中充满活力并从中获得极大的满足感，因此，药店在激励服务人员时应该将外在激励与内在激励相结合，并且根据药店的情况选择侧重点。

（四）正激与负激相结合的原则

根据强化理论，可把强化（即激励）划分为正强化和负强化。所谓正激（正强化）就是对员工的符合组织目标的期望行为进行奖励，以使得这种行为更多的出现，即员工的积极性更高；所谓负激（负强化）就是对员工的违背组织目的的非期望行为进行惩罚，以使得这种行为不再发生，使犯错员工积极地向正确方向转移。显然正激与负激都是必要而有效的，不仅作用于当事人，而且会间接地影响周围其他人。但负激具有一定的消极作用，易使人产生挫折心理与挫折行为，药店在使用时应该慎重。

（五）按需激励原则

激励的起点是满足员工的需要，但员工的需要存在着个体差异性和动态性。比如，店长的需要层次比其他服务人员可能更高，他可能更多地希望得到成就感；而药师掌握药学知识和专业技能，他们要求得到人们的尊重以及对其掌握知识的尊重；药店服务人员需要的差异性不仅表现在不同角色的人员之间，而且同一角色的人员需要也可有差异很大。而且，随着社会经济的发展，人的需要也在动态变化。因此，药店在制定激励政策时一定得考虑其服务人员需要的个体差异性及动态性。

（六）民主公正原则

公正是激励的一个基本原则。离开了公平性，再先进的激励理论，再合理的激励政策，在实践中也无法取得预期的效果。

七、员工激励的方式都有哪些？

（一）薪酬激励

薪酬激励是最基本的激励方式。薪酬是员工生活的来源，也是员工自我价值的体现，通常还是员工进行相互比较的标准。但并不是高薪酬就能带给员工的高满意度，合理的薪酬不仅要让员工满意，而且还要不损害药店的利润目标。因此，药店在制定薪酬时，要注意以下几点：

1．必须信守诺言，不能失信于员工，薪酬一定准时、准数发放到员工手中，即使产生意外，也应诚挚向员工解释原因。

2．业绩与薪酬相挂钩，一定要使工作表现最好的员工成为最满意的人，使其他人明白奖金的实际意义。

3．奖金的增长与药店的发展紧密相联，让员工认识到要与组织同舟共济。

4．薪酬体现员工的价值。

（二）目标设置激励

目标会使人的行为具有方向性，引导人们去达到某种特定的结果，而不是其他的结果。因此，目标设置的过程是一种有效的激励方法。

为员工设置目标的关键要做到两点，首先要把药店目标巧妙地转化为个人目标，这使员工自觉地从关心自身利益转向关心药店的利益，从而提高影响个人激励水平的效率。其次要善于把目标展现在员工眼前，管理者要时常运用自己的智慧和管理才能，增强员工实现自标的自信心，提高员工实现目标的期望值。

（三）工作激励

很多人说，他们喜欢在有趣的环境里工作，他们希望工作内容有趣，也希望同事相处得很有趣。

药店服务人员长期在店内工作，工作及工作环境对他们影响很大。因此，药店可以通过两种方式即改善工作环境和工作的丰富化来达到提高员工满意度的效果。

1. 改善工作环境　通过设置更人性化店面、创造良好的人际关系、合理的安排员工工作时间等方式，以创造一种令员工感到轻松自在而不受压迫的气氛，达到减轻员工工作压力的目的。

2. 工作激励　即工作丰富化，进行工作再设计，让员工执行更加有趣而困难的工作。

（四）赞美激励

赞美是激励员工的最佳方式。人人都需要赞美，人人都渴望赞美，最优秀的管理者，从不会吝惜在各种场合给予员工恰如其分的赞美。但赞美应该与其他的激励手段相结合。

（五）参与管理激励

让服务人员参与到药店日常管理中，比如与管理层一起制定日常管理规范；让服务人员积极参与新服务的开发过程当中等。

药店要真正做到能对顾客的需求及时反映，必须授权给一线员工，使其能对顾客需求做出灵活的反应并在出现差错时及时补救。授权意味着把服务的意愿、技能、工作和权利交给员工。但只是权利的给予还不够，员工需要掌握相应的知识和工具才能够做出这些决定，而且还要有激励措施以鼓励员工做出正确的决定。

员工的权利包括有使顾客满意服务的权利、有提供建设性意见的权利、有犯错误的权利、有在一个令人骄傲的工作环境中工作的权利、有获得提拔的权利、有被帮助和被支持的权利。

当然，员工在行使权利的同时也应履行相应的义务，如使每一位顾客得到满意服务的义务、承担诚实和忠诚的义务、承担提出新想法的义务、承担不断提高自己水平的义务。

八、如何留住好的员工？

优秀员工的流失，必然会对顾客的满意度和整体服务质量造成严重影响。因此，留住最好的员工是开展有效服务的必然选择。

（一）将员工纳入公司的远景之中

服务人员需要理解他们的工作是如何融入公司的宏伟蓝图之中的，只有员工忠于公司的远景，而不只是受工资和其他利益的激励，员工才能与公司沿着通往远景的道路上共渡难关。

（二）将员工当作顾客对待

使顾客满意是药店最重要的义务，但是对于管理者来讲，使员工满意也非常重要。员工感到自身价值，他们的需求被重视，就会更愿意留在企业中，只有把员工当顾客看待，对他们的需要充分满足，才能让他们对企业满意和忠诚。

（三）评估并奖励优秀员工

奖励必须和企业的远景相联系，与真正重要的绩效相联系，激励的结果应当能增加顾客的保留率。

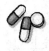 小链接

药店办公室管理制度

为加强对办公室的管理，为大家创造一个良好的工作环境，根据《×××××× 有限公司管理制度》、《××××××》结合公司实际情况制定本制度。

作息时间与考勤：　　　　夏季　8:00——17:00

　　　　　　　　　　　　冬季　8:30——16:30

员工提前 5 分钟到岗。

考勤制度：每天上、下班时，所有员工均需要报到。

特殊情况处理：

外出人员，必须提前与其上级领导汇报请示。

第一条：办公室是公司为办公人员提供的办公场所，办公人员应爱护该场所。

第二条：办公室人员应自行保持办公室及办公设备、设施清洁。

第三条：各办公设备、设施、用品井然有序，不乱堆乱放。

第四条：办公区域内禁止大声喧哗。

第五条：办公用品要妥善保管，不得外借。

第六条：本着勤俭节约原则，合理应用办公资源，不得浪费。

第七条：要严守企业秘密，不得让外人随意翻阅本企业资料、票据、账目，不得让外人使用本公司电脑。

第八条：不得利用公司电脑打游戏、上网聊天或处理私人事务。

第九条：上班时间禁止吃零食、看报纸、或做与工作无关的事情。

第十条：不随意到其他办公室闲聊，不打扰其他人办公。

第十一条："四防安全"工作由办公室负责人负责，办公室负责人不在时可委托其他人。最后一名离开办公室人员应关窗、锁门、检查水电，不存在安全隐患时方可离开。

第十二条：每间办公室内职务最高者为本办公室负责人，也是第一责任人。负责安排本办公室日常工作。

第十三条：违反本规定按《×××××× 公司管理制度》处罚。

第十四条：对于违反以上各条行为者，首次处以警告、责令改正，再次违反者处以 50～200 元罚款，屡教不改者处以除名处分，对违反上述规定，情节严重并拒不改正者，可直接处以除名处分。

第十五条：本制度自 20×× 年 ×× 月 ×× 日起实施。

资料来源：冯青野. 药品零售企业专家博客 [EB/OL].

http://blog.sina.com.cn/yiyaozhuanjia

第六章　药店财务管理

第一节　药店财务管理概述

一、什么是财务管理？

财务管理是在一定的整体目标下，关于资产的购置（投资），资本的融通（筹资）和经营中现金流量（营运资金），以及利润分配的管理。是有关资金的获得和有效使用的管理工作。

二、药店经营的目标是什么？

（一）生存

药店要想生存下去，必需保证以收抵支，这是企业对财务管理的第一个要求，影响药店生存的原因包括以下两点：

（1）长期亏损：企业终止的内在原因是长期亏损。

（2）到期偿债：不能偿还到期债务是企业终止的直接原因。

（二）发展

集中表现是扩大收入，扩大收入离不开资金，筹集企业发展所需要的资金，是对财务管理的第二个要求。

（三）获利

集中表现是资产超过投资的回报，是对财务管理的第三个要求。

三、药店财务管理的目标是什么?

药店财务管理的目标是药店财富(价值)最大化。药店价值是药店的出资者出售药店可以得到的现金,它反映了公众对药店的客观评价,也体现了药店的获利能力和风险。

四、什么是资产? 什么是负债? 什么是所有者权益?

(一)资产

资产是指由于过去的交易或事项所引起的、企业拥有或控制的、能带来未来经济利益的经济资源。包括各种财产、债权和其他权利。

根据资产的流动性可以分为流动资产、长期投资、固定资产、无形资产和递延资产等。

资产中的流动资产,如现金、银行存款、存货、应收款等,长期投资主要是企业购买的股票、债券以及其他投资,固定资产主要指房屋设备等。

会计上能否确认一项资产,很重要的一个判断标准是看该项资源是否为企业所拥有或能够控制,以划清自己的资产和别人资产的界限。比如向外单位以经营租赁方式租入的资产就不是本单位的资产,因为这不是本单位所拥有的。另外,还要看该项经济资源能否为单位带来经济利益,凡不能带来经济利益的东西不能确认为资产。比如一些已经报废的机器设备,已不能为单位带来经济利益,就不能在会计上确认为资产。

(二)负债

负债是指过去的交易、事项形成的现有义务,履行该义务预期会导致经济利益流出企业。

公司生产经营活动的资金,除投资者投入以外,向银行或金融机构借入资金也是一个重要来源。另外,公司在生产经营活动中由于购买材料、商品等或接受其他单位劳务供应而欠其他单位的款项；公司由于接受投资者投入资金而应付给投资者的利润，以及应交纳的税金、应付给职工的工资、福利费等，都属于公司的负债。

负债分为流动负债和长期负债，流动负债是指将在一年或者超过一年的一个营业周期内偿还的债务，包括短期借款，应付票据，应付账款，预收货款，应付工资，应交税金，应付利润，其他应付款等；长期负债是指偿还期在一年或者超过一年的一个营业周期以上的债务，包括长期借款，应付债券，长期应付款等。

流动负债是在企业经营活动过程中发生的，不可避免，而长期负债是企业经营决策的结果，企业是否负债经营以及负债应占有多少比例完全取决于企业管理层的决策。这种分类的另一个作用是便于企业在不影响正常经营活动的前提下，合理安排偿债资金，按时偿还负债。

（三）所有者权益

指企业投资人对企业净资产的所有权。企业净资产等于企业全部资产减去全部负债后的余额，其中包括投资者对企业的最初投入，以及资本公积金、盈余公积金和未分配利润。

五、资产、负债、所有者权益之间的关系是什么？

资产＝负债＋所有者权益。也就是说药店的资产来源于两方面，一方面是从银行和金融机构借入的资金或从供应商赊购的商品资金；另一方面是药店老板投入的资金以及药店盈利后留存的利润。

六、药店财务管理的内容是什么？

1. 筹资管理；
2. 投资管理；
3. 营运资金管理；
4. 利润分配管理。

七、什么是筹资?

筹资是通过一定渠道、采取适当方式筹措资金的财务活动,是财务管理的首要环节。

按资金使用期限长短分,可分为:

1.短期资金(一年内偿还),如发行短期债券、短期银行借款、商业信用等。

2.中长期资金(一年后偿还),吸收直接投资、发行股票、发行长期债券、长期银行借款。

按资金来源渠道分,可分为:

1.自有资金(所有者权益),如吸收直接投资、发行股票、留存收益等。

2.借入资金(负债),发行债券、银行借款、商业信用等。

八、筹资的目的是什么?

1.满足企业创建对资金的需要;

2.满足企业发展对资金的需要;

3.保证日常经营活动顺利进行;

4.调整资金(本)结构。

九、什么是投资?

投资是货币转化为资本的过程,可分为实物投资和证券投资。前者是以货币投入企业,通过生产经营活动取得一定利润。后者是以货币购买企业发行的股票和公司债券,间接参与企业的利润分配。

企业的投资活动明显地分为两类:

(1)对内为扩大再生产奠定基础:即购建固定资产、无形资产和其他长期资产支付的现金;

(2)对外扩张:即对外股权、债权支付的现金。药店的投资主要是针对第一类。

药店投资的风险提示

1. 药店一次性投资较大，回收期限较长；
2. 药店的选址很重要，将直接决定每月的销售情况与投资回报期；
3. 中国医药市场竞争激烈。

十、什么是营运资金管理？

营运资金是指流动资产减去流动负债后的余额，如果流动资产等于流动负债，则占用在流动资产上的资金是由流动负债融资；如果流动资产大于流动负债，则与此相对应的"净流动资产"要以长期负债或所有者权益的一定份额为其资金来源。

营运资金持有量的确定，就是在收益和风险之间进行权衡。我们将持有较高的营运资金称为宽松的营运资金政策，而将持有较低的营运资金称为紧缩的营运资金政策。前者的收益、风险较低；后者的收益、风险较高。介于两者之间的是适中的营运政策，在适中的营运资金政策下，营运资金的持有量不过高也不过低，现金恰好足够支付需求，存货足够满足生产和销售所用。也就是说，适中的营运资金政策对于投资者财富最大化来讲理论上是最佳的，如表 6-1 所示：

表 6-1　营运资金政策与风险、收益分析

种类	特点
宽松的营运资金政策	收益、风险均较低
紧缩的营运资金政策	收益、风险均较高
适中的营运资金政策	收益、风险介于两者之间

小链接

营运资金管理小常识

1. 存货积压过多的企业,首先应从打开销售渠道上入手,在日趋激烈的市场竞争中,善于分析研究企业的市场环境,制定有利于促进销售增长的信用政策,扩大销售,提高企业的竞争能力。

2. 企业应重视加强对流动负债的管理,学会充分地利用短期融资方式,以缓解企业紧迫的资金短缺困扰。企业要注意充分发挥短期资金融资的优点,管好、用好短期资金,努力经营,增加盈利,保持企业良好的财务状况,尽可能地避免或降低短期资金融资的高风险。

十一、什么是利润分配?

利润分配是将企业实现的净利润,按照国家财务制度规定的分配形式和分配顺序,在国家、企业和投资者之间进行的分配。利润分配的过程与结果,关系到所有者的合法权益能否得到保护,企业能否长期、稳定的发展,为此,企业必须加强利润分配的管理和核算。

企业利润分配的主体一般有国家、投资者、企业和企业内部职工,分配对象主要是企业实现的净利润,分配时间即确认利润分配的时间是利润分配义务发生的时间和企业做出决定向内向外分配利润的时间。

十二、利润分配的顺序是怎样的?

利润分配的顺序根据《中华人民共和国公司法》等有关法规的规定,企业当年实现的净利润,一般应按照下列内容、顺序和金额进行分配:

(一)提取法定盈余公积金

法定盈余公积金按照税后净利润的 10% 提取,达到注册资本的 50% 时可不再提取。提取的法定盈余公积金用于弥补以前年度亏损或转增资本金,但转增资本金后留存的法定盈余公积金不得低于注册资本的 25%。

(二)提取法定公益金

根据《公司法》规定,法定公益金按税后利润的 5%～10% 提取。提取的公益金用于企业职工的集体福利设施建设。

(三)向投资人分配利润

企业以前年度未分配的利润,可并入本年度分配。

第二节 药店凭证与账簿管理

一、 什么是会计凭证?

会计凭证是记录经济业务发生和完成情况,明确经济责任,作为记账依据的书面证明,包括原始凭证和记账凭证。

二、什么是原始凭证?原始凭证包括哪些内容?原始凭证如何填制?

(一)原始凭证

原始凭证是经济业务发生时取得和填制的,是记录经济业务、明确经济责任、具有法律效力的证明文件,是记账的原始依据。

(二)原始凭证的内容

企业的各项经济业务不尽相同,原始凭证的具体内容和采取的格式也不尽一致。但任何一种原始凭证,都具备以下基本内容:

(1)原始凭证的名称;

(2)填制单位的名称;

(3)原始凭证的日期和编号;

(4)接收单位的名称,即抬头(对外凭证);

（5）经济业务的内容摘要；

（6）经济业务所涉及的品名、数量、单价、金额等；

（7）经办部门和人员的盖章或签名。

（三）原始凭证的填制

要求原始凭证作为记账凭证的附件、基础，填制必须符合一定的要求。这些要求包括：

（1）真实：原始凭证必须如实填写发生业务的日期、内容、数量和金额，一式几联的凭证必须套写。

（2）完整和规范：原始凭证的有关项目必须填写齐全，文字扼要，数字清楚，字迹端正，有关人员的签章应清晰可辨。如填写过程中出现文字或数字错误，不得随意涂改、挖补或刮擦，应按规范的更正方法予以纠正。重要凭证如支票填写错误，应作废后重填，作废的凭证加盖"作废"后，连同存根一起保管，不得撕毁或丢失。

（3）及时：每笔经济业务发生或完成后，应由经办人员当即填写原始凭证，经签字盖章，递交会计部门审核后及时记账。

三、什么是记账凭证？记账凭证包括哪些内容？如何填制记账凭证？

（一）记账凭证

是根据审核无误的原始凭证或原始凭证汇总表对经济业务进行归类整理，用以编制会计分录，直接作为登记账簿依据的会计凭证。

（二）记账凭证的基本内容

记账凭证必须具备以下基本内容：

（1）记账凭证的名称；

（2）填制单位名称；

（3）记账凭证填制的日期及编号；

（4）经济业务的内容摘要；

（5）应借、应贷的账户名称及金额；

（6）所附原始凭证的张数；

（7）制证、复核、记账、会计主管等有关人员的签章，收、付款凭证还应有出纳员的签章。

（三）记账凭证的填制要求

（1）内容真实完整：附有的原始凭证齐全，内容与原始凭证相符，日期、摘要及其他项目填写清楚、完整，编号连续；有关人员的签章齐全。

（2）内容正确：应借、应贷账户正确，对应关系清晰。

四、会计凭证应如何保管？

会计凭证的保管是指会计凭证在登记入账后的整理、装订和归档存查。会计凭证是企业重要的经济档案，应予以妥善保管，不得丢失、随意抽取或任意销毁。会计凭证的保管方法和要求是：

1. 每月记账完毕，要将本月各种记账凭证按序号排列整理，检查有无缺号或重号，附件是否齐全，然后加具封面封底，装订成册，以防散失，并在装订线上粘贴封签，盖财会人员印章，防止任意拆装。封面上填好凭证所属年、月，标明凭证册数及每册起止号、原始凭证张数等。

2. 对业务量大的企业，如一个月内凭证过多，可分成若干册进行装订，在封面上注明共几册等字样。重要的凭证，如合同等为便于查询，可另行归档保存。

3. 装订成册的会计凭证，属于企业的重要的经济档案，应由专人负责保管。遇特殊情况，如配合税务机关、监察机构查账等，需某些凭证作为证据的，应予复制，不能抽出原始凭证，破坏原册的完整性。因故需要查阅原册的，应办理相应手续，并报请上级领导的批准。

4. 会计凭证的保管期限和销毁手续，必须严格按会计制度执行，保管工作应由专人负责，会计凭证资料除另有规定外，保存十年，保存期满需要销毁时应由专人临场督促。

五、什么是账簿?

账簿是由相互联系的具有专门格式的账页所组成,用来根据会计凭证全面、连续、系统地序时或分类记录经济业务的簿籍。

六、药店账簿如何设计?

药店账簿设计应做到总分结合、序时与分类相结合,层次清楚,便于分工,具体说在设计时应符合以下原则:

(一)与药店规模和会计分工相适应的原则

企业规模较大,经济业务必然较多,会计人员的数量也相应增多。其分工较细,会计账簿也较复杂,册数多,在设计时考虑这些特点以适应其需要。反之,企业规模小,经济业务量少,一个会计足够处理全部经济业务,在设计账簿时没有必要设多本账簿,所有的明细分类账可以集合成一、二本即可。

(二)既满足管理需要又避免重复设账的原则

账簿设计的目的是为了取得管理所需要的资料,因此账簿设置也以满足需要为前提,避免重复设账、记账,浪费人力物力。例如库存药品账,一些企业在财务科设了总账和明细账,在供应科又设一套明细账,在仓库还设三级明细账,就是重复设账的典型例子。事实上若在财务科只设总账,供应科设二级明细账(按类别)、仓库设二级明细账(按品名规格),一层控制一层,互相核对,数据共享,既省时又省力。

(三)账簿设计与账务处理程序紧密配合原则

账务处理程序的设计实质上已大致规定了账簿的种类,在进行账簿的具体设计时,应充分注意已选定的账务处理程序。例如若设计的是日记总账账务处理程序,就必须设计一本日记总账,再考虑其他账簿。

(四)账簿设计与会计报表指标相衔接的原则

会计报表是根据账簿记录编制的,报表中的有关指标应能直接从有关总分类账户或明细分类账户中取得和填写以加速会计报表的编制，而尽量避免从几个账户中取得资料进行加减运算来填报。

七、账簿如何保管？

1．会计人员在年度结束后，应将各种账簿和有关资料按顺序装订成册，统一编号、归档保管。

2．账簿（包括收支凭证粘贴簿、进销货登记簿）、报表和完税凭证及其他有关纳税资料，除另有规定外，保存十年，保存期满需要销毁时，应编制销毁清册，经主管国家税务机关批准后方可销毁。

3．账簿、完税凭证及其他有关资料不得伪造、变造或者擅自损毁。

八、如何健全药店财务管理制度？

建立合理的财务管理体制，根据药店业务的实际需要，设立会计机构，实行"统一领导、集中管理"的药店财务管理体制。财务科管理药店的各项财务工作，店长是药店财务工作的第一责任人，明确单位领导人对财务工作的领导职责以及会计机构负责人对财务工作的领导职责，结合各药店的实际需要，合理设置会计岗位，建立会计人员岗位责任制以及任用、考核制。做到不同岗位的相互分离、相互制约、相互监督。

（一）建立账务处理程序制度

按照国家统一规定使用会计科目，设置会计账簿，按规定的步骤和方法进行账务处理，保证会计核算的客观性、一致性、及时性、重要性、全面性等。

（二）建立财务稽核制度

明确稽核人员的职责、权限以及稽核内容。一般由财务科长和总账会计兼任，对会计记账凭证、账簿、账务报告等按照规定要求进行审核。

（三）建立内部牵制以及财务监督制度

记账人员与经济业务事项和会计事项的审批人员、账物保管人员的职责、权限应当明确，并相互分离、相互制约。重大对外投资、资产处置、资金调度和其他重要经济业务事项的决策和执行的相互监督、相互制约程序应当明确；财产清查的范围、期限和组织程序应当明确；对会计资料定期进行内部审计的办法、程序应当明确。任何一项经济业务的办理，必须由两个以上部门或人员分工办理，经办人员之间相互牵制、相互制约、相互监督；出纳人员不得兼任资产保管、收入、支出、债权、债务账目的登记工作，以及稽核工作和会计档案管理工作；审批支付款项人员不得担任采购、出纳工作；物资核算与物资保管岗位分离。

（四）建立财务审批制度

任何一项费用支出，必须先由负责人初步审核并签字，然后由财务科科长审核，经店长实行。

（五）建立原始记录管理制度

原始记录是在经济业务发生时取得或填制的原始管理和核算资料，是对经济业务活动有关事项的直接记载，是加强经济核算和管理的基础。据此，对原始凭证记录的签发、传递、程序、汇集、反馈等，要明确有关人员负责，以确保原始凭证记录的真实性、完整性和可靠性。

（六）建立票据管理制度

对收费收据、结算凭证、向银行购领的银行结算空白支票，以及药店印制使用的票据等药店所有票据的购领、印刷、保管、缴销、管理统一归财务科管理。财务科必须按有关票据管理规定进行印刷、购领、使用、保管。

（七）建立档案管理制度

财务科指定专人保管会计档案，按期整理立卷，装订成册，登记会计档案保管清册，按档案管理规定明确会计资料的归档、调阅、销毁等管理制度。

第三节 药店经营品种及销售管理

一、什么是经营品种?

经营品种是药店供应药品品种数,是做好药品供应、满足消费者需要的一项基本指标。经营品种的多少,不仅反映企业的经营水平,也反映了企业经营方向和服务质量。因此,药品零售企业在服务与经营中,必须在其经营范围之内,根据市场变化扩大货源,既要满足市场的需求,又要为实现企业的利润指标准备坚实的物质基础。

二、如何确定药店经营品种?

在确定经营品种指标时,应注意遵循以下几个方面的原则:

(一)建立必备药品经营目录表

建立必备药品经营目录表要以现有的经营品种为依据,现有的经营品种是企业熟悉的业务,是企业的强项,同时也受到消费者的认可,不可以轻易放弃。

(二)编制药店经营药品目录表

经营品种目录表要以市场的需求为依据,根据必备药品经营目录与市场需求的变化,决定企业保留哪些品种,确定增加哪些品种,增加多少品种。

总之,企业对经营品种的确定,既要保证顾客最基本的需要,又要满足不同层次地需求。不能单纯追求名牌和热销药品,也不能以冷背呆滞的药品充数。

三、如何分析药店经营品种增减对利润的影响?

企业实际经营品种数可以从药品经营目录加总取得,对经营品种的分析不能单纯的用增加和减少来衡量,而应从增加的品种与利润的变动,减少的品种与利润的变动来分析。增减的品种是否有利于增加利润来确定改变品种数量的决策。

四、什么是药品销售额？进项税额？销项税额？

1. 销售额　纳税人销售药品向购买方收取的全部价款和价外费用，但不包括收取的销项税额。

2. 进项税额　纳税人购进药品或者接受应税劳务，所支付或者负担的增值税税额为进项税额。

3. 销项税额　增值税纳税人销售药品和应税劳务，按照销售额和适用税率计算并向购买方收取的增值税税额，此谓销项税额。当期销项税额＝当期销售额×适用税率。

例如某药店向顾客销售药品，销售价格为1 000元人民币，增值税适用税率为17%，价税合计为1 170元。该批药品的购入价格为800元，增值税率为17%。该药店向顾客收取的全部价款为1 170元，销项税额为1 170/（1+17%）×17%＝170元，该药店购入该批药品支付的全部价款为：800（1+17%）＝936元，进项税额为800×17%＝136元，应缴纳的增值税为170-136＝34元。

五、什么是药品销售数量？哪些因素影响药品销售数量？

药品销售数量是药店全部药品的销售数量之和。影响药品销售数量的因素主要有：

1. 服务质量；

2. 药品受季节性影响；

3. 药店位置；

4. 药品质量；

5. 药品价格。

六、什么是销售额预算？

药品销售额是药品流通企业通过货币结算而出售药品的行为，反映药品零售企业经营活动所取得的成果，是确定其他预算指标的依据和基础。药品销售定额的确定,可以根据计算公式并参照本企业的经营特点和市场需求、上期销售实绩,分析市场结构和消费层的变动、购买力投向等因素而研究确定。确定方法如下:

以上年的计划销售额、实际销售额以及前三年的销售平均递增率为依据,推算计划期药品销售额:

计划期药品销售额 =(上年计划销售额 + 上年实际销售额 /2)×(1+ 前三年平均递增率)

式中:

前三年平均销售递增率 = $\sqrt[3]{\text{前三年增长速度乘积}} \times 100\%$

例如,某药店 1998 年计划销售额 33 万元,实际销售额 35 万元,1996 年至 1998 年的销售增长率分别为:5%,10%,20%,求 1999 年该店的药品销售定额。

前三年平均销售递增率 = $\sqrt[3]{5\% \times 10\% \times 20\%} \times 100\% = 10\%$

1999 年药品销售定额 =[(33+35)/2]×(1+10%)=37.4 万元

计算结果表明,该店 1999 年确定的药品销售定额为 37.4 万元。

在此基础上,根据本企业经营的范围和特点,分析前三年实际销售增长的具体因素,找出销售的变化规律。在此基础上对国家政策、市场结构、购买力增长和投向等发展趋势进行预测,对经营业务的变化、品种的增长和货源状况以及销售潜力等进行分析预测,确定药品销售定额。总之,确定药品销售定额,要从实际出发,要切实可行。

七、销售预算完成情况如何分析?

1. 计算药品实际销售额和预算销售额

(1)预算销售额:对药店每月、每年各商品大类的预算之和为本药店销售额的预算。

(2)实际销售额:既药店的不含税销售金额,各个药品大类的每月、每年销售金额之和为药店实际销售额。

　　计算药品销售额，首先应确定药品销售时间，药品销售时间即付出药品取得货款或取得货款权利的时间。对市内的药品销售，以取得现金或支票为准；对外地的药品销售，以办完委托银行收款手续为准。在实际工作中，可以根据"药品进销日报表"以及药品销售定额取得相关数字。

　　2. 分析销售预算完成情况

　　药品销售定额完成程度 = 药品实际销售额 ÷ 药品预算销售额 × 100%

　　例如，某药店 2000 年药品销售额为 50 万元，药品销售定额为 40 万元，计算药品销售定额的完成程度。

　　药品销售定额完成程度 = 50 ÷ 40 × 100% = 125%

　　计算结果表明，该药店药品销售定额完成程度为 125%，超额完成计划 25%，为此，该店总结经验，以利于在今后的工作中加以推广。

八、什么是销售增长率?

　　销售增长率为同去年同期对比销售的增长幅度，以月至今或年至今进行累积。

　　销售额增长率 =（今年销售额 − 上年销售额）/ 上年销售额

　　计算销售增长率需要提供下列有关数据

　　1. 药店的销售数据；

　　2. 药店销售前 50 名销售数据；

　　3. 药店销售前 100 名销售数据；

　　4. 药店去年同期的销售金额。

九、如何做好药店销售的管理?

　　药品销售是企业经营活动的中心环节，扩大药品销售是提高企业经济效益的最有效手段，因此，加强对药品销售的日常核算十分重要，要做好日常核算工作，就必须按部就班的做好以下工作。

1．开好每一张销售发票或记录好每一笔销售款。

2．认真做好"药品进销日报表"，一般情况下，大型企业应每日做好日报表，中小型企业则3～5日做一次。任何企业的日报表，每一个项目数字的填制都要有相应的原始凭证，即言之有据。

3．对药品销售定额的完成进度进行检查，通过"药品进、销、存日报表"中的销售额总数，可以看出到填表之日止的销售计划完成情况。它是将药品销售的实际完成数与药品销售计划（定额）进行比较。

第四节　药品存货的管理

一、什么是库存管理？

1．数量库存　是药店为了经营而存放在药品仓库的药品数量。

2．金额库存　是药店为了销售而购进的各种药品所占用的流动资金数额，是药店在一定时期内药品储存量的货币表现，即库存药品金额。

3．库存管理　根据外界对库存的要求、企业订购的特点，预测、计划和执行一种补充库存的行为，并对这种行为进行控制，重点在于确定如何订货，何时订货，订购多少。

 小链接

库存管理误区一：暴饮暴食，导致库存积压

吃饭不能暴饮暴食，这是常识。但在实际的库存管理过程中却经常存在暴饮暴食的现象，比如说某啤酒品牌商品月销售100万，很多人根据库存管理的"1.5倍原则"会一次性订货150万，不用说这势必会导致积压。导致这种情况的原因也是多面，可能是采购人员为了省事，可能是受到供应商的压力,更多的可能是对危害的认识不够:"现在卖不完,明天可以接着卖"。

其实一旦积压产生后一系列的问题会出现:首先会导致公司资金占用成本增加,而本来这些钱是可以放在银行赚取利息的;其次会导致库容压力增加,仓库管理员会打电话抱怨仓位不够,申请外租仓库;还会导致仓库管理成本增加,拣货的速度和准确率都会下降;此外有保质期商品存在灭失风险……

避免暴饮暴食的办法就是要清楚自己的饭量到底有多大。对于库存管理来说,避免积压首先要清楚自己能销售多少,销售量的预测是最基本的要求。我们应该仔细对历史销售数据进行分析,而不是凭借大概的印象来判断。

资料来源:佚名. 零售业库存管理常见四误区及应对策略 [EB/OL].
http://bbs.21manager.com/dispbbs-205865-1.html

 小链接

库存管理误区二:因噎废食,进入"饥饿状态"

或许我们过于强调要避免库存积压,很多人自然认为减少积压就是要减少订货和库存量,但这往往会导致缺货情况的存在。人体长期吃不饱而处于饥饿状态,自然会导致营养不良,机体活动能力下降。货源不足,则会丧失交易的机会,导致顾客满意度降低,销售业绩的下滑。

那应该如何避免缺货呢?应该对销售量作出预测,然后按"1.5倍原则"订货。上文曾提到按1.5倍原则订货会导致积压,但实际上并不矛盾。比如上例,该啤酒品牌月销100万,那么周销售预计25万左右,假设每周订货一次,则仓库用于周转的库存应该为25×1.5=37.5万,而不是150万。

资料来源:佚名. 零售业库存管理常见四误区及应对策略 [EB/OL].
http://bbs.21manager.com/dispbbs-205865-1.html

小链接

库存管理误区三：偏食，导致"隐性饥饿"

吃饭不能仅仅满足于吃饱，还要吃好，消除偏食。偏食会造成很多危害，比如动物性食物及脂肪摄入过高，谷类食物消费偏低并过于精细，钙、铁、维生素 A、C 等微量营养素摄入不足，容易产生肥胖，间接引起高血压、高血脂、糖尿病等。库存管理也同样讲求"膳食搭配，营业均衡"，这就是库存结构的合理性问题。

同样以上面的例子说明：该啤酒品牌月销售 100 万，假设已经备了 150 万的库存，但仍然可能还会有很多的门店投诉货源不足。经过分析才会发现，原来 150 万中，订了 120 万的熟啤酒，而销售比较好的生啤酒却只订了 30 万，现在生啤酒已经脱销。表面上看库存绝对充足，甚至已经积压，但仍然存在缺货问题。这就是库存结构不合理导致的"隐性饥饿"。

为解决这个问题，销售预测上还不能仅仅满足于对总体销售量的预测，还应该再细分一下。假如负责的单品确实比较多，可以分小类规划确定库存结构，如果单品数量不多的话甚至可以细分到单品。

目前看到比较先进的方法是 ABC 库存管理法，就是将库存物品按品种和占用资金的多少分为特别重要的库存（A 类）、一般重要的库存（B 类）、不重要的库存（C 类）三个等级，然后针对不同等级分别进行管理和控制。找到关键的少数和次要的多数。A 类物品，品种比例为 10%，年消耗的金额比例为 70%，是需要重点管理的库存。B 类物品，品种比例为 20%，年消耗的金额比例为 20%，是需要常规管理的库存。C 类物品，品种比例为 70%，年消耗的金额比例为 10%，是需要精简的部分，是需要一般管理的库存。

资料来源：佚名. 零售业库存管理常见四误区及应对策略 [EB/OL].
http://bbs.21manager.com/dispbbs-205865-1.html

小链接

库存管理误区四: 没有及时 "排毒排泄"

在库存管理过程中,我们往往会出现一些不适销商品、坏损商品或亚健康状态商品,这些是库存管理中的垃圾。往往会成为沉淀库存长期积压在仓库中。影响库存周转的最大因素往往就是这些沉淀库存。

这些正如人体无法消化的垃圾,医学告诉我们,如果长时间人不将这些垃圾排泄出体外,体内的毒素将会累积,甚至演变成尿毒症、直肠癌等。而沉淀库存如果不及时处理同样会成为公司经营的"毒瘤"。如苹果积压不及时处理,最后只能损耗或倒掉;饼干过期后供应商可能也不会同意退货;彩电坏损后没有及时联系厂家退货时间长了厂家也不同意退货。因此这个问题不及时处理所带来的危害,尤甚于上述三种情况。

而这些问题只需要及时发现及时处理就完全可以解决,没有更好办法。就及时发现来说,采购部每周都做《40天积压预警提示》可以很好解决这一问题,而采购员本身也要定期对自己的库存情况进行总结和盘查,找出沉淀库存。在及时处理方面,我们曾经习惯于等问题积压到一定程度再去处理,危害也已经客观形成了,处理的难度相当大。比如我要求厂家给我更换一台坏损彩电,供应商业务员一个电话都可以解决。但当坏损机积累到 20 台的时候,可能需要供应商的总经理同意才行。

综上,我觉得做进行库存管理详细的销售预测非常重要,然后根据销售预测合理设定库存量、库存结构及订货频率。同时应保留一定的弹性,根据各种突发销售需要及时调整库存。

资料来源: 佚名. 零售业库存管理常见四误区及应对策略 [EB/OL].
http://bbs.21manager.com/dispbbs-205865-1.html

二、药店库存资金定额如何确定?

药品库存资金定额地确定,要根据企业经营范围、品种以及购买力水平加以确定。同时还要考虑销售、货源以及资金周转速度等因素。确定的药品资金定额一方面要有利于药品流转，减少流通环节，加快资金周转。另一方面也要防止药品的积压与脱销。确定药品资金定额的方法，采取主要药品按品种，一般药品按大类。在实际工作中，一个企业经营的药品比较复杂，要经营十几个品种，可以分别按品种计算出药品资金定额，然后汇总。具体方法如下：

（一）确定库存药品定额

计算公式如下：计划期库存药品定额 = 计划期平均日销售量 × 计划期药品周转天数

公式中，计划期平均日销售量等于商品销售总量除以计划期天数，计划期药品周转天数是药品从购进到销售所需要的全部时间，计划期药品周转天数包括进货在途天数，销售准备天数、药品陈列天数，保险天数和进货间隔天数。

1．进货在途天数是指从购进药品付款到商品运到企业验收入库后所需要的天数。

2．销售准备天数是指药品运到企业入库后，作价入账、整理装配、陈列上架等一系列销售前的准备工作时间。

3．药品陈列天数是指药品陈列在货架、橱窗、柜台上实际所需要的天数。计算公式如下：

药品陈列天数 = 药品陈列数量 / 平均每日销售量

4．保险天数（机动天数）是指供货单位不按时发货，使商品推迟到达或由于运输发生障碍、市场临时增加需要量、货源时断时续等购销情况变化而发生脱销所增加的储备机动天数。

5．进货间隔天数是指前后两次进货的间隔天数。

最低定额天数 = 进货在途天数 + 销售准备天数 + 商品陈列天数 + 保险天数

最高定额天数 = 最低定额天数 + 进货间隔天数

平均定额天数 =（最高定额天数 + 最低定额天数）÷2

最低定额天数，是防止药品脱销的警戒线；最高定额天数是防止药品积压的警戒线；平均定额天数是确定商品资金定额的依据。求得定额天数后用定额天数乘以日销售量即得计划期药品库存量定额，其计算公式如下：

最低药品库存量定额＝平均每日销售量×最低定额天数

最高药品库存量定额＝平均每日销售量×最高定额天数

平均药品库存量定额＝平均每日销售量×平均定额天数

（二）确定库存药品资金定额

计算公式如下：

计划期库存药品资金定额＝计划期药品平均库存量定额×药品平均购进价格

例如：某药店某品种计划年销售量 10 800 元，进货在途天数 10 天，销售准备天数 3 天，药品陈列天数 2 天，保险天数 5 天，进货间隔天数 30 天。该品种平均购进价格 950 元，计算该品种平均库存定额及药品资金定额。

计划平均日销售量＝10 800÷360＝30 件

最低定额天数＝10＋3＋2＋5＝20 天

最高定额天数＝20＋30＝50 天

平均定额天数＝（20＋50）÷2＝35 天

平均商品库存量定额＝30×35＝1 050 件

该品种药品资金定额＝950×1 050＝997 500 元

三、如何分析库存药品资金的预算完成情况？

库存药品资金定额在确定后，为了防止积压和脱销，必须要考核药品资金的定额完成情况，及时记录、计算和考核，以掌握药品资金的执行进度。一般采用库存药品资金与药品资金定额比较的方法检查药品资金定额的执行情况。但存在的问题是，药品零售商业企业库存商品资金是以售价金额记账的，而药品资金定额是以进价确定的。所以，要将库存药品资金的售价金额换算为进价金额。换算公式如下：

库存药品进价金额＝库存药品售价金额×（1－综合差价率）

检查药品资金定额执行情况有两种方法：

1．用绝对数表示　即用药品资金定额减去库存药品进价金额，检查资金是否充足。

2．用相对数表示　即用库存药品进价金额与药品资金定额的比率，检查其使用的进度情况。

药品资金用度程度＝药品资金定额－库存药品进价金额

药品资金的执行情况＝库存药品进价金额／药品资金定额×100%

例如，某药店月末库存药品售价金额为 184 500 元，综合差价率为 20%，药品资金定额为 200 000 元，检查药品资金定额的使用情况。

库存药品进价金额＝184 500×（1－20%）＝147 600 元

药品资金用足度＝200 000－147 600＝52 400 元

药品资金执行情况＝147 600÷200 000＝73.8%

计算结果表明，企业某月份尚有 52 400 元的库存药品资金未能全部投入药品流转，这说明一部分药品资金处于闲置状态，对此情况应进一步具体查明情况，分析原因。

四、什么是药品存货周转率？什么是药品存货周转天数？

（一）存货周转率

在一定的时间内，平均库存相对于总销售的周转次数。

药品存货周转率（次数）＝计划期药品销售额／药品资金平均占用额

比率越高，表示经营效率越高或存货管理越好；比率越低，表示经营效率越低或存货管理越差。

（二）存货周转天数

在一定的时间周期内，平均库存需要多少天才能周转一次。

药品存货周转天数＝计划期天数／药品周转次数

期间越长，表示经营效率越低或存货管理越差；期间越短，表示经营效率越高或存货管理越好。

（三）平均库存

一定时间周期内的商品的平均库存。有日平均库存、月平均库存、年平均库存。其中：

（1）药品销售额的计算：根据月末的"药品进销存月报表"中的"本月累计销售额"找出当月销售额。

（2）通常计划期天数：月份按 30 天，季度按 90 天，年度按 360 天计算。由于月末结余金额是按售价计算的，因此要换算成进价金额。

药品资金平均占用额（进价）＝药品资金平均占用额（售价）×（1－综合差价率）

（3）平均库存资金占用额

1）按月计算的平均占用额：月平均占用额（售价）＝（月初平均占用额＋月末平均占用额）/2

2）按季计算的平均占用额：季平均占用额（售价）＝（季初占用额 /2＋第一、二月末占用额＋季末占用额 /2）/3

3）按年计算的平均占用额：年平均占用额（售价）＝（年初占用额 /2＋第一、二、三季末占用额＋年末占用额 /2）/4

例如某药店经营有关资料如下，计算二季度药品资金周转速度（综合差价率为 20%）

某药店"药品进销存月报表"

报表日期（元）	本月结存（元）	本月累计销售额
3 月 31 日	58 000	（略）
4 月 30 日	56 000	57 000
5 月 31 日	57 000	55 000
6 月 30 日	59 000	58 000

二季度药品资金平均占用额（售价）＝（58 000/2＋56 000＋57 000＋59 000/2）/3＝57 166.67 元

二季度药品资金平均占用额（进价）＝57 166.67×（1－20%）＝

45 733.34 元

本季周转次数 =（57 000＋55 000＋58 000）/45 733.34＝3.72 次

本季周转天数 ＝90÷3.72＝24.19 天

五、药店为什么要进行库存管理？

在美国，有些企业库存周期只有 8 天，但有些中国企业的库存周期长达 51 天，仅运输成本一项，占销售额的比例就高达 20%～30%。从物流成本构成看，中国物流管理成本占总成本的 14%，而美国只有 3.8%。不管是对库存进行管理还是要降低成本，其目的都是为了增加药店的利润。

六、库存管理成本包括哪些内容？

［库存管理——部分之内容 [EB/OL]. 2008-11-17, http://club.kuaijiren.com/archiver/tid-117942.html］

（一）随库存量增加而上升的费用

1．资金成本　库存资源本身有价值，占用了资金。这些资金本可以用于其他活动来创造新的价值，库存使这部分资金闲置起来，造成机会损失。

2．仓储空间费用　要维持库存必须建造仓库、配备设备，还有供暖、照明、修理、保管等开支。这是维持仓储空间的费用。

3．药品过期及变质费用　在闲置过程中，药品会发生过期和变质。

4．税收和保险。

（二）随库存量增加而下降的费用

1．药品订货费　订货费与发出订单活动和收货活动有关，包括评判要价、谈判、准备订单、通讯、收货检查等，它一般与订货次数有关，而与一次订多少无关。

2．药品入库前整理挑选费。

3．药品购买费　采购或加工的批量大，可能会有价格折扣。

4．缺货损失费 批量大则发生缺货的情况就少，缺货损失就少。

（三）库存总费用（CT 表示）

计算库存总费用一般以年为时间单位，年库存费用包括以下 4 项：

1．年维持库存费（CH 表示） 它是维持库存所必需的费用，包括资金成本、仓库及设备折旧、税收、保险、陈旧化损失等。这部分费用与药品价值和平均库存量有关。

2．年补充订货费（CR 表示） 与全年发生的订货次数有关，一般与一次订多少无关。

3．年购买费（CP 表示） 与价格和订货数量有关。

4．年缺货损失费（CS 表示） 它反映失去销售机会带来的损失、信誉损失以及影响生产造成的损失。它与缺货多少、缺货次数有关。

若以 CT 表示年库存总费用，则 CT＝CH＋CR＋CP＋CS 对库存进行优化的目标就是要使 CT 最小。

七、如何降低库存管理成本

1．采购进货阶段需注意以下问题

（1）依据存货数量及销售状况，谨慎决定订购量；

（2）进货验收及入库作业都要确实点验查收；

（3）进货检验不合格品、不良品或保质期限已逾期等药品，必须依有关作业规定及时处理，并做成记录以建立厂商考核资料；

（4）超过验收时间的进货药品，除非紧急采购或顾客预定外，尽量不给予接受，以减少其他弊端发生。

2．销售阶段需注意以下问题

（1）随时检查品销售动态，注意添货、补货作业，以免发生断货、缺货情形；

（2）针对畅销品及毛利率贡献较高的药品，适时调整陈列位置；

（3）补货时应注意药品保存日期，接近安全期限者，应陈列于货架前面，以防范因服务人员疏忽而堆置造成过期药品，甚至影响药品的周转；

（4）随时检查货架陈列药品，有无过期品或不良品，如有发现则应立即换掉；

（5）定期清查滞销药品，并做更换工作，以利于随时补充新药品，提高销售利润。

3．仓储阶段需注意以下问题

（1）严禁囤积过多的药品存货；

（2）仓库货架要标识编号及药品名称，存货直接陈列整齐，以便于单品管理及进出库作业；

（3）不可使用太深的货架陈列药品，以免取用不便而导致堆积药品现象；

（4）出仓时采取先进先出的原则，以收到推陈入新的效果；

（5）在仓库里陈放药品时要将小箱子放置在大箱子前面；

（6）过期品、不良品、退货品均应辟设专区陈放处置，以免散乱而造成存货损失；

（7）回收有记录的空瓶、空箱，均应视同存货商品妥善保管。仓库应注意门禁管制，严禁闲杂人员进出，以防盗窃事件；

（8）仓储场所应做好通风、防潮、防火、防虫鼠等工作，以减少破坏损失。

第五节　药品流通费及利润管理

一、什么是药品流通费用？

药品流通费用是指医药商品流通企业在组织药品流转过程中必须耗费的活劳动和物化劳动的货币表现，药品流通费用的确定，包括药品流通费用额和药品流通费用率两个指标。

二、药品流通费用包括哪些内容?

药品流通费用是药品经营活动中所发生的各项费用的金额,是计算和考核其他费用指标的基础,包括直接费用和间接费用。

1. 直接费用 与药品流转有直接关系的费用,包括药品的运输费、包装费、药品整理费用、仓储保管费、订货手续费、商品损耗等随药品流转额的变化而变化的费用。

2. 间接费用 管理人员的工资、广告费、展览费、办公费、折旧费、利息支出、汇兑损益等。它是不随药品流转额的增减而升降或变动的较小的费用。

三、什么是药品流通费用率?

药品流通费用率是药品流通费用额与药品销售额的比率,是实现每百元药品销售所支付的费用额,这是衡量企业经营管理水平高低的一项重要指标。计算公式如下:

药品流通费用率定额 = 计划期药品费用额 ÷ 计划期药品销售额 × 100%

四、如何进行药品流通费用预算?

药品流通费用预算的确定,主要考虑的因素是药品销售结构、进货地点的变化、经营管理的改善和降低费用水平的要求等,并且还要参照上期费用开支的实际水平或根据前三年平均费用水平,结合本期变化因素来综合分析确定。

总之,药品流通费用预算的确定,应本着"精打细算,厉行节约"的原则,根据企业的销售额,在考虑计划期各种因素的基础上,参考历史费用的使用情况来确定。

五、如何对药品流通费用进行分析?

药品流通费用的升降程度 = 本期费用率 - 计划费用率

例如,某药店 1999 年 3 月药品销售额 880 000 元,直接费用 10 000 元,间接费用 3 850 元,3 月份确定的计划药品流通费用率为 2%。计算该店药品流通费的升降程度。

该店实际药品流通费用率 =(10 000 + 3 850)/ 880 000 × 100% = 1.57%

药品流通费用升降程度 = 1.57% − 2% = −0.43%

计算结果表明,该店的药品流通费用率降低了 0.43%,这说明该店在经营管理方面有一定成绩,应分析具体原因,总结经验。

六、什么是销售毛利? 什么是销售毛利率?

1. 销售毛利　药品销售收入减去药品原进价后的余额。计算公式为:

销售毛利 = 不含税销售收入 − 不含税成本

2. 销售毛利率　表示每一元销售收入扣除销售成本后,有多少钱可以用于各项费用和形成盈利。比率越高,表示获利的空间越大;比率越低,表示获利空间越小。

销售毛利率 = 销售毛利 ÷ 销货净额

销售毛利率是企业是销售净利率的最初基础,没有足够大的销售毛利率便不能形成盈利。企业可以按期分析销售毛利率,据以对企业销售收入、销售成本的发生及配比情况做出判断。

七、毛利太低的原因有哪些?

1. 促销品项太多;

2. 正常药品售价太低;

3. 进货成本高;

4. 与竞争对手的价格竞争无形拉低毛利;

5. 价格错误造成无形损失。

八、什么是利润总额(税前利润)?

计算公式为:

利润总额 = 毛利额 - 商品流通费用 - 营业税金及附加 + 其他业务收入 - 其他业务成本 + 营业外收入 - 营业外支出

营业税金及附加包括企业经营活动发生的营业税、消费税、城市维护建设税、资源税和教育费附加等相关税费。

其他业务收入是指药店销售药品以外的所形成的经济利益的流入。如材料物资及包装物销售、无形资产转让、固定资产出租、包装物出租、运输、废旧物资出售收入等。其他业务收入是企业从事除主营业务以外的其他业务活动所取得的收入,具有不经常发生,每笔业务金额一般较小,占收入的比重较低等特点。

其他业务成本是除主营业务活动以外的其他经营活动所发生的支出,包括销售材料的成本、出租固定资产的折旧额、出租无形资产的摊销额、出租包装物的成本或摊销额等。

营业外收入是指企业发生的与其生产经营无直接关系的各项收入,如固定资产盘盈、处置固定资产净收益、出售无形资产净收益、罚款净收入等。

营业外支出是与企业正常生产经营无关的支出,如固定资产盘亏、处置固定资产净损失、出售无形资产净损失、罚款支出、非常损失等。

九、什么是净利润?

净利润是指在利润总额中按规定交纳了所得税后公司的利润留成,一般也称为税后利润或净利润。

净利润 = 利润总额 × (1 - 所得税率)

或者净利润 = 利润总额 - 所得税

十、什么是利润预算?

利润定额指标的确定,要根据经营管理的实际情况以及企业对提高经营水平的要求,分析历年的利润水平、费用开支、市场销售条件等情况,提出一个较为合理的毛利率。有了毛利率和毛利额,再将其他各项指标的计划数预计出来,最后就可以确定利润定额了。药品销售毛利额,是药品销售收入扣除已销售药品进价成本后的余额,若余额为负数,则为毛亏,获得毛利润额是实现利润的基础。有关公式如下:

1. 药品销售毛利定额的预测

药品销售毛利定额=药品销售预算额×预计毛利率

2. 预算利润总额

利润总额预算定额=药品销售预算定额×(预计毛利率-预计费用率)-预计销售税金及附加+预计其他业务收入-预计其他业务成本+预计营业外收入-预计营业外支出

另外,利润总额预算也可以根据计划利润率和药品销售预算定额来确定,其计算公式如下:

利润预算定额=药品销售预算定额×计划利润率

十一、利润预算指标完成情况如何分析?

1. 计算实际利润额

利润总额=药品销售收入-药品销售成本-药品流通费用-药品销售税金及附加+其他业务收入-其他业务支出+营业外收入-营业外支出

当收入大于支出总额,差额为正数,表示赢利;当收入小于支出总额,差额为负数,表示亏损。

2. 利润预算定额指标的分析　对利润定额指标完成情况的考核,即将实际利润额与利润定额指标相比较,计算利润定额指标的完成情况。计算公式如下:

利润定额的完成程度=实际利润额/利润预算定额指标×100%

例如,某药店某月药品销售额为 80 000 元,药品销售成本为 68 000 元,各项费用支出总计 4 000 元,销售税金及附加总计 600 元,其他业务收入为 500 元,营业外收入为 140 元。如果利润定额为 80 400 元,计算该月利润定额的完成程度。

实际利润总额 = 80 000 - 68 000 + 500 - 4 000 - 600 + 140 = 8 040 元

利润定额的完成程度 = 8 040 / 80 400 × 100% = 10%

计算结果表明,利润定额的完成情况不理想,要查明原因,是由于利润定额指标过高还是由于经营不善造成的,及时采取改进措施。

十二、什么是营业利润率?

营业利润率是利润总额与药品营业收入的比率,计算公式如下:

营业利润率 = 利润总额 / 药品营业收入 × 100%

计算出的数据要与计划营业利润率或前期的营业利润率比较,找出差距和原因。

十三、药店降低成本和费用,增加利润的途径有哪些?

1. 降低进货成本

(1)经由集中采购和供应厂商议价,降低商品进价;

(2)产地直销,减少中间差价;

(3)适当调整商品结构。

2. 减少损耗　防止下列各项不当因素所引起的损耗:

(1)商品流程不当:采购不当、价格制定不当、进货验收不当、变价作业不当、退货作业不当、收银作业不当、仓储管理不当、商品结构不当;

(2)账务处理不当:传票漏计、计算错误、溢付贷款;

(3)失窃:顾客偷窃、员工偷窃;

(4)其他管理不当:不当折价、高价低标;

3．降低商品流通费用

（1）人员效率化以降低人事费：提到人员效率，必须考虑人效及劳动分配率，只有有效运用人力资源、控制合理人数，才能提升人员效率，换言之，即重视人的质和量。在质的方面，必须制订各部门、各阶层人员的资格条件，慎选用人，有计划培育人才，并制订奖励办法，创造良好易执行的工作环境，让员工的潜能有所发挥。在量的方面，应制订各部门标准人员编制，严格控制员工人数，简化事务流程，使用节省物力、人力的设备，妥善运用兼职人员，训练并培养员工的第二专长、第三专长，使不同部门人员可相互支援，同时宜采用连锁经营，将各店可在本部的作业集中。

（2）作适当规模投资，降低折旧费：依销售额来规划设备的投资，因不适当的大规模投资将使折旧费用增加，所以必须在不影响价格之下，尽量节省设备投资。

（3）导入专柜：分担部分租金。

（4）电力费用的节省：装设节电设备，不开不必要的灯。

（5）其他费用：广告促销费用的有效运用，严格控制费用预算。

4．增加营业外收入

（1）引进专柜：收入租金；

（2）吸引看板广告费：可以在不影响整体美观的情况下，将店内墙壁、柱子出租给厂商或广告商；

（3）年度折扣：与药品供应商签订合同，在年度营业额或药品销售量达到某一水平时，收入不同比例的年度折扣；

（4）广告赞助费：向厂商收取包括新开店、周年庆、节庆、平常促销等所需的广告赞助费；

（5）利息收入：药店的销货收入均为现金，需加以充分利用来增加利息收入。

5．减少营业外支出　减少财产交易损失、谨慎做好投资评估，减少投资损失等来减少营业外支出。

6．改善销售

（1）寻找优良商圈，减少开店失败率；

（2）提高药品竞争力；

（3）销售力的强化，包括：①进行促销活动；②顾客服务功能多样化。

7．提升场地运用效率　在开店之前，需做好销售预测及店铺规划，规模也应力求适当。如果店面过于宽大但销售不振，将严重影响药店效率，也会造成投资浪费。后场面积也应尽量缩小，并使物流充分配合，必须做到订货确实、送货迅速、少库存而不缺货，减少店铺作业场面积。

第六节　药店财务风险的管理

一、什么是财务风险？

财务风险是指公司财务结构不合理、融资不当而导致投资者预期收益下降的风险，主要来自融资而产生的财务杠杆作用。药店营运中所需要的资金一般都来自银行债务，债务的利息负担是一定的，如果公司资金总量中债务比重过大，或是公司的资金利润率低于利息率，就会使投资者的可分配盈利减少，财务风险增加；反之，当公司的资金利润率高于债务的利息率时，会给投资者带来收益增长效应，所以说财务杠杆作用犹如一把双刃剑。

二、什么是资产负债率？

资产负债率 ＝（负债总额／资产总额）×100%

负债比率越大，企业面临的财务风险越大，获取利润的能力也越强。如果企业资金不足，依靠欠债维持，导致资产负债率特别高，偿债风险就应该特别注意了。资产负债率在60%～70%比较合理；达到85%及85%以上时，应视为发出预警信号，企业要给予足够的注意。

三、药店负债经营的风险有哪些?

(一)财务风险

财务风险与财务杠杆密切联系,因为负债的财务杠杆利益是建立投资收益高于资金成本之上的。然而,在实际的生产经营活动中,很有可能会出现收不抵支或发生亏损的情况,因此,在负债数额不变的情况下,亏损越多,企业资产偿还债务的能力就越低,财务风险也就越大。过高的负债不仅需要支付巨额的利息,而且降低了企业的安全性和竞争能力,危及企业的生存与发展,最终将因无力偿还债务而破产倒闭。

(二)筹资风险

随着负债经营的进行,企业继续采用负债筹资的困难会增大。一方面,因为债权人在决定是否借款时,首先考虑的是借款企业的资产负债率,由于负债经营会使企业负债比率增大,对债权人的偿债保证程度降低,在此情况下,要使债权人做出继续借款的决定是很困难的,因而也就限制了企业以后增加负债筹资的能力,使未来筹资的成本增加;另一方面,由于负债经营的不确定性,很有可能到期不能按时还本付息,这样就会影响到企业的信誉,使企业信誉降低,而对于一个信誉不好的企业,金融机构或其他企业就不愿再给它提供资金,再筹资能力也降低了。

(三)增加融资代理成本的风险

在现代企业中,采取了负债经营后,投资者实际上就作为了债权人的代理人,能够决定企业如何使用借款。在这种代理关系下,债权人作为资金的实际所有人却不能支配这部分资金,可见他承担的风险和获得的收益显然是不对等的,因此,债权人为了保护自己的利益,就会在与借款企业之间的借款协议中加入某些限制条件。

四、药店规避负债经营风险措施有哪些?

(一)确定适度负债规模

所谓适度的负债规模,是指既能很好发挥负债经营的作用,又能规避负债经营所带来风险的负债规模。

(二)确定合理的负债结构

1. 了解企业的销售状况　企业的销售状况对负债结构的确定主要体现在以下两方面。一方面,如果企业的销售程度稳定,说明企业在未来能够提供的现金流量较为稳定,资金可以顺利回收,可以较多地负担利息,因此,可适当多举借一些短期负债;反之,企业则应维持较低的短期负债比率,多借入一些长期负债,以尽量推迟偿还期的到来。另一方面,如果企业的销售收入增长速度较快,由于财务杠杆的作用,使得收益的增长速度远大于销售收入的增长速度,那么外部投资者会对企业的前景看好,愿意继续投资。因此,补偿固定成本和利息支出的把握就大,这时企业可以适当提高短期负债的比率。

2. 了解企业的资产结构　由于长期资产的变现能力差,短期资产的变现能力强,而流动负债要求企业能在短期内筹集足够的资金。所以长期资产比重较大的企业应少利用流动负债,多利用长期负债;反之,短期资产所占比重较大的企业,则可更多地利用流动负债筹集资金。

3. 了解市场利率状况　由于长期负债的还款期限较短期负债比较靠后,不要求企业在短期内有足够的净现金流。所以当长期负债的利率和短期负债的利率相差较少时,企业一般较多地利用长期负债,较少使用流动负债;反之,当长期负债的利率远远高于短期负债利率时,则会使企业较多地利用流动负债,以便降低资金成本。

总之,企业负债经营,就必须承担筹资风险。企业应在正确认识筹资风险的基础上,重视筹资风险的影响,掌握筹资风险的防范措施,使企业既获得负债经营带来的财务杠杆收益,同时将风险降到最低,使负债经营更有利于提高企业的经营效益,增强企业的市场竞争力。

第七章 药店店面与设备管理

第一节 药店店面设计

一、什么是店面？

店面（shopfront）就是指药店面向街道的那一面。店面是药店的外部形象，是以视觉的形式传达给顾客以及过往行人的信息。

二、什么是店面设计？

药店为了形成独特而贴切的药店形象而对店面进行的系统的、有目的的装修活动，从而给顾客以独特的视觉感受。

药店的店面是顾客对药店形成第一印象的要素，是药店形象的重要组成部分，它决定了顾客是否愿意惠顾。如果店面不协调，招牌残缺不全，会影响顾客光临。店面设计属于药店营业场所设计的一部分，主要包括出入口设计、招牌设计、橱窗设计三方面内容。

三、店面设计有哪些重要性？

具有特色的药店店面设计，可以吸引顾客的目光，留住顾客的脚步，激起顾客步入店里的欲望，增加了顾客光顾药店的次数，激发购买欲望和行为。

（一）促进药品销售

药店的最终目的就是销售药品，药店经营场所的设计，其终极功能是为药品的销售服务。设计和布局除了树立药店的整体形象和烘托愉悦气氛以外，最关键的就是能激发购买动机和欲望，产生购买行为。

（二）培养顾客忠诚度

顾客的忠诚是药店培养出来的，而非开业就能拥有。顾客忠诚是一种资源，特色的、人文的、能够为顾客所接受和偏好的布局将有助于药店培养顾客忠诚。

（三）现场广告宣传

药店陈列的药品本身就是广告，药店的布局同样是一种广告。中国的经商谚语"货卖一张皮"、"货卖堆山"，"皮"就是药店的脸面，"堆山"就是要通过药品的极大丰富、合理布局招徕顾客、吸引顾客、刺激顾客的购买欲。药店要把营业场所当成药店对外宣传的一种有力途径。进而充分结合周边商业环境和消费需求，有计划、有步骤地进行。

（四）提高药店工作效率

布局科学合理，不仅能作用于顾客，同样会给店员一种便利和享受。繁杂凌乱的通道规划和药品摆放，只能降低店员在药店内的工作效率。科学合理地设计药店营业场所，对顾客、对药店自身都是十分重要的。它不仅有利于提高药店的营业效率和营业设施的使用率，还有利于为顾客提供舒适的购物环境，满足顾客精神上的需求，从而达到提高药店经济效益与社会效益的目的。

（五）是药店 CIS 系统的重要部分

CIS 一般定义为将药店经营理念与精神文化，运用整体传达系统（特别是视觉传达系统）传达给顾客和关系者，并使其对药店产生一致的认同感与价值观。也就是结合现代设计观念与企业管理理论的整体运作，刻画药店个性，塑造药店优良形象，这样一个整体系统称之为形象识别系统。

四、影响药店店面设计的因素有哪些？

风格独特的外观，能在几秒钟内抓住观众或过路者的注意力,使人有一种想进去看的欲望,想知道它内部的情况如何,是否有与其他的药店不一样的地方,从而产生进去观赏的欲望,进去之后能产生购买的冲动。药店设计需要考虑如下要素:

(一)行业的特性

药店是一种采取自选和柜台相结合的销售方式,以销售药品、保健品、医疗辅助品为主,食品和生活中的其他必需品为辅的综合场所,是一种满足顾客消费需求的零售业态。药店的药品交易特性决定了药店向顾客提供的不仅是药品销售服务,还要有专业的导购、服务的销售、艺术的销售、文化的销售。其最根本的特征是售货,但因药店是各种药品云集之地,如果不能对其进行规划布局,没有了规矩,自然难成方圆。正如松下幸之助所言:"要不时创新,这是吸引顾客登门的秘诀之一"。只有如此,药店才能客源不断、财源滚滚。

(二)顾客的需求

顾客来药店购买的到底是什么?是药品吗?拿感冒药为例,几乎每一家药店都在出售很多品牌的感冒药,而且不同药店里的感冒药在价格上差距不大时,顾客为什么就偏偏在某药店发生购买行为呢?可以说,在药品同质化越来越明显的市场状态下,顾客在药店购买的并不是药品,而是购买时间、速度、体验、感觉。科学合理的布局能使顾客在最合理的时间、以最理想的状态、开心购买到最想要的药品,这就是顾客的需求。

(三)竞争的驱使

药品的同质化、促销形式的苟同、药品价格的透明,使以往的种种优势在不断激烈的竞争驱使下,已经荡然无存。这时候,药店要想最大化地吸引客源,就要在力所能及的环节上下功夫。就布局而言,特色化的店面设计、声光色味的氛围营造、差异化的药店布局艺术和互补性的楼层分布,药店与竞争对手之间便产生了特色优势,如此一来,顾客才乐意前来购物,回头客才会越来越多。

（四）与周边环境相协调

药店虽然应具有不同特色以显示其独特的风格，但是也要注意造型与色彩的整体效果，不宜与周边的环境气氛相差过大，那种一味追求富丽堂皇的做法是一种文化格调不高的表现，易流于俗气。因为顾客对药店的类型，在心中一般已有概括印象，若药店设计风格迥异，反而会使顾客不明所指，不为人们所接受。

（五）要符合相应的法律和法规

《药品经营质量管理规范》（GSP）第六十条规定：用于药品零售的营业场所和仓库，面积不应低于以下标准：①大型零售企业营业场所面积不低于 $100m^2$，仓库不低于 $30m^2$；②中型零售企业营业场所面积不低于 $50m^2$，仓库不低于 $20m^2$；③小型零售企业营业场所面积不低于 $40m^2$，仓库不低于 $20m^2$；④零售连锁门店营业场所面积 $40m^2$。药店营业场所面积要遵循国家和地方的法规，不可违背。

（六）药店自身的资源情况

门店资源的合理布局和利用，需要根据门店的具体情况进行布局，原则是保持门店的干净、整洁和有条不紊，色彩搭配要符合门店经营定位和顾客的喜好。重点在于提升门店的销售氛围，吸引消费者。

五、药店店面设计包括哪些方面？

药店店面设计，包括出入口设计、招牌设计、橱窗设计三方面内容。

一般店面可设置一个条形招牌，醒目地显示店名及销售品。在繁华的商业区里，顾客往往首先注意大大小小、各式各样的店铺招牌，寻找实现自己购买目标或值得逛游的服务场所。因此，具有高度概括力和强烈吸引力的店铺招牌，对顾客的视觉刺激和心理影响是很重要的。

显而易见，店门的作用是诱导人们的视线，并产生兴趣，激发想进去看一看的参与意识。怎么进去，从哪进去，就需要正确的导入，告诉顾客，使顾客一目了然。在店面设计中，顾客进出门的设计是重要一环。

在现代商业活动中，橱窗既是一种重要的广告形式，也是装饰店面的重要手段。一个构思新颖、主题鲜明、风格独特、手法脱俗、装饰美观、色调和谐的药店橱窗，与整个建筑结构和内外环境构成的立体画面，能起美化的作用。

六、药店店面设计的原则是什么？

（一）突出行业特点

营造药店文化，在整体布置上加强药店的用药指导、购药指导、保健指导，尤其是安全用药和医药知识普及等，使药店成为顾客用药咨询、获得健康知识的窗口。在这方面，药店可以充分利用药厂在当地的办事机构和工作人员，布置橱窗、墙报、立牌、展板，比如定期把墙体广告换成医药科普知识等。

（二）形成自我的风格

差异化是竞争力的关键点，药店的差异化先从店面设计的差异化做起。特殊的形象是区别于竞争者的开始，在确保整体效果的情况下为突出某一点或某几个点的特色。外部装饰与整体建筑结构和设计风格协调一致，如用药片的放大模型做广告牌；从整体效果出发拟定药店店面装饰的设计思路，尽可能突出药店的门店规模和相应档次；要以单纯清新、赏心悦目的色彩搭配，保持祥和的气氛，避免滥用色彩渲染，任何不适宜的装饰和"浓妆艳抹"都可能致使顾客产生一种烦躁不安、杂乱无章的消极购物情绪。

（三）稳中求变的外观装饰

店面设计是药店整个布局规划的第一步。药店经营本身就是一个低成本入市的行业，在不可能投入大笔费用做媒体广告和强势形象树立的情况下，药店经营就要善于在外观等细节上做好文章。店面设计在总体风格保持不变的情况下，要不定期地寻求店面装饰的变化,这样可以让顾客总有耳目一新的感觉,尤其是对药店周边区域内的顾客群。店面装饰包括广告牌、霓虹灯、灯箱、电子屏广告、招贴画、传单广告、活人广告、门面装饰、橱窗布置和室外照明等。

(四)要有较高的能见度

药店外观的能见度,是指步行或驱车行人能清晰看到药店外在标志的程度。能见度差,即在较远的距离,有时甚至在近处都不易看清药店的标志。这不仅给顾客带来不便,同时也影响药店的销售。一般来说,能见度的提高主要靠构成要素的独特性和鲜明性,如独特的建筑外形、鲜明的招牌、光彩的照明装置,宽敞的药店入口、诱人的橱窗等均能吸引路人的视线,形成深刻的印象。

(五)药店店面风格必须与经营的药品品位相一致

如以经营高档次药品为主的药店,就必须在外观上下功夫。但以低廉价格进行大量销售的药店,其装潢标准如果过于豪华,会使顾客感到价格一定也很高的印象,反而吓走了顾客。

另外,对于连锁药店来说,连锁药店的经营目标、经营方针可以通过外观的形式表现出来,因为药店外观在连锁药店经营中有着宣传的功能。为了达到这一要求,连锁药店在外观装潢上,必须重点突出连锁药店形象的识别标记。结合中国实际情况来看,作为许多连锁药店和连锁便利店的建筑物都是一般平房、某幢楼房底层或地下室的一部分,其本身很难以建筑物的造型变化来体现自己的特色,主要依靠招牌来体现自己的特色。因此,连锁药店外观装潢的重点应突出招牌的作用。像麦当劳的大写"M"标志一样,老幼皆知。

七、药店店面设计的类型有哪些?

成功的店面设计不仅起到美化店容、提升形象的作用,而且还便于顾客辨认,利于药店的形象和氛围营造。一个和谐、独特、鲜明的药店外观,能创造出良好的药店形象,引人注目,诱人进店。

（一）依据药店店面设计外观，可以分为现代风格和传统风格

现代风格的外观给人以时代的气息，现代化的心理感受。大多数的药店都采用现代派风格，这对大多数时代感较强的顾客具有激励作用。如果药店是在商业区，则附近的大药店一般也是现代风格，就能与之达到和谐的效果。在当今发展的社会，现代风格的药店让人有一种新鲜的感受，使之与现代高速运转的社会和谐统一，也体现了潮流性。

具有传统风格的外观给人以古朴殷实、传统丰厚的心理感受。以中药和中药材为主的药店，其店面设计和装饰，用传统的外观风格更能吸引顾客。一个充满古朴色彩的药店能给顾客一种亲切感，使人联想到我国悠久的中药文化，使人体味到药食同源，全身心调理的传统中药中医风格。

（二）依据药店店面设计整体效果，可分为豪华型和简朴型

顾客对一个不相识药店的认识是从外观开始的。一个室外装修高雅华贵的药店，销售的药品也一定高档优质；装饰简朴给人的感觉是实实在在不搞花样，其销售的药品也不会有虚高的价格。但是过于豪华或简陋的装饰，搭配不协调的布置，本身就是拒绝顾客的人为屏障。

（三）依据药店店面的设计规模，可以分为规模大的和规模小的药店

规模比较大的药店，店面设计一般都有一定的气势，先争取店面的宽度，可以通过橱窗的幅度和牌匾的长度从视觉上来延伸店面；深度方面的延伸，主要是入口处的空间设计，至于高度方面也要注意，可以利用招牌、旗帜、灯箱等。规模比较小的药店，店面设计应突出灵活的特色，先以深度取胜，然后再考虑宽度和高度。

八、药店出入口都有哪些类型？

一般来说，大型药店的出入口可以安置在中央，而小型药店的进出位置设在中央是不妥当的，因为店堂狭小，直接影响了店内实际使用面积和顾客的自由流通。规模小的药店进出口设计一般在药店门面的左侧宽度为3～6m。因为根据行人一般靠右走的习惯，入店和出店的人不会在出入口处产生堵塞。同时出入口处的设计要保证店外行人的视线不受到任何阻碍而能够直接看到店内，这样比较合理。出入口最好不要有楼梯或门槛，老年人进出会方便一点，有雨雪天气要注意防滑。

至于药店进出口的具体设计，这里介绍常见的几种类型。

（一）封闭型出入口

封闭型药店入口（图7-1）尽可能小些，面向大街的一面，要用陈列橱窗或有色玻璃遮蔽起来。顾客在陈列橱窗前大致品评后，进入药店内部，可以安静地挑选药品。许多连锁药店和专门经营药品的药店都选用这种方式，店面比较讲究，标志、招牌和颜色等都是统一的，从店面入口即可以给顾客留下深刻印象。

（二）半开型出入口

半开型药店入口（图7-2）稍微小一些，从大街上一眼就能看清药店的内部。倾斜配置橱窗，使橱窗对顾客具有吸引力，并且尽可能无阻碍地把顾客引到店内。这种药店在经营一般药品的同时，可以经营普通药品延伸的中档药品，橱窗里除了摆放药品包装盒外，还可以把经营的其他物品摆放进去，如化妆品、装饰品等。顾客一般从外边看到橱窗，对经营的药品感兴趣，才进入店内，但开放的程度不要太高，要保证顾客在店内安静地挑选药品。

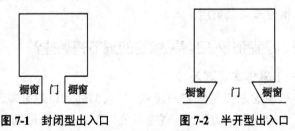

图 7-1 封闭型出入口　　　图 7-2 半开型出入口

（三）开放型出入口

开放型出入口（图 7-3）是把药店面向马路一边全开放的类型，使顾客从街上很容易看到店内的药品，顾客出入药店没有任何阻碍，可以自由地出入。这种类型的药店是除了经营药品外，还可以经营生活的必需品，如食品、水果等日用品。开放型的出入口前面很少设置障碍物。

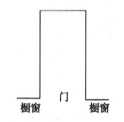

图 7-3　开放型出入口

（四）出入分开型出入口

出口和入口通道分开设置，一边是进口，顾客进来之后，必须走完药店才能到出口结算，这种设置对顾客来说不是很方便，有些强行的意味，但是对商家管理是非常有利的，有效地阻止了物品的偷盗事件发生。同时这种类型出入口对顾客的接待效率也很高。这种出入口设置与营业位置、营业规模等有关，一般比较适用于开放式货架，顾客自选药品的药店。

为了店堂的安静和保暖，药店一般要有门。店门设计，还应考虑店门前边是否有阻挡及影响药店门面形象的物体或建筑、采光条件、噪音影响及太阳光照射方位等。店门所使用的材料，以往都是采用较硬质的木材，也可以在木质外部包铁皮或铝皮，制作较简便。近年来大多数药店使用铝合金材料制作药店门，由于它轻盈、耐用、美观、安全、富有现代感，所以有普及的趋势。无边框的整体玻璃门和造型华丽的玻璃自动门属于豪华型，由于这种门透光性好，应用也越来越多。门的材料不能太重，以免小孩、老人等顾客开启不便，此外，门的设计还要使顾客推货车可以自由出入。

九、药店出入口容易忽略的细节有哪些？

（一）从停车场到入口

停车场的入口是购物的起点，当人们离入口越来越近，总免不了一边张望一边猜测：有停车位么？这个过程顺利与否几乎决定了人们的心情。如果从公路到入口走得很顺利,人们就会觉得喜悦。一项心理调查表明,司机面对排队停车,心理等待的限度是 3～5min,超过这一时间,许多人会重新寻找新的停车地点,所以一定要创造停车的便利。

要创造便利性就要考虑顾客驾车会遇到的问题。

(1)我国的机动车为靠右侧行驶,所以右转进入与左转进入的停车场相比,当然后者更受欢迎(日本、香港等地是靠左行走,所以正好相反)。因此,现在停车场必须设计右转进入并有明显的指示。

(2)由于驾驶技术欠佳的顾客数量不断增加,顾客更喜欢去那些能够轻松停车的地方购买。

(3)许多药店员工占了最好的停车位,建议不允许员工将车停在靠近入口的地方,而是把最好的地方留给顾客。

无论是为了骑自行车的顾客设置的自行车停车场,还是为开车的顾客设置的机动车停车场,停车场的位置与入口的关系一定要从顾客行动的路线出发进行仔细考虑、严密设计。

(二)营造顾客进门物理上的方便

对顾客来说,有些药店入口总是让人不愿意进去。什么原因让顾客敬而远之呢?这个问题可以从两方面来进行思考。第一是店铺建筑物的结构是否便于顾客进入,这是物理上的原因;第二是顾客进入后的感觉,这是心理上的原因。

开着的门与关着的门相比,哪一个更容易吸引顾客进入呢?几乎所有的人都会回答开着的门更方便进入,保持店门宽敞开放是首选。令人感到不便的台阶以及过分光滑的地面等这些在设计时没有注意到的细节,都会极大地影响顾客进入店内的热情,都要进行仔细检查。总之,消除障碍,让顾客自然而然地进门,是店铺经营中不可忽视的原则。

(三)营造顾客进门心理上的方便

在心理上让顾客不愿进入的药店是什么样子?不愿意进入是因为顾客在心理上对这家药店有一种不安的感觉,顾客感到不安,当然就不愿意进入购物。

(1)付款方式:消除顾客的不安感,一个重要的信息是向顾客传达付款方式。所谓付款方式是指用信用卡结账还是用现金结账。现在,人们的钱包中都会装有各种各样的卡,如果药店的入口处标有可以用信用卡结算的字样,那么即使顾客随身带的现金不够,也可以凭信用卡大胆地进来。

(2)明亮度:明亮的入口处与昏暗的入口处是截然不同的。受光明的吸引是人类的一个习性,所以首先应该在店铺门前装饰聚光灯等,尽量使门前变得明亮。

(3)干净整洁:不仅仅要保持店内的清洁,对于容易脏的入口处以及店周围也要经常进行彻底的清扫。门口放置的踏垫也是一个值得注意的细节,因为踏垫的作用是保持店内清洁的,顾客进来之前可以将鞋底的泥土在踏垫上擦干净,尤其是北方的冬天。

十、药店招牌设计包括哪些内容?

药店招牌名称十分重要,一个具有高度概括力和强烈吸引力的招牌名称,对顾客的视觉刺激和心理影响都起着重要作用,不仅能给人以美的享受,而且还能吸引顾客,扩大销售,起到第一"推销员"的作用。招牌设计包括命名、颜色、字体、图案、风格、布局等。

(一)药店招牌的命名

1.药店招牌的命名原则

(1)易读、易记原则:易读、易记原则是对店名最根本的要求,店名只有易读易记,才能高效地发挥它的识别功能和传播功能。这就要在取名时做到:

1)简洁:名字单纯、简洁明快,易于传播,中国招牌名称一般以2~4个字节为宜,外国名一般以4~7个字母为宜;

2)独特:招牌名称应具备独特的个性,避免与其他品牌招牌名称混淆,这样才能在公众心目中留下鲜明的印象;

3）新颖：招牌名称要有新鲜感和时代潮流，创造新概念。如：维康、奇运生等；

4）响亮，有气魄：招牌名称要易于上口，难发音或音韵不好的字都不宜作招牌名称。有气魄要做到起点高，具备冲击力及浓厚的感情色彩，给人以震撼感。

（2）暗示产品属性原则：店名还应该暗示经营产品某种性能和用途。显而易见的问题是店名越是描述某一类产品，那这一招牌名称就越难向其他产品上延伸。因此，为药店命名时，如果兼营其他商品，不要使店名过分暗示药品，否则将影响企业业务的进一步扩展。

（3）启发联想原则：启发联想原则是店名应包含与产品或企业相关的寓意，让顾客能从中得到有关企业或产品的愉快联想，而不是消极的联想，也就是取个吉利的名字，进而产生对品牌的认知或偏好。但要注意，有时从一种语言看来，它是吉利的名字，而用另一种语言读出来，就会有消极的意义。出现这种情况，如果想进入该地区的市场，就必须改名。

（4）与标志物组合原则：品牌 LOGO（可识别部分）是指品牌中无法用语言表达但可被识别的部分。当招牌名称与标识物相得益彰、相映生辉时，品牌的整体效果会更加突出。标志物是指药店中可被识别但无法用语言表示的部分，如医院的红色"十"字，可口可乐的红色标志，麦当劳醒目的黄色"M"，以及奔驰的三叉星环等。当店名能够刺激和维持药店标识物的识别功能时，药店的整体效果就加强了。

（5）适应市场环境原则：不同国家或地区顾客因民族文化、宗教信仰、风俗习惯、语言文字等的差异，使得顾客对同一品牌招牌名称的认知和联想是截然不同的。因此，品牌招牌名称要适应目标市场的文化价值观念，而且也要适应潜在市场的文化价值观念。在品牌全球化的趋势下，品牌招牌名称应具有世界性，要想进入新市场，首先必须入乡随俗，有适应当地市场文化环境并被顾客认可的名称。

企业应特别注意目标市场的文化、宗教、风俗习惯及语言文字等特征，以免因招牌名称在顾客中产生不利的联想。鉴于此，药店应本着适应性原则，命名时要把眼光放远，给药店一个走遍世界（起码被目标市场认可）都叫得响的名字，这样才有利于药店的发展。

（6）受法律保护原则：命名也要考虑注册问题，即招牌名称是否符合《商标法》登记的必要条件。首先，该药店名是否在允许注册的范围以内，有的药店名虽然不构成侵权行为，但仍无法注册，难以得到法律的有效保护，如不允许使用地理方位、地名、第一之类为名；其次，已经有其他人登记了相同的招牌名称，工商部门则不会受理；再次，该药店名是否有侵权行为。药店经营者要通过有关部门，查询是否已有相同或相近的店名被注册。如果有，则必须重新命名。因此，在命名时，不要总是用一些常见的思维模式来进行创意，一般来说，注册前不妨多创意2～4个招牌名称，做到有备无患。招牌名称受到法律保护是品牌被保护的根本。

2．药店招牌命名的方法

（1）以企业的名称命名：这种命名能反映药店经营药品范围及优良品质，树立药店声誉，使顾客易于识别，并产生一睹为快的心理，达到招徕生意的目的。所有的连锁药店都是使用统一的名称。例如，哈尔滨人民同泰医药连锁店、北京永安大药房及维康大药房等，又如，"成大方圆医药连锁有限公司"、"健民医药连锁店"、"中联大药房"是以企业名称命名的，并且有统一的品牌影响力。

（2）以服务精神命名：命名反映药店文明经商的精神风貌，使顾客产生信任感。如"一元堂药店"、"医药百信连锁"、"99分药店"、"老百姓大药房"等，这其中蕴涵着经营者薄利多销的经营宗旨或诚实的服务理念。一个文化含量高的品牌名，可以达到"借势"、"造势"之目的，招牌可以借助文化含量达到提升自我之目的，给顾客带来巨大的思维空间，对企业后期的发展创造先决条件。当然,做到这点很难,在"方寸之地"以小见大,但这种力量十分巨大,应该看到这种优势,并努力运用。

(3)以经营地点命名:以经营地点命名反映药店经营所在的位置,易突出地方特色,使顾客易于识别。我国许多药店均采取这一命名方法,如"东北大药房"、"北京石景山药材公司第一连锁店"、"重庆桐君阁大药房"、"甘肃众友医药"等。

(4)以人名命名:这种命名能反映经营者的历史,使顾客产生浓厚兴趣和敬重心理,如"华氏大药房"、"时珍阁大药房"等。如美国的金卡伦药店,是由创办人麦克·卡伦名字转化而来的,日本的伊藤洋华堂也是用人名命名。

(5)以美好愿望命名:以美好愿望命名能反映经营者为达到某种美好的愿望而尽心服务,同时包含对顾客的良好祝愿,引起顾客有益的联想,并对药店产生亲切感。如"同仁堂"、"万宁药店"、"利康药店","回春大药房","金康药业"等,这些店名,蕴涵着来此的顾客定能沉醉于美好的环境以及美好的祝愿中。命名是用语言来表达药品本身的主要方式,因此,命名时的意义、音感、视觉3种形象给目标顾客的感受是很重要的,因为招牌名称是药店形象的先锋。

(6)以新奇幽默命名:命名的风趣诙谐,也容易让顾客记忆,也是赢取市场的重要环节。比如提到"老干妈"、"阿庆嫂",便让人似乎看到一张慈祥的面孔,品牌极具亲和力。如"万草堂"、"福生堂"、"采芝林药业连锁"、"济世通大药房"等,寓意了传统的民族文化。好的命名,大多是给人一种正面的联想。

(7)以花卉或动物名称命名:以花卉或动物名称命名也是一些企业命名的一种方法,如"牡丹药房"、"金象大药房"、"竹林大药房"、"双鹤同德堂连锁大药房"、"白猫有限公司"等,用这种方法命名是希望取其吉祥、顺利、美好的含义,但是一定要注意这种命名进入不同市场时的区域文化,其寓意也会发生变化,营销也要随着变化。

(8)以中文与外文合用命名:药店的命名也可以为走出

国门做好准备，就像药品的命名一样，如"克咳"的外文名字KEKE 等，做好中文与英文的统一命名，为药店的发展打下了一个伏笔。这种命名也有外商在国内的合资店或代理店采纳，便于顾客记忆与识别，如"欧姆龙"、"史克"等。药店尽量不要运用英文缩写，如果用了英文缩写，还要准备大量的广告费用，来耐心地告诉顾客每个字母代表什么，这种沟通很复杂，也极易让人混淆不清。药店在命名中要把着眼点放在创造新的中文与英文字义的融合一体上，以有别于其他品牌。

（二）药店招牌的制作与装置

设置药店招牌的主要目的是宣传药店名称、经营方向及经营宗旨，使顾客一眼便能对药店产生亲切感。因此，药店招牌要力求醒目，吸引路人注意，增加药店能见度。

1. 药店招牌的类型　在设计时一定要讲究造型美观，字体端正易认，切忌潦草，底色与正文对比强烈，反差要大，使路人从远处也能清晰辨认。随着生产技术的发展，药店招牌的制作日趋多样化、艺术化。

目前主要有以下几种：

（1）文字型：文字型招牌具有最基本的告知功能。一般用木块或塑料盒子制作，铸模的字体，只写上店名和经营药品，简单明了，投资较小。有美术字和书写字，书写字要注意大众化。有时为了让招牌在夜间也能看见，通常还在顶部装上荧光灯，用以照明。文字型招牌主要是让顾客明了药店的名称及经营产品的范畴。

（2）文图型：文图型招牌强化品牌联想。一些药店在其招牌上标有店名和经营的药品外，还设计店徽，能扩大药店的影响，增强顾客的记忆，起到画龙点睛的作用，许多药店普遍采用绿色"十"字，再加上药店名称，还如李时珍的头像和店名并列在招牌上出现、用植物配合文字，还如采用古人携带传说中的宝葫芦，招牌的名称与图像相映成辉等，都是强化店名或赋予品牌涵义，增加顾客的联想记忆。这和法国家乐福用法文"Carrfour"和船锚图案作为标志相辅相成扩大影响力是一样的。

（3）形象型：形象型招牌生动形象地展示出药店的特色，可以让药店招牌造型与药店经营药品形象相似，就像牛奶房的招牌形象似一头牛，鞋店的招牌形象似一只竖立的鞋子一样。药店可以把招牌设计成药片、胶囊、药瓶等形状，若能与店名结合起来，便能给药店增色不少。如以前的"阳光"药店用冉冉升起的太阳做门面招牌设计，具有强烈的感染力。

（4）照明型：照明型招牌增加了药店在夜晚的张力。一般是运用灯箱或霓虹灯做招牌，以玻璃光管制作成文字或图案，夜间光彩夺目，使人在较远的地方也能一目了然，可增强吸引力。照明型招牌增强了远距离的宣传，在夜间又增强了吸引力，达到了白天达不到的视觉效果。

2．药店招牌的位置与文字大小的关系

（1）药店招牌的形式与装置：招牌的形式、规格与安装方式，在遵守《药品经营管理规范》的基础上，力求多样化和与众不同。既要做到引人瞩目，又要与店面设计融为一体，给人以完美的外观形象。从招牌的装置位置方面，招牌主要分为正面招牌（或称栏架招牌）、侧面招牌（或称侧翼招牌）、屋顶招牌、路边招牌、遮阳篷招牌等，在符合城市管理规定的前提下，尽可能多地装置招牌。

1）正面招牌：正面招牌是表明和指示药店的名称和位置，多设置在店面正上方的平行位置，所以也称为栏架招牌。可以用来表示业务经营范围、药店名、药品名、商标名等。它是所有招牌中最重要的招牌，所以也可以采用投光照明、暗藏照明或霓虹灯照明来使其更引人注目。这也是药品监督管理部门要求连锁门店应该悬挂的。《药品经营质量管理规范实施细则》中的第五十一条规定：药品零售企业和零售连锁门店应按依法批准的经营方式和经营范围经营药品。连锁门店应在门店前悬挂本连锁企业的统一商号和标志。

2）侧面招牌：侧面招牌的作用是用来提示过往行人，引起行人对药店的注意。此种招牌一般可位于药店的两侧，其显示的内容是给两侧行人所看，可用来表示药店店名，也可用来表示药店的经营方针、经营范围和药店广告。这种招牌一般以灯箱或霓虹灯为主。

3）屋顶招牌：屋顶招牌是为了使顾客从远处就能看见药店，可以在屋顶上竖一个广告牌，用来宣传自己的药店。

4）路边招牌：路边招牌是一种放在店前人行道上的招牌，用来增加药店对行人的吸引力。这种招牌可以是医药企业的吉祥物、人物造型，也可以是药品包装的扩大模型、医疗器械模型或一架自动售货机等。

5）墙壁招牌：墙壁招牌是指利用药店的墙壁来做宣传，一般可以用来书写店名。

6）遮阳篷招牌：遮阳篷招牌一般由医药企业提供，大都是印刷药品广告。遮阳篷招牌对连锁店来说是视觉应用设计的一部分，鲜明地体现了品牌的标志和招牌名称，可以增强顾客的统一识别感。

（2）招牌的位置与文字大小的关系：招牌放置位置的不同，所要求的文字的大小也有差异。日本专家在《怎样经营药店铺》一书中，给我们提供了一组有价值的数据（表 7-1）。

表 7-1　招牌位置与文字大小关系

招牌位置	一楼（4m 以下）	一楼（4m～10m）	楼顶（10m 以上）
视觉距离	20m 以内	50m 以内	500m 以内
文字大小	高 8cm 左右	高 20cm 左右	高 100cm 左右

3. 药店招牌的选材　药店招牌的选材既要考虑其耐久性、耐污染性，又要考虑质感性。招牌底基可选用的材料有木材、水泥、瓷砖、大理石及金属材料；招牌上的字型、图形可用铜质、瓷质、塑料来制作。各种材料利弊明显，可根据实际情况进行选择。此外招牌的制作要精细。

药店招牌文字使用的材料因店而异，店铺规模较大，而且要求考究的店面，可使用铜质、凸出空心字，闪闪发光，有富丽、豪华之感；定烧瓷质字永不生锈，反光强度好；塑料字有华丽的光泽，制作也简便，但时间长了，光泽退掉，塑料老化，且受冷受热受晒容易变形，因此不能长久使用；木质字制作也方便，但长久的日晒雨淋易裂开，需要经常维修上漆。

4. 药店招牌的色彩　招牌是企业的脸面。颜色的搭配，在企业形象（CI）策划中就是基本色的确定。招牌上药店全称的文字颜色，象征自我、本药店，而招牌的底色，则象征于社会、公众、客户等。药店能生存发展，则必须得到社会各界的支持与关照，方能"笑面纳福，和气生祥"。

十一、药店橱窗设计包括哪些内容？

橱窗设计包括高度、透明度、有无广告、装饰物等，橱窗设计类型，橱窗宣传主题类型。

（一）橱窗展示的心理效应

橱窗是药店形象的一个重要组成部分，是药店的广告，是顾客的顾问和向导。橱窗通过设计者的布置与陈列使药品的性能、特点、种类真实地展示出来。调查显示，有60%以上的人在逛药店时会注意药店的橱窗，药店橱窗会在一定程度上影响顾客的购物行为的占52.7%。其中37.1%的人进一步表示，药店橱窗会刺激他们的购买欲。

随着药品愈来愈丰富，人们对于药品的需求与购物时的信息传递的要求也越来越高，一成不变的展示方式已不适应社会的发展，只有创意新颖、风格独特的设计才能吸引行色匆匆的脚步。橱窗通过摆放药品包装盒，以及通过艺术化处理，药店能吸引行人注意，并显示高雅的格调；通过提供公共服务信息，药店能显示其对社会的价值。

（二）橱窗设计类型

药店橱窗不仅是店面总体装饰的组成部分，而且是药店的第一展厅,它是以药店所经营销售的药品为主,巧用布景、道具,以背景画面装饰为衬托,配以合适的灯光、色彩和文字说明,是顾客接受药品介绍和药品宣传的第一视觉区域。

药店橱窗的设计,首先要突出药品的特性,同时又能使橱窗布置和药品介绍符合顾客的一般心理行为,即让顾客看后有美感、舒适感和向往心情。好的橱窗布置既可起到介绍药品,指导消费,促进销售的作用,又可成为药店门前吸引过往行人的艺术佳作。

根据橱窗的设计格局和造型,橱窗可以分为五种类型。

1. 有底座橱窗　陈列橱窗的底基可以选用不同的高度,在选用底基的高度时一般取决于所陈列的物品和观察该物品顾客最佳视角所需角度。一些体积小的如药品、书、化妆品等一般陈列在高度为30、45或60英寸的橱窗平台上。这种垫高的橱窗既有利于顾客观察药品,并且能保护橱窗玻璃。在橱窗的后背景设计方面,既可以用全透明的,也可以是完全不透明的,还可以是部分透明的。

2. 斜坡型橱窗　斜坡型的橱窗的座基一般向前倾斜,即后面高、前面低,既可采用楔型也可采用阶梯型。这种陈列橱窗给顾客带来的视觉冲击力较大。可以利用药品的包装盒设计不同的造型,或者组合成某医药企业的标志物。

3. 暗箱式橱窗　这种小型的盒状的陈列橱窗一般安排在眼睛部位的高度,可以是半开的,也可以是全封闭的。目的是使顾客将注意力集中到特定的药品类型上,或者是符合季节性的药品。

4. 独立式橱窗　这种具有四面封闭结构的橱窗,一般同药店的其他部分相分离,这种格式的橱窗一般适合用于拱廊型门面,能有效地向顾客全面展示特定的药品。但是在利用这种橱窗时必须科学确定橱窗的位置、大小和数量,选定要陈列的药品,并且使整个橱窗体系同药店保持协调一致,具有良好的视觉效果。

从橱窗的封闭程度上，橱窗主要包括封闭式、半封闭式、敞开式和自由式以及创意型几种。其中，封闭式和半封闭式橱窗多为大药店和连锁药店所用，而自由式及创意型橱窗则可以在药店中获得一举两得的效果。一方面，橱窗采用玻璃质地，橱窗后壁（朝向药店内部的面壁）不加任何遮蔽，保持与场内的相通，使顾客在店外可以看到内景、在场内可以看到外景；另一方面，这种橱窗并非真的是专门用来陈列艺术品或是精品的地方，而是药品对外宣传的传播窗。

5. 店面透明型橱窗　这种把整个店面都做成了"橱窗"，即整个店面只有大面积的透明玻璃，使人对药店内部可以一目了然。也就是说，整个药店内营业现场成了"橱窗"内容。这样做的好处是节约了营业场地；避免了橱窗设计制作的麻烦；人们一眼就清楚药店的经营场面和特点，也可以利用大面积的玻璃做设计促销。但也有一定的弊病，如失去了一块广告经营和深入宣传自己的媒体；如果营业现场在视觉上杂乱无章，反而会引起反感。因此，这种做法更适合大型药店和豪华的连锁药店，而不太适合于仓储式药店。

（三）橱窗主要类型

药店的橱窗只能是"大题巧做"，而非"小题大做"。根据橱窗的布置方式和空间的分配变化，主要有以下几种：

1. 综合式橱窗　综合式橱窗是将许多药品的包装综合陈列在一个橱窗内，以组成一个完整的橱窗广告。这种橱窗布置由于药品之间差异较大，设计时一定要谨慎，否则就给人一种"什锦粥"的感觉。可以分为横向橱窗、纵向橱窗、单元橱窗。

2. 系统式橱窗　大中型药店橱窗面积较大，可以按照药品的类别、性能、用途等因素，分别组合陈列在一个橱窗内。

3. 专题式橱窗　专题式橱窗是以一个广告专题为中心，围绕某一个特定的事情，组织不同类型的物品进行陈列，向媒体大众传输一个诉求主题。又可分为节日陈列——以庆祝某一个节日为主题组成节日橱窗专题；事件陈列——以社会上某项活动为主题,将关联药品组合起来的橱窗;场景陈列——根据药品用途,把有关联性的多种药品在橱窗中设置成特定场景,以诱发顾客的购买行为。

4. 特定式橱窗 特定式橱窗指用不同的艺术形式和处理方法,在一个橱窗内集中介绍某一药品,例如,单一药品特定陈列和药品模型特定陈列等,从而获得好感。

5. 季节性橱窗 根据季节变化把应季药品集中进行陈列,如节日的保健品、秋末冬初的感冒类和风湿类药品、春末夏初的肠胃类药品展示。这种方法满足了顾客应季购买的心理特点,有利于扩大销售。但季节性陈列必须在季节到来之前一个月预先陈列出来,向顾客介绍,才能起到应季宣传的作用。

值得注意的是,现代橱窗陈列的布局更加强调其立体空间感和空间布置的肌理对比。例如,由于药品的摆放多集中于橱窗的中下部分,上部空间可以利用药品广告张贴或悬挂吊旗等办法增加其空间感。应充分讲求与广告的肌理对比。

(四)药店橱窗展示的要求

在现代商业活动中,橱窗既是一种重要的广告形式,也是装饰药店店面的重要手段。一个构思新颖、主题鲜明、风格独特、手法脱俗、装饰美观、色调和谐的药店橱窗,与整个药店建筑结构和内外环境构成的立体画面,能起美化药店和市容的作用。具体要求如下:

1. 橱窗横向中心线最好能与顾客的视平线相等,整个橱窗内所陈列的药品都在顾客视野中。而且长度和宽度的比例一定要符合视觉习惯,一般高、宽的比例以 $1:1.62$ 为佳,这便是通常所说的"橱窗的黄金定率"。

2. 在橱窗设计中,必须考虑防尘、防热、防淋、防晒、防风、防盗等,要采取相关的措施。

3. 不能影响店面外观造型,橱窗建筑设计规模应与药店整体规模相适应。

4. 橱窗陈列的药品必须是本药店出售的,而且是最畅销的药品。

5．橱窗陈列季节性药品必须在季节到来之前一个月预先陈列出来向顾客介绍，这样才能起到迎季宣传的作用。

6．陈列药品时，应先确定主题，使人一目了然地看到所宣传介绍的药品内容，千万不可乱堆乱放分散顾客视线。

7．一般药店橱窗陈列的是药品精美的外包装，特别是容易液化变质的药品以及日光照晒下容易损坏的药品，要用其模型代替。

8．橱窗应经常打扫，保持清洁。肮脏的橱窗玻璃，橱窗里面布满灰尘，会给顾客不好的印象，引起对药品的怀疑或反感而失去购买的兴趣。

9．橱窗陈列需勤更换。

10．橱窗内除展示药品外，有时也可用做宣传标语的粘贴。

十二、连锁药店创建连锁识别系统重要吗?

（一）连锁识别的重要性

连锁经营是全世界的发展趋势，透过特许经营不但可以快速占有市场，也会因量化而达成降低成本与强化竞争力的目的；在导入市场经济之后，中国成为全世界最大、最有潜力发展连锁事业的地区。

虽然连锁经营是未来必然的趋势，在中国又有如此广大的市场，但是根据国外数十年的经验，连锁经营管理与一般的企业经营管理有非常大的差别，凭着经验累积慢慢开店的传统方式，已不符合现在高度竞争的商业环境，百年老店的观念如果不创新，不但不能帮助连锁经营，有时还会阻碍发展，设计规划良好与否将影响未来发展的速度，甚至会决定成功与失败。

连锁识别就是将连锁经营导入现代化、规范化运作的重要技术，也是成功创造品牌形象的方法，连锁经营若是没有这些规范化的管理技术，不但形象无法统一，品质无法一致，门店越多越无法控制，管理人数及成本也都会不成比例地增加。

（二）连锁识别的内容

CI 是 Corporate Identity 的缩写，指的是企业识别，而连锁店的识别规划叫 SI 是 Store Identity 的缩写，与 CI 有相当大的不同，它包含下列四大部分：MI（Mind Identity）称为理念识别，是透过调查、研讨、评估等作业方法，建立符合连锁需求的经营理念、定位、远景与策略，是整个 SI 的指导方针。

VI（Visual Identity）称为视觉识别，对连锁业而言又可叫做品牌识别（Brand Identity）或零售点识别（Retail Identity），主要是将品牌理念转化为具体设计。在内容上可分为基本系统（品牌标志、标准字、品牌色彩、吉祥物……）及应用系统（事务用品、交通工具、制服、包装……）。

BI（Behaviour Identity）称为行为识别，也就是管理上的制度规划，包括开店策略与管理、开店投资评估、布点计划、人力资源管理、培训办法、员工奖励办法、员工创业入股法、总部运作管理、行政管理、会议系统与管理、报表分析与管理、广宣与促销活动管理、顾客管理与组织、商圈调查与开发、选店与租店要领、商圈与营销、药店作业管理、药店主管手册、药店店员手册、门店绩效评估、加盟店管理规章、加盟店契约书、加盟店招揽管理办法、加盟手册及表格、总部财会管理、门店会计制度、盘点管理、采购管理等。

SI（Space Identity）称为空间识别，也就是系统性、规格化的门店装潢设计，能够统一形象、塑造个性化、节省费用、缩短工时、利于快速开店、方便管理并强化加盟者的信心。连锁店空间系统设计内容包括：系统运作、平面系统、天花板系统、地平系统、照明系统、配电系统、配水系统、空调系统、材料规格、连锁店施工招标发包管理及 SI 标准手册制作（活页式标准管理手册）。

虽然 SI 所包含的内容相当多，但是按性质分析可分成两大部分：第一部分就是属于视觉与环境的 VI 视觉识别以及 SI 空间识别，第二部分就是属于理念定位与管理制度的 MI 理念识别以及 BI 行为识别；由于这两个部分的专业领域不同，所以，在规划时必须密切配合，才不会失去了一致性的方向。

（三）利用连锁识别节约成本，创建效益

对于顾客而言，与连锁店接触最直接的印象，除了广告就是来自店面，不论是招牌、外观、装潢，或者是服务标准化、规范化，都会感受到有组织、高质量的印象，所以透过适当的系统性 SI 规划，将会有下列作用。

1．统一形象　连锁店每个门店的尺寸大小都不相同，透过 SI 规划能够统一整体的形象，规格化的空间设计不会因位置尺寸的不同而产生差异化印象。

2．塑造个性化　透过专业的 SI 设计，可塑造店面独特的风格，在竞争的市场上造成区隔，也比较不易为他人所模仿。

3．节省费用　整体设计及施工的好处就在于节约费用：①设计费可从加盟金补偿，例如每店加盟金摊提 5 000 元，200 家店就有 100 万元，500 家店就有 250 万元，数量愈多赚得愈多；②施工费 / 量化发包平均可降低 30% 工程费，例如每店工程费 20 万元，200 家店就可节约 1 200 万元，500 家店就可节约 3 000 万元，这是一笔相当可观的费用。

4．缩短工时　平均每店可缩减 30%～50% 的施工时间，相对也就减少房租的负担及增加营业的天数。例如：原预计为 20 天的工程期，现减为 10 天，则 200 家店时可减少 2 000 天的租金支出，若以月租 3 万元计算，则省了 200 万元，此外还增加 2 000 天的营业额，若以月营业额 20 万元计算，则可增加 1 300 多万元额外营业收入，到 500 家店时就更可观。

5．利于快速开店　规范化、系统化的规划完成，就可以快速开店，每间店面不须重复设计，施工单位在 SI 手册上就可以找到几乎所有的施工条件，立刻可以动工装修；而店员在完善的培训制度下早已准备就绪，等待店面完工随时可以营业，加盟者也因为设施及制度都是完备的，所以只要经过短期的培训就可以放手经营。

6．方便管理　管理制度及 SI 设计完成，不但可以快速展店，还能提高管理的品质，所有的作业流程、行为准则、抱怨处理都有规范，不会发生因人而治的混乱现象，更可避免人情及外力的干扰。

7. 容易推动加盟　有兴趣加盟开店的人，在选择加盟主时，首要考虑的除了知名度以外就是有无良好的规划，事实上连锁业者在推动特许加盟业务时，所推销的并不是产品本身，而是经营的模式，所以规划越是完善的连锁品牌越容易推广加盟，反之，没有详细规划的连锁店除了不容易产生信任感外，真正经营起来也会因为没有标准而加大失败的风险。

第二节　药店内部布局

一、什么是药店空间?

药店空间一般由三个基本空间构成，即药品空间、店员空间和顾客空间。

（一）药品空间

指药品陈列的场所，有箱型、平台型、架型等多种选择。

（二）店员空间

指店员接待顾客和从事相关工作所需要的场所。有两种情况：一是与顾客空间混淆，如自选区间；二是与顾客空间相分离，如员工更衣室、员工培训区、服务台内和行政办公区等。

（三）顾客空间

指顾客参观、选择和购买药品的地方，以及顾客休闲的区域，如器械体验区、免费吸氧区等，根据药品不同，可分为药店外、药店内和内外结合等三种形态。

二、药店空间设计的基本原则有哪些?

（一）空间规划与设计要坚持科学性与艺术性相结合

药店建设与布局应该充分体现科学与艺术的有机结合，统筹考虑药品种类、数量、经营者的管理理念、顾客的消费心理、购买习惯，以及药店本身的形状大小等因素。如根据顾客的购物习惯、消费心理和格调品味来安排货位，根据人流物流的大小方向、人体力学等来确定通道的走向和宽度，根据经营商品的品种、档次、关联性和磁石理论来划分售货区等，所以，药店的规划必须进行认真深入的研究实施。

（二）空间的规划与设计要充分体现自身特色

药店可以有不同的市场定位和形象定位。五彩缤纷的内部装潢、舒适柔和的灯光、新颖的家具、简明的标识、适宜的室温和洁净的环境，都是形成舒适药店气氛的重要因素。药店布局的主旨就在于便利顾客和创造购买气氛，以建立有利、深刻的印象。依据现代化的需求，药店每5～8年就要将药店改装一次。这迫使药店不得不采取有效措施加强自身特色的体现。总之，药店必须认识"特色"的布局和独出心裁设计的重要性，从其实际出发，力求在商圈内有别于其他药店。

（三）药店规划与设计要坚持有机统一

大部分药店是由专家进行设计的，大型连锁药店都设有企划部门，有些则支付服务费用，聘请有关机构代为设计。无论采取哪种形式，都应该充分体现连锁识别理论在药店中的运用，坚持做到有机统一，也就是说内外形式统一、行为识别与经营理念统一、内在服务质量与外在服务形式统一等。

（四）药店规划与设计要成为"促进销售的一种工具"

药店规划与设计的目标就是使药店对顾客具有吸引力和方便性，并有效利用空间，以求药品尽可能地得到展示，获得满意的销售量和利润。主要表现在：

（1）顾客能够自由地环游整个药店；

（2）由高利润冲动性购买的药品销售形成均衡销售；

（3）条理分明的购买；

（4）创造有利的药店印象和具有吸引力的招徕顾客的环境；

（5）有效利用空间。如果想达到理想的设计目标，就必须汇集冲动性购买药品、便利品和必需品于一炉。

（五）药店的规划与设计要满足足够的空间需求

在进行药店规划与设计之前，经营者应认真核算所需要的面积，所包括的药品、部门、组区、种类、数量等，做到心中有数。同时，服务性设施所需的面积如员工休息区、收货区、收银台、办公室、通道等，也应计算出来。这样，才能留有足够的需求空间。

三、如何根据顾客的行为心理进行药店营业场所设计？

（一）进入药店的顾客行为及心理

心理学将顾客分为三类：

1. 有目的的购物者　他们进店之前已有购买目标，因此目光集中，脚步明确；

2. 有选择的购物者　他们对药品有一定注意范围，但也留意其他品种，他们脚步缓慢，但目光较集中；

3. 无目的的参观者　他们去药店无一定目标，脚步缓慢，目光不集中，行动无规律。

不同的药店接待的三种顾客的比例不尽相同。比如，药店接待的顾客占比例较大的是有目的购物者，室内布局应以功能为先，设计应注重条理和秩序。药店可以通过跟踪调查法绘出不同类型顾客的行动轨迹，可为室内设计提供依据。

顾客购物时的心理活动是本身需要和客观影响的综合反映。我们研究的目标是外界环境刺激对顾客的影响。一般说来，顾客进入药店购物时，大多数要经过一系列心理过程，尽管有时不那么明显。在药店设计中应对准顾客这一系列心理活动制定对策，使他顺利实现购物行动。

（二）认识过程与视觉心理

一系列心理过程的开头是"注意"，这就要求药品应具有一定的刺激强度才能被感知，根据视觉心理学原理我们可采取以下对策：

1．增强药品与背景的对比　药店内各种视觉信息很多，人只能选择少数作为识别对象。根据视觉心理原理，对象与背景差别越大越易被感知，在无色彩的背景上容易看到有色彩的物体，在暗的背景上容易注意亮的物体。比如在室内设计中采用暗淡的色彩，并进行低度照明，而用投光灯把光线投射到商品上，使顾客的目光被吸引到商品上。又如浅色商品以深色墙面为衬托，而深色商品以白色货架为背景，用于突出商品。

2．掌握适当的刺激强度　除了突出药品以外，广告、霓虹灯、电视等也可以用来吸引顾客，但是刺激超过了一定限度就起不到什么作用。招牌的数量越多，每块相对被注意的可能性越小。国外有人做过实验表明，注意的可能性的减少要比人们仅从数量着眼所预料的快得多，增加第二块招牌并不会把第一块招牌被注意的可能性减少一半，而第三块招牌的影响就大了，而到了十五块时，某块特定的招牌被注意的可能性大大低于十五分之一。实验表明，一般人的视觉注意范围不超过七个对象，比如短时间呈现字母，一般人只能看到大约六个，这对于我们在室内设计中合理地确定商业标志和广告的数量、柜台的分组数量和空间的划分范围等是十分有用的。

（三）情绪心理与购买行动

在使顾客对药品引起注意之后，还要采取一系列对策来促进他顺利实现购买行动。我们在室内设计中可以采取以下手法。

1．唤起兴趣　新颖美观的陈列方式及环境设计能使药品看起来更诱人。国外商业建筑十分注意陈列装置的多样化，药店要根据药品来设计陈列装置，让药品的特点得到充分的展示。

2．诱发联想　利用直观的药品使用形象诱发顾客对使用的联想是非常有效的，如将儿童使用的卧具、玩具等布置成一个儿童室的形式则比分类排队的陈列方式生动得多，它使顾客身临其境。著名的后现代建筑代表作之一——维也纳歌剧院环路旅行社营业厅，也是以隐喻与象征的手法起到诱发顾客（旅行团成员）联想的作用。

3．唤起欲望　注意装置的多样化，因为美观的环境与药品一样诱人，甚至比药品更诱人，它们使药品获得最充分的展示。

4．促进信赖　这要求室内设计的风格与药品的特性相吻合。比如传统风格的中药店要比现代形式的中药店更会使顾客信赖，相反造型新颖的现代药店则更有竞争力。

四、建筑装修元素与药店室内设计如何匹配？

同样的商品，人们往往认为摆在装饰很好的店铺里的比摆在集市地摊上的价值高。面临着市场的竞争，必须以建筑装修的突出特色去赢得顾客，为此可使用以下手法。

（一）创造主题意境

在室内设计中依据药品的特点树立一个主题，围绕它形成室内装饰的一套手法，创造一种意境，易给顾客以深刻的感受和记忆。比如在儿童药品区，设计师创造的主题是林中乐园，这样的室内空间虽然装修朴素，但对顾客的吸引力丝毫不弱。

（二）重复品牌标示

一些专门经营某种名牌产品的药店，常利用该产品标志作装饰，在门头、墙面装饰、陈列装置、包装袋上反复出现，强化顾客的印象。经营品种较多的药店也可以某种图案为主题在装修中反复应用，加深顾客的记忆，如药店品牌的标示和药店文化等。

（三）灵活变动

消费潮流不断变化，需要药店能随时调整布局以适应。国外有的店铺每星期都要做一些调整，给顾客以常新的印象。为此一些可灵活使用的设计也大量出现。如某书店的天花为网格形轨道，陈列架是从轨道上倒挂下来的 r 型钢丝架，它可以随意变换位置，店主调整起来非常便利。美国的 Waker 事务所则设计了一系列灵活性极高的大型商场。在这里由标准件构成的钢架成了空间的主角,大型广告、电视屏幕、商品模型、模特儿等安装在上面。由于钢架具有很大的灵活性,可根据不同的陈列作调整,给顾客提供了充满刺激的不断变换的信息。

总之,在不干扰药品的前提下,对各种人为的装饰素材的精心运用,不仅能使室内设计的风格鲜明,药店的特色突出,而且还能对某类药品起很好的烘托作用。在市场竞争日趋激烈的时代,良好的设计可以为药店赢得竞争提供一个良好的基础。

五、如何对药店店堂进行布局?

药店空间格局可依据药品数量、种类、销售方式等情况,将上述三个空间有机组合。

(一)接触型药店

药店空间毗邻街道,顾客站在街道上购买物品,店员在店内进行服务,通过药品空间将顾客与店员分离。这种药店一般是经营中兼营生活必需品的,一般属于社区便利店。

这种类型的空间格局是一种传统店铺形式,没有顾客活动的空间,顾客在路边与店员接触、选择和购买药品。它有三大特征,一是店员空间狭窄;二是顾客活动区在店外;三是药品空间在店面。这样的设计格局多适用于兼营的药店,主要是经营 OTC 和保健品为主。该种格局形式适于兼营低价品、便利品和日常用品的药店,经营规模小,带有早期店铺的种种特征,比较适用于乡村。

接触型药店是在行人往来的通道上陈列兼营的药品柜台,所以接触型药店大多店员空间狭窄,但也有一些较为宽阔,这种药店适合销售无需费时认真挑选,便于携带的药品或小礼品。

此种形式可使店员适当与所兼营物品保持距离,顾客挑选药品时自由随意,没有压迫感和戒心。店员切忌整排站在柜台前,而应运用宽阔的空间做各种工作,这样能给药店带来蓬勃的生机,吸引顾客购买。

（二）封闭型药店

药品空间、顾客空间和店员空间全在店内，药品空间将顾客空间与店员空间隔开。

1. 店员空间狭窄的封闭型药店　这种类型的药店，顾客进入店面才能看到药品，店员空间较狭窄，大多设立于繁华地区，顾客较多，由店员来取放顾客要看的药品，这种格局对于处方药是必须采用的，属于柜台式销售，顾客自己不可以随意取放药品，这种格局也适合于贵重药品和某些医疗器械。

在封闭型药店里，店员的行为对顾客购买与否起着重要作用。空间狭窄的封闭型药店，店员的一举一动异常明显，如店员僵立于柜台前，一定会使顾客失去购买兴趣。如店员摆放药品、擦拭橱窗、统计数字，既可以引人注目，又可以缓解店内的僵硬气氛。

2. 店员空间宽阔的封闭型药店　这种类型的药店是顾客、店员、药品空间皆在室内，店员活动空间较宽阔，顾客活动空间也很充裕。最为常见的是邻近社区的药店，店内处方药和非处方药区域分割的很清楚。宽阔的顾客空间可使人们自由地参观和选购，药店整体布局给人的印象是欢迎参观。也有开展"小型健康咨询会"的空间。此类药店努力制造药店的热闹气氛，靠环境、人气提高顾客的购买情绪。

（三）环游型药店

顾客可以自由、漫游式地选择药品，实际上是开架销售。该种类型可有一定的店员空间，也可没有特定的店员空间。

1. 无店员空间的封闭环游型药店　店员空间被限定在一定范围的柜台内，他们一般不走入顾客的空间，只有顾客将选好的药品带到收银台时，店员才会主动服务。顾客可在不受打扰的情况下，悠闲在店内选购、参观、阅读说明书。采用这种形式的药店给人以轻松的舒适感觉，这样的区域一般放置妇科用药、皮肤病或遗传病的药品，以及普药等，处方药不可采用此方式。

另外,这种格局的最大特色是向顾客发出"店员不对顾客推销药品"的信息。顾客有能力进行挑选,店员不要过于热情,更不能用目光紧盯着顾客。

2. 有店员空间的环游型药店　这种类型的药店,多为已经很有名气的连锁药店和专卖店。店员活动空间与顾客活动空间不加以区分,是专为销售贵重药品、保健品和保健器械而设计的。这种格局本身已将顾客进行了严格的过滤和筛选。同时,这种药店经营的药品价格昂贵,顾客购买时较认真、仔细,常需要店员从旁说明,充当顾客的顾问。店员应活动于顾客中间,销售行为应追求轻松自然,店员位置切忌固定在店中央等待顾客招呼。

六、什么是顾客流动线?

顾客流动线是指店内顾客的流动方向,由于店内顾客的流动方向是被店方有计划地引导的,所以也把顾客流动路线称"客导线"。实质上顾客流动线就是药店通道,是顾客购物与药店服务员补货的必要通道,其设计要方便各方人员行走、方便参观浏览。药店通道一般分主副通道,主通道是顾客从店门进入店的通道。药店流动线布局应充分考虑主副通道的宽度,药品补给路线选择,非营业场所与营业场所连接等各个方面。

七、药店顾客流动线设计有哪些注意事项?

流动线的宽度、长度、流动线和药品摆放、广告、促销信息的关系。还有与顾客的时间和感情成本的关系。

(一)药店顾客流动线设计的原则

1. 开放畅通,使顾客轻松出入　如果一家药店门面狭窄,入口拥挤,即使店内药品丰富,价格适宜,依旧无法招徕顾客。切记成功生意的第一步是让顾客"进门"。

药店内顾客流动主线是主通道,顾客流动的副线是副通道。主、副通道的区分是根据药店营销目标和药品的布局及陈列设计安排的。良好高效的通道设计，要求能引导顾客按设计的自然走向，步入药店的每一个角落，能接触尽可能多的药品，消灭死角和盲点，使入店时间和药店空间得到最高效的利用。药店通道的设置既要"长"得留住顾客，又要"短"得一目了然，还得考虑到顾客走动的舒适性和非拥挤性。大中型药店主通道的宽度一般在 2m 以上，副通道在 1.2～1.5m，最窄的通道也不能小于 0.9m，因为这是两个人并行或逆向非侧身避让相遇时的最小宽度。特别是药店的出入口结算台前的通道应适当宽一些，一般在 2m 以上，以免出现拥挤，造成混乱。

2．笔直、平坦　通道必须尽可能平直，并避免出现只能止步回走的情况，还可以拉长顾客的回游时间，创造销售机会。若能在通道口、电梯口、楼梯口设置一些明显的药品大类指示牌会更好。一些大型药店有多层，层与层之间必须用通道连接，此时就应采用一些坡度小、平直的电梯通行。此外，药店通道地面应保持平坦，尽量处于同一个平面上。如果药店是由两个或多个建筑物改造而成，通路不平坦，就需要做好标志牌，以免顾客穿行不便，影响购物。

3．明亮清洁，使顾客心旷神怡　通常通道上的照明亮度要达到 500lx（lx：1m^2 所照的光亮，100 瓦的白炽灯的正下方距离处的亮度为 100lx。）以上，尤其是主通道，相对空间比较大，是客流量最大、利用率最高的地方，要保证足够的照明度。通道上的照度比药店明亮，要充分考虑到顾客走动的舒适性和非拥挤感。明亮清洁的药店通道、优雅轻松的购物环境，往往使顾客对店内药品产生一种新鲜优质的感觉。把握住整洁与优质之间的连接，合理运用和安排有效空间内的灯光、音响、摆设、色彩，使之相互配合，才能营造出一派令顾客心旷神怡的物质、精神双重消费场所氛围。

4．没有障碍物　通道可用来引导顾客多走、多看、多买药品的。通道要避免死角，内部不能放置一些与药品陈列或者促销活动无关的物品，以免阻断药店的通道。由于人们一般习惯于走短距离且无障碍物的道路，药店应该考虑有意减少通路的直角而在拐弯处或通路交叉处采用曲线角度，使得药店通路设计更符合人们的生活习惯。

5."曲径通幽"，使顾客停留更久　有时需要借助于连续展开不间断的药品陈列线来调节顾客的视觉，这样可以增强药品存在感，使店内药品最大程度地变得让顾客目之可及，伸手可得，进而吸引顾客更长时间停留，最终实现冲动购买。药店的药品陈列线以 $12\sim15m^2$ 为宜。这种陈列线长短的差异，也要考虑不同规模面积的店堂在布局上的要求。

（二）顾客流动线的设置

药店各区域位置的确定应本着药店核心原则，各个辅助区域都是为药店服务的，有效的配置会使货物流转的人工成本尽可能减少，取得更好的效益。从顾客走的路线上，可分为直线型通道和回型通道。

1．直线式通道　也被称为单向通道（图7-4）。这种通道的起点是药店的入口，终点是药店的收款台。顾客依照货架或柜台排列的方向单向购物，以药品陈列不重复、顾客不回头为设计特点，它使顾客在最短的线路内完成药品购买行为。

2．斜线式通道　斜线式通道（图7-5）是货架或柜台和通道呈菱形分段布局。这种形式可供顾客看到更多的商品，使得药店的气氛比较活跃，顾客的流动不受拘束，但斜线式布局不如直线式布局能充分利用药店面积。

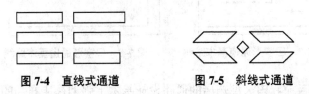

图 7-4　直线式通道　　　　图 7-5　斜线式通道

3．曲线式通道　曲线式通道（图7-6）是用不规则的方法设置通道，可任意布置柜台。开架式销货常采用这种形式，它能创造出活跃、温馨的气氛，顾客四处浏览无拘束，顾客被鼓励到达药店的任何地方,并随便采用什么路线,从而增加了随意购买的机会。但这种布局易浪费场地面积,顾客寻找货位不够方便,因此药店的规模不宜太大。

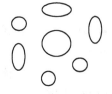

图 7-6　曲线式通道

4.“回”字形通道　又被称为环形通道(图 7-7),通道布局以流畅的圆形或椭圆形按从右到左的方向环绕整个药店,使顾客依次浏览药品,购买药品。在实际运用中,“回”形通道又分为大回形和小回形两种线路模型。大回形通道适合于营业面积在 400m² 以上的药店。顾客进入药店后,从一边沿四周“回”形浏览后再进入中间的货架。它要求药店内部一侧的货位一通到底,中间没有穿行的路口。小回形通道适用于营业面积在 200m² 以下的药店。顾客沿一侧前行,不必走到头,就可以很容易地进入中间货位。

5.口字形通道　对于中小规模的药店来说,要尽可能地采用“口字形”,也可以采用“日字形”的通路设计。即在店堂内放置货架摆放成口字形与日字形,这种导线有利于顾客在店内的回游,让顾客多浏览药品,增加顾客的购买机会(图 7-8)。

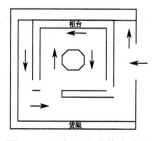

图 7-7　回字形通道基本路线

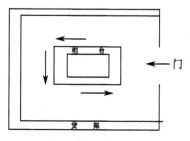

图 7-8　口字形通道基本路线

目前我国大型药店的通路设计基本上强调药店布局的对称性,突出药品的分类和销售区域。近年来,国外一些大型药店打破了药店通路左右对称的传统布局,更强调其布局的非对称性,力求给顾客一种药店不断变化的新鲜感觉。另外,几乎所

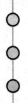

有大型药店的通道数都是偶数，如果是奇数的话，顾客走到通路尽头还要原路返回，这样不利于顾客在店内的回游。

八、药店的功能区域应如何划分？

（一）收银台的位置与设计

药店的收银台一般设在出入口处，由收银台在出入口处分隔成出入口通道。结账通道（出口通道）可根据药店规模的大小设置1～4条，然后根据营业规模的预测分别配置2～6台收银机，最好是设置几条医保刷卡结账通道，规模大的药店可以设置更多，也可以在不同的楼层的不同位置设置收银台，如处方药或中药饮片等区域。收款台的数量应以满足顾客在购物高峰时能够迅速付款结算为出发点。调查表明，顾客等待付款结算的时间不能超过8分钟，否则就会产生烦躁的情绪。在购物高峰时期，由于顾客流量的增大，药店内人头攒动，无形中就加大了顾客的心理压力。此时，顾客等待付款结算的时间更要短些，使顾客快速付款，走出店外，缓解压力。在条件许可的情况下，还可以设置一条"无购物通道"作为无购物的顾客的专门通道，以免出入口处造成拥挤。

结账通道的宽度一般设计为1～1.2m，这是两位顾客可正常通过的最佳尺寸；长度一般为6m，即扣除了收银台本身约为2m的长度之外，收银台与最近的货架之间的距离应该比较宽一点，以保证有足够的空间让顾客等候。

（二）执业药师服务台

药店要设立执业药师工作台，一般要求位置显著，有独立的区域空间。大型药店执业药师工作台最好能与处方药区域邻近。小型药店执业药师工作台可以与咨询服务台并列设置，一般可以在药店显眼的位置。如果药店经营规模比较大，可以增设药师数量，并且药师工作台可以设置在不同的位置，如果药店配备了2个以上的药师，可以把药师的工作台，一个设置成开放型的，一个设置成封闭型的，这样是考虑到顾客的隐私性。

设施上，除放置药师桌椅外，还要设置顾客座位，提供饮水机，一次性纸杯，环境上要让顾客有舒适感。服务区的显著位置要悬挂药师服务内容标志，让顾客可以了解到药师的服务内容。

执业药师一般要求在岗制度，各零售药店在营业期间确保药师在岗，在岗药师切实做好处方的审核、调配工作，主动为顾客提供有关咨询服务。首先，药师必须对医师的处方进行审核、正确调配、签字；药师不能随意更改处方或给予代用药品。处方中如有配伍禁忌或超剂量，应拒绝调配销售，或与医生联系，或要求购买者请医生修改处方，才能调配销售。其次，药师应对患者提供用药指导，特别对使用非处方药进行自我药疗的顾客。并对药品的安全性、有效性进行监测。发现药品不良反应或不良的相互作用，应及时上报，并进行追踪调查，向有关部门提供有价值的参考资料。

药师除了本职工作外，最好可以拓展业务，提供更多的超值服务，如提供用药的多种方案，为会员提供跟踪服务，为重点顾客建立档案等。为此，要求药店药师必须具备良好的业务水平。

（三）服务台与咨询导购台的设计

设立服务台，服务台为顾客提供多项功能。

1. 退货、缺货药品登记 记录药品或其他商品被退回的原因、时间，及时向有关负责人反应，第一时间给顾客满意的答复和处理。记录顾客需要的药品名称，顾客电话号码。定期统计缺货的种类和数量，向有关负责人报告，保证缺货药品的供应。到货后及时通知顾客前来购买。

2. 为需要开发票的顾客开具发票。

3. 办理会员卡 服务员应细致耐心的协助顾客填报会员资格申请表，发放会员手册，解答顾客的疑问；协助顾客填报会员资格申请表，对顾客的会员登记资料应严格保密，对存有顾客资料的文档应设置密码，防止他人获取。

4. 接待和处理顾客异议 设立人员接待时，对顾客的投诉应保密，认真倾听，不得辩驳或置之不理。对例行问题应妥善自行解决，如顾客投诉对店员服务态度不满时，应真诚地向顾客道歉。对例外问题或无从解决的问题，如产品问题，应及时向药店负责人反映后解决。

咨询导购台一般临近入口处，主要是引导顾客购物，达到方便顾客，可以采取人员服务与提供设施两种形式，实现不同性质顾客的导购方式互补。

（1）导购图：可以采用挂墙式平面图的形式，或采用立式的导购屏形式。要求外表美观，区域划分明确，字体大小适中。

（2）人员服务：专门配备导购员站立于入口处提供引导服务和对一些特殊顾客服务。人员导购要求导购员口齿清晰，态度亲切，所指方位明确。

（3）电子药师和电子医师：如提供电子触摸屏、多媒体等电子系统。如有要求，可以由导购员指导或帮助顾客使用电子医师、电子药师系统，在导购时给顾客明确提示。电子药师与电子医师，如电脑式触摸屏，最好能查阅三方面的内容，一是可以查阅医保卡，顾客可以察看医保卡中的款项和使用情况；二是可以查阅药品种类、名称、功能主治、适应证、服用方法、禁忌、不良反应和发生不良反应报告提示等，让顾客很容易了解自己所需要的药品，这对于特殊用品（如避孕药具、洁阴用品、女性护理用品等），可以避免难以启齿的尴尬；三是疾病知识查阅，包括病情、症状、病因、护理以及可以考虑选择的处理方法、步骤等。

（四）存包处的设计

规模比较大的药店，尤其是开放式自选药店，一般要设置存包处。存包处一般设置在药店的入口处，配备 1～2 名工作人员，可以和服务台合并在一处。考虑到顾客的不同习惯和需要，药店应采用多种形式。

1. 人工存包　顾客进入药店时首先存包领牌，完成购物以后再凭牌取包。比较适合老年顾客的习惯。

2．自动存包　配备自动化存包柜。比较符合年轻群体的习惯。自己存包，自己取包，减少了等待的时间。

3．提供封包服务　考虑到携带贵重提包等特殊顾客的需求。

不论采用何种形式的存包方式，都应该是免费的，并且提供人性化服务和设施，否则就会引起顾客的反感，直接影响到药店的销售业绩。

（五）健康服务区设计

健康服务区要达到休闲、娱乐和快捷式饮食为一体的场所。健康服务区提供的设施与提供的功能。

1．设置顾客休息椅，并且能给顾客提供定期、不定期的知识讲座；

2．医药知识宣传栏，如宣传常见病的预防、日常保健常识等，并可定期更换内容；

3．提供报纸、书和杂志等。书与杂志可出售，也可免费阅读；

4．提供意见簿、垃圾桶，便民盒等，便民盒里要备有老花镜、紫药水、针、线等；

5．提供触摸屏式电子药师、电子医师系统，多媒体系统，考虑到顾客的隐私性，要适当地增设隔断设施；

6．提供多种免费体验服务设施，如测血压、测体重、理疗等体验器械项目，设施可以放在不同的位置；

7．布置绿色植物，进行艺术装点，美化环境，达到调试顾客心理的目的。

（六）诊所

如果药店与医疗诊所合作经营，要符合卫生系统的规则要求，在场所设置方面要保证区域分开，人员通道分开，在药店和诊所之间可以采取透明的玻璃设置，保持药店与诊所之间视觉上的通透性，使顾客在药店内可以清楚了解诊所内的情况，在诊所内的顾客可以看到药店内的情况。

要保持药店与诊所之间的关联性，方便顾客沟通，可以在玻璃墙上开个小窗口，便于顾客在药店购药时直接咨询医生。

（七）行政办公区域与员工培训休息区

《药品经营质量管理规范》第六十七条规定：药品销售企业应有与经营规模相适应的营业场所和药品仓库，并且环境整洁、无污染物。企业的营业场所、仓库、办公生活等区域应分开。

药店的办公室，通常也称主控室。主要有两个功能，一是作为药店 POS 系统和监控系统的主机房，二是作为药店主管管理药店的指挥平台。因此，办公室的设计可以为在临药店的一侧，设置为玻璃透视窗，便于药店主管能够对店内发生的事务随时监控和指挥。

员工培训区可以与员工休息区合用一个场所，区域里实现多种功能，如员工培训、更衣、储存、用餐、休息的场所；也可以用于不定期的开会、知识和技能培训等。

提供的设备有：

1. 多媒体设备：电脑、投影仪、话筒、电视。

2. 隐蔽的、能和休息区融为一体的员工物品存放柜。

3. 桌椅、储存柜。

4. 饮水机，绿色植物等。

（八）仓库

药店的仓库是药店的补给后方。对于仓库的面积、位置、各个区域的划分都要进行严格的规划。

GSP 要求用于药品药的营业场所和仓库，面积不应低于以下标准：

1. 大型药店仓库 $30m^2$；

2. 中型药店仓库 $20m^2$；

3. 小型药店仓库 $20m^2$。

不同规模的药店要把仓库的位置安排妥当，库区地面平整，无积水，无污染源，并做到：

1. 药品储存作业区、辅助作业区、办公生活区分开一定距离或有隔离措施。

2. 有适宜药品分类保管和符合药品储存要求的库房。库房内墙壁、顶棚和地面光洁、平整,门窗结构严密。

3. 库区有符合规定要求的消防、安全设施。

仓库的布局设计对药店药品布局安排有重大影响,因此也属于药店布局的重要一环。辅助区域的设计重点在于如何最合理、经济地解决后场与药店连接的补给线路规划。应在设计中注意以下几个方面:

1. 从后场到药店的药品补给线路要选择最短距离。

2. 从仓库到药店的流通路线,要采取单行道方式,减少各种药品补给线的交叉和共用。

3. 仓库、作业工场与药店的地板要平整一致,落差要以缓坡连接,切忌出现台阶、门槛等,以保证药品补给的平稳顺畅。

4. 前后场连接处既不能门户大开,也不能铁将军把门,建议使用推拉门,可使出入口宽敞,消除对大件药品进出的限制;还可节约开门空间,美观实用,隔离感强,又容易与背景融合。

5. 对于实行正规配送货制的药店,按国外经验数据,仓库中的存货与上架药品之和是药店前一天销售量的 1.5 倍。

仓库中的各个区域要划分明确,药品储存应实行色标管理。在仓库设置验收养护室,其面积大型企业不小于 $50m^2$;中型企业不小于 $40m^2$;小型企业不小于 $20m^2$。药品储存区域严格划分,实行统一标准色系管理:待验药品库(区)、退货药品库(区)为黄色;合格药品库(区)、零货称取库(区)、待发药品库(区)为绿色;不合格药品库(区)为红色。经营中药饮片还应划分零货称取专库(区)。以上各库(区)均应设有明显标志。要求储存麻醉药品、一类精神药品、医疗用毒性药品、放射性药品的专用仓库应具有相应的安全保卫措施。

药品零售企业的仓库应与营业场所隔离,库房内地面和墙壁平整、清洁,有调节温、湿度的设备。

(九)其他辅助区域

企业要有与经营规模、范围相适应的药品检验部门,配置相应的检验仪器和设备。经营中药材及中药饮片的应设置中药标本室(柜)。有与企业规模相适应、符合卫生要求的验收养护室,配备必要的验收和养护用工具及仪器设备。药品检验室的面积,大型企业不小于150m²;中型企业不小于100m²;小型企业不小于50m²。分装中药饮片应有符合规定的专门场所,其面积和设备应与分装要求相适应。

大中型药店要设置为顾客服务的辅助区域,如卫生间的设计,顾客休息座位设置、公共电话等,厕所应设前室,内设污水池和洗脸盆;营业厅每1 500m²应有隔声屏障,每处为1m²;药店宜单独设置污洗、清洁工具间。

九、药店应如何设计灯光?

(一)店内外照明的作用

灯光照明是药店的"软包装",体现着药店在一定时期的经营思想,也可以向顾客传递信息,还可以增加药品的魅力,增强药店的气氛,提高诉求力等效果。

1. 光线可以引导通过店前的行人,引起其注意 灯光的总亮度高于周围的建筑物,橱窗里的灯光,招牌上霓虹灯等都可以显示药店的特点,愉快、柔和或个性化药店,进入人们的眼球,行人肯定会驻足观赏。

2. 灯光凸显药品的特征 灯光可以凸显陈列药品的形状、颜色、质感,以引人注目。因为店里的灯光不可能平均使用,光束主要照射在药品货架上,顾客进入药店,灯光使购物场所形成明亮的愉快的气氛,可以使药品显示出鲜明夺目、五光十色,引起顾客的视觉感知,引起购买欲望。但是要注意,光束的照射部位多是药品的空包装盒上,不可影响药品的质量。

3. 光线可以形成特定的环境,诱导顾客入内 光线暗淡,药店会显得沉闷压抑，而光线过强，又会使顾客感到眩晕、店员视力精神紧张，易出差错。由于光线强弱对购物环境影响极大，因此，现代药店都非常重视合理运用照明设备、营造明快轻松的购物环境。

（二）照明的类型与方式

营业场所采用自然光，既可以展示药品原貌，又能够节约能源。但自然光源受建筑物采光和天气变化影响，远远不能满足营业场所的需要，特别是大型药店多以人工照明为主。药店的人工照明分为基本照明、特殊照明和装饰照明。

1．基本照明　基本照明是药店为保持店堂内的能见度，方便顾客选购药品而设计的照明灯具。目前药店多采用吊灯、吸顶灯和壁灯的组合，来创造一个整洁宁静、光线适宜的购物环境。设计灯具的原则是灯光不宜平均使用，要突出重点、突出药品陈列部位，总的照明亮度要达到一定强度。药店内一般照明、一般性的展示区，照度为600lx；普通走廊、通道和仓库，照度为400～500lx 就可以了。

灯光应采用纯白双管日光灯，因为日光灯的照明度最为均衡，同时双管日光灯还能够弥补单管日光灯的直射死角，且纯白的灯光能毫无保留地反射出药品的原始色彩。日光灯应安装在购物通道的上方，距离货架的高度约等于购物通道宽度的一半，灯管的排列走向应与货架的排列一致，保证能够从正面直接照射到货架。在营业场所最里面或边角的地方，照度要求略高，一般要求1 200～1 500lx，用灯光效果来弥补顾客对边角的模糊视觉。

2．特殊照明　也叫重点照明，这是为突出药品特质，吸引顾客注意而设置的灯具。药店的设计强调特别灯光以加强药品的颜色和质地，就像在剧场里一样，是一种环境气氛。药品有如演员，期待能吸引"观众"的青睐。在运用灯光时，既要考虑自然光线，又要考虑人工采光。自然光线有助于赋予药品自然色彩，但不易控制。而人工采光除了可以用来补充自然光线不足外，还可用来突出药品，形成视觉中心。

店内药品陈列橱柜、重点陈列品、POP 广告、药品广告、展示品、重点展示区等，照度为 1 200～1 500lx。其中对柜台局部照明，照度最好为普遍照明度的二倍。在分配药店内的照明亮度时，对药店的一些部位要进行重点照明，如柜台可以采取半直接照明等，不能一视同仁。

在整体照明方式上，要视具体条件配光。灯光的使用上可采用以下方式：

（1）直接照明：光源垂直往下或垂直于药品陈列面的照射方式。需要高亮度的整体照明几乎都采用此方式。

（2）半直接照明：直接照明若加设百叶窗透光性强的压力板，或覆盖玻璃板类，称为半直接照明。

（3）间接照明：又称建筑化照明，是将光源隐藏在天花板或墙壁里，借反射出的亮度照明的方式。

（4）半间接照明：利用托架照明、垂吊照明之类的器材，借着天花板、墙壁，利用反射光源照明。

（5）集束照明：采用几组灯光交叉射向某处。

（6）彩色照明：利用彩色灯泡，或将彩色光片加在灯前，变化出不同色彩的灯光。

以上这些照明设施在药店灯光布置中，有选择地使用，既美化了药店，又能吸引顾客购买欲望，可谓一举两得。

3．装饰照明　对于夜间营业的药店装饰照明很重要。这是营业场所现场广告的组成部分，用霓虹灯、电子显示屏、或用旋转灯吸引顾客注意。

（1）橱窗照明：橱窗是重点部位，即白天面向街面的橱窗，照度为 2 000lx。

橱窗照明的光和色密不可分，按舞台灯光设计的方法，为橱窗配上适当的顶灯和角灯，不但能起到一定的照明效果，还能使橱窗原有的色彩产生戏剧性的变化，给人以新鲜感。橱窗照明不仅要美，同时也须满足药品的视觉诉求。以全体照明的店内平均亮度为 1，橱窗内的亮度必须比药店的高出 2～4 倍，但不应使用太强的光，灯色间的对比度也不宜过大，光线的运动、交换、闪烁不能过快或过于激烈，否则顾客会眼花缭乱，造成强刺激的不舒适感觉。灯光要求色彩柔和、富有情调。同时，还可以采用下照灯、吊灯等装饰性照明，强调商品的特色，尽可能在反映药品本来面目的基础上，给人以良好的心理印象。

（2）招牌照明：招牌的明亮醒目，一般是通过霓虹灯的装饰做到的。霓虹灯在夜晚虽不能说独领风骚，也出尽了风头。各种霓虹灯闪闪灼灼发出绚丽的色彩，可以烘染出店面的五彩缤纷。从药店招牌、广告牌，到装饰灯光，凡是夜间营业的药店都离不开它。霓虹灯在夜间给药店增加了可见度和扩张力，能制造热闹和欢快的气氛，达到了白天所不可达到的视觉冲击。霓虹灯的装饰一定要新颖、别具一格，可设计成各种形状，采用多种颜色。为了使招牌醒目，灯光颜色一般以单色和较强的红、绿、白等为主，突出简洁、明快、醒目的要求。有时，灯光的巧妙变化和闪烁或是辅以动态结构的招牌字体，能产生动态的感觉，这种照明方式能活跃气氛，更富有吸引力，可收到较好的心理效果。

（3）外部装饰灯照明：外部装饰灯照明是霓虹灯在现代条件下的一种发展。一般是装饰在店门前的街道上或店门周围的墙壁上，主要起渲染、烘托气氛的作用。如许多店门拉起的灯网，有些甚至用多色灯网把店前的树装饰起来，再如，制成各种反映本店经营内容的多色造型灯，装饰在店前的墙壁或招牌周围，以突出购物药店的经营特色。

（三）照明的光源位置与效果

不同位置的光源给药店带来的气氛有很大的差别：

1. 从斜上方照射的光　这种光线下的药品，像在阳光下一样，表现出自然的气氛。这种光线适合于店堂内，以及柜台的最下面和中间层较为适合。

2．从正上方照射的光　这种光可制造一种特异的神秘气氛，高档、高价产品用此光源较合适。这种光线比较适合于橱窗和柜台内。

3．从正前方照射的光　在这种光线下，顾客不可能正面平视物品，会挡住光源，在物品上留下影子，因此，此光源不能起到强调药品的作用。

4．从正后方照射的光　在此光线照射下，药品的轮廓很鲜明，需要强调药品外形时宜采用此种光源，在离橱窗较远的地方也应采用此光源。

5．从正下方照射的光　能造成一种受逼迫的、具有危机感的气氛。

在以上不同位置的光源中，最理想的是"斜上方"和"正上方"的光源。另外，对于旧灯具要常换常新，更换一个壁灯、改变一个吊灯灯罩的色彩都可表现出与过去完全不同的气氛。

（四）店内外照明的注意事项

1．药店照明重视亮度分布，全面提高照明对顾客购物的引导和促进作用。

为提高顾客注意力，先考虑其照明的变化及光的对比。以均匀的亮度为主并作适当的阴影，使药品易见且有亲切感。考虑其器材的角度，避免直接投射客人，也不要有逆光。活用具有魅力的局部照明，强化药品的质感、立体感、光泽等特性。

2．防止照明对药品的损害　要注意光线的热度、灼烧度和药品的褪色性，考虑电灯的选择和器材安装的距离。为防止因照明而引起药品变色、褪色、变质等类似事件的发生，在平时应注意以下事项：

（1）药品与聚光性强的灯泡之间的距离不得少于30cm，以免光线的热量、灼烧导致药品褪色、变质。

（2）要经常检查药品是否有褪色的现象。

3．实施绿色照明工程，选用优质、高效、节能的新光源新灯具。

4. 橱窗的灯光像脸上的"眼睛"，要画龙点睛。

光和色是密不可分的，按舞台灯光设计的方法，为橱窗配上适当的顶灯和角灯，不但能起到一定的照明作用，而且还能使橱窗原有的色彩产生戏剧性的变化，给人以新鲜感。对灯光的一般要求是光源隐蔽，色彩柔和，避免使用过于鲜艳、复杂的色光。尽可能在反映药品本来面目的基础上，给人以良好的心理印象。

5. 选择灯光要恰当 白灯光耀眼而显得热烈，荧光灯柔和，一般药店两者并用。从药品色彩来看，冷色（青、紫）用荧光灯较好，暖色（橙、红）用白炽灯更能突出药品的鲜艳。但在创造气氛方面，采用荧光灯效果则差些。

6. 照明规划与基本要求 参照规范照度标准，使药店的照明均充分满足最基本的使用要求（图 7-9）。

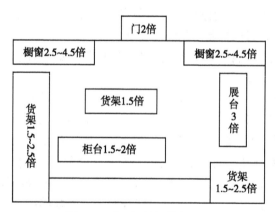

图 7-9 照明规划与基本要求

（注：假设店内平均照明为 1，超过 1 表示尤应特别加强照明之处）

十、药店的色彩对顾客有什么影响？

（一）色彩与顾客感受的关系

顾客进入药店的第一感觉就是色彩。精神上感到舒畅或压抑都与色彩有关。在药店内部恰当地运用和组合色彩，调整好店内环境的色彩关系，对形成特定的氛围空间能起到积极的作用。

人们对色彩的感觉来自于物理的、生理的、心理的几个方面。红色、黄色、橙色，人们认为是"暖色"，给人们温暖的感觉。蓝色、绿色和紫罗兰色被认为是"冷色"，通常用来创造雅致、洁净的气氛。因此，色彩可以自然形成一种直觉的心理反应——暖色给人温暖、快活的感觉；冷色给人以清凉、寒冷和沉静的感觉。暖色向外扩张，前移；冷色向内收缩，后退。了解了这些规律，对药店购物环境设计中的色彩处理、装饰物品的大小、位置的前后、色彩的强弱等，都是很有帮助的，可以提高药店购物环境的整体效果。色彩的冷暖是最基本的心理感觉，掺入了人们复杂的思想感情和各种生活经验之后，色彩也就变得十分富有人性和人情味儿。

表示药店色彩的要素有药品、陈列器具、天花板、壁面、地板及照明设施，主要考虑的因素为其色调是否均衡以及协调。墙壁、陈列架的颜色，要将药品的特色显现出来，达到吸引顾客目的。

（二）药店装饰用色的注意事项

在色彩布置上，药店应以让顾客感到轻松舒适为前提，不同的药品可以用不同的颜色做背景。如将中药柜中的饮片和部分中药材布置成金黄色的背景，而将注射剂等药品柜布置成浅蓝色背景，让顾客身临其境，勾起强烈的购买欲望。不过药店的色彩应以淡色调为主，若药店的面积不大，就不应用太多的色彩。相反，若面积较大甚至有多层，则可视药品、楼层的不同而采用不同的色彩。色彩运用的原则如下：

1. 色彩运用要在统一中求变化　药店为确定统一的视觉形象，应定出标准色，用于统一的视觉识别，显示药店特性。但是在运用中，药店的不同楼层、不同位置，又要有所变化，形成不同的风格，使顾客依靠色调的变化来识别楼层和药品部位，唤起新鲜感，减少视觉与审美疲劳。如药店一层营业厅，入口处顾客流量多，应以暖色调装饰，形成热烈的迎宾气氛。也可以用冷色调装饰，缓解顾客紧张、忙乱的心理。地下营业厅沉闷、阴暗易使人产生压抑的感觉，用浅色调装饰地面、天花板可以给人带来赏心悦目的清新感受。

2．避免大面积单纯用色　色彩也对人们的心情产生影响。不同的色彩及其色调组合会使人们产生不同的心理感受。例如，以红色为基调，会给人一种热烈、温暖的心理感受，使人产生一种强烈的心理刺激。红色一般用于传统节日、庆典布置，创造一种吉祥、欢乐的气氛。但是，如果红色过于突出，也会使人产生紧张的心理感受，一般避免大面积、单一采用。

3．药店不宜单独使用黑色　黑色是一种消极性色彩，给人一种沉重、压抑的心理感受，药店不宜单独使用。

4．色彩要随季节做相应的变化　药店的色彩设计也可以刺激顾客的购买欲望。在春季可以调配嫩绿色等偏冷色，给人以春意盎然的感觉；在炎热的夏季，药店以蓝、棕、紫等冷色调为主，顾客心理上有凉爽、舒适的心理感受；在秋季可调配橙黄色等暖色的色彩效果。给人秋高气爽的感觉；在冬季可调配浅橘红色等偏暖色系列的色彩效果，给人以温暖如春的感觉。必须对药店各个部位如地面、天花板、墙壁、柱面、货架、柜台、楼梯、窗户、门等以及店员的服装设计出相应的色调。

5．根据不同地区的气候特点调配颜色　处于寒冷气候地区，可将装饰色彩调深一些；处于炎热气候地区，可将装饰色彩调淡一些。药店的装饰色彩与气候变化配合协调，不但使顾客有亲切、舒服、振奋的感觉，还使顾客产生积极的情绪和美好的联想，促进购买行为。

6．利用色彩影响顾客视觉　使用色彩还可以改变顾客的视觉形象，弥补营业场所缺陷。如将天花板涂成浅蓝色，会给人一种高大的感觉，将药店营业场所墙壁两端的颜色涂得渐渐浅下去，给人一种辽阔的感觉；鲜明的暖色，显得较近，给人以面积缩短变小的感觉。因此可以根据营业场所不同的空间状况,利用色彩的远近感,改变顾客的视觉印象,给予舒展开阔的良好感觉。一段时间变换一次药店的色彩,会使顾客感到有新奇感。

对于狭长的店堂来说,把两侧墙壁涂成冷色(变宽),里面的墙壁涂成暖色(变短),就能给人以店堂宽敞的印象。相反,对于短并宽的店堂来说,把两侧墙壁涂成暖色(变窄),把里面的墙壁涂成冷色(变长),能给人以店堂变大的印象。

十一、如何进行内部装修?

建筑市场中的装饰材料有多种多样、金属、陶瓷、砖石、塑料、木材、织物、皮革、玻璃、橡胶等,都具有不同的质地。材料具有光泽与透明度,一般经过精细加工的材料具有很好的光泽,如抛光金属、玻璃、磨光花岗岩、大理石、釉面砖、瓷砖等,通过镜面的反射使室内空间感扩大和延伸,同时能反映出多变的色彩,是丰富与活跃店内气氛的好材料。

建筑空间是由各个面围合而成的,一般药店内部空间大多呈六面体,由天棚、地面与墙面组成。处理好这三部分有助于加强店内空间的完整与统一。GSP中的第二十二条规定,药品批发和零售连锁企业分装中药饮片应有固定的分装室,其环境应整洁,墙壁、顶棚无脱落物。

(一)天棚

天棚的作用不仅仅是把店铺的梁、管道和电线等遮蔽起来,更重要的是创造美感,创造良好的购物环境。药店的天棚力求简洁,在形状的设计上通常采用的是平面,也可以简便地设计成垂吊型或全面通风型天棚。天棚高度根据药店的营业面积决定,如果天棚做得太高,顾客就无法在心平气和的气氛下购物;但做得太低,虽然可以使顾客感到亲切,但也会使其产生一种压抑感,无法享受视觉上和行动上舒适和自由浏览的乐趣,所以合适的天棚高度对药店环境是甚为重要的。药店天花板高度标准一般是随着面积的增大,逐渐加高。

天棚设计装潢除了要考虑到其形式和高度之外,还必须考虑药店天棚的装饰。药店建筑中通常采用木天棚、石膏板天棚、金属板天棚、矿棉板或玻璃纤维板天棚等。

1. 木天棚 一般为木板或胶合板,可以是狭长条板或大块板、镶板,也可用木板组成蜂窝状顶棚。木天棚加工方便,材质轻盈,适合于中小型药店的天棚装饰。

2. 石膏板天棚 石膏板表面有平板与凸凹板之分,它可组合成各种图案,与灯具配合有较强的艺术表现力。

3. 金属板吊顶天棚 这是一种华丽的装饰材料,造型多样,品种繁多,但价格较贵。

4. 矿棉板或玻璃纤维板天棚 这两种板材具有耐火、防腐蚀、质轻的特点,而且吸音效果较好,适合于噪声较大的大型药店。

(二)药店的地面装饰

在药店中,顾客通行的地方和陈列售货地方的地面可以统一装潢,不必用不同的材料铺设。但药店内地板材质的选择,必须要求和天花板、墙壁之选用材料形成一个系列,三者之间应取得协调。另外,药店内的地板是店堂基本装潢设施中与顾客接触最直接、最频繁的地方,要注意地面带给顾客的良好触觉印象,还要顾及药品陈列与它的配合效果。地板材质的基本要求是能够承受住店铺内整个经营设施的重量,同时具备耐热、耐脏和容易清洁,并有一定的弹性、吸音性和防滑等特性。

地面处理可采用不同的建筑材料,瓷砖、石材、木板、塑料地板、地毯等。

1. 瓷砖地面 瓷砖是非常耐用的材料,色彩丰富。石材还可分为大理石、花岗岩、砂岩、石板等。大理石,磨光后会发出美丽的光泽,色彩花纹极为丰富,是高档的地面材料,花岗岩,石质坚硬,色泽统一,光洁度极好,是高档的豪华型地面材料。砂岩和石板风格粗犷,色调沉稳,也是很好的地面材料。

2．木地板　　以木质材料为主,能保温,弹性适当,纹质优美。木板有单层及复合层之分。

3．塑料地板　　它的厚度为 3～5mm,平面尺寸为 300mm×300mm。塑料地板色彩丰富,图案简单,有一定的弹性,施工很容易,价格也很便宜。但它的强度和耐久性较差。

4．地毯　　药店采用的地毯大多为化纤地毯,它的装饰性强,保温和吸音性良好。可用于较高档的药店中。

药店中一般不选用水泥作为地板的材料,因为水泥虽然价格最低,施工简便,但不利于创造良好的购物环境,其灰色的色调很难衬托药品陈列的效果。

（三）药店墙面的装饰

墙面是组成空间的重要因素之一,它作为空间的侧面,以垂直形式出现,对人的视觉影响很大。在墙面处理中,应使它与门窗、灯具和通风孔洞结合起来,以取得完整的效果。墙面用材料较多,如木质壁材、涂料、油漆、墙纸等。

1．木质壁材　　木质建材可分合成板、纤维板、木板,合成板就是胶合板,它富于自然色彩,表面质感较好,是高级墙面装修材料。

2．涂料　　涂料种类繁多,色彩丰富。涂料干燥后形成薄膜,色彩和表面形式可自由选择。

3．油漆　　油漆是一种使用方便的墙面涂层,它有较好的防水性能。

4．墙纸　　墙纸是贴在墙壁上的装饰材料,它可分为编织墙布和塑料墙纸两种。墙纸是最常用的墙面材料,色彩、图案、质地极多,可随时改换。

药店内的壁面有 2/3 被陈列的货架和物品遮挡。相比较而言,药品陈列与壁面配合的效果要低得多,所以在药店壁面装潢上尽可能节约一些,但必须坚固,要符合 GSP 的要求。

药店的空间装饰是药店顶面、墙面和地面的组合体,不但影响药店的气氛和格调,而且与电器设备和灯光有密切的关系。它能给人们完整美的空间享受,创造出一个引人入胜的购物环境。

十二、药店播放音乐的效果如何?

药店应该建立背景音乐系统。国外的一项试验表明,音乐可以控制客流的节奏,当背景音乐舒缓时,顾客的脚步就会放慢,浏览药品的时间也会更长。美国一项调查研究显示,有70%的人喜欢在播放音乐的药店购物,但并非所有音乐都能达到此效果。调查结果显示,在药店里播放柔和而节拍慢的音乐,会使销售额增加40%,快节奏的音乐会使顾客在店里流连的时间缩短而购买的物品减少,这个秘诀早已被经营者熟知。

(一)声音可以吸引顾客的注意

正常的、令人愉快的声音,可以吸引人们对商品的注意。实践证明,钟表的滴答声,微风中的钟鸣声,立体声录音机、收音机以及电视机播放的声音,在各有关的售货场所,均是正常的声音,它们确实可以吸引顾客对这些商品的注意。

(二)指导顾客选购药品

药店向顾客播放药品知识、不同季节疾病预防常识、优惠出售信息等,可引导顾客选购。

(三)营造特殊氛围,促进商品销售

随着时间的不同,药店定时播放不同的背景音乐,不仅给顾客以轻松、愉快的感受,还会刺激顾客的购物兴趣。如刚开始营业的早晨播放欢快的迎宾乐曲,临打烊时,药店就播放快节奏的音乐,迫使顾客早点离开,好早点收拾早点下班;在气候变化时,播送音乐提示,为顾客提供服务。

药店还可运用声音系统进行广播宣传,包括一些活动安排、促销活动介绍等,以便让顾客及时了解药店的经营信息和发展动态。

第三节　药店设备管理

一、药店设备设施分为哪些类型?

把药店的验收、检验、存储、养护、营业等业务环节所用的设施设备按其功能划分,可分为:

（一）营业场所用设施设备

1. 药品陈列展示的设备　包括多层结构的柜台、货架（货柜）等;

2. 包装打码设备　包括打价机、封口机、打码机、手包机等;

3. 电脑收银设备　包括收银机、UPS、扫描仪、打印机等;

4. 多媒体设备　包括信息电视、触摸式电脑、电子钟等;

5. 购物篮;

6. 符合药品特性需求的设备　包括冰箱、冷柜、放置特殊管理药品的专柜等;

7. 顾客休息区的设备　包括垃圾箱、绿色植物、饮水机、便民盒、顾客意见簿、缺货登记表、养生保健书柜等;

8. 便民服务设备　包括免费测血压、身高、体重等设备,免费吸氧机,会员兑奖品橱窗,存包处,导购图等;

9. 药学服务台设备　包括安全合理用药知识或日常保健卫生常识宣传板,执业药师导购台,诊所等;

10. 药店广告宣传设备　包括店内广告、店外广告和户外流动宣传方式的广告等。店内广告包括招牌、橱窗、门、灯箱、POP 广告、招贴画、吊旗等;店外广告包括广场标志物、小区专栏、氢气球悬吊广告等;户外流动宣传方式包括车贴、车体广告等;

11. 促销区设备　包括厂家广告、桌椅、相关的检测设备等;

12．员工休息室设备　包括桌椅、电视、话筒、电动投影仪、屏幕、相关的奖杯、锦旗、荣誉证书等；

13．安全设备　包括防火设备和防盗设备。防火设备包括：消防标志、消防通道、紧急出口、疏散图、火警广播、紧急照明、监控中心和相关的消防设施等；防盗设施有：警示标语、监控设施、电子防盗设备、防盗门等；

14．经营中药饮片所需的调配处方和临方炮制的设备　包括营业用的计算工具（算盘或计算器）、衡器、调配工具、小型粉碎切片机、干燥设备、包装用品等；

15．分类、指引、区别、识别的标识牌等设备。

（二）存储与保管用设施和设备

1．保证药品正常储存的设备和设施　包括支架、货架、柜橱和保持药品和地面之间有一定距离的地面衬垫物、底垫等；

2．通风、防潮设施与设备　包括排风扇、通风器、吸湿剂和除湿机等；

3．检测和调节温、湿度的设备和设施　包括温、湿度检测仪，空调、除湿机、库房散热器、供暖通道、电加湿器等。

4．储存特殊管理药品、贵重药品具有安全功能的专用保管设备　包括专业保险铁柜、专用仓库等；

5．符合药品特性要求的常温、阴凉和冷藏保管设备　包括空调、冷冻机组（冷柜）、散热器、暖气等；

6．消防、安全防盗设备　包括灭火器、消防桶、消防管、消防栓、消防通道，防盗门、防盗网等；

7．药品防尘、防虫、防鼠、防污染和防霉变等设备　包括纱窗、门帘、灭蝇灯、电猫、鼠夹、鼠笼等；

8．分类码放设备　货位标志牌等。

（三）检验、验收与养护用设施和设备

1．验收设施和设备　包括崩解仪，千分之一天平、澄明度检测仪、标准比色液、操作台、灯检台。经营中药材、中药饮片的还应配置水分分析仪、紫外荧光灯、解剖镜或显微镜等。

2．防尘、防潮设施　包括空调、温湿度检测仪、除湿机、排风扇等。

二、药店设备设施的配置原则都有哪些?

（一）与经营规模相适应的原则

经营规模的大小不同，故配置设施与设备的要求也不同，所需要的设施与设备的大小、数量、类型也不尽相同，与经营规模不相适应还可以导致在经营活动中出现工作差错与服务差错等造成的药品质量差错。所以，在 GSP 的规定条款中，明确地提出了药店相关的设备设施必须和经营规模相适应的原则。

（二）终端视觉统一的原则

指硬终端的设置和摆放。包括室内宣传品、室外静态宣传品、室外流动广告视觉统一。

室内宣传品包括产品展示、陈列和宣传，如 POP 广告、招贴画、立牌卡、宣传折页、手册、包装袋、价格表、吊旗、产品模型、灯箱等，室外静态宣传品指广场标志物、小区专栏、氢气球悬吊广告等，户外流动宣传方式：车贴、车体广告等。这些广告宣传的格调应形成统一的视觉。

（三）终端形象整合的原则

要求店内药品陈列、柜台陈列、落地陈列、壁架陈列、横幅、招贴 POP 广告，包装等品牌形象鲜明，诉求主题突出；在产品宣传定位和整个营销推广上要形成统一、规范、系统化的运作；制作时在选材、用料、配色等方面要力求精美、大气。

（四）落实配置要求的原则

根据 GSP 的规定，药店应严格执行，配备相关的设施设备。对药店其他需要而 GSP 没有明确规定但确实需要的设备也要勤于落实。如顾客休息区的相关设备。在相关设备落实后，要勤于管理，在规定的时间内对设备进行相关检查、清洁、维修。

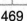

三、药店各种设备设施如何管理？

（一）药品陈列展示的设备及管理

该类设备通常由多层结构的柜台、货架（货柜）构成，应该符合牢固、安全、易于标识和识别其中所陈列药品的要求。

1. 柜台的种类　柜台由前面的饰柜柜台、后面的货柜（或货架）和两者之间构成的店员走道三部分组成。

（1）饰柜柜台：一般为台式玻璃柜，以高85cm，宽60cm为宜，柜内可分层存放药品。

（2）货柜（货架）：一般以高不超过240cm，深30～35cm为宜，中西成药的货柜（货架）应根据药品包装的大小、高低不同分为若干层，上半段陈列药品，下半段安装橱门，橱内分层存放药品。货架的种类一般有：

1）层架：层架又分为开式和闭式、单面和双面结构；

2）层架格：是最常用的药品陈列和展示设备；

3）抽屉式和橱式货架：是经营中药材和中药饮片的药店常用的货架；

4）调节式货架；

5）装配式货架；

6）活动货架（移动式或旋转式货架等）。

2. 货架的管理

（1）货架应背靠背成双行排列，并与主通道垂直，单行货架可以靠防火墙放置，同时还要考虑药品的销售情况，如周转快的药品货架应放置于顾客方便选择购买的位置。

（2）货架标志应放在各行货架面向通道的两端，以便标明各行货架编号及存放药品的种类，层格货架（抽屉货架）每格（每一抽屉）应有粘贴固定标签的位置，并粘贴标签。

（3）货架内药品应按药品批号的先后顺序摆放，效期较近的放置在外，效期较远的药品放置在内。

（4）为便于从高层货架上取货，可以配备取货小梯子。

（5）柜台要透明，柜台内要按药品性能作用和药品分类管理的要求摆放药品，同时要有价格标签等；柜台外要有柜组标识。

（6）对柜台、货架要经常擦洗、保持整洁，不要有肮脏的感觉，影响药品的视觉效果。

（二）包装打码设备管理

包装打码设备包括打价机、封口机、打码机、手包机、电子秤等。

1．打价机　打价机用于药品价格标签的打印、粘贴。

（1）按打价机说明书中的装纸要求将打价纸装入机内。合上打价机底盖时，严禁用力过大；

（2）核对实物和标价无误后，按照标价签上的编码和价格调出相应的数字，并核对打出的价格、编码是否正确；

（3）调校数字时，轻轻拉动数字调器尾端，将指示箭头对准所调数字的位置后，再转动数字调节按钮，调出所需数字。当箭头在两数字中间位置时，严禁转动调节按钮；

（4）打价机使用完毕后应放在指定位置，严禁随手放在药品、货架或地上；

（5）当打出的字不清晰时，必须给油墨头加墨，加墨量一次在 2～3 滴。

2．封口机　用于压封商品塑料包装袋。

（1）每次压封时间应控制在 10 秒以内，严禁超时；

（2）压封强度不宜过大，应待塑料袋冷却后方可取出；

（3）严禁空压机器；

（4）应经常用干抹布擦拭机身，保持接口处电热丝洁净。清洁时必须切断电源。

3．打码机　用于药品外包装上打码，与电脑收银系统配套，使其药品价格管理成一体系。

（1）开启打码机电源开关时，要检查指示灯是否显示色带、标签已经安装正常；

（2）安装标签和色带时,注意不要划伤打印头;

（3）更换不同类型的标签时,必须做好检测工作;

（4）打印头必须两天清洁一次,若使用频繁,须一天清洁一次;

（5）未经电脑部相关人员同意,禁止随便搬动、拔插打码机的电源线和数据线;

（6）每天更换色带时,必须用酒精和棉签清洁打印头和滚筒;

（7）若发现故障时,应立即和电脑部相关人员取得联系。

4.手包机　主要用于密封包装所销售的各种药品。

（1）手包机使用前应预热20分钟;

（2）手包机预热后严禁用手或利器接触发热板;

（3）使用时应注意温度的调节,严禁长期处于高温状态;

（4）发热板严禁沾水;

（5）手包机使用长时间后会产生大量静电,应拔出电源后将机壳接触墙壁,盗走静电后重新使用;

（6）严禁在设备表面上放置其他物品;

（7）设备表面应保持洁净。

（三）收银设备管理

收银设备包括收银机、不间断电源（UPS）、扫描仪、打印机等。

1.收银机　收银机是机电一体的设备,在安装放置机器的时候,不要将机器放在高温、潮湿、酸性气体、高振动等不良环境中。使用中应严格遵守操作规程,注意设备的保养和日常护理。

（1）收银机操作注意事项

1）收银机由收银员负责日常使用及管理工作;

2）每天必须清洁收银机及其外用相关设备;

3）必要时要对收银机的键盘、内壳进行清洁;

4）不能用力敲击键盘、随意转动显示屏,造成显示屏数据线松动或扭动；

5）开机时必须先打开 UPS 电源，再开启主机电源；关闭时必须先退出收银系统，关闭主机电源，再关闭 UPS 电源，盖上防尘罩；

6）在收银机上不能放置任何物品，其周边不能放置液态物品，以防液体浸入机身；

7）当收银机不小心浸入液体时，须立即切断电源，通知电脑部人员到场处理；

8）当收银机出现故障时，立即通知电脑部人员到场解决，并尽量保护故障现场；

9）当收银机相关设备损坏时，马上通知电脑部人员，并将损坏部分交还电脑部；

10）不要将金属物品或水杯等放在机器上，一旦使金属物品或液体进入机器，会引起短路而损坏机器；

11）机器工作时不要打开机壳或其他盖板，以免造成不必要的伤害；

12）不要阻塞机器的通风口，否则会使机器内部过热而烧毁机器；

13）移动机器时，首先要拔掉电源，否则会损坏电源而造成短路或断路；

14）不要使用与机器不符的电压，否则会损坏机器；

15）在更换日记轮时，要注意不要让头发和其他杂物卷入打印机的齿轮中，这样容易造成伤害事故；

16）不要倚靠在打开的钱箱上，否则容易导致机器摔落而损坏机器。

（2）收银机的日常维护和定期保养：收银机是使用非常频繁的设备，在大药店里每天每台收款机要完成上百笔交易，特别是打印设备是故障最高的部件。因此，做好收款机的维护工作就显得十分重要。

1）要经常清除机器转动部位和字轮、字锤的纸屑、纸毛、

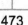

异物。清除油污、擦拭机器；

2）及时更换消耗品。如色带、打印纸等；

3）定期检查、紧固松动的螺钉，保证机器处于最佳的工作状态；

4）在维护过程中，发现打印机的部件有磨损，应及时更换；

5）收银机的维护应当周期性地定期进行，正常使用情况下，维护的时间应在2～3个月内，使用较频繁的，应每月维护一次。

（3）收银机常见故障及其排除

1）收银机没有任何显示：使用收银机时突然出现没有任何显示，应首先检查电源插头是否被碰掉，如果电源接通完好，则有可能是主机板有故障，如由于瞬间过大电流造成主机板保险管烧断。有时由于异物掉入收款机内，也很容易造成收款机损坏。

2）收银机显示混乱：收款机显示混乱一般是收款机由于意外造成内部程序混乱，需要由指定维护人员进行相应处理。

3）收银机的打印机不工作：打印机部分不打印一般是由于打印机某部位被卡住，另外也可能是收款机由于异常而造成死机状态，需要依照其他现象判断并处理。有的类型收款机在打印机盖下装有压感开关，所以当打印机不工作时应首先检查机盖是否关好，再进行相应处理。

4）收银机报警：收款机报警常见的故障有两个。一个是由于打印机内尘土、纸屑过多，挡住传感器，造成报警。这时应打开打印机机盖，用吸尘器或吹风机清理打印机内部；另一个常见原因是物品压在收款机键盘上，造成持续报警。

5）收款箱卡住：收款员一般在每次交易后，将货币放在收款箱内，但如果放置过多，超出收款箱的容纳量，有可能造成卡住。尽管有时放置过多货币没有卡住，也容易造成货币落入箱内抽屉后面。所以当货币量较多时，应取出一部分另外存放。

6）条码扫描器故障：当条码扫描器扫描后，信息会传给收款机，由于各种意外，可能造成无法正常通信。首先，可能连接扫描器和收款机的线路由于意外被碰掉或接口松脱，造成彼此无法通信；其次，由于意外造成扫描器端口卡住，不再进行数据传输。这时一般可以将扫描器电源断掉，再重新接通，对端口进行复位。最后，可能条码扫描器设置意外丢失，则需要重新设定扫描器后才能继续使用。

对于不同型号的收款机，尤其各自的常见故障，需要根据具体情况进行分析解决。

2．不间断电源（UPS）

（1）保持 UPS 外壳的洁净，严禁把 UPS 放置于潮湿的地方，严禁在 UPS 及使用中的 UPS 外围放置任何物品；

（2）开启电脑设备之前应先开启 UPS，关闭 UPS 之前应先关闭电脑设备；

（3）在开启或使用 UPS 中发出警报声及非正常声音时，须立即通知电脑部值班人员；

（4）在带电的情况下严禁搬动 UPS，拔插 UPS 上的电源线；

（5）不能在 UPS 上接与电脑无关的设备，禁止超负荷运行；

（6）未经电脑部人员的许可，严禁以任何理由打开机壳；

（7）在使用中 UPS 电源一旦短路，必须立即切断电源，通知电脑部值班人员到场处理。

3．扫描仪　扫描仪用于收银时，扫描药品取得价格信息。分台式扫描仪和手持扫描仪二种。

（1）台式扫描仪

1）保证台式扫描仪的位置摆放正确；

2）接通电源后，绿色指示灯亮，内置马达高速旋转，听到连续的"嘟"声，并产生垂直向上、纵横交错的激光网，表示扫描仪正在正常工作；

3）扫描商品条码时，应注意条码是否有断码、变色、模糊等现象；若商品条码正常，应将商品条码朝下、顺箭头方向扫

入,同时听到"嘟"的一声响,表示条码信息已被正确输入;

4)若扫描仪面板上红灯亮、扫商品时听不见"嘟"的一声响或扫条码后无商品资料显示等现象时,应立即通知电脑部相关人员;

5)平常注意避光避灰尘,保持扫描窗口表面的清洁。

（2）手持扫描仪

1)开机前,先检查一下设备连接端口是否插在正确位置;

2)如有异常现象（如扫描仪亮红灯、开机或扫条码无"嘟"声、商品信息无法输入等）,须及时与电脑部人员联系;

3)接通电源后,扫描仪绿色指示灯亮,同时听到"嘟"一声,则表示扫描仪处于待机状态;

4)使用时应注意商品条码是否有断码、变色、模糊等现象;

5)商品扫描时,手握扫描仪手柄,将扫描窗口对准商品条码,商品条码与扫描仪之间的距离不超过30cm;

6)当扫描仪发出"嘟"的声响,表示商品条码已被识别输入;

7)待机时,须小心置于托架上,当收银台关闭时,也必须切断手持扫描仪的电源;

8)平常要保持扫描仪表面清洁,轻拿轻放,严禁摔碰。

4. 打印机 打印机用于顾客购物详单和发票的打印。

（1）必须保持清洁卫生,摆放整齐以及严禁随便移动或私自拆卸;

（2）不能在换打印纸、色带、墨盒及纸张时野蛮操作。针式打印机在工作时,应该用面板上的按钮调节纸张位置,禁止手动走纸;

（3）打印机在打印时使用人员应注意看守,如出现卡纸时应立即停机处理;

（4）严禁在针式打印机上打印图形文件;

（5）使用多层打印纸时,控制按钮一定要调到相应的数字指示位置;

（6）未经许可严禁使用网络打印机；

（7）若发现打印机有异常时，应立即和电脑部联系，严禁自行维修。

（四）多媒体设备管理

多媒体设备包括信息电视、触摸式电脑、电子钟等。

1. 触摸式电脑　触摸式电脑的作用在于为顾客提供以下信息，如所售药品的种类，同类药品中各种药品的价格、生产厂商、生产日期、有效期等。特别是对每一种药品还应提供药品说明书。

随着新药的开发上市，以及药品剂型、包装的改变，对药品说明书和药品说明书数据库要随时进行更新和维护。

2. 信息电视

（1）信息电视主要用于播放药店的促销信息、广告、药店公告及新闻等；

（2）营业开始前必须开启信息电视；

（3）信息电视必须保持图像清晰；

（4）信息电视出现墨点，图像模糊、变形等，须立即通知电脑部相关人员；

（5）营业结束后必须关闭信息电视。

3. 电子钟　电子钟放在店堂内供员工和顾客查看时间之用。电子钟能显示年、月、日、时间、星期和气温，亦能显示店堂内温度，如温度过高或过低可进行相应的调节，保证需常温保存的药品的安全性。

需每日检查药店内电子钟数据显示的正确性，如有不准的现象需对其进行调节，如其停止工作，需及时更换电池或进行相关的维修。

（五）购物篮

购物篮供顾客在药店选购药品时使用，由工作人员负责整理和保管。

1. 在顾客使用购物篮后，及时将购物篮归拢到指定位置；

2．每天应检查购物篮的使用状况；

3．营业结束后，清点购物篮的数量；

4．购物篮每天应清洗一次，有明显的污迹应随时清洁。

（六）符合药品特性需求的设备

在店堂内有需要低温保存的药品，如生物制品等需放入冰箱或冷柜中保存。应准备蓄电池，保证如停电时低温的需要。危险、特殊管理药品（如二类精神药品、毒性及麻醉中药等）、贵重药品要有专柜存放。

（七）顾客休息区的设备

顾客休息区可配备的设备包括垃圾箱、绿色植物、饮水机、便民盒、顾客意见簿、缺货登记表、养生保健书柜等。

1．对店堂内垃圾箱应在店员进行卫生清扫时及时清理，夏天可增加清理次数，以免有异味发出。

2．在药店内应尽量放置喜阴、耐活的绿色植物，增加药店环境的鲜活性。

3．每天在清扫卫生时，检查饮水机的工作状况。桶内水量在其容积的三分之一以下要注意加水。

4．每天检查便民盒的东西是否齐全，包括老花镜、放大镜、红药水、紫药水、棉签等。如果缺少物品应及时补上。

5．店长每天察看顾客意见簿，并进行相关的回复。对顾客提及的优秀的店员要进行表扬和相关奖励。对有问题的店员要进行调查处理。

6．店长每天审核缺货登记表，尽量满足顾客的要求。对于能用其他药物代替的缺货药物，可建议其代替，对不能用其他药物代替的药物，应尽量在最短的时间内和厂家联系上货。如连锁药店中其他门店有储备的情况下，到其他连锁门店调货。并在最短的时间内联系顾客，让其满意。

7．店堂内可放置一些养生保健的书籍、报刊，供顾客休息时翻看。尽量多一些关于常见疾病的书籍。应保证书籍的整齐摆放，察看其是否缺角断页并防止顾客带走。

（八）便民服务设备

包括测血压、身高、体重等设备，吸氧机，会员兑奖品橱窗，存包处，导购图等。

1．定时地检查检测仪器的指针是否归零，能否正常工作。

2．经常擦拭橱窗的玻璃，使其光亮、整洁。能激发顾客想得到奖品的欲望。

3．导购图放在存包处边旁，导购图和存包处要经常擦拭，使其整洁。

4．注重吸氧机的清洁，在顾客吸氧后要进行及时消毒。

（九）药学服务设备

包括安全合理用药知识或日常保健卫生常识宣传板，执业药师导购台等。

1．因季节、节日不同，应不定期更换宣传板上的内容，如春季是感冒的多发期，就可集中宣传感冒的防范和用药。特别是老年病等常见病，要增加其养生保健及调养的内容。

2．执业药师导购台，应有执业药师坐堂咨询，为顾客审方并指导其合理用药。

（十）药店广告宣传设备

包括店内广告、店外广告和户外流动宣传方式的广告等。

1．店内广告　招牌、橱窗、门、灯箱、POP 广告、招贴画、吊旗等。

2．店外广告　广场标志物、小区专栏、氢气球悬吊广告。

3．户外流动宣传方式　车贴、车体广告等。

对这类广告一方面要保持其洁净，使其形象鲜亮，另一方面要根据广告的性质及时更新。药品广告宣传应符合《中华人民共和国药品管理法》及《中华人民共和国广告法》的有关规定。

（十一）促销区设备

包括厂家广告、桌椅、相关的检测设备等；这类设备应按照药店其他设备一样，经常擦洗，检查其是否工作。在给顾客检查身体的过程中，不能私自调节仪器，使其测量结果与真实值不符,欺骗顾客。

（十二）员工休息区设备

包括桌椅、电视、话筒、电动投影仪、屏幕、奖杯、锦旗、荣誉证书等。对桌椅、奖杯、锦旗、荣誉证书等要经常擦拭使其鲜亮,电视、电动投影仪、话筒等要经常检查是否工作,一旦发现有问题,尽快报修。

（十三）安全设备

安全设备主要包括防火设备和防盗设备。

1. 防火设备　药店在开店前要制定一套完整的消防制度,配备一套完整的消防设备。经相关部门审核并通过后,才能开业。

（1）防火设备的种类:防火设备包括:消防标志、消防通道、紧急出口、疏散图、火警广播、紧急照明、监控中心和相关的消防设施等。

1）消防标志:是指药店内外设置的有关消防的标识,是国家统一的标识。如"禁止吸烟"、"危险品"、"紧急出口"、"消防设备"等;

2）消防通道:药店在建筑物设计时留出的供消防、逃生用的通道。要有明显的标志,要求员工记住离自己工作岗位最近的消防通道的位置。消防通道必须保持干净、通畅,不得堆放任何杂物堵塞通道;

3）紧急出口:紧急出口是药店发生火灾或意外事故时,需要紧急疏散人员以最快时间离开药店时使用的出口。要求员工记住离自己工作岗位最近的紧急出口的位置,紧急出口必须保持干净、通畅,不得堆放任何杂物堵塞通道。紧急出口不能锁死,只能使用紧急出口的专用门锁关闭,仅供紧急情况使用,平时不能使用;

4）疏散图:表示药店各个楼层紧急通道、紧急出口和紧急疏散通道的标志图。它提供在危险时刻如何逃生的途径,指示行动的方向、通道、出口。疏散图要挂在药店明显的位置,供员工和顾客使用；

5）消防设施：①灭火器，当火警发生时，使用灭火器进行灭火。②消防栓，当火警发生时，消防栓的水阀打开，喷水灭火。③火灾报警器，当火警发生时，药店的报警系统会发出火灾警报。④烟感或温感系统，通过对温度、烟的浓度测试，当指标超过警戒时，则烟感、温感系统会发出警报。⑤防火卷闸门，处理当火警发生时，放下防火卷闸门，可以隔离火源，阻止烟及有害气体的蔓延，缩小火源区域。⑥紧急照明，当火警发生时，药店内所有电源关闭，可启动紧急照明系统。⑦火警广播，当火警发生时，在营业期间或非营业期间广播室都必须进行火警广播，通知顾客，稳定情绪。⑧监控中心，监控中心是指药店设置的监控系统的电脑控制中心，控制药店消防系统、保安系统、监视系统。能在营业期间对药店的各个位置、区域进行监控，第一时间处理各种紧急事件。

（2）消防设备或设施的日常管理：消防设备或设施的日常管理应注意以下几个方面。

1）药店中所有的消防报警设施、灭火器材必须建立档案登记，包括在药店中的分布图，安全部门和工程部门各留档案备案。

2）安全部门负责药店所属的消防报警设施、灭火器材的管理，负责定期的检查、试验、维修，以确保性能良好。

3）除每月检查外，在重大节日前，安全部门要对场内所有的消火栓、灭火器等器材、装备进行特别检查和试喷，并在器材检查表上进行签字确认。

4）各部门对本部门区域内设置的消防器材，由义务消防员进行管理和定期维护，发现问题要及时上报安全部门。

5）严禁非专业人员私自挪用消防器材，各部门的消防器材因管理不善而发生丢失、损坏，该部门应承担一定责任和经济损失。

6）消防器材放置区域不能随意挪动，或改作商品促销区域。在划定的区域内不能陈列、促销商品,更不能随意在消防器材上休息或置放物品。保持器材区域内的通畅,严禁以任何理由阻挡、遮盖、装饰、侵占、利用、拆除消防设施或消防标志。

7)禁止无关人员动用消火栓内的设备,禁止将消火栓用于其他工作。

8)消防器材,特别是灭火器,必须按使用说明进行使用,包括对环境和放置的特殊要求。

9)其他上述消防器材、设施的管理规定按《中华人民共和国消防法》所规定的有关条款执行。

2.防盗设备

(1)防盗设备的种类

1)警示标语:药店墙上张贴偷盗的警示标语,打消顾客的偷盗念头;

2)监控设施:在药店内,尤其是死角地带,除相关店员观察有无偷盗行为外,增设辅助设施,如反射镜、闭路电视、监视系统等监控设施,防止顾客偷盗;

3)电子防盗设备:配备电子防盗设备,通过消磁的原理,未付款的药品通过电子防盗设备时会发出声音,以确认其偷盗行为;

4)专职检查人员:在收银通道末端有专门人员对购物小票和药品的一致性进行审核;在收银通道旁边设置"无购物通道",有专门的人员检查电子防盗设备的反应;

5)设置收银机监视系统:防止内部员工偷盗。

(2)监控设备安全操作要求

1)开机前应清洁监视屏幕;

2)按照正确的开机程序打开监控设备;

3)已调好角度的屏幕不得再随意调动;

4)不得随意挪动监控设备位置;

5)不得频繁开关设备;

6)出现故障应立即汇报并通知有关人员维修。

（3）电子防盗设备安全操作要求

1）防盗门应保持连续通电工作，严禁随意断电，特殊原因断电后必须五分钟后再开启；

2）防盗门周围 0.5m 内不能有金属物品或装有防盗标签的商品；

3）软标签粘贴时尽量保证软标签的平整，禁止折叠；

4）金属商品或带有铝箔纸的商品不能使用软标签；

5）对于一部分为金属、一部分为其他材料的，把软标签放在上面检查发出响声是否正常；

6）营业前收银员应检查消磁板电源是否插好，硬标签放在上面响声是否正常；

7）营业前药店值班人员要检查防盗门的电源是否插好，软标签通过时是否能正常报警；

8）收银员收银时，首先要用扫描器阅读商品条码，确认商品信息输入电脑后，再把商品放在消磁板上。

（十四）经营中药饮片所需的调配处方和临方炮制的设备

1．调配处方、临方炮制设备的种类　一般包括营业用的计算工具（算盘或计算器）、衡器、调配工具、小型粉碎切片机、干燥设备、包装用品等，所用计量器具必须按规定检测合格。

（1）衡器：是指能用来衡量物质体积、质量和重量的器具，包括量杯、量筒、天平、秤等。

（2）中药调配工具

1）冲筒：有钢制、铁制两种，用于某些特殊材料临配前的捣碎处理，如贝母、田七。

2）乳钵：又称研钵，有瓷制、玻璃制、玛瑙制、金属制等几种，由钵和乳杆组成，用于研磨药物。

3）铁碾（铁船、推槽、脚蹬碾）：全部由铁制定。碾槽上口较宽、向下斜至底部，形成窄沟状，形似船，砣为彼岸轮盘形，中有一方孔，安装一碾轴，将药物置于槽中，用脚蹬轴，使砣往返轮转碾轧，使药物渐成粉末。

4）切药刀台：由切药刀、刀枕、刀闩、刀台（刀板）、固定架（案板、桌子）几部分组成。切药刀又称铡刀，包括刀片、刀床两部分，由铁制成，刀枕为约3cm见方的木质垫枕，用以固定刀栓，使其吻合不松动，刀闩是由坚韧的木材或竹子切削而成，一头稍细，一头稍粗，用于连接、固定刀与刀床。刀台是厚约6cm、台面的长、宽为60cm×30cm的长方形坚硬木板，用以固定刀床。固定架是由木材制成的普通架子，高约60cm，用以固定刀台和放置其他切药工具。与切药刀台配套的传统工具有竹把子、虎头钳、螃蟹钳、油刷子、水刷子、药斗等。

5）药筛：药筛主要用于药粉的颗粒的选择或混合。药筛有铜筛、铁筛、尼龙筛等，《中国药典》2005年版规定的药筛选用国家标准的R40/3系列。分等如表7-2。

表7-2　药筛标准

筛号	①号筛	②号筛	③号筛	④号筛	⑤号筛
筛孔内径（μm）	$2\,000 \pm 70$	850 ± 29	355 ± 13	250 ± 9.9	180 ± 7.6
筛号	⑥号筛	⑦号筛	⑧号筛	⑨号筛	
筛孔内径（μm）	150 ± 6.6	125 ± 5.8	90 ± 4.6	75 ± 4.1	

6）戥称：由秤杆和砝码组成，有大小两种规格，大的主要用于调配一般饮片药处方，称量范围在$1 \sim 500g$之间；小的主要用于调配一些贵细药物和毒性中药处方，称量范围在$0.2 \sim 50g$之间。

7）托盘天平：其规格较多，中药调剂的最大称量为500g，感量0.5g为宜，主要用于中药的预分装。

（3）包装用品：有药袋，符合卫生要求的塑料袋、纸张、包装绳等。

（4）其他设备：如药罐、大秤、清洁卫生用具、小型粉碎切片机、干燥设备等。

2．调配处方、临方炮制的设备管理

（1）对衡器、计算工具、调配工具应定时检验基准是否归零，如没有归零应进行校正。

（2）保持包装用品的清洁性，使其透明光亮如新，使药品没有陈旧的感觉。

（3）对小型切片机，要经常检查其刀锋的锐度，并及时上油。

（十五）分类、指引、区别、识别的设备

在药店营业场所、货架、货柜及相关功能区域，对所经营的药品按照不同的类别、不同用途、不同品种的药品进行正确与清楚、易于识别的分类、区别与标识。如商品的陈列或商品的品种有变更时，此类标志应及时挪移或更换，并保持其整洁性。

四、药店储存与保管用设备设施如何管理？

（一）药品储存的设施设备及其管理

这类设施设备包括支架、货架、柜橱和保持药品与地面之间有一定距离的地面衬垫物、底垫。货架有两种，其中单层地脚架用于大量成箱成件药品的堆垛，多层货架用于放置一些零星不成件的药品。对这类设施设备的管理要点如下：

1. 配置的设备应该符合 GSP 等条款的规定，应能与营业场所、仓库的内部结构相适合。

2. 注意防潮、防虫，使货架或其他设施处于良好的使用环境中。

3. 设备要经常保持清洁，木制的货架等设备不能腐蚀掉屑。

（二）通风、防潮设施设备及其管理

仓库内通风、防潮设施包括排风扇、通风器、吸湿剂和除湿机。以保证药库内通风、阴凉、干燥，符合药品存放条件。对这类设施设备的管理要点如下：

1. 药库安装排风扇或通风器，根据药品的特性，可在适当的时候，开启机器持续适当长的时间。定时检查排风扇或通风器是否沾上灰尘，及时加以清理。

2. 可铺用吸湿剂，如生石灰、氯化钙、硅胶等，用木箱、篓

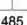

等盛装，置于库内四周货架下及门窗附近。当用石灰块作为吸湿剂时，石灰块变成粉末时应加以更换；当用氯化钙作为吸湿剂时，氯化钙变成水溶液应加以更换；当用硅胶作为吸湿剂时，硅胶变色时应加以更换。

3. 有条件的仓库可购置使用除湿机，根据需要可选用固定式或移动式，但该类设备投资较高，噪声和振动较大，用于结构严密的仓库。定时检查除湿机性能，备档，如发现有问题应及时修理。

（三）检测和调节温、湿度的设施设备及其管理

药品由于性质不同，对温度和湿度的要求也不相同，不同药品对温湿度各有一定的适当范围，当温湿度与药品性质不相适应时，就会对药品质量带来影响。

1. 检测和调节温、湿度的设施设备的种类　设备主要有温、湿度检测仪、空调、除湿机、库房散热器、供暖通道、电加湿器等。温度测量器可选用普通温度表、最高最低温度计、自动记录温度计、半导体点温计。湿度测量器可选用干湿球湿度计，毛发湿度计、通风湿度计、自计湿度计、手摇湿度计等。干湿球湿度计是最常用的相对湿度测量仪器。另外还要有一定的隔热设施，如墙体、屋顶材料的使用；仓库朝向和屋高也对仓库的温湿度有影响。喷雾洒水，用电加湿器产生蒸汽，以提高空气湿度。

2. 检测和调节温、湿度的设备和设施的管理

（1）温湿度检测仪一般宜悬挂在不靠仓库门窗而空气又能相对流通的地方，不宜悬挂在墙上或墙角处，并要避免日光直接照射。其高度以人的视线平行为准，一般以 1.5m 为宜。相对湿度应保持在 45%～75%。

（2）温湿度检测仪每季度应进行一次校验或检查，并做校验或检查记录。

（3）最高最低温度计根据其使用原理，使用时不能横卧倒置，以免酒精渗入水银，使其所示温度不准。

（4）定期检查空调和除湿机等。空调和除湿机等每次使用前、后都应检查是否正常，填写"设备使用记录"。

3．干湿球湿度计的维护

（1）要注意保护干湿球温度计的完整无损，并且要经常检查它们的准确性。例如外管管内标尺磁板是否活动，水银柱上部空管内有无水银滴和污渍，水银柱内是否有气泡或有无中断情形，如发现上述情形应立即调换。

（2）应当保持其清洁，如发现干球上有灰尘或水分，应立即用洁净湿布轻轻拭净。

（3）湿球上包的纱布在任何时间都应保持洁白、柔软和湿润，一般应每周换一次纱布。但如果遇上特殊天气如风沙现象，致使湿球纱布上沾有尘土，则虽不到换布日期，也应及时更换。

（4）更换纱布时，要把干湿球温度计从百叶箱内拿出来，洗净手，取下旧纱布，把水银球用清洁的水洗净，再用洁白软布拭干。再把新纱布条放在蒸馏水中浸透，然后紧紧地把它包在水银柱上，不要有皱褶，并使纱布绝大部分露出在水银球底下。水银球上的纱布边缘交叠部分，不得超过球部表面积的1/4。这样包好后，即用准备好的纱线做好活扣，把在高出水银上面的纱布扎紧，多余的纱线剪掉。

（5）纱布放入水盂内应折叠平整（使用纱布长度以10cm左右为准）。水盂内应经常保持满水，最好在每次定时观测后即行添水，添水时间无论如何不得迟于下次观测前半小时。

（6）应当用蒸馏水，如果没有蒸馏水，就用清洁的雨水或雪水，但一定要用滤纸或细棉滤过，绝对禁止用井水或泉水。

（7）当湿球纱布开始冻结的时候，应把湿球温度计下的水盂从百叶箱内取走，以防水盂冻裂。

（四）特殊管理药品、贵重药品的专用保管设备及其管理
专用保管设备包括专业保险铁柜和专用仓库。

有条件的药店对于麻醉药品、医疗用毒性药品应设置专用仓库；仓库应为砖钢混结构，且无窗、无通风孔，安装钢制保险房门，防撞，并与附近公安派出所建立联系，以便做好重点防护的准备。

无条件或经营数量较少而不需建立专用仓库的药店，要有特殊管理药品存放的专用保险铁柜，由钢制而成，结实，不易撬开、破坏，设置双门、双锁，或使用专业保险铁柜。

储存麻醉药品、一类精神药品、毒性药品、放射性药品等专用仓库也应具有相应的安全保卫措施。

（五）符合药品特性要求的常温、阴凉和冷藏保管设备及其管理

设备包括空调、冷冻机组（冷柜）、散热器、暖气等。大部分药品可在常温下保存，该类药品置于货架上，利用空调来调节温度，对于需阴凉存放或冷藏存放的药品应配备电冰箱或小冷藏柜，如生物制品、脏器制剂等。药品的储存特性要求通常在药品包装的储存条件上注明。根据药品的储存特性，适当地启动空调、冷柜、散热器、暖气等相关设备。经常检查这类设备的性能，检查中发现的问题应及时向质量负责人汇报并尽快处理和备档。

（六）消防、安全防盗设备及其管理

消防、安全设备包括灭火器、消防桶、消防管、消防栓、消防通道、防盗门、防盗网等。

库房要符合防火要求，与其他建筑物要保留适当的防火间距，库房四周应设置固定的消防栓，要留消防通道。库房要配置消防器材，如灭火器、消防桶、消防管等，用于防止火灾。

安全设施要注意防盗。药库的门窗要符合防盗要求，应安装防盗门、窗户安装防盗网。

此类设备的管理和上述营业场所的消防、防盗设备基本一致。

（七）防尘、防虫、防污染和防霉变等设备及其管理

灰尘、虫、鼠等对药品的污染很大，特别是一些袋装原料如葡萄糖等,一旦发现鼠害则严重污染药品。防尘、防虫、防鼠、防污染和防霉变的设备,包括纱窗、门帘、灭蝇灯、电猫、鼠夹、鼠笼等。定期检查纱窗、门帘是否有漏洞并及时修补;定期检查电猫、鼠夹等设备的性能,观察其是否生锈、是否正常工作,检查中发现的问题应及时向质量负责人汇报并尽快处理和备档。

(八)验收养护用设施设备及其管理

验收养护用设备包括崩解仪、千分之一天平、澄明度检测仪、标准比色液、操作台、灯检台。经营中药材、中药饮片的还应配置水分分析仪、紫外荧光灯、解剖镜或显微镜。管理要点如下:

1. 质量管理人员和养护人员应经常检查养护设备的运行状况,检查设备的配备情况是否达到 GSP 的要求,设备的运行状况如何,在检查过程中发现有不符合要求的设备,应向店长汇报,并提出维修或购置计划。

2. 对不能正常运转的仪器和设备不得使用,要及时维修,做好维修记录。对主要设备、精密仪器应制订保养和管理的方法,并建立使用记录、大修记录、检定记录。

3. 对于强制性检定的设备要按政府计量行政部门的要求按时进行检定,做好检定记录,填写"强制检定计量器具历史记录卡",并形成档案。

(九)标牌及其管理

库内对不同性质的药品要分区域储存,药品要做到分类码放,货位上设货位牌,如货位上的药品有变更时,此类标志应及时挪移或更换,并保持其整洁性。

定期检查有标识设备状态的标识牌。设备正常运行时挂正常运行标识(绿牌),暂停运行时挂暂停运行标识(红牌),修理期间或待修理时挂修理标识(黄牌)。

库存药品应实行色标管理。其统一标准是待验药品库(区)、退货药品库(区)为黄色;合格品库(区)为绿色;不合格药品库(区)为红色。

第八章 药店安全管理

第一节 药店安全管理及其重要性

一、什么是药店安全管理?

药店安全管理是指药店本身以及来场顾客、本店员工的人身和财产物,在本店所控制的范围内不受侵害,药店内部的生活秩序、工作秩序、公共场所秩序等保持良好的状态。而且不存在其他因素导致这种侵害的发生,即安全状态是一种既没有危险,也没有可能发生危险的一种状态。

二、药店安全的重要性有哪些?

(一)确保顾客购物的安全

药店除了满足顾客的购物要求外,还要为顾客提供一个安全舒适的购物环境。一个安全管理良好的药店可以让顾客以最轻松的心情购物。药店有责任保证顾客财产的安全。

(二)为员工提供安全的工作环境

药店的安全作业设备的完善与否与员工的身体健康和生命安全息息相关,良好的安全管理除了可以为员工提供安全的工作环境,减少工作上的焦虑和压力,进而提高员工的工作效率外,还可以借此使员工树立正确的安全管理观念,确保药店安全,两者互为因果。

（三）减少药店财产损失

发生任何意外和火灾，药店除了必须面对装潢、设备、商品被破坏所带来的财务损失外，可能还必须支付员工、顾客等众多直接受害者的庞大赔偿金。

（四）维持良好的社区关系

药店的顾客大多是邻近的住户，如果在作业管理上侵犯了他人的权益和安全，不仅会遭到联合抗议和抵制，也会影响药店的正常作业和营业收入。因此，良好的安全管理还可以达到建立良好的社区关系，维持良好形象的效果。

因此，药店安全管理的改善，在事前应妥善规划，定期教育，定期演习，培养警戒心。事中应沉着冷静，迅速且适当地处理。事后应追查事故原因，追查责任，建立补救措施。

第二节　药店安全管理的内容

一、药店安全管理的内容及分类有哪些？

药店安全管理包括药店的门店安全管理和药店的网络安全管理。其中门店安全管理又分为盗窃安全管理、抢劫安全管理、火灾安全管理、停电安全管理和员工档案安全管理等。网络安全管理又分为数据库信息安全、系统安全和环境安全管理等。

二、如何预防和处理盗窃？

盗窃按照盗窃人的不同分为员工内部盗窃和药店外部盗窃；按照盗窃时间的不同分为白天盗窃和夜间盗窃。

（一）如何预防和处理员工内部偷盗？

1. 内部偷盗的手段　员工直接偷盗药店的商品；员工直接偷盗同事的私人财物；员工未按有关程序而故意丢弃商品以逃避责任；员工与员工或外人进行勾结、策划、协助进行盗窃；

员工利用改换标签或包装,将贵重的商品以便宜的商品价格结账;员工未经过正常程序,故意将价格标低,使自己的朋友、亲属受惠;员工未经许可,私自使用供应商提供的赠品;员工贪污公款,携款潜逃;收银员从收银机中盗窃钱款;收银员为亲属、朋友等少结账或不结账;员工收受供应商的回扣、礼品、招待、用餐、消费或旅行等各种形式的馈赠等。

2. 内部偷窃的防范

(1)挑选诚实的员工:核实员工以前的雇佣史,多种方式的面谈,推荐人的核查,教育程度的核实,信誉调查等,不允许员工对企业有任何的不忠实。

(2)开展员工教育:对员工进行从入职开始的不间断的教育工作,教育分正面、反面等各种形式,采用开会、板报、活动等多种方式。必须阐明店内具有严格的管理制度和监视系统;对偷盗严厉打击的措施和处理方法;员工应具备在本行业最基本的道德规范;员工因偷窃给个人带来严重的后果,包括承担刑事责任;偷盗不仅影响本店的利益,同时损害所有同事的利益和福利。

(3)健全内部职责考核制度:施行最低商品失窃制度,超过失窃标准,相应的员工要负担一定的责任。同时,如发现某一小组人员中有内盗行为,则这一小组人员均要承担一定的责任,以此建立监督检查机制,让所有员工齐抓同管,相互监督。

(4)设置收银机监视系统:收银机监视系统是针对收银人员每天接触大量现金,容易发生盗窃行为而设计的。它采用收银操作界面与闭路电视监控画面相叠加的技术,以确保药店管理人员得知是谁卖了什么东西?什么价格?减少在收银、退货操作过程当中收银员可能会有的盗窃行为。

(5)突击盘点:如果在日常的销售统计中发现某些商品被私吞了,可以对那类商品找个理由进行突击盘点,时间选择在药店休息时间或营业结束后,由店长发布命令。经常注意这方面动向,且对多种商品进行突击检查,使工作人员产生一不小心就会被查出的心理。

（6）严格管理和检查制度：严格特殊标签的管理程序、降价的执行程序、赠品的管理与发放程序、现金的提取程序、夜班作业的开关门程序、仓库的管理程序，以及垃圾的处理程序。

3．内部偷窃的处理　按照本药店对偷盗行为的惩罚制度，对偷盗的员工进行偷盗等级确认，然后给予相应惩罚。对情节较轻或者认错态度好的员工，可以从轻处罚；对情节严重或顽固抵抗不配合的员工应从重处罚，可给予开除处理，必要时可移交公安部门使其承担相应的刑事责任。

（二）如何防范及处理药店的外盗？

1．什么是外盗？

外盗是指顾客或假装成顾客的人偷窃药店里的商品，由于现在越来越多的药品采取了开架自选的方式销售，药品的体积小，重量轻，所以商品失窃的防范更应该引起重视。歹徒盗窃的时机除了在一般的营业时间之外，夜晚停止营业后也必须加以防范。部分歹徒是本药店的离职员工，由于他们相当熟悉药店内的各项装置，容易达成偷盗的目的，应特别加以防范。

2．偷窃行为的防范

（1）亲切地向每位顾客问好，打招呼，主动适时地给予帮助。

（2）经常对员工进行有关知识的培训，互相交流经验，使新员工能尽快熟悉偷窃人的特点，达到一有窃贼出现，就能敏锐地察觉出来的效果。

（3）制造舆论导向，在卖场处贴上警示标语。保安员、营业员经常走动，避免旁若无人的聊天。

（4）配备便衣保安，定期在店内巡视，随时注意周围顾客的购物情况，提高警戒心。

（5）理货员经常整理并检查商品的排面，避免因为排面的零乱让人有机可乘。

（6）尽量将高单价或是体积小的商品陈列在柜台附近，以利于销售人员就近管理。

（7）在药店内外配备防盗设施，尤其是卖场死角地带，增设辅助设施，如反射镜、闭路电视、监视系统等。建立电子防盗系统，如图8-1所示。

3．发现窃贼的处理　发现窃贼时，立即盯梢并注意其行踪，以注视、咳嗽等方式引起窃贼的注意，使他们自动终止偷窃行为并将偷窃商品物归原处。只有在证据确凿的情况下，并且

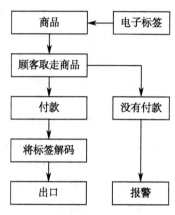

图8-1　药店电子防盗系统

确定窃贼离开收银柜台之后商品仍在窃贼身上方可采取行动，如果不确定，绝不可将窃贼拦下。对于情节轻微者，以"是否有商品忘记了交款"或"是否拿错了东西"等问题来诱导窃贼将赃物交回。只有在确定窃贼未付款并离开药店经营范围以后才可捉拿，并立即通知药店负责人。捉拿嫌疑犯时，应由两位以上的人员执行，以为人证，其中一人应与窃贼同性别。

偷窃发生后，要求窃贼主动将未付款的商品放在桌上，不要对窃贼搜身。对于拒不承认的窃贼，还可通过出示证据，使其无以抵赖。要求窃贼填写声明书，并签名表示一切陈述属实。要求窃贼交出有效证件，以登记记录。对于情节较恶劣的，可以利用营业以外的区域联系公安部门，并告知报案人的姓名、店名、地址、事件的全部经过，并要求对方前来协助。警察到来之后，将窃贼交给警察，由警察做进一步的查询。警察有权审核事件证据确凿与否，如果警察认为证据不足，不可与警察争辩。事后应定期对偷窃情况进行总结，找出药店经营中的漏洞，并制定相应的制度，以防止同样事件的再次发生。建立偷盗者档案，提高警惕。即使双方有了争议的时候，要想到用法律的手段来解决问题。

三、如何防范和处理抢劫？

（一）抢劫的对象有哪些？

抢劫的对象，除了药店本身以外，也会发生歹徒在卖场抢劫其他顾客的事件，这会对药店的形象和声誉造成极坏的影响。在药店营业时间逐渐延长的趋势下，有必要对抢劫的情形加以防范。

（二）怎样预防和处理抢劫？

1. 抢劫的预防　商品杂乱、陈列拥挤、灯光暗淡、乱贴海报的药店，遭抢劫的可能性较大，因此药店要注意商场的内部布局和商品陈列方法。陈列要整齐，留有一定的过道空间。卖场灯光明亮，使用白炽光。店内的广告不要悬挂和张贴太低，以免妨碍视线。在顾客稀少时要十分警惕，保安员不能随便离场。店门设计应尽量朝着大马路，不要朝着小岔路，店门不宜开口太多。在收银机下设置保险柜，收入大钞应直接投入保险柜。未设保险柜，现金直接存放于收银机内，很容易遭抢劫。收银机内的现金不得超过一定金额，超过则需投库。收银员在交接班时点钱动作要快，尽量避免在顾客面前长时间数钱。平时药店对员工进行防抢教育和训练，以防意外发生时的应对。与公安机关或保安公司建立密切合作关系，并张贴告示，以警示潜在的犯罪分子。

2. 遭抢劫的处理　遭抢劫时，以确保顾客和自己的人身安全为第一原则，在歹徒手持凶器的情况下，不作无谓的抵抗，双手动作应让歹徒看得清楚，以免歹徒误解而造成伤害。在不影响人身安全的情况下，尽量拖延时间，假装合作，尽可能使现金损失降至最低，也可谎称不知道保险柜的密码。

记住歹徒的容貌、衣着、身高和年龄等特征；乘歹徒不备时，其他人员趁机报警，并迅速按下报警器。

抢劫后，向上级主管部门报告，并向公安机关报案。在歹徒离去的三分钟内，立即填写歹徒特征表，包括事件发生的时间,歹徒人数,性别、身高、脸形、身材、口音、抢劫工具、年龄、发型、服装形式、服装颜色、鞋子、面貌特征、身体特征,抢劫用车辆;保持犯罪现场的完整性,不要碰到歹徒曾经碰触过的地方,以免破坏了可能存在的指纹和其他证据。待公安人员和主管负责人到达现场查看完毕后,再清点损失情况。

四、如何预防和处理火灾?

1. 如何预防火灾?

药店除了应具备各项符合国家规定,或经消防主管机关审核认可的各项消防设施及设备外,应拟定一套完善的消防作业应变程序,以便在火警发生时,能确保财产、人员及顾客的安全。消防安全管理工作的范围包括:火灾预防及抢救;各项消防安全设备的定期检查和管理;消防水源的定期检查和管理;消防安全的教育及宣传。

药店应具有消防标志(如"禁止吸烟","危险品","紧急出口","消防设备"等),消防通道,紧急出口,疏散图,消防设施,火警广播。

药店应将"防火器材位置图"张贴在店内的特定位置。定期保养和检查各种消防措施,如果灭火设施发生故障或性能过期,应随时向安全小组组长反映,并立即做出处理。定期对员工进行培训,讲解灭火设备的功能、使用方法,以及防火注意事项和逃生的基本常识。尤其是对新入场员工,在上岗培训时要加进消防知识内容,并考试合格后方能上岗。负责清理卫生的人员应随时注意有无火种,电器插座、马达附近应经常清扫,不留杂物。物品的存放要井然有序,不要阻塞疏散通道及安全门,不要遮住逃生标志。店内不能存放易燃物品,店内的装饰材料选用耐火材料。员工禁止乱丢烟蒂,派专人负责下班时关空调、瓦斯、抽风机和各项电器设备。随时提醒员工树立防火意识,包括不要忽视任何小火苗,注意电源插头有无松动或损坏,如有应及时报告经理或负责人。定期举行防火演习。

2．火灾发生时怎样处理？

如果发生的是轻度火灾，发现人员应立即向药店经理报告，并利用就近的消防设施迅速扑灭火势。

如果发生的是重大火灾，应在第一时间拨打火警电话，并告知药店经理。除电灯外，及时关掉所有电器设备。通过店内广播通知全体员工保持镇定，按平时消防演习的程序行动。

疏散人员立即分散在店内不同位置，疏通安全通道，打开安全门，指挥店内顾客迅速离开现场。如果有浓烟出现，应匍匐在地上爬行，迅速离开现场；不要使用电梯，尽量从楼梯疏散。通讯组与消防人员取得联系，并在他们到来之时介绍店内情况，帮助消防人员进行救灾。安全管理组长或负责人应指挥店员将现金及贵重物品转移到安全位置。但要注意的是，人身安全是第一重要的，不要因收集现金而危及人身安全。如果发现顾客或员工受伤，应立即进行临时抢救并送医院治疗。

3．火灾发生后怎样处理？

全体人员到指定地点集合，药店经理迅速清点人数，并告知店员未经许可不得进入火灾现场。如有必要，可向公安部门报案，并协助公安人员在现场的调查取证。药店经理在清点财务的损失后，编列清单，及时向上级主管提交报告。分析火灾发生的原因及应变处理过程中存在的问题，提出今后的整改措施。如果出现顾客或员工被烧伤而被送往医院治疗，应以关心的态度了解顾客和员工的复原情况。如果发生的是一般的小火灾，火势虽然被扑灭，也需要向经理汇报，并找出原因，以防患未然。

五、如何预防和处理停电？

（一）什么原因导致停电？

药店内的停电可能是由外界原因引起的，如大风或较大的雷雨天气，区域电路检修，甚至有可能是人为破坏等原因；也可能是内部原因引起的,如店内电路损坏,大功率电器超负荷运载,违规电器使用等。

(二)怎样预防停电?

1. 药店内应有自己的存电储备箱 当发生突然停电时,店内的网络系统可能正在处理数据或者收银台正在进行结账,如果没有存电储备箱这种应急预案,那么可能造成药店相关人员要重复之前所做的工作,严重的还会造成重要数据信息的丢失或者造成部分销售数据无法进入电脑储存,这样容易造成账目的混乱,易给收银员增加工作上的复杂度和思想上的诱惑。同时,为保障所存电量的及时和足够使用,只将电脑等重要的电器与储备箱相连接,一旦出现停电,存电储备箱会自动开始供电。

2. 药店应配备相关电路维护和检修人员 这些人员负责每天上班前检查电路是否正常,特别是外界出现大风或较大雷雨天气时,更应谨慎检查电路。一旦发现电路异常,应及时修理和维护,以保障药店正常营业的进行。

3. 药店人员应注意谨慎使用大功率的电器 特别是天气炎热时,店内可能会配备空调或多台电风扇,这些电器在使用时尽量不要多台并用以防功率过大,造成电路的超负荷运载,最终导致电路的断电。同时,店内人员一般是女性偏多,不能因为方便而在店内使用违规电器,如电夹板、电熨斗、电热杯等,以免给药店的用电带来不必要的麻烦。

(三)如何处理停电?

1. 外界原因造成店内停电 如果是因恶劣天气或外界电路检修造成供电中断,并且停电发生在白天,对于药品的前台销售不会有太大影响,而此时与电脑网络作业有关的人员应抓紧时间处理手上的工作,尽量防止药店数据信息的损失。

2. 店内原因造成停电 如果是电路故障,可由维修人员进行及时的检修,如果是电器违规使用,应迅速将此电器脱离电源,等待一会电路会自动恢复正常。

3．不明原因造成停电　如恶意破坏等，此时除电脑网络人员及时处理手上的工作外，电路维护人员要及时检修电路，发现故障立即处理，大家共同努力，使药店损失降至最低。

六、如何预防信息泄露？

（一）什么是信息泄露？

所谓信息泄露是指药店对外保密的信息、数据等被店外人员所获取。信息泄露的方式有多种，如外人进入店长工作室，直接接触存储药店信息的电脑；如一些电脑高手利用网络方式窃取药店内部信息；如收银台工作人员和亲朋好友聊天时无意将药店的销售情况泄露出去；如员工的档案信息保存不当泄露或被窃取。

（二）怎样预防信息泄露？

1．严禁非工作人员进入储存药店信息的电脑室　没有允许，与数据信息处理工作无关的人员不得进入此工作室。

2．做好网络的安全维护工作　要防止药店网络数据泄露，就要做好以下三点：一是要求"定人负责"，要明确网络安全的分管领导（负责人）和系统管理人员、操作人员；二是要求"定期管理"，要做好网络的日常安全维护工作；三是要求"定时杀毒"，要安装使用正版杀毒软件，做好杀毒软件的升级工作，使升级工作做到日常化、持久化，同时要定期不定期使用杀毒软件扫描计算机，确保系统没有病毒。

数据库的选择和备份是药店计算机网络安全管理中的重要问题，系统一旦投入运行，就要求 24 小时不间断，而一旦发生中断，后果将不堪设想。所以在开发应用软件时，数据库的选择显得尤为重要，在发生故障时应能自动将数据恢复到断点，确保数据库的完整。目前现有计算机网络系统在数据库的选择上多采用 SQL SERVER、ORACLE 数据库。药店的数据库记录时刻都处于动态变化之中，网管人员定时异地备份是不够的，因为一旦系统崩溃，势必存在部分数据的丢失。所以建立一套实时备份系统,这对药店来说是非常重要的。

3. 对员工进行信息保密教育　首先,对待员工要像对待家人一样友好,使员工从内心里把药店当做自己的家,自然愿意付出最好的工作积极性,更能做好药店对外的信息保密工作。其次,对员工进行制度化的教育,用明确的条文规章约束员工的行为,使其必须对外保密药店的重要信息。再次,药店的重要数据信息只要求店长、经理掌握,其他员工应尽量不知道为好。

4. 严格管理员工档案信息　员工入职时的纸质或者电子版的档案要妥善保管,这样不仅仅能保护员工对外的隐私权,从另一个角度讲是药店对员工的尊重。员工的个人信息保管的妥善与否,在很大程度上关系到员工对药店的信任度,影响他们工作的热情和努力程度。

七、如何维护网络系统安全?

(一)药店网络系统安全的隐患因素有哪些?

1. 账号管理混乱　现有的网络操作系统,安全管理上都有一个共同特点,即必须经过有权用户的授权,才能实现网络系统的登录和维护。特别是超级用户,它拥有操作系统的所有权利,因此谁掌握了它,谁就掌握了整个系统的命脉。而日常维护的过程中,网络管理人员为了便于记忆或简化操作,通常将有权账号口令设置得很简单,或者存放在公共场所很显眼的位置;另外,在系统上经常开设出多个临时的有权账号,而且未能及时清理;再加上不注意更改口令,甚至将多个管理账号口令设定为一个。从而使"黑客"借助一些专门的口令校验程序轻易将口令窃取,侵入网络系统。所以,加强有权账号的管理力度是确保网络安全的第一步。

2. 网络保护程序不健全　有的药店为方便和降低成本起见,没有安装正版防火墙和杀毒软件等电脑保护软件或者不安装此软件,致使病毒很容易侵蚀电脑,严重时会导致数据丢失。

（二）怎样维护网络系统的安全？

1. 对涉密信息进行加密防护　对涉密信息系统,通过采用电磁防泄漏技术,对内部网中机房外线路进行电磁屏蔽,防止机密信息通过电磁泄漏被敌对分子获取。采用加密技术,对关键主机和涉密终端的数据的传输、存储进行加解密处理,实现数据机密性、完整性和可用性。

2. 网络边界安全保障　通过采用防火墙系统、入侵检测系统,保障对关键网络的边界的进出数据进行检查和访问控制,实现对安全管理区的保护。如果药店网络只有防火墙,黑客在技术上完全可以控制药店的电脑,可以随意访问,尤其 CAD 网络上的许多用户连基本的用户密码都没有,更容易受到侵害。因此安装入侵检测系统可以防范黑客攻击,保护数据安全。

3. 病毒防范　随着计算机应用系统的不断发展及计算机网络互联协议的公开性和开放性,也使网络应用系统存在着系统漏洞和安全隐患,极易受到病毒侵害。对于药店的核心电脑,不仅要安装正版杀毒软件,还要做好杀毒软件的升级工作,使升级工作做到日常化、持久化,同时要定期不定期使用杀毒软件扫描计算机,确保系统没有病毒。

4. 服务器数据安全　随着应用系统的不断建设、不断完善,可通过采用基于主机的动态安全防护系统,保障应用服务器不被非法分子攻击和破坏;采用数据备份技术,实现对重要数据的备份,以保证数据的完整性的安全。

八、如何保障环境对网络安全的作用？

（一）控制温度

温度过高会导致逻辑电路产生逻辑错误,技术参数偏离,还会导致系统内部电源烧毁或烧坏某些元器件,影响机器运转和导致一些热敏器件内部损坏或不能正常工作。

（二）保持湿度

湿度过高,会使接插件和集成电路的引线等结合部氧化、生锈、霉烂，造成接触不良、开路或短路；湿度过低，会吸附灰尘，加剧噪声。

（三）及时清理灰尘

对于机器内部的电路板上的双列直插或组件的接线器，灰尘的阻塞会形成错误的运行结果。过多的尘埃可造成绝缘电阻减小、泄漏电流增加，机器出现错误动作，如果空气潮湿会引起元器件间放电、打火，从而损坏设备，严重的还会引起火灾。

（四）减少静电的产生

静电是网络使用中面临的比较严重的问题，以上谈到的温度、湿度、尘埃等很多原因都可能引起静电。计算机元器件和集成电路对静电非常敏感，它的破坏常常是在不知不觉中发生的。

（五）防止辐射、传导等方式对网络系统形成的干扰

靠近网络的计算机和网络设备自身等，都能产生电磁辐射，通过辐射、传导等方式对网络系统形成干扰。他们造成的问题是：设备的一些部件会失效，但那些部件的失效看起来又是由于其他部件引起的，像这样的问题很容易被忽略，而且很难诊断，需要专门的诊断软件和硬件来检测。

第九章 药店管理相关法律问题

第一节 《药品管理法》及其实施条例

一、《药品管理法》的立法宗旨是什么？

《药品管理法》规定：

第一条 为加强药品监督管理，保证药品质量，保障人体用药安全，维护人民身体健康和用药的合法权益，特制定本法。

第二条 在中华人民共和国境内从事药品的研制、生产、经营、使用和监督管理的单位或者个人，必须遵守本法。

二、开办药品经营企业的审批有哪些规定？

《药品管理法》第十四条规定：开办药品批发企业，须经企业所在地省、自治区、直辖市人民政府药品监督管理部门批准并发给《药品经营许可证》；开办药品零售企业，须经企业所在地县级以上地方药品监督管理部门批准并发给《药品经营许可证》，凭《药品经营许可证》到工商行政管理部门办理登记注册。无《药品经营许可证》的，不得经营药品。

《药品经营许可证》应当标明有效期和经营范围，到期重新审查发证。

药品监督管理部门批准开办药品经营企业，除依据本法第十五条规定的条件外，还应当遵循合理布局和方便群众购药的原则。

《药品管理法实施条例》规定：

第十一条　开办药品批发企业，申办人应当向拟办企业所在地省、自治区、直辖市人民政府药品监督管理部门提出申请。省、自治区、直辖市人民政府药品监督管理部门应当自收到申请之日起30个工作日内，依据国务院药品监督管理部门规定的设置标准作出是否同意筹建的决定。申办人完成拟办企业筹建后，应当向原审批部门申请验收。原审批部门应当自收到申请之日起30个工作日内，依据《药品管理法》第十五条规定的开办条件组织验收；符合条件的，发给《药品经营许可证》。申办人凭《药品经营许可证》到工商行政管理部门依法办理登记注册。

第十二条　开办药品零售企业，申办人应当向拟办企业所在地设区的市级药品监督管理机构或者省、自治区、直辖市人民政府药品监督管理部门直接设置的县级药品监督管理机构提出申请。受理申请的药品监督管理机构应当自收到申请之日起30个工作日内，依据国务院药品监督管理部门的规定，结合当地常住人口数量、地域、交通状况和实际需要进行审查，做出是否同意筹建的决定。申办人完成拟办企业筹建后，应当向原审批机构申请验收。原审批机构应当自收到申请之日起15个工作日内，依据《药品管理法》第十五条规定的开办条件组织验收；符合条件的，发给《药品经营许可证》。申办人凭《药品经营许可证》到工商行政管理部门依法办理登记注册。

第十三条　药品经营企业应当按照国务院药品监督管理部门规定的实施办法和实施步骤，通过省、自治区、直辖市人民政府药品监督管理部门组织的《药品经营质量管理规范》的认证，取得认证证书。

新开办药品批发企业和药品零售企业，应当自取得《药品经营许可证》之日起30日内，向发给其《药品经营许可证》的药品监督管理部门或者药品监督管理机构申请《药品经营质量管理规范》认证。受理药品零售企业认证申请的药品监督管理机构应当自收到申请之日起 7 个工作日内，将申请移送负责组织药品经营企业认证工作的省、自治区、直辖市人民政府药品监督管理部门。省、自治区、直辖市人民政府药品监督管理部门应当自收到认证申请之日起 3 个月内，按照国务院药品监督管理部门的规定，组织对申请认证的药品批发企业或者药品零售企业是否符合《药品经营质量管理规范》进行认证；认证合格的，发给认证证书。

第十六条 药品经营企业变更《药品经营许可证》许可事项的，应当在许可事项发生变更 30 日前，向原发证机关申请《药品经营许可证》变更登记；未经批准，不得变更许可事项。原发证机关应当自收到企业申请之日起 15 个工作日内作出决定。申请人凭变更后的《药品经营许可证》到工商行政管理部门依法办理变更登记手续。

第十七条 《药品经营许可证》有效期为 5 年。有效期届满，需要继续经营药品的，持证企业应当在许可证有效期届满前 6 个月，按照国务院药品监督管理部门的规定申请换发《药品经营许可证》。

药品经营企业终止经营药品或者关闭的，《药品经营许可证》由原发证机关缴销。

三、开办药品经营企业必须具备什么条件？

《药品管理法》第十五条规定：开办药品经营企业必须具备以下条件：

（一）具有依法经过资格认定的药学技术人员；

（二）具有与所经营药品相适应的营业场所、设备、仓储设施、卫生环境；

（三）具有与所经营药品相适应的质量管理机构或者人员；

（四）具有保证所经营药品质量的规章制度。

《药品管理法实施条例》规定：

第十五条 国家实行处方药和非处方药分类管理制度。国家根据非处方药品的安全性,将非处方药分为甲类非处方药和乙类非处方药。

经营处方药、甲类非处方药的药品零售企业,应当配备执业药师或者其他依法经资格认定的药学技术人员。经营乙类非处方药的药品零售企业,应当配备经设区的市级药品监督管理机构或者省、自治区、直辖市人民政府药品监督管理部门直接设置的县级药品监督管理机构组织考核合格的业务人员。

第十八条 交通不便的边远地区城乡集市贸易市场没有药品零售企业的,当地药品零售企业经所在地县(市)药品监督管理机构批准并到工商行政管理部门办理登记注册后,可以在该城乡集市贸易市场内设点并在批准经营的药品范围内销售非处方药品。

四、药品经营企业购销药品的规定是什么?

《药品管理法》规定:

第十七条 药品经营企业购进药品,必须建立并执行进货检查验收制度,验明药品合格证明和其他标识;不符合规定要求的,不得购进。

第十八条 药品经营企业购销药品,必须有真实完整的购销记录。购销记录必须注明药品的通用名称、剂型、规格、批号、有效期、生产厂商、购(销)货单位、购(销)货数量、购销价格、购(销)货日期及国务院药品监督管理部门规定的其他内容。

第十九条 药品经营企业销售药品必须准确无误,并正确说明用法、用量和注意事项;调配处方必须经过核对,对处方所列药品不得擅自更改或者代用。对有配伍禁忌或者超剂量的处方,应当拒绝调配;必要时,经处方医师更正或者重新签字,方可调配。

药品经营企业销售中药材,必须标明产地。

五、对药品保管的相关规定是什么?

《药品管理法》第二十条规定:药品经营企业必须制定和执行药品保管制度,采取必要的冷藏、防冻、防潮、防虫、防鼠等措施,保证药品质量。

药品入库和出库必须执行检查制度。

六、对进口药品有哪些规定?

《药品管理法》规定:

第三十八条 禁止进口疗效不确、不良反应大或者其他原因危害人体健康的药品。

第三十九条 药品进口,须经国务院药品监督管理部门组织审查,经审查确认符合质量标准、安全有效的,方可批准进口,并发给进口药品注册证书。

医疗单位临床急需或者个人自用进口的少量药品,按照国家有关规定办理进口手续。

第四十条 药品必须从允许药品进口的口岸进口,并由进口药品的企业向口岸所在地药品监督管理部门登记备案。海关凭药品监督管理部门出具的《进口药品通关单》放行。无《进口药品通关单》的,海关不得放行。

口岸所在地药品监督管理部门应当通知药品检验机构按照国务院药品监督管理部门的规定对进口药品进行抽查检验,并依照本法第四十一条第二款的规定收取检验费。

允许药品进口的口岸由国务院药品监督管理部门会同海关总署提出,报国务院批准。

第四十一条 国务院药品监督管理部门对下列药品在销售前或者进口时,指定药品检验机构进行检验;检验不合格的,不得销售或者进口:

(一)国务院药品监督管理部门规定的生物制品;

(二)首次在中国销售的药品;

（三）国务院规定的其他药品。

前款所列药品的检验费项目和收费标准由国务院财政部门会同国务院价格主管部门核定并公告。检验费收缴办法由国务院财政部门会同国务院药品监督管理部门制定。

第四十二条　国务院药品监督管理部门对已经批准生产或者进口的药品，应当组织调查；对疗效不确、不良反应大或者其他原因危害人体健康的药品，应当撤销批准文号或者进口药品注册证书。

已被撤销批准文号或者进口药品注册证书的药品，不得生产或者进口、销售和使用；已经生产或者进口的，由当地药品监督管理部门监督销毁或者处理。

第四十三条　国家实行药品储备制度。

国内发生重大灾情、疫情及其他突发事件时，国务院规定的部门可以紧急调用企业药品。

第四十四条　对国内供应不足的药品，国务院有权限制或者禁止出口。

第四十五条　进口、出口麻醉药品和国家规定范围内的精神药品，必须持有国务院药品监督管理部门发给的《进口准许证》、《出口准许证》。

第四十六条　新发现和从国外引种的药材，经国务院药品监督管理部门审核批准后，方可销售。

七、对假药的规定是什么？

《药品管理法》规定：

第四十八条　禁止生产（包括配制，下同）、销售假药。

有下列情形之一的，为假药：

（一）药品所含成分与国家药品标准规定的成份不符的；

（二）以非药品冒充药品或者以他种药品冒充此种药品的。

有下列情形之一的药品，按假药论处：

（一）国务院药品监督管理部门规定禁止使用的；

（二）依照本法必须批准而未经批准生产、进口，或者依照本法必须检验而未经检验即销售的；

（三）变质的；

（四）被污染的；

（五）使用依照本法必须取得批准文号而未取得批准文号的原料药生产的；

（六）所标明的适应证或者功能主治超出规定范围的。

八、对劣药的规定是什么？

《药品管理法》规定：

第四十九条　禁止生产、销售劣药。

药品成分的含量不符合国家药品标准的，为劣药。

有下列情形之一的药品，按劣药论处：

（一）未标明有效期或者更改有效期的；

（二）不注明或者更改生产批号的；

（三）超过有效期的；

（四）直接接触药品的包装材料和容器未经批准的；

（五）擅自添加着色剂、防腐剂、香料、矫味剂及辅料的；

（六）其他不符合药品标准规定的。

九、对店员工作人员的健康是如何要求的？

《药品管理法》第五十一条规定：药品生产企业、药品经营企业和医疗机构直接接触药品的工作人员，必须每年进行健康检查。患有传染病或者其他可能污染药品的疾病的，不得从事直接接触药品的工作。

十、关于药品价格有哪些规定？

《药品管理法》规定：

第五十五条　依法实行政府定价、政府指导价的药品，政府价格主管部门应当依照《中华人民共和国价格法》规定的定价原则,依据社会平均成本、市场供求状况和社会承受能力合理制定和调整价格,做到质价相符,消除虚高价格,保护用药者的正当利益。

药品的生产企业、经营企业和医疗机构必须执行政府定价、政府指导价,不得以任何形式擅自提高价格。

药品生产企业应当依法向政府价格主管部门如实提供药品的生产经营成本,不得拒报、虚报、瞒报。

第五十六条 依法实行市场调节价的药品,药品的生产企业、经营企业和医疗机构应当按照公平、合理和诚实信用、质价相符的原则制定价格,为用药者提供价格合理的药品。

药品的生产企业、经营企业和医疗机构应当遵守国务院价格主管部门关于药价管理的规定,制定和标明药品零售价格,禁止暴利和损害用药者利益的价格欺诈行为。

第五十七条 药品的生产企业、经营企业、医疗机构应当依法向政府价格主管部门提供其药品的实际购销价格和购销数量等资料。

第五十九条 禁止药品的生产企业、经营企业和医疗机构在药品购销中账外暗中给予、收受回扣或者其他利益。

禁止药品的生产企业、经营企业或者其代理人以任何名义给予使用其药品的医疗机构的负责人、药品采购人员、医师等有关人员以财物或者其他利益。禁止医疗机构的负责人、药品采购人员、医师等有关人员以任何名义收受药品的生产企业、经营企业或者其代理人给予的财物或者其他利益。

十一、关于药品包装有哪些规定?

《药品管理法实施条例》第四十五条规定:包装不符合规定的中药饮片,不得销售。中药饮片包装必须印有或者贴有标签。

中药饮片的标签必须注明品名、规格、产地、生产企业、产品批号、生产日期,实施批准文号管理的中药饮片还必须注明药品批准文号。

十二、药品监督管理部门的职权是什么？

《药品管理法》规定：

第六十四条　药品监督管理部门有权按照法律、行政法规的规定对报经其审批的药品研制和药品的生产、经营以及医疗机构使用药品的事项进行监督检查，有关单位和个人不得拒绝和隐瞒。

药品监督管理部门进行监督检查时，必须出示证明文件，对监督检查中知悉的被检查人的技术秘密和业务秘密应当保密。

第六十五条　药品监督管理部门根据监督检查的需要，可以对药品质量进行抽查检验。抽查检验应当按照规定抽样，并不得收取任何费用。所需费用按照国务院规定列支。

药品监督管理部门对有证据证明可能危害人体健康的药品及其有关材料可以采取查封、扣押的行政强制措施，并在七日内做出行政处理决定；药品需要检验的，必须自检验报告书发出之日起十五日内做出行政处理决定。

第六十六条　国务院和省、自治区、直辖市人民政府的药品监督管理部门应当定期公告药品质量抽查检验的结果；公告不当的，必须在原公告范围内予以更正。

第六十八条　药品监督管理部门应当按照规定，依据《药品生产质量管理规范》、《药品经营质量管理规范》，对经其认证合格的药品生产企业、药品经营企业进行认证后的跟踪检查。

第六十九条　地方人民政府和药品监督管理部门不得以要求实施药品检验、审批等手段限制或者排斥非本地区药品生产企业依照本法规定生产的药品进入本地区。

第七十条　药品监督管理部门及其设置的药品检验机构和确定的专业从事药品检验的机构不得参与药品生产经营活动，不得以其名义推荐或者监制、监销药品。

药品监督管理部门及其设置的药品检验机构和确定的专业从事药品检验的机构的工作人员不得参与药品生产经营活动。

十三、对不良反应报告的规定是什么？

《药品管理法》第七十一条规定：国家实行药品不良反应报告制度。药品生产企业、药品经营企业和医疗机构必须经常考察本单位所生产、经营、使用的药品质量、疗效和反应。发现可能与用药有关的严重不良反应，必须及时向当地省、自治区、直辖市人民政府药品监督管理部门和卫生行政部门报告。具体办法由国务院药品监督管理部门会同国务院卫生行政部门制定。

对已确认发生严重不良反应的药品，国务院或者省、自治区、直辖市人民政府的药品监督管理部门可以采取停止生产、销售、使用的紧急控制措施，并应当在五日内组织鉴定，自鉴定结论做出之日起十五日内依法做出行政处理决定。

十四、未取得许可证而经营药品需负什么法律责任？

《药品管理法》第七十三条规定：未取得《药品生产许可证》、《药品经营许可证》或者《医疗机构制剂许可证》生产药品、经营药品的，依法予以取缔，没收违法生产、销售的药品和违法所得，并处违法生产、销售的药品（包括已售出的和未售出的药品，下同）货值金额二倍以上五倍以下的罚款；构成犯罪的，依法追究刑事责任。

《药品管理法实施条例》规定：

第六十三条　开办药品经营企业，在国务院药品监督管理部门规定的时间内未通过《药品经营质量管理规范》认证，仍进行药品经营的，由药品监督管理部门依照《药品管理法》第七十九条的规定给予处罚。

第六十五条　未经批准，擅自在城乡集市贸易市场设点销售药品或者在城乡集市贸易市场设点销售的药品超出批准经营的药品范围的，依照《药品管理法》第七十三条的规定给予处罚。

第七十四条 药品生产企业、药品经营企业和医疗机构变更药品生产经营许可事项，应当办理变更登记手续而未办理的，由原发证部门给予警告，责令限期补办变更登记手续；逾期不补办的，宣布其《药品生产许可证》、《药品经营许可证》和《医疗机构制剂许可证》无效；仍从事药品生产经营活动的，依照《药品管理法》第七十三条的规定给予处罚。

十五、生产、销售假药、劣药的法律责任是什么？

《药品管理法》规定：

第七十四条 生产、销售假药的，没收违法生产、销售的药品和违法所得，并处违法生产、销售药品货值金额二倍以上五倍以下的罚款；有药品批准证明文件的予以撤销，并责令停产、停业整顿；情节严重的，吊销《药品生产许可证》、《药品经营许可证》或者《医疗机构制剂许可证》；构成犯罪的，依法追究刑事责任。

第七十五条 生产、销售劣药的，没收违法生产、销售的药品和违法所得，并处违法生产、销售药品货值金额一倍以上三倍以下的罚款；情节严重的，责令停产、停业整顿或者撤销药品批准证明文件、吊销《药品生产许可证》、《药品经营许可证》或者《医疗机构制剂许可证》；构成犯罪的，依法追究刑事责任。

第七十六条 从事生产、销售假药及生产、销售劣药情节严重的企业或者其他单位，其直接负责的主管人员和其他直接责任人员十年内不得从事药品生产、经营活动。

对生产者专门用于生产假药、劣药的原辅材料、包装材料、生产设备，予以没收。

第七十七条 知道或者应当知道属于假劣药品而为其提供运输、保管、仓储等便利条件的，没收全部运输、保管、仓储的收入，并处违法收入百分之五十以上三倍以下的罚款；构成犯罪的，依法追究刑事责任。

第七十八条　对假药、劣药的处罚通知，必须载明药品检验机构的质量检验结果；但是，本法第四十八条第三款第（一）、（二）、（五）、（六）项和第四十九条第三款规定的情形除外。

 小链接

《中华人民共和国刑法》第三章规定

破坏社会主义市场经济秩序罪

第一节　生产、销售伪劣商品罪

第一百四十条　生产者、销售者在产品中掺杂、掺假，以假充真，以次充好或者以不合格产品冒充合格产品，销售金额五万元以上不满二十万元的，处二年以下有期徒刑或者拘役，并处或者单处销售金额百分之五十以上二倍以下罚金；销售金额二十万元以上不满五十万元的，处二年以上七年以下有期徒刑，并处销售金额百分之五十以上二倍以下罚金；销售金额五十万元以上不满二百万元的，处七年以上有期徒刑，并处销售金额百分之五十以上二倍以下罚金；销售金额二百万元以上的，处十五年有期徒刑或者无期徒刑，并处销售金额百分之五十以上二倍以下罚金或者没收财产。

第一百四十一条　生产、销售假药，足以严重危害人体健康的，处三年以下有期徒刑或者拘役，并处或者单处销售金额百分之五十以上二倍以下罚金；对人体健康造成严重危害的，处三年以上十年以下有期徒刑，并处销售金额百分之五十以上二倍以下罚金；致人死亡或者对人体健康造成特别严重危害的，处十年以上有期徒刑、无期徒刑或者死刑，并处销售金额百分之五十以上二倍以下罚金或者没收财产。

本条所称假药，是指依照《中华人民共和国药品管理法》的规定属于假药和按假药处理的药品、非药品。

第一百四十二条　生产、销售劣药，对人体健康造成严重危害的，处三年以上十年以下有期徒刑，并处销售金额百分之五十以上二倍以下罚金；后果特别严重的，处十年以上有期徒刑或者无期徒刑，并处销售金额百分之五十以上二倍以下罚金或者没收财产。

本条所称劣药，是指依照《中华人民共和国药品管理法》的规定属于劣药的药品。

第一百四十五条　生产不符合保障人体健康的国家标准、行业标准的医疗器械、医用卫生材料，或者销售明知是不符合保障人体健康的国家标准、行业标准的医疗器械、医用卫生材料，对人体健康造成严重危害的，处五年以下有期徒刑，并处销售金额百分之五十以上二倍以下罚金；后果特别严重的，处五年以上十年以下有期徒刑，并处销售金额百分之五十以上二倍以下罚金，其中情节特别恶劣的，处十年以上有期徒刑或者无期徒刑，并处销售金额百分之五十以上二倍以下罚金或者没收财产。

第一百四十九条　生产、销售本节第一百四十一条至第一百四十八条所列产品，不构成各该条规定的犯罪，但是销售金额在五万元以上的，依照本节第一百四十条的规定定罪处罚。

生产、销售本节第一百四十一条至第一百四十八条所列产品，构成各该条规定的犯罪，同时又构成本节第一百四十条规定之罪的，依照处罚较重的规定定罪处罚。

第一百五十条　单位犯本节第一百四十条至第一百四十八条规定之罪的，对单位判处罚金，并对其直接负责的主管人员和其他直接责任人员，依照各该条的规定处罚。

十六、未按规定实施管理规范的法律责任是什么？

《药品管理法》第七十九条规定：药品的生产企业、经营企业、药物非临床安全性评价研究机构、药物临床试验机构未按照规定实施《药品生产质量管理规范》、《药品经营质量管理规范》、药物非临床研究质量管理规范、药物临床试验质量管理规范的，给予警告，责令限期改正；逾期不改正的，责令停产、停业整顿，并处五千元以上二万元以下的罚款；情节严重的，吊销《药品生产许可证》、《药品经营许可证》和药物临床试验机构的资格。

十七、从无许可证的企业购进药品需承担什么法律责任？

《药品管理法》第八十条规定：药品的生产企业、经营企业或者医疗机构违反本法第三十四条的规定，从无《药品生产许可证》、《药品经营许可证》的企业购进药品的，责令改正，没收违法购进的药品，并处违法购进药品货值金额二倍以上五倍以下的罚款；有违法所得的，没收违法所得；情节严重的，吊销《药品生产许可证》、《药品经营许可证》或者医疗机构执业许可证书。

十八、违反许可证、药品批准证明文件规定需承担什么法律责任？

《药品管理法》规定：

第八十二条　伪造、变造、买卖、出租、出借许可证或者药品批准证明文件的，没收违法所得，并处违法所得一倍以上三倍以下的罚款；没有违法所得的，处二万元以上十万元以下的罚款；情节严重的，并吊销卖方、出租方、出借方的《药品生产许可证》、《药品经营许可证》、《医疗机构制剂许可证》或者撤销药品批准证明文件；构成犯罪的，依法追究刑事责任。

第八十三条　违反本法规定，提供虚假的证明、文件资料样品或者采取其他欺骗手段取得《药品生产许可证》、《药品经营许可证》、《医疗机构制剂许可证》或者药品批准证明文件的，吊销《药品生产许可证》、《药品经营许可证》、《医疗机构制剂许可证》或者撤销药品批准证明文件，五年内不受理其申请，并处一万元以上三万元以下的罚款。

十九、在药品购销中违法收受财物或其他利益需承担什么法律责任？

《药品管理法》规定：

第九十条　药品的生产企业、经营企业、医疗机构在药品购销中暗中给予、收受回扣或者其他利益的,药品的生产企业、经营企业或者其代理人给予使用其药品的医疗机构的负责人、药品采购人员、医师等有关人员以财物或者其他利益的,由工商行政管理部门处一万元以上二十万元以下的罚款,有违法所得的,予以没收;情节严重的,由工商行政管理部门吊销药品生产企业、药品经营企业的营业执照,并通知药品监督管理部门,由药品监督管理部门吊销其《药品生产许可证》、《药品经营许可证》;构成犯罪的,依法追究刑事责任。

第九十一条　药品的生产企业、经营企业的负责人、采购人员等有关人员在药品购销中收受其他生产企业、经营企业或者其代理人给予的财物或者其他利益的,依法给予处分,没收违法所得;构成犯罪的,依法追究刑事责任。

二十、违反包装、标签、说明书规定应承担什么法律责任?

《药品管理法实施条例》第七十三条规定 药品生产企业、药品经营企业生产、经营的药品及医疗机构配制的制剂,其包装、标签、说明书违反《药品管理法》及本条例规定的,依照《药品管理法》第八十六条的规定给予处罚。

 小链接

《药品管理法》第八十六条

第八十六条　药品标识不符合本法第五十四条规定的,依法应当按照假药、劣药论处,责令改正,给予警告。

二十一、什么情况下会从重或从轻处罚?

《药品管理法实施条例》规定:

第七十九条 违反《药品管理法》和本条例的规定,有下列行为之一的,由药品监督管理部门在《药品管理法》和本条例规定的处罚幅度内从重处罚:

(一) 以麻醉药品、精神药品、医疗用毒性药品、放射性药品冒充其他药品,或者以其他药品冒充上述药品的;

(二) 生产、销售以孕产妇、婴幼儿及儿童为主要使用对象的假药、劣药的;

(三) 生产、销售的生物制品、血液制品属于假药、劣药的;

(四) 生产、销售、使用假药、劣药,造成人员伤害后果的;

(五) 生产、销售、使用假药、劣药,经处理后重犯的;

(六) 拒绝、逃避监督检查,或者伪造、销毁、隐匿有关证据材料的,或者擅自动用查封、扣押物品的。

第八十一条 药品经营企业、医疗机构未违反《药品管理法》和本条例的有关规定,并有充分证据证明其不知道所销售或者使用的药品是假药、劣药的,应当没收其销售或者使用的假药、劣药和违法所得;但是,可以免除其他行政处罚。

第二节 《药品经营质量管理规范》(GSP)及其实施细则

一、为什么要实施药品经营质量管理规范?

《药品管理法》第十六条规定:药品经营企业必须按照国务院药品监督管理部门依据本法制定的《药品经营质量管理规范》经营药品。药品监督管理部门按照规定对药品经营企业是否符合《药品经营质量管理规范》的要求进行认证;对认证合格的,发给认证证书。

《药品经营质量管理规范》的具体实施办法、实施步骤由国务院药品监督管理部门规定。

二、药店店长的管理职责包括什么?

《**药品经营质量管理规范**》规定:

第五十八条 药品零售和零售连锁企业应遵照依法批准的经营方式和经营范围从事经营活动,应在营业店堂的显著位置悬挂药品经营企业许可证、营业执照以及与执业人员要求相符的执业证明。

第五十九条 企业主要负责人对企业经营药品的质量负领导责任。

第六十条 企业应设置质量管理机构或专职质量管理人员,具体负责企业质量管理工作。

第六十一条 企业应根据国家有关法律、法规和本规范,并结合企业实际,制定各项质量管理制度。管理制度应定期检查和考核,并建立记录。

《**药品经营质量管理规范实施细则**》规定:

第五十一条 药品零售企业和零售连锁门店应按依法批准的经营方式和经营范围经营药品。连锁门店应在门店前悬挂本连锁企业的统一商号和标志。

第五十二条 药品零售企业应按企业规模和管理需要设置质量管理机构,其职能与本细则第七条相同。小型零售企业如果因经营规模较小而未能设置质量管理机构的,应设置质量管理人员,其工作可参照管理机构的职能进行。

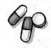 **小链接**

《药品经营质量管理规范实施细则》第七条

第七条 药品批发和零售连锁企业质量管理机构的主要职能是:(一)贯彻执行有关药品质量管理的法律、法规和行政规章。(二)起草企业药品质量管理制度,并指导、督促制度的执行。(三)负责首营企业和首营品种的质量审核。(四)负责建立企业所经营药品并包含质量标准等内容的质量档案。(五)负责药品质量的查询和药品质量事故或质量投诉的调查、处理及报告。(六)负责药品的验收和检验,指导和监督药品保管、养护和运输中的质量工作。(七)负责质量不合格药品的审核,对不合格药品的处理过程实施监督。(八)收集和分析药品质量信息。(九)协助开展对企业职工药品质量管理方面的教育或培训。(十)其他相关工作。

第八条　药品批发和零售连锁企业制定的质量管理制度应包括以下内容:(一)质量方针和目标管理;(二)质量体系的审核;(三)有关部门、组织和人员的质量责任;(四)质量否决的规定;(五)质量信息管理;(六)首营企业和首营品种的审核;(七)质量验收和检验的管理;(八)仓储保管、养护和出库复核的管理;(九)有关记录和凭证的管理;(十)特殊管理药品的管理;(十一)有效期药品、不合格药品和退货药品的管理;(十二)质量事故、质量查询和质量投诉的管理;(十三)药品不良反应报告的规定;(十四)卫生和人员健康状况的管理;(十五)质量方面的教育、培训及考核的规定。

三、药店制定的质量管理制度应包括哪些方面?

《药品经营质量管理规范实施细则》第五十三条规定:

药品零售企业制定的质量管理制度,应包括以下内容:

(一)有关业务和管理岗位的质量责任;

(二)药品购进、验收、储存、陈列、养护等环节的管理规定;

(三)首营企业和首营品种审核的规定;

(四)药品销售及处方管理的规定;

(五)拆零药品的管理规定;

(六)特殊管理药品的购进、储存、保管和销售的规定;

(七)质量事故的处理和报告的规定;

(八)质量信息的管理;

(九)药品不良反应报告的规定;

(十)卫生和人员健康状况的管理;

(十一)服务质量的管理规定;

（十二）经营中药饮片的，有符合中药饮片购、销、存管理的规定。

药品零售连锁门店的质量管理制度，除不包括购进、储存等方面的规定外，应与药品零售企业有关制度相同。

四、对负责药店药品质量的人员有什么要求？

《药品经营质量管理规范》规定：

第六十二条　企业的质量负责人应具有药学专业的技术职称。

第六十三条　药品零售中处方审核人员应是执业药师或有药师以上（含药师和中药师）的专业技术职称。

第六十四条　企业的质量管理和药品检验人员应具有药学或相关专业的学历，或者具有药学专业的技术职称。

《药品经营质量管理规范实施细则》规定：

第五十四条　药品零售企业质量管理工作的负责人，大中型企业应具有药师（含药师和中药师）以上的技术职称；小型企业应具有药士（含药士和中药士）以上的技术职称。药品零售连锁门店应由具有药士（含药士和中药士）以上技术职称的人员负责质量管理工作。

第五十五条　药品零售企业从事质量管理和药品检验工作的人员，应具有药师（含药师和中药师）以上技术职称，或者具有中专（含）以上药学或相关专业的学历。

药品零售企业从事药品验收工作的人员以及营业员应具有高中（含）以上文化程度。如为初中文化程度，须具有5年以上从事药品经营工作的经历。

五、对从事药店经营的相关人员有什么要求？

《药品经营质量管理规范》规定：

第六十五条　企业从事质量管理、检验、验收、保管、养护、营业等工作的人员应经过专业培训，考核合格后持证上岗。

国家有就业准入规定的岗位,工作人员需通过职业技能鉴定并取得职业资格证书后方可上岗。

第六十六条 企业每年应组织直接接触药品的人员进行健康检查,并建立健康档案。发现患有精神病、传染病和其他可能污染药品疾病的人员,应及时调离其工作岗位。

《药品经营质量管理规范实施细则》规定:

第五十六条 药品零售企业从事质量管理、药品检验和验收工作的人员以及营业员应经专业或岗位培训,并经地市级(含)以上药品监督管理部门考试合格,发给岗位合格证书后方可上岗。从事质量管理和检验工作的人员应在职在岗,不得在其他企业兼职。

第五十七条 药品零售连锁门店质量管理、验收人员和营业员应符合本细则第五十五条和五十六条中的相关规定。

第五十八条 药品零售企业和零售连锁门店应按照本细则第十五条的要求,对企业人员进行继续教育。

第五十九条 对照本细则第十六条的规定,药品零售企业和零售连锁门店的相关人员以及营业员,每年应进行健康检查并建立档案。

 小链接

《药品经营质量管理规范实施细则》第十五、十六条

第十五条 药品批发和零售连锁企业从事质量管理、检验的人员,每年应接受省级药品监督管理部门组织的继续教育;从事验收、养护、计量等工作的人员,应定期接受企业组织的继续教育。以上人员的继续教育应建立档案。

第十六条 药品批发和零售连锁企业在质量管理、药品检验、验收、养护、保管等直接接触药品的岗位工作的人员,每年应进行健康检查并建立档案。

六、对药店设施和设备有什么要求?

《药品经营质量管理规范》规定:

第六十七条　药品零售企业应有与经营规模相适应的营业场所和药品仓库,并且环境整洁、无污染物。企业的营业场所、仓库、办公生活等区域应分开。

第六十八条　药品零售企业营业场所和药品仓库应配置以下设备:

(一) 便于药品陈列展示的设备。

(二) 特殊管理药品的保管设备。

(三) 符合药品特性要求的常温、阴凉和冷藏保管的设备。

(四) 必要的药品检验、验收、养护的设备。

(五) 检验和调节温、湿度的设备。

(六) 保持药品与地面之间有一定距离的设备。

(七) 药品防尘、防潮、防污染和防虫、防鼠、防霉变等设备。

(八) 经营中药饮片所需的调配处方和临方炮制的设备。

第六十九条　药品零售连锁企业应设立与经营规模相适应的配送中心,其仓储、验收、检验、养护等设施要求与同规模的批发企业相同。零售连锁门店的药品陈列、保管等设备要求应与零售企业相同。

《药品经营质量管理规范实施细则》规定:

第六十条　用于药品零售的营业场所和仓库,面积不应低于以下标准:

(一) 大型零售企业营业场所面积 100m², 仓库 30m²;

(二) 中型零售企业营业场所面积 50m², 仓库 20m²;

(三) 小型零售企业营业场所面积 40m², 仓库 20m²。

(四) 零售连锁门店营业场所面积 40m²。

第六十一条　药品零售企业和零售连锁门店的营业场所应宽敞、整洁,营业用货架、柜台齐备,销售柜组标志醒目。

第六十二条　药品零售企业和零售连锁门店应配备完好的

衡器以及清洁卫生的药品调剂工具、包装用品，并根据需要配置低温保存药品的冷藏设备。

第六十三条　药品零售企业和零售连锁门店销售特殊管理药品的，应配置存放药品的专柜以及保管用设备、工具等。

第六十四条　药品零售企业的仓库应与营业场所隔离，库房内地面和墙壁平整、清洁，有调节温、湿度的设备。

第六十五条　药品零售企业设置药品检验室的，其仪器设备可按本细则第二十条对小型药品批发企业的要求配置。

 小链接

《药品经营质量管理规范实施细则》第二十条

第二十条　药品检验室应开展化学测定、仪器分析（大中型企业还应增加卫生学检查、效价测定）等检测项目，并配备与企业规模和经营品种相适应的仪器设备。

（一）小型企业：配置万分之一分析天平、酸度仪、电热恒温干燥箱、恒温水浴锅、片剂崩解仪、澄明度检测仪。经营中药材和中药饮片的，还应配置水分测定仪、紫外荧光灯和显微镜。

（二）中型企业：在小型企业配置基础上，增加自动旋光仪、紫外分光光度计、生化培养箱、高压灭菌锅、高温炉、超净工作台、高倍显微镜。经营中药材、中药饮片的还应配置生物显微镜。

（三）大型企业：在中小型企业配置基础上，增加片剂溶出度测定仪、真空干燥箱、恒温湿培养箱。

七、对药店购进药品是如何规定的?

《药品经营质量管理规范》规定：

第七十条　企业购进药品应以质量为前提，从合法的企业进货。对首营企业应确认其合法资格，并做好记录。

第七十一条　购进药品应有合法票据，并按规定建立购进记录，做到票、账、货相符。购进票据和记录应保存至超过药品有效期一年，但不得少于两年。

第七十二条　购进药品的合同应明确质量条款。

第七十三条　购进首营品种，应进行药品质量审核，审核合格后方可经营。

《药品经营质量管理规范实施细则》规定：

第六十六条　药品零售企业应按本细则第二十四条、二十五条、二十六条、二十七条、二十八条的要求购进药品，购进记录保存至超过药品有效期1年，但不得少于2年。药品零售连锁门店不得独立购进药品。

 小链接

《药品经营质量管理规范实施细则》第二十四至二十八条

第二十四条　购进药品应按照可以保证药品质量的进货质量管理程序进行。此程序应包括以下环节：

（一）确定供货企业的法定资格及质量信誉。

（二）审核所购入药品的合法性和质量可靠性。

（三）对与本企业进行业务联系的供货单位销售人员，进行合法资格的验证。

（四）对首营品种，填写"首次经营药品审批表"，并经企业质量管理机构和企业主管领导的审核批准。

（五）签订有明确质量条款的购货合同。

（六）购货合同中质量条款的执行。

第二十五条　对首营品种合法性及质量情况的审核，包括核实药品的批准文号和取得质量标准，审核药品的包装、标签、说明书等是否符合规定，了解药品的性能、用途、检验方法、储存条件以及质量信誉等内容。

第二十六条　购货合同中应明确质量条款。

（一）工商间购销合同中应明确：

1. 药品质量符合质量标准和有关质量要求；

2. 药品附产品合格证；

3. 药品包装符合有关规定和货物运输要求。

（二）商商间购销合同中应明确：

1. 药品质量符合质量标准和有关质量要求；

2. 药品附产品合格证；

3. 购入进口药品，供应方应提供符合规定的证书和文件；

4. 药品包装符合有关规定和货物运输要求。

第二十七条　购进药品，应按国家有关规定建立完整的购进记录。记录应注明药品的品名、剂型、规格、有效期、生产厂商、供货单位、购进数量、购货日期等项内容。购进记录应保存至超过药品有效期1年，但不得少于3年。

第二十八条　购进特殊管理的药品，应严格按照国家有关管理规定进行。

八、验收人员如何验收购进的药品？

《药品经营质量管理规范》规定：

第七十四条　验收人员对购进的药品，应根据原始凭证，严格按照有关规定逐批验收并记录。必要时应抽样送检验机构检验。

第七十五条　验收药品质量时，应按规定同时检查包装、标签、说明书等项内容。

《药品经营质量管理规范实施细则》规定：

第六十七条　药品零售企业应按本细则第二十九条、三十条、三十二条的相关要求进行药品验收。

第六十八条　药品零售连锁门店在接收企业配送中心药品配送时，可简化验收程序，但验收人员应按送货凭证对照实物，进行品名、规格、批号、生产厂商以及数量的核对，并在凭证上签字。送货凭证应按零售企业购进记录的要求保存。验收时，如发现有质量问题的药品，应及时退回配送中心并向总部质量管理机构报告。

第六十九条 药品零售企业购入首营品种时，如无进行内在质量检验能力，应向生产企业索要该批号药品的质量检验报告书，或送县以上药品检验所检验。

 小链接

《药品经营质量管理规范实施细则》
第二十九、三十、三十二条

第二十九条 药品质量验收，包括药品外观的性状检查和药品内外包装及标识的检查。包装、标识主要检查以下内容：

（一）每件包装中，应有产品合格证。

（二）药品包装的标签和所附说明书上，有生产企业的名称、地址，有药品的品名、规格、批准文号、产品批号、生产日期、有效期等；标签或说明书上还应有药品的成分、适应证或功能主治、用法、用量、禁忌、不良反应、注意事项以及贮藏条件等。

（三）特殊管理药品、外用药品包装的标签或说明书上有规定的标识和警示说明。处方药和非处方药按分类管理要求，标签、说明书上有相应的警示语或忠告语；非处方药的包装有国家规定的专有标识。

（四）进口药品，其包装的标签应以中文注明药品的名称、主要成分以及注册证号，并有中文说明书。进口药品应有符合规定的《进口药品注册证》和《进口药品检验报告书》复印件；进口预防性生物制品、血液制品应有《生物制品进口批件》复印件；进口药材应有《进口药材批件》复印件。以上批准文件应加盖供货单位质量检验机构或质量管理机构原印章。

（五）中药材和中药饮片应有包装，并附有质量合格的标志。每件包装上，中药材标明品名、产地、供货单位；中药饮片标明品名、生产企业、生产日期等。实施文号管理的中药材和中药饮片，在包装上还应标明批准文号。

第三十条 药品验收应做好记录。验收记录记载供货单位、数量、到货日期、品名、剂型、规格、批准文号、批号、生产厂商、有效期、质量状况、验收结论和验收人员等项内容。验收记录按《规范》第三十五条要求保存。

第三十二条　对特殊管理的药品,应实行双人验收制度。

九、药店药品应如何陈列?

《药品经营质量管理规范》规定:

第七十六条　在零售店堂内陈列药品的质量和包装应符合规定。

第七十七条　药品应按剂型或用途以及储存要求分类陈列和储存:

(一)　药品与非药品、内服药与外用药应分开存放,易串味的药品与一般药品应分开存放。

(二)　药品应根据其温湿度要求,按照规定的储存条件存放。

(三)　处方药与非处方药应分柜摆放。

(四)　特殊管理的药品应按照国家的有关规定存放。

(五)　危险品不应陈列。如因需要必须陈列时,只能陈列代用品或空包装。危险品的储存应按国家有关规定管理和存放。

(六)　拆零药品应集中存放于拆零专柜,并保留原包装的标签。

(七)　中药饮片装斗前应做质量复核,不得错斗、串斗,防止混药。饮片斗前应写正名正字。

《药品经营质量管理规范实施细则》规定:

第七十一条　药品零售企业和零售连锁门店在营业店堂陈列药品时,除按《规范》第七十七条的要求外,还应做到:

(一)　陈列药品的货柜及橱窗应保持清洁和卫生,防止人为污染药品。

(二)　陈列药品应按品种、规格、剂型或用途分类整齐摆放,类别标签应放置准确、字迹清晰。

（三）对陈列的药品应按月进行检查，发现质量问题要及时处理。

十、陈列和储存药品的养护工作的内容是什么？

《药品经营质量管理规范》规定：

第七十八条　陈列和储存药品的养护工作包括：

（一）定期检查陈列与储存药品的质量并记录。近效期的药品、易霉变、易潮解的药品视情况缩短检查周期，对质量有疑问及储存日久的药品应及时抽样送检。

（二）检查药品陈列环境和储存条件是否符合规定要求。

（三）对各种养护设备进行检查。

（四）检查中发现的问题应及时向质量负责人汇报并尽快处理。

十一、对药品的储存是如何规定的？

《药品经营质量管理规范实施细则》规定：

第七十条　药品零售企业储存药品，应按本细则第三十八条、三十九条、四十条、四十二条、四十五条进行。

对储存中发现的有质量疑问的药品，不得摆上柜台销售，应及时通知质量管理机构或质量管理人员进行处理。

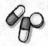 小链接

《药品经营质量管理规范实施细则》
第三十八、三十九、四十、四十二和四十五条

第三十八条　药品储存时，应有效期标志。对近效期药品，应按月填报效期报表。

第三十九条　药品堆垛应留有一定距离。药品与墙、屋顶（房梁）的间距不小于30cm，与库房散热器或供暖管道的间距不小于30cm，与地面的间距不小于10cm。

第四十条 药品储存应实行色标管理。其统一标准是：待验药品库（区）、退货药品库（区）为黄色；合格药品库（区）、零货称取库（区）、待发药品库（区）为绿色；不合格药品库（区）为红色。

第四十二条 不合格药品应存放在不合格品库（区），并有明显标志。不合格药品的确认、报告、报损、销毁应有完善的手续和记录。

第四十五条 应做好库房温、湿度的监测和管理。每日应上、下午各一次定时对库房温、湿度进行记录。如库房温、湿度超出规定范围，应及时采取调控措施，并予以记录。

十二、销售药品时应注意什么？

《药品经营质量管理规范》规定：

第八十条 销售药品要严格遵守有关法律、法规和制度，正确介绍药品的性能、用途、禁忌及注意事项。

第八十一条 销售药品时，处方要经执业药师或具有药师以上（含药师和中药师）职称的人员审核后方可调配和销售。对处方所列药品不得擅自更改或代用。对有配伍禁忌或超剂量的处方，应当拒绝调配、销售，必要时，需经原处方医生更正或重新签字方可调配和销售。审核、调配或销售人员均应在处方上签字或盖章，处方按有关规定保存备查。

第八十三条 销售特殊管理的药品，应严格按照国家有关规定，凭盖有医疗单位公章的医生处方限量供应，销售及复核人员均应在处方上签字或盖章，处方保存两年。

《药品经营质量管理规范实施细则》规定：

第七十二条 药品零售企业和零售连锁门店应按国家药品分类管理的有关规定销售药品。

（一）营业时间内，应有执业药师或药师在岗，并佩戴标明姓名、执业药师或其技术职称等内容的胸卡。

（二）销售药品时，应由执业药师或药师对处方进行审核并签字后，方可依据处方调配、销售药品。无医师开具的处方不得销售处方药。

（三）处方药不应采用开架自选的销售方式。

（四）非处方药可不凭处方出售。但如顾客要求，执业药师或药师应负责对药品的购买和使用进行指导。

（五）药品销售不得采用有奖销售、附赠药品或礼品销售等方式。

第七十三条　药品零售企业和零售连锁门店销售的中药饮片应符合炮制规范，并做到计量准确。

十三、对药品拆零销售时的工具、包装袋是如何规定的？

《药品经营质量管理规范》规定：

第八十二条　药品拆零销售使用的工具、包装袋应清洁和卫生，出售时应在药袋上写明药品名称、规格、服法、用量、有效期等内容。

十四、药店应提供哪些方面的服务？

《药品经营质量管理规范》规定：

第八十四条　企业应在零售场所内提供咨询服务，指导顾客安全、合理用药。企业还应设置意见簿和公布监督电话，对顾客的批评或投诉要及时加以解决。

《药品经营质量管理规范实施细则》规定：

第七十六条　药品零售企业和零售连锁门店应在营业店堂明示服务公约，公布监督电话和设置顾客意见簿。对顾客反映的药品质量问题，应认真对待、详细记录、及时处理。

十五、对药店店堂内的药品广告是如何规定的？

《药品经营质量管理规范实施细则》规定：

第七十五条　药品零售企业和零售连锁门店在营业店堂内进行的广告宣传，应符合国家有关规定。

十六、药店在不良反应报告方面有什么义务?

《药品经营质量管理规范实施细则》规定:

第七十四条 药品零售企业和零售连锁门店应按照本细则第五十条,做好药品不良反应报告工作。

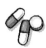 **小链接**

《药品经营质量管理规范实施细则》第五十条

第五十条 药品批发和零售连锁企业应按照国家有关药品不良反应报告制度的规定和企业相关制度,注意收集由本企业售出药品的不良反应情况。发现不良反应情况,应按规定上报有关部门。

第三节 分类药品管理的药事法规

一、《麻醉药品和精神药品管理条例》的立法宗旨是什么?

《麻醉药品和精神药品管理条例》规定:第一条 为加强麻醉药品和精神药品的管理,保证麻醉药品和精神药品的合法、安全、合理使用,防止流入非法渠道。

二、药店经营麻醉药品和精神药品的范围是什么?

《麻醉药品和精神药品管理条例》规定:

第三条 本条例所称麻醉药品和精神药品,是指列入麻醉药品目录、精神药品目录(以下称目录)的药品和其他物质。精神药品分为第一类精神药品和第二类精神药品。

第二十二条 药品经营企业不得经营麻醉药品原料药和第一类精神药品原料药。

第三十条　麻醉药品和第一类精神药品不得零售。

三、什么样的药店能经营精神药品?

《麻醉药品和精神药品管理条例》第三十一条规定：经所在地设区的市级药品监督管理部门批准，实行统一进货、统一配送、统一管理的药品零售连锁企业可以从事第二类精神药品零售业务。

四、对药店销售第二类精神药品是如何规定的?

《麻醉药品和精神药品管理条例》第三十二条规定：第二类精神药品零售企业应当凭执业医师出具的处方，按规定剂量销售第二类精神药品，并将处方保存2年备查；禁止超剂量或者无处方销售第二类精神药品；不得向未成年人销售第二类精神药品。

五、麻醉药品和精神药品的价格是如何制定的?

《麻醉药品和精神药品管理条例》第三十三条规定：麻醉药品和精神药品实行政府定价，在制定出厂和批发价格的基础上，逐步实行全国统一零售价格。具体办法由国务院价格主管部门制定。

六、药店应如何储存经营的第二类精神药品?

《麻醉药品和精神药品管理条例》第四十九条规定：第二类精神药品经营企业应当在药品库房中设立独立的专库或者专柜储存第二类精神药品，并建立专用账册，实行专人管理。专用账册的保存期限应当自药品有效期期满之日起不少于5年。

七、药店经营的精神药品出现问题时应如何处理?

《麻醉药品和精神药品管理条例》规定：

第六十一条　麻醉药品和精神药品的生产、经营企业和使用单位对过期、损坏的麻醉药品和精神药品应当登记造册,并向所在地县级药品监督管理部门申请销毁。

第六十四条 发生麻醉药品和精神药品被盗、被抢、丢失或者其他流入非法渠道的情形的,案发单位应当立即采取必要的控制措施,同时报告所在地县级公安机关和药品监督管理部门。

八、对药店违规储存、销售或者销毁第二类精神药品是如何处罚的?

《麻醉药品和精神药品管理条例》第七十条规定:第二类精神药品零售企业违反本条例的规定储存、销售或者销毁第二类精神药品的,由药品监督管理部门责令限期改正,给予警告,并没收违法所得和违法销售的药品;逾期不改正的,责令停业,并处5 000元以上2万元以下的罚款;情节严重的,取消其第二类精神药品零售资格。

九、采用非法手段获得经营资格的药店应承担什么法律责任?

《麻醉药品和精神药品管理条例》第七十五条规定:提供虚假材料、隐瞒有关情况,或者采取其他欺骗手段取得麻醉药品和精神药品的实验研究、生产、经营、使用资格的,由原审批部门撤销其已取得的资格,5年内不得提出有关麻醉药品和精神药品的申请;情节严重的,处1万元以上3万元以下的罚款,有药品生产许可证、药品经营许可证、医疗机构执业许可证的,依法吊销其许可证明文件。

十、销售伪劣精神药品需承担什么法律责任?

《麻醉药品和精神药品管理条例》第七十八条规定:定点生产企业、定点批发企业和第二类精神药品零售企业生产、销售假劣麻醉药品和精神药品的,由药品监督管理部门取消其定点生产资格、定点批发资格或者第二类精神药品零售资格,并依照药品管理法的有关规定予以处罚。

十一、药店对精神药品的盗、抢、丢失案件处理不当应承担什么法律责任?

《麻醉药品和精神药品管理条例》第八十条规定:发生麻醉药品和精神药品被盗、被抢、丢失案件的单位,违反本条例的规定未采取必要的控制措施或者未依照本条例的规定报告的,由药品监督管理部门和卫生主管部门依照各自职责,责令改正,给予警告;情节严重的,处5 000元以上1万元以下的罚款;有上级主管部门的,由其上级主管部门对直接负责的主管人员和其他直接责任人员,依法给予降级、撤职的处分。

十二、药店违规使用精神药品许可证明文件需承担什么法律责任?

《麻醉药品和精神药品管理条例》第八十一条规定:依法取得麻醉药品药用原植物种植或者麻醉药品和精神药品实验研究、生产、经营、使用、运输等资格的单位,倒卖、转让、出租、出借、涂改其麻醉药品和精神药品许可证明文件的,由原审批部门吊销相应许可证明文件,没收违法所得;情节严重的,处违法所得2倍以上5倍以下的罚款;没有违法所得的,处2万元以上5万元以下的罚款;构成犯罪的,依法追究刑事责任。

十三、药店违法销售精神药品需承担什么法律责任?

《麻醉药品和精神药品管理条例》第八十二条规定:违反本条例的规定,致使麻醉药品和精神药品流入非法渠道造成危害,构成犯罪的,依法追究刑事责任;尚不构成犯罪的,由县级以上公安机关处5万元以上10万元以下的罚款;有违法所得的，没收违法所得；情节严重的，处违法所得 2 倍以上 5 倍以下的罚款；由原发证部门吊销其药品生产、经营和使用许可证明文件。

十四、我国对易制毒化学品是如何管理的?

《易制毒化学品管理条例》规定:

第二条　国家对易制毒化学品的生产、经营、购买、运输和进口、出口实行分类管理和许可制度。

易制毒化学品分为三类。第一类是可以用于制毒的主要原料，第二类、第三类是可以用于制毒的化学配剂。

第五条　易制毒化学品的生产、经营、购买、运输和进口、出口，除应当遵守本条例的规定外，属于药品和危险化学品的，还应当遵守法律、其他行政法规对药品和危险化学品的有关规定。

禁止走私或者非法生产、经营、购买、转让、运输易制毒化学品。

禁止使用现金或者实物进行易制毒化学品交易。但是，个人合法购买第一类中的药品类易制毒化学品药品制剂和第三类易制毒化学品的除外。

生产、经营、购买、运输和进口、出口易制毒化学品的单位，应当建立单位内部易制毒化学品管理制度。

十五、申请经营第一类易制毒化学品，应当具备什么条件?

《易制毒化学品管理条例》第九条规定:申请经营第一类易制毒化学品，应当具备下列条件，并经本条例第十条规定的行政主管部门审批，取得经营许可证后，方可进行经营:

（一）属依法登记的化工产品经营企业或者药品经营企业;

（二）有符合国家规定的经营场所，需要储存、保管易制毒化学品的，还应当有符合国家技术标准的仓储设施;

（三）有易制毒化学品的经营管理制度和健全的销售网络；

（四）企业法定代表人和销售、管理人员具有易制毒化学品的有关知识，无毒品犯罪记录；

（五）法律、法规、规章规定的其他条件。

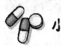 **小链接**

《易制毒化学品管理条例》第十条

第十条　申请经营第一类中的药品类易制毒化学品的，由国务院食品药品监督管理部门审批；申请经营第一类中的非药品类易制毒化学品的，由省、自治区、直辖市人民政府安全生产监督管理部门审批。

十六、药店能否销售药品类易制毒化学品药品单方制剂？

《易制毒化学品管理条例》第十一条规定：第一类中的药品类易制毒化学品药品单方制剂，由麻醉药品定点经营企业经销，且不得零售。

十七、对药店经营易制毒化学品许可证是如何规定的？

《易制毒化学品管理条例》第十二条规定：取得第一类易制毒化学品生产、经营许可的企业，应当凭生产、经营许可证到工商行政管理部门办理经营范围变更登记。未经变更登记，不得进行第一类易制毒化学品的生产、经营。

第一类易制毒化学品生产、经营许可证被依法吊销的，行政主管部门应当自作出吊销决定之日起 5 日内通知工商行政管理部门；被吊销许可证的企业，应当及时到工商行政管理部门办理经营范围变更或者企业注销登记。

十八、药店如何销售第一类易制毒化学品？

《易制毒化学品管理条例》规定：

第十八条　经营单位销售第一类易制毒化学品时，应当查验购买许可证和经办人的身份证明。对委托代购的，还应当查验购买人持有的委托文书。

经营单位在查验无误、留存上述证明材料的复印件后，方可出售第一类易制毒化学品；发现可疑情况的，应当立即向当地公安机关报告。

第十九条　经营单位应当建立易制毒化学品销售台账，如实记录销售的品种、数量、日期、购买方等情况。销售台账和证明材料复印件应当保存 2 年备查。

第一类易制毒化学品的销售情况，应当自销售之日起 5 日内报当地公安机关备案。

十九、当易制毒化学品发生丢失、被盗、被抢时应如何处理？

《易制毒化学品管理条例》第三十四条规定：易制毒化学品丢失、被盗、被抢的，发案单位应当立即向当地公安机关报告，并同时报告当地的县级人民政府食品药品监督管理部门、安全生产监督管理部门、商务主管部门或者卫生主管部门。

二十、如何向有关部门报告易制毒化学品的销售情况？

《易制毒化学品管理条例》第三十六条规定：生产、经营、购买、运输或者进口、出口易制毒化学品的单位，应当于每年 3 月 31 日前向许可或者备案的行政主管部门和公安机关报告本单位上年度易制毒化学品的生产、经营、购买、运输或者进口、出口情况；有条件的生产、经营、购买、运输或者进口、出口单位，可以与有关行政主管部门建立计算机联网，及时通报有关经营情况。

二十一、违反规定经营易制毒化学品应承担什么法律责任？

《易制毒化学品管理条例》规定：

第三十八条 违反本条例规定，未经许可或者备案擅自生产、经营、购买、运输易制毒化学品，伪造申请材料骗取易制毒化学品生产、经营、购买或者运输许可证，使用他人的或者伪造、变造、失效的许可证生产、经营、购买、运输易制毒化学品的，由公安机关没收非法生产、经营、购买或者运输的易制毒化学品，用于非法生产易制毒化学品的原料以及非法生产、经营、购买或者运输易制毒化学品的设备、工具，处非法生产、经营、购买或者运输的易制毒化学品货值10倍以上20倍以下的罚款，货值的20倍不足1万元的，按1万元罚款；有违法所得的，没收违法所得；有营业执照的，由工商行政管理部门吊销营业执照；构成犯罪的，依法追究刑事责任。

对有前款规定违法行为的单位或者个人，有关行政主管部门可以自作出行政处罚决定之日起3年内，停止受理其易制毒化学品生产、经营、购买、运输或者进口、出口许可申请。

第四十条 违反本条例规定，有下列行为之一的，由负有监督管理职责的行政主管部门给予警告，责令限期改正，处1万元以上5万元以下的罚款；对违反规定生产、经营、购买的易制毒化学品可以予以没收；逾期不改正的，责令限期停产停业整顿；逾期整顿不合格的，吊销相应的许可证：

（一）易制毒化学品生产、经营、购买、运输或者进口、出口单位未按规定建立安全管理制度的；

（二）将许可证或者备案证明转借他人使用的；

（三）超出许可的品种、数量生产、经营、购买易制毒化学品的；

（四）生产、经营、购买单位不记录或者不如实记录交易情况、不按规定保存交易记录或者不如实、不及时向公安机关和有关行政主管部门备案销售情况的；

（五）易制毒化学品丢失、被盗、被抢后未及时报告，造成严重后果的；

（六）除个人合法购买第一类中的药品类易制毒化学品药品制剂以及第三类易制毒化学品外，使用现金或者实物进行易制毒化学品交易的；

（七）易制毒化学品的产品包装和使用说明书不符合本条例规定要求的；

（八）生产、经营易制毒化学品的单位不如实或者不按时向有关行政主管部门和公安机关报告年度生产、经销和库存等情况的。

企业的易制毒化学品生产经营许可被依法吊销后，未及时到工商行政管理部门办理经营范围变更或者企业注销登记的，依照前款规定，对易制毒化学品予以没收，并处罚款。

二十二、拒绝接受监督检查的药店应承担什么法律责任？

《易制毒化学品管理条例》第四十二条规定：生产、经营、购买、运输或者进口、出口易制毒化学品的单位或者个人拒不接受有关行政主管部门监督检查的，由负有监督管理职责的行政主管部门责令改正，对直接负责的主管人员以及其他直接责任人员给予警告；情节严重的，对单位处1万元以上5万元以下的罚款，对直接负责的主管人员以及其他直接责任人员处1 000元以上5 000元以下的罚款；有违反治安管理行为的，依法给予治安管理处罚；构成犯罪的，依法追究刑事责任。

二十三、对处方药和非处方药的销售是如何规定的？

《处方药与非处方药分类管理办法（试行）》第二条规定：根

据药品品种、规格、适应证、剂量及给药途径不同，对药品分别按处方药与非处方药进行管理。

处方药必须凭执业医师或执业助理医师处方才可调配、购买和使用；非处方药不需要凭执业医师或执业助理医师处方即可自行判断、购买和使用。

二十四、药店经营处方药和非处方药需具备什么条件？

《处方药与非处方药分类管理办法（试行）》规定：

第八条　根据药品的安全性，非处方药分为甲、乙两类。

经营处方药、非处方药的批发企业和经营处方药、甲类非处方药的零售企业必须具有《药品经营企业许可证》。

经省级药品监督管理部门或其授权的药品监督管理部门批准的其他商业企业可以零售乙类非处方药。

《处方药与非处方药流通管理暂行规定》规定：

第九条　销售处方药和甲类非处方药的零售药店必须具有《药品经营企业许可证》。

销售处方药和甲类非处方药的零售药店必须配备驻店执业药师或药师以上药学技术人员。

《药品经营企业许可证》和执业药师证书应悬挂在醒目、易见的地方。执业药师应佩戴标明其姓名、技术职称等内容的胸卡。

第十五条　零售药店必须从具有《药品经营企业许可证》、《药品生产企业许可证》的药品批发企业、药品生产企业采购处方药和非处方药，并按有关药品监督管理规定保存采购记录备查。

二十五、药店如何销售处方药？

《处方药与非处方药流通管理暂行规定》规定：

第十条　处方药必须凭执业医师或执业助理医师处方销

售、购买和使用。

执业药师或药师必须对医师处方进行审核、签字后依据处方正确调配、销售药品。对处方不得擅自更改或代用。对有配伍禁忌或超剂量的处方，应当拒绝调配、销售，必要时，经处方医师更正或重新签字，方可调配、销售。

零售药店对处方必须留存 2 年以上备查。

第十一条　处方药不得采用开架自选销售方式。

第十三条　处方药、非处方药应当分柜摆放。

第十四条　处方药、非处方药不得采用有奖销售、附赠药品或礼品销售等销售方式。

二十六、对非处方药的标识是如何规定的？

《非处方药专有标识及管理规定（试行）》规定：

第四条　经营非处方药药品的企业自 2000 年 1 月 1 日起可以使用非处方药专有标识。经营非处方药药品的企业在使用非处方药专有标识时，必须按照国家药品监督管理局公布的坐标比例和色标要求使用。

第五条　非处方药专有标识图案分为红色和绿色，红色专有标识用于甲类非处方药药品，绿色专有标识用于乙类非处方药药品和用作指南性标志。

二十七、非处方药如何销售？

《处方药与非处方药流通管理暂行规定》第十二条规定：甲类非处方药、乙类非处方药可不凭医师处方销售、购买和使用，但病患者可以要求在执业药师或药师的指导下进行购买和使用。

执业药师或药师应对病患者选购非处方药提供用药指导或提出寻求医师治疗的建议。

第四节　药品包装、价格与广告的
相关药事法规管理

一、药店能否成为药品广告批准文号申请人?

《药品广告审查办法》第六条规定:药品广告批准文号的申请人必须是具有合法资格的药品生产企业或者药品经营企业。药品经营企业作为申请人的,必须征得药品生产企业的同意。

申请人可以委托代办人代办药品广告批准文号的申办事宜。

二、申请广告批准文号需要提交什么文件?

《药品广告审查办法》第八条规定:申请药品广告批准文号,应当提交《药品广告审查表》,并附与发布内容相一致的样稿(样片、样带)和药品广告申请的电子文件,同时提交以下真实、合法、有效的证明文件:

(一)申请人的《营业执照》复印件;

(二)申请人的《药品生产许可证》或者《药品经营许可证》复印件;

(三)申请人是药品经营企业的,应当提交药品生产企业同意其作为申请人的证明文件原件;

(四)代办人代为申办药品广告批准文号的,应当提交申请人的委托书原件和代办人的营业执照复印件等主体资格证明文件;

(五)药品批准证明文件(含《进口药品注册证》、《医药产品注册证》)复印件、批准的说明书复印件和实际使用的标签及说明书;

(六)非处方药品广告需提交非处方药品审核登记证书复印件或相关证明文件的复印件;

(七)申请进口药品广告批准文号的,应当提供进口药品代理机构的相关资格证明文件的复印件；

（八）广告中涉及药品商品名称、注册商标、专利等内容的，应当提交相关有效证明文件的复印件以及其他确认广告内容真实性的证明文件。

提供本条规定的证明文件的复印件，需加盖证件持有单位的印章。

三、什么情况下药品广告审理机关可以不受理申请？

《药品广告审查办法》规定：

第九条　有下列情形之一的，药品广告审查机关不予受理该企业该品种药品广告的申请：

（一）属于本办法第二十条、第二十二条、第二十三条规定的不受理情形的；

（二）撤销药品广告批准文号行政程序正在执行中的。

第二十条　篡改经批准的药品广告内容进行虚假宣传的，由药品监督管理部门责令立即停止该药品广告的发布，撤销该品种药品广告批准文号，1年内不受理该品种的广告审批申请。

第二十二条　对提供虚假材料申请药品广告审批，被药品广告审查机关在受理审查中发现的，1年内不受理该企业该品种的广告审批申请。

第二十三条　对提供虚假材料申请药品广告审批，取得药品广告批准文号的，药品广告审查机关在发现后应当撤销该药品广告批准文号，并3年内不受理该企业该品种的广告审批申请。

四、药品广告批准文号的有限期和内容更改是如何规定的？

《药品广告审查办法》规定：

第十五条　药品广告批准文号有效期为1年，到期作废。

第十六条　经批准的药品广告，在发布时不得更改广告内容。药品广告内容需要改动的，应当重新申请药品广告批准文号。

五、《药品广告申请表》须保持几年？

《药品广告审查办法》第十七条规定：广告申请人自行发布药品广告的，应当将《药品广告审查表》原件保存2年备查。

广告发布者、广告经营者受广告申请人委托代理、发布药品广告的，应当查验《药品广告审查表》原件，按照审查批准的内容发布，并将该《药品广告审查表》复印件保存2年备查。

六、什么情况下会注销药品广告批准文号？

《药品广告审查办法》第十九条规定：有下列情形之一的，药品广告审查机关应当注销药品广告批准文号：

（一）《药品生产许可证》、《药品经营许可证》被吊销的；

（二）药品批准证明文件被撤销、注销的；

（三）国家食品药品监督管理局或者省、自治区、直辖市药品监督管理部门责令停止生产、销售和使用的药品。

七、对违法药品广告是如何处理的？

《药品广告审查办法》规定：

第二十七条　对发布违法药品广告，情节严重的，省、自治区、直辖市药品监督管理部门予以公告，并及时上报国家食品药品监督管理局，国家食品药品监督管理局定期汇总发布。

对发布虚假违法药品广告情节严重的，必要时，由国家工商行政管理总局会同国家食品药品监督管理局联合予以公告。

第二十八条　对未经审查批准发布的药品广告，或者发布的药品广告与审查批准的内容不一致的，广告监督管理机关应当依据《广告法》第四十三条规定予以处罚；构成虚假广告或者引人误解的虚假宣传的，广告监督管理机关依据《广告法》第三十七条、《反不正当竞争法》第二十四条规定予以处罚。

小链接

《广告法》第三十七、四十三条

第三十七条　违反本法规定，利用广告对商品或者服务作虚假宣传的，由广告监督管理机关责令广告主停止发布、以等额广告费用在相应范围内公开更正消除影响，并处广告费用一倍以上五倍以下的罚款；对负有责任的广告经营者、广告发布者没收广告费用，并处广告费用一倍以上五倍以下的罚款；情节严重的，依法停止其广告业务。构成犯罪的，依法追究刑事责任。

第四十三条　违反本法第三十四条的规定，未经广告审查机关审查批准，发布广告的，由广告监督管理机关责令负有责任的广告主、广告经营者、广告发布者停止发布，没收广告费用，并处广告费用一倍以上五倍以下的罚款。

小链接

《反不正当竞争法》第二十四条

第二十四条　经营者利用广告或者其他方法，对商品作引人误解的虚假宣传的，监督检查部门应当责令停止违法行为，消除影响，可以根据情节处以一万元以上二十万元以下的罚款。

广告的经营者，在明知或者应知的情况下，代理、设计、制作、发布虚假广告的，监督检查部门应当责令停止违法行为，没收违法所得，并依法处以罚款。

八、什么药品不能发布药品广告？

《药品广告审查发布标准》第三条规定：下列药品不得发布广告：

（一）麻醉药品、精神药品、医疗用毒性药品、放射性药品；

（二）医疗机构配制的制剂；

（三）军队特需药品；

（四）国家食品药品监督管理局依法明令停止或者禁止生产、销售和使用的药品；

（五）批准试生产的药品。

九、对药品广告的内容是如何规定的?

《药品广告审查发布标准》规定：

第六条　药品广告内容涉及药品适应证或者功能主治、药理作用等内容的宣传，应当以国务院食品药品监督管理部门批准的说明书为准，不得进行扩大或者恶意隐瞒的宣传，不得含有说明书以外的理论、观点等内容。

第十条　药品广告中有关药品功能疗效的宣传应当科学准确，不得出现下列情形：

（一）含有不科学地表示功效的断言或者保证的；

（二）说明治愈率或者有效率的；

（三）与其他药品的功效和安全性进行比较的；

（四）违反科学规律，明示或者暗示包治百病、适应所有症状的；

（五）含有"安全无毒副作用"、"毒副作用小"等内容的；含有明示或者暗示中成药为"天然"药品，因而安全性有保证等内容的；

（六）含有明示或者暗示该药品为正常生活和治疗病症所必需等内容的；

（七）含有明示或暗示服用该药能应付现代紧张生活和升学、考试等需要，能够帮助提高成绩、使精力旺盛、增强竞争力、增高、益智等内容的；

（八）其他不科学的用语或者表示，如"最新技术"、"最高科学"、"最先进制法"等。

第十二条　药品广告应当宣传和引导合理用药，不得直接或者间接怂恿任意、过量地购买和使用药品，不得含有以下内容：

（一）含有不科学的表述或者使用不恰当的表现形式，引起公众对所处健康状况和所患疾病产生不必要的担忧和恐惧，或者使公众误解不使用该药品会患某种疾病或加重病情的；

（二）含有免费治疗、免费赠送、有奖销售、以药品作为礼品或者奖品等促销药品内容的；

（三）含有"家庭必备"或者类似内容的；

（四）含有"无效退款"、"保险公司保险"等保证内容的；

（五）含有评比、排序、推荐、指定、选用、获奖等综合性评价内容的。

第十三条　药品广告不得含有利用医药科研单位、学术机构、医疗机构或者专家、医生、患者的名义和形象作证明的内容。

药品广告不得使用国家机关和国家机关工作人员的名义。

药品广告不得含有军队单位或者军队人员的名义、形象。不得利用军队装备、设施从事药品广告宣传。

第十四条　药品广告不得含有涉及公共信息、公共事件或其他与公共利益相关联的内容，如各类疾病信息、经济社会发展成果或医药科学以外的科技成果。

十、对药品广告的发布是如何规定的？

《药品广告审查发布标准》规定：

第十五条　药品广告不得在未成年人出版物和广播电视频道、节目、栏目上发布。

药品广告不得以儿童为诉求对象，不得以儿童名义介绍药品。

第十七条　按照本标准第七条规定必须在药品广告中出现的内容，其字体和颜色必须清晰可见、易于辨认。上述内容在电视、电影、互联网、显示屏等媒体发布时，出现时间不得少于5秒。

第五节　药品监督管理的相关药事法规

一、对药店药品抽查检验的范围和频率是怎么规定的？

《药品质量监督抽查检验工作管理暂行规定》第六条规定：抽查检验应当在全国范围内的药品生产、经营、使用单位或者个人中进行。为提高抽查检验的监督效能，对药品生产、经营、使用三个环节的抽查检验的覆盖面及批数应当掌握适当的比例。

对辖区内药品批发经营单位每年均应当抽查检验；对零售经营单位或个人者，每年至少应当监督检查两次，并在发现质量可疑药品时抽查检验。

二、药店被抽查检验时，需提供什么材料？

《药品质量监督抽查检验工作管理暂行规定》第十一条规定：执行任务的抽样人员有权按照法律、法规的规定对已申报的新药或者新产品的研制情况和药品的生产、经营、使用情况进行监督检查，有关单位和个人不得拒绝和隐瞒。

被抽样单位应当协助抽样人员进行抽样，并根据需要提供以下资料：

（一）药品经营许可证，被抽取药品的进货凭证、药品合格证明和其他标识（包括发票、合同、调拨单。进口药品的进口注册证和药品检验报告书或者备案证明）、进货量、库存量、销售量和购销记录、验收记录等相关资料；

（二）药材经销商被抽取的药材的来源或者产地凭证、进货量、库存量、销售量和购销记录等相关资料；

（三）其他被认为需要提供的资料。

提供复印件的，应当与原件核对，确认无误后，由被抽样单位有关人员签字,并加盖被抽样单位公章;被抽样对象为个人的,由该个人签字、盖章。

抽样人员对被抽样单位或者个人提供的资料负责保密。

三、药品抽查检验的场所一般在哪里?

《药品质量监督抽查检验工作管理暂行规定》第十二条规定:药品抽样应当在被抽样单位存放药品的现场进行,被抽样单位应当派专人协助抽样。抽样地点由抽样人员根据被抽样单位的特点确定,一般为药品生产企业的成品仓库和药用原、辅料仓库,药品经营企业的仓库和药品零售企业的营业场所,药品医疗机构的药房和药库,以及其他认为需要抽样的场所。

四、什么情况下药监部门可以采取查封、扣押等强制措施?

《药品质量监督抽查检验工作管理暂行规定》第十六条规定:抽样过程中发现有下列情形之一的,应当采取查封、扣押等行政强制措施。

药品监督管理部门应当在七日内按照药品管理法律、法规的有关规定做出行政处理决定:

(一)国家药品监督管理局规定禁止使用的;

(二)依照《药品管理法》必须批准而未经批准生产、配制、经营、进口,或者依照《药品管理法》必须检验而未经检验即销售的;

(三)使用依照《药品管理法》必须取得批准文号而未取得批准文号的原料药生产的;

(四)所标明的适应证或者功能主治超出规定范围的;

(五)应标明而未标明有效期或者更改有效期的;

(六)未注明或者更改生产批号的;

(七)超过有效期的;

(八)直接接触药品的包装材料和容器未经批准的;

（九）擅自添加着色剂、防腐剂、香料、矫味剂及辅料的；

（十）生产、配制药品使用的辅料不符合药用要求的；

（十一）不按照现行法定质量标准或者不按照批准的生产工艺擅自生产的；不按照现行法定质量标准擅自配制的；

（十二）未经许可委托或者接受委托加工的；

（十三）超越许可范围生产、配制或者经营药品的；

（十四）无生产或者无配制批记录的，批发经营无购销记录的，零售经营无购进记录的；

（十五）质量检验不合格仍销售或者使用的；

（十六）无相应的药品生产设施或者药品检验设备，不能保证药品质量的；

（十七）药品经营企业或者使用单位从非法渠道购进药品或者无合法进货凭证的；

（十八）药品管理法律、法规规定的其他不需要进行检验的。

针对上述情形可以抽取适量样品作为查处的物证，不需要对该批药品进行检验。

五、对检查结果有异议的如何申请复议？

《药品质量监督抽查检验工作管理暂行规定》规定：

第二十六条 当事人对药品检验机构出具的不合格检验结果有异议的，可以自收到药品检验结果之日起 7 日内提出复验申请；逾期申请复验的，药品检验机构不再受理。

第二十七条 复验申请应当向《药品管理法》第六十七条规定的药品检验机构提出；其他药品检验机构不得受理复验申请。

六、查封、扣押物品现场时应该如何配合？

《药品监督行政处罚程序规定》第二十三条规定：药品监督管理部门实施先行登记保存或者查封、扣押时，应当有当事人在场。当事人拒绝到场的，执法人员可以邀请有关人员参加。

查封、扣押的物品，应当使用盖有本部门公章的"×××药品监督管理局封条"，就地或者异地封存物品。

对先行登记保存或者查封、扣押的物品应当开列《（　）物品清单》，由执法人员、当事人或者有关人员签字或者加盖公章。

当事人拒绝签字、盖章或者接收的，应当由 2 名以上执法人员在清单上签字并注明情况。

七、什么情况下可以要求听证？

《药品监督行政处罚程序规定》第三十三条规定：药品监督管理部门在做出责令停产停业、吊销许可证、撤销药品、医疗器械批准证明文件或者较大数额罚款等行政处罚决定前，应当告知当事人有要求举行听证的权利。

当事人要求听证的，应当组织听证。

对较大数额罚款的界定，依照本省、自治区、直辖市人大常委会或者人民政府的具体规定执行。

《国家食品药品监督管理局听证规则（试行）》第十条规定：

有以下情形之一的，承办部门应当在做出决定前告知当事人享有要求举行听证的权利：

（一）做出责令停产停业行政处罚决定的；

（二）做出吊销许可证或者撤销批准证明文件行政处罚决定的；

（三）做出较大数额罚款行政处罚决定的；

（四）做出法律、法规、规章规定的其他依申请应当举行听证的行政许可决定的。

属于前款第（四）项情形的，应当同时向利害关系人告知其享有要求举行听证的权利。

八、听证时当事人需了解哪些规定？

《药品监督行政处罚程序规定》第三十七条规定：当事人接到听证通知书后，应当按时出席听证会，也可以委托 1 至 2 人代理出席听证会。委托他人代理听证的应当提交由当事人签字或者盖章的委托书。

因故不能如期参加听证的,应当事先告知主持听证的药品监督管理部门。无正当理由不按期参加听证的,视为放弃听证要求,药品监督管理部门予以书面记载。

在听证举行过程中,当事人提出退出听证的,药品监督管理部门可以宣布听证终止,并记入听证笔录。

《国家食品药品监督管理局听证规则(试行)》第九条规定:

听证参加人应当按时参加听证会,服从听证主持人指挥,遵守听证会纪律。

九、听证人享有什么权利?

《国家食品药品监督管理局听证规则(试行)》第八条规定:当事人、利害关系人在听证中享有以下权利:

(一)知晓拟作出行政行为的事实、证据和法律依据;

(二)申请听证人员的回避;

(三)陈述主张和理由,提出证据;

(四)进行申辩和质证;

(五)依法享有的其他权利。

听证会代表在听证中享有以下权利:

(一)对听证内容发表意见;

(二)进行质询。

十、药店在药品不良反应报告中应尽的职责是什么?

《药品不良反应报告和监测管理办法》规定:

第十三条　药品生产、经营企业和医疗卫生机构必须指定专(兼)职人员负责本单位生产、经营、使用药品的不良反应报告和监测工作,发现可能与用药有关的不良反应应详细记录、调查、分析、评价、处理,并填写《药品不良反应/事件报告表》,

每季度集中向所在地的省、自治区、直辖市药品不良反应监测中心报告，其中新的或严重的药品不良反应应于发现之日起15日内报告，死亡病例须及时报告。

第十七条 药品生产、经营企业和医疗卫生机构发现群体不良反应，应立即向所在地的省、自治区、直辖市（食品）药品监督管理局、卫生厅（局）以及药品不良反应监测中心报告。

第二十二条 药品生产、经营企业和医疗卫生机构应经常对本单位生产、经营、使用的药品所发生的不良反应进行分析、评价，并应采取有效措施减少和防止药品不良反应的重复发生。

十一、未按规定进行不良反应报告的会如何处罚?

《药品不良反应报告和监测管理办法》第二十七条规定：省级以上（食品）药品监督管理部门对药品生产、经营企业和除医疗机构外的药品使用单位有下列情形之一的，视情节严重程度，予以责令改正、通报批评或警告，并可处以一千元以上三万元以下的罚款；情节严重并造成不良后果的，按照有关法律法规的规定进行处罚。

（一）无专职或兼职人员负责本单位药品不良反应监测工作的；

（二）未按要求报告药品不良反应的；

（三）发现药品不良反应匿而不报的；

（四）未按要求修订药品说明书的；

（五）隐瞒药品不良反应资料。

第六节 其他主要药事法规

一、经营医疗器械需要具备什么条件?

《医疗器械监督管理条例》第二十三条规定：医疗器械经营企业应当符合下列条件：

（一）具有与其经营的医疗器械相适应的经营场地及环境；

（二）具有与其经营的医疗器械相适应的质量检验人员；

（三）具有与其经营的医疗器械产品相适应的技术培训、维修等售后服务能力。

二、对《医疗器械经营企业许可证》有哪些规定？

《医疗器械监督管理条例》第二十四条规定：开办第一类医疗器械经营企业，应当向省、自治区、直辖市人民政府药品监督管理部门备案。

开办第二类、第三类医疗器械经营企业，应当经省、自治区、直辖市人民政府药品监督管理部门审查批准，并发给《医疗器械经营企业许可证》。无《医疗器械经营企业许可证》的，工商行政管理部门不得发给营业执照。

《医疗器械经营企业许可证》有效期5年，有效期届满应当重新审查发证。具体办法由国务院药品监督管理部门制定。

三、对药店的医疗器械购进是如何规定的？

《医疗器械监督管理条例》第二十六条规定：医疗器械经营企业和医疗机构应当从取得《医疗器械生产企业许可证》的生产企业或者取得《医疗器械经营企业许可证》的经营企业购进合格的医疗器械，并验明产品合格证明。

医疗器械经营企业不得经营未经注册、无合格证明、过期、失效或者淘汰的医疗器械。

医疗机构不得使用未经注册、无合格证明、过期、失效或者淘汰的医疗器械。

四、未取得《医疗器械经营企业许可证》经营医疗器械需负什么法律责任？

《医疗器械监督管理条例》第三十八条规定：违反本条例规定，未取得《医疗器械经营企业许可证》经营第二类、第三类医疗器械的,由县级以上人民政府药品监督管理部门责令停止经营,没收违法经营的产品和违法所得,违法所得 5 000 元以上的,并处违法所得 2 倍以上 5 倍以下的罚款;没有违法所得或者违法所得不足 5 000 元的,并处 5 000 元以上 2 万元以下的罚款;构成犯罪的,依法追究刑事责任。

五、经营无证医疗器械需承担什么法律责任?

《医疗器械监督管理条例》第三十九条规定:违反本条例规定,经营无产品注册证书、无合格证明、过期、失效、淘汰的医疗器械的,或者从无《医疗器械生产企业许可证》、《医疗器械经营企业许可证》的企业购进医疗器械的,由县级以上人民政府药品监督管理部门责令停止经营,没收违法经营的产品和违法所得,违法所得 5 000 元以上的,并处违法所得 2 倍以上 5 倍以下的罚款;没有违法所得或者违法所得不足 5 000 元的,并处 5 000 元以上 2 万元以下的罚款;情节严重的,由原发证部门吊销《医疗器械经营企业许可证》;构成犯罪的,依法追究刑事责任。

六、申请《医疗器械经营企业许可证》应当同时具备哪些条件?

《医疗器械经营企业许可证管理办法》第六条规定:申请《医疗器械经营企业许可证》应当同时具备下列条件:

(一)具有与经营规模和经营范围相适应的质量管理机构或者专职质量管理人员。质量管理人员应当具有国家认可的相关专业学历或者职称;

(二)具有与经营规模和经营范围相适应的相对独立的经营场所;

(三)具有与经营规模和经营范围相适应的储存条件,包括具有符合医疗器械产品特性要求的储存设施、设备;

(四)应当建立健全产品质量管理制度,包括采购、进货验收、仓储保管、出库复核、质量跟踪制度和不良事件的报告制度等；

（五）应当具备与其经营的医疗器械产品相适应的技术培训和售后服务的能力，或者约定由第三方提供技术支持。

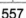

七、药店必须配备执业药师吗？

《执业药师资格制度暂行规定》规定：

第四条　凡从事药品生产、经营、使用的单位均应配备相应的执业药师，并以此作为开办药品生产、经营、使用单位的必备条件之一。国家药品监督管理局负责对需由执业药师担任的岗位做出明确规定并进行检查。

第二十六条　对未按规定配备执业药师的单位，应限期配备，逾期将追究单位负责人的责任。

八、在岗却未达到资格的人员应如何处理？

《执业药师资格制度暂行规定》第二十七条规定：对已在须由执业药师担任的岗位工作，但尚未通过执业药师资格考试的人员，要进行强化培训，限期达到要求。对经过培训仍不能通过执业药师资格考试者，必须调离岗位。

九、城镇职工基本医疗保险定点零售药店需具备哪些资格与条件？

《城镇职工基本医疗保险定点零售药店管理暂行办法》第四条规定：定点零售药店应具备以下资格与条件：

（一）持有《药品经营企业许可证》、《药品经营企业合格证》和《营业执照》，经药品监督管理部门年检合格；

（二）遵守《中华人民共和国药品管理法》及有关法规，有健全和完善的药品质量保证制度，能确保供药安全、有效和服务质量；

（三）严格执行国家、省（自治区、直辖市）规定的药品价

格政策,经物价部门监督检查合格;

（四）具备及时供应基本医疗保险用药、24 小时提供服务的能力;

（五）能保证营业时间内至少有一名药师在岗,营业人员需经地级以上药品监督管理部门培训合格;

（六）严格执行城镇职工基本医疗保险制度有关政策规定,有规范的内部管理制度,配备必要的管理人员和设备。

十、申请城镇职工基本医疗保险定点零售药店需提交什么材料?

《城镇职工基本医疗保险定点零售药店管理暂行办法》第五条规定:愿意承担城镇职工基本医疗保险定点服务的零售药店,应向统筹地区劳动保障行政部门提出书面申请,并提供以下各项材料:

（一）药品经营企业许可证、合格证和营业执照的副本;

（二）药师以上药学技术人员的职称证明材料;

（三）药品经营品种清单及上一年度业务收支情况;

（四）药品监督管理、物价部门监督检查合格的证明材料;

（五）劳动保障行政部门规定的其他材料。

十一、药品消费者在购买药品时受到损害药店是否应该赔偿?

《中华人民共和国消费者权益保护法》第三十五条规定:消费者在购买、使用商品时,其合法权益受到损害的,可以向销售者要求赔偿。销售者赔偿后,属于生产者的责任或者属于向销售者提供商品的其他销售者的责任的,销售者有权向生产者或者其他销售者追偿。消费者或者其他受害人因商品缺陷造成人身、财产损害的,可以向销售者要求赔偿,也可以向生产者要求赔偿。属于生产者责任的,销售者赔偿后,有权向生产者追偿。属于销售者责任的,生产者赔偿后,有权向销售者追偿。消费

者在接受服务时，其合法权益受到损害的，可以向服务者要求
赔偿。

十二、药店的哪些情况还会依照《中华人民共和国产品质量法》等法律、法规处罚？

《中华人民共和国消费者权益保护法》第四十条规定：经营
者提供商品或者服务有下列情况之一的，除本法另有规定外，
应当依照《中华人民共和国产品质量法》和其他有关法律、法规
的规定，承担民事责任：（一）商品存在缺陷的；（二）不具备商
品应当具备的使用性能而出售时未作说明的；（三）不符合在
商品或者其包装上注明采用的商品标准的；（四）不符合商品说
明、实物样品等方式表明的质量状况的；（五）生产国家明令淘
汰的商品或者销售失效、变质的商品的；（六）销售的商品数量
不足的；（七）服务的内容和费用违反约定的；（八）对消费者提
出的修理、重作、更换、退货、补足商品数量、退还货款和服务费
用或者赔偿损失的要求，故意拖延或者无理拒绝的；（九）法律、
法规规定的其他损害消费者权益的情形。

十三、造成消费者损失的需要如何赔偿？

《中华人民共和国消费者权益保护法》规定：

第四十一条　经营者提供商品或者服务，造成消费者或者
其他受害人人身伤害的，应当支付医疗费、治疗期间的护理费、
因误工减少的收入等费用，造成残疾的，还应当支付残疾者生
活自助具费、生活补助费、残疾赔偿金以及由其扶养的人所必
需的生活费等费用；构成犯罪的，依法追究刑事责任。

第四十二条　经营者提供商品或者服务，造成消费者或者
其他受害人的死亡的，应当支付丧葬费、死亡赔偿金以及由死
者生前扶养的人所必需的生活费等费用；构成犯罪的，依法追
究刑事责任。

参考文献

1. 邢翔飞.对建立我国社区药房可行性的探讨.中国药房,1997,8（1）:44

2. 代航.发展社区药店的几个重要问题与建议.中国药房,2007,18（7）:559

3. 张铁鹰."会员制"也要推陈出新.中国药店,2006,4:10

4. 陈玉文等.连锁药店的市场竞争与扩张.医药世界,2005,6:55

5. 陈玉文等.对我国平价药店发展策略的探讨.中国药房,2006,17（24）:1919-1920

6. 范婷婷.国外经典药店经营模式对比.中国卫生产业,2007,5:84-86

7. 杨丽英.德国的社会药房管理.中国医院药学杂志,2006,10（26）:1290-1292

8. 赵金蕊.中美连锁药店经营模式的比较研究.市场营销,2008,9:65-67

9. 陈玉文主编.药店经营管理实务.北京:中国医药科技出版社,2006,12:1-50

10. 肖建中.王牌店长—经理十项全能训练.北京:北京大学出版社,2005

11. 佚名.中国药店店长实战系列 [EB/OL]. 2009-5-29,http://bbs.eynet.cn/viewthread.php?tid=58412

12. 佚名.职业规划 [EB/OL]. 2009-07-24 http://baike.baidu.com/view/281140.htm

13. 陈继展.零售店长如何突破职业瓶颈——店长职业生涯规划探究 [EB/OL]. 2009-05-13，http://q.sohu.com/forum/20/topic/5988646

14. 佚名.店长的工作职责与工作重点 [EB/OL]. 2008-01-17，http:// blog.163.com/212pifa/blog/static/753623382008017102935791/

15. 佚名.销售准备：药店店长的工作规范 [EB/OL].http://xa.jpw.cn/ businessx/14597a.htm

16. 佚名.要想经营好药店 店长须了解 6 件事 [EB/OL]. 2008-03-17，http://www.21food.cn/html/news/35/284999.htm

17. 佚名.药店店长培训 [EB/OL]. 2009-01-15，http://hi.baidu.com/ wangjiancai518/ blog/item/b8aa041198036cfbc3ce795f.html

18. 唐华山.品故事 学销售 [M]. 北京：人民邮电出版社，2007

19. 祝文欣.改变店长一生的 10 堂课 [M]. 北京：中国发展出版社，2007

20. 佚名.药店店长：你预备好了吗？[EB/OL].2009-02-20，http:// www.china-b.com/jyzy/scyx/20090220/247322_1.html

21. 佚名.洞悉你的顾客 [EB/OL]. 2006-08-02，http://www.admin5.com/ plus/view.php?aid=6179

22. 佚名.药店店长的工作规范 ... 怎样当药店店长.药店店长月工作总结 !![EB/OL] 2007-3-5 http://bbs.eynet.cn/viewthread.php?tid=13592

23. 佚名.有效沟通的技巧是什么？[EB/OL]. http://zhidao.baidu.com/ question/5458493.html

24. 呼延宇神.药店处理顾客投诉五原则 [EB/OL].2009-05-06，http:// www.hezhici.com/sort/business/yaodian/2009/0506/96676.html

25. 佚名.让投诉帮药店店长改善管理 [EB/OL].2009-05-06，http:// www.hezhici.com/sort/business/yaodian/2009/0506/96675_2.html

26. 佚名.时间管理学 [EB/OL].2007-09-20，http://hi.baidu.com/joygman/ blog/ item/469797ddd8818b375882dd19.html

27. 佚名.店长如何用"二八"法则有效管理时间？[EB/OL]. 200-11-22，http://blog.sina.com.cn/s/blog_4c54f4ee01000dtm.html

28. 吴永达.最有效的 5 个时间管理方法 [EB/OL].2008-12-25，http://

www.boraid.com/darticle3/list1.asp?id=102772&pid=1823

29．佚名．危机管理经典案例 [EB/OL]．2009-07-27，http://www.poultryinfo.org/ Technique/ShowArticle.asp?ArticleID=281412

30．佚名．店长培训教材（二）[EB/OL]．2006-7-17，http://blog.tianya.cn/blogger/post_show.asp?BlogID=550529&PostID=6077215

31．许光建．价格理论及其应用．北京：中国人民大学出版社，1999

32．冯夏红，赵喆．中药市场营销学教程．沈阳：辽宁大学出版社，2000

33．魏飙．药店的定价策略．中国药店，2004，（8）：64-66

34．郭莹，姜鸿鹄，郭晶．我国连锁药店的定价策略．中国药业，2009，18（10）:14

35．程艳，马爱霞．连锁药店应对药品价格竞争的策略探讨．中国药店，2004，15（6）:380-382

36．代航，十年业态之变．中国药店，2009，（7）:94-95

37．佚名．零售企业财务管理 [EB/OL]．2008-12-20 ，http://blog.sina.com.cn/ s/blog_5415b5d10100byis.html

38．谢荣伟．市局举办定点医疗机构、定点零售药店网络安全管理培训：[EB/OL]．2007-04-26，http://www.lcldbz.gov.cn/NewsInfo.asp?id=483

39．吴娟．浅析医院计算机网络安全维护工作．大众科学·科学研究与实践，2008，8-20

40．郭玉军．我院网络系统的安全隐患及解决方法 [EB/OL]．2007-9-19，http://www.norindar.com.cn/news_xiangxi.asp?classid=113&ArticleID=662